创伤与急症救治

主 编 尹 文 黄 杨 李俊杰

人民卫生出版社
·北京·

图书在版编目（CIP）数据

创伤与急症救治 / 尹文，黄杨，李俊杰主编.
北京 ： 人民卫生出版社，2024. 6. -- ISBN 978-7-117
-36405-8

Ⅰ. R641.059.7

中国国家版本馆 CIP 数据核字第 20249BZ743 号

| 人卫智网 | www.ipmph.com | 医学教育、学术、考试、健康，购书智慧智能综合服务平台 |
| 人卫官网 | www.pmph.com | 人卫官方资讯发布平台 |

创伤与急症救治
Chuangshang yu Jizheng Jiuzhi

主　　编：尹　文　黄　杨　李俊杰
出版发行：人民卫生出版社（中继线 010-59780011）
地　　址：北京市朝阳区潘家园南里 19 号
邮　　编：100021
E - mail：pmph @ pmph.com
购书热线：010-59787592　010-59787584　010-65264830
印　　刷：三河市潮河印业有限公司
经　　销：新华书店
开　　本：787×1092　1/16　　印张：20
字　　数：499 千字
版　　次：2024 年 6 月第 1 版
印　　次：2024 年 9 月第 1 次印刷
标准书号：ISBN 978-7-117-36405-8
定　　价：88.00 元
打击盗版举报电话：010-59787491　E-mail：WQ @ pmph.com
质量问题联系电话：010-59787234　E-mail：zhiliang @ pmph.com
数字融合服务电话：4001118166　E-mail：zengzhi @ pmph.com

《创伤与急症救治》编写委员会

主　编　尹　文　黄　杨　李俊杰

副主编　王玉同　赵　威　王倩梅

编　者（按姓氏笔画为序）

马　妮	马辰洁	马玥香	王　欢	王　娇	王　蕾
王玉同	王仙琦	王法琪	王彦军	王倩梅	尹　文
艾美梅	史小飞	付传庆	代　铮	冯　婷	冯筑生
朱朝娟	刘　健	刘传明	刘善收	关玉东	李　培
李小亮	李文秀	李俊杰	杨　婧	肖　扬	吴　林
余厚友	张　莉	张　萌	张　琪	张　雄	张　斌
张芝瑞	张沛钰	张松涛	张玲琴	张俊杰	张勇骁
张燕群	陈　实	陈　科	陈　晓	陈赵乐	陈继军
武金盼	武翔宇	范颖楠	虎晓岷	罗　许	瓮调调
赵　威	赵　鹏	赵兵刚	赵新春	胡珊博	柳　林
袁　青	栗　裕	徐云云	栾天鑫	黄　杨	龚　阳
崔锐红	梁晓丽	谢建刚	雷　磊	樊菲菲	魏桂枝

前　言

　　本书内容包括 7 篇，主要涉及急诊创伤救治、急诊内科救治、急诊常见感染性疾病、急性中毒、理化损伤、常用急救技术和常用规范等内容。本书可用于五年制、八年制、军队继续医学教育等多轨道、多层次学员教学，旨在切实提高学员创伤与急症救治相关基础及临床技能，使他们能正确理解现场救治理论和掌握创伤救治技术，提升学员现场救治能力与救治效率。我们衷心希望广大学员能够有效利用本书提供的丰富资源，系统学习创伤与急症救治相关知识，全面深刻认知现场救治的重要性。在一线救治实践过程中理论联系实际，成为一名合格的医生，为我国医疗事业贡献自己的力量。

　　《创伤与急症救治》的编写凝聚了每位编者的心血，在此向他们表示衷心感谢，同时，也敬请同道和读者提出宝贵意见。

编　者
2024 年 1 月

目　录

◀ 第六篇　常用急救技术 ▶

第七篇 常用规范

第一篇 ▶

急诊创伤救治

第一章
颅脑损伤救治

重点：颅底骨折、原发性脑损伤、颅内血肿及开放性颅脑损伤的临床表现、诊断、治疗原则。

难点：颅内血肿的鉴别诊断。

颅脑损伤多见于交通、工矿等事故，自然灾害，爆炸、火器伤、坠落、跌倒，以及各种锐器、钝器对头部的伤害；常与身体其他部位的损伤复合存在。颅脑损伤可分为头皮损伤、颅骨骨折与脑损伤，三者虽皆可单独发生，但须警惕其合并存在；合并存在时，对预后起决定性作用的是脑损伤的程度及其处理效果。

一、头皮损伤

头皮损伤均由直接外力造成，损伤类型与致伤物有关。钝器可造成头皮挫伤、不规则裂伤或头皮血肿，锐器损伤的伤口整齐，头发绞入机器则可引起头皮撕脱伤。

1. 头皮血肿　头皮富含血管，遭受钝器损伤后，可使血管破裂，因此可能出现没有头皮裂伤却存在头皮血肿的情况。分为以下三种血肿。

（1）皮下血肿：比较局限，周边较中心区更硬，无波动，易误诊为颅骨凹陷骨折，必要时行 CT 检查进行鉴别。这类血肿出血量少，可观察或伤后立即冰敷，短期内血肿可自行吸收。

（2）帽状腱膜下血肿：因不受颅缝限制，可扩散至全头，触之较软，可有明显波动。血肿较小者可加压包扎头部，待其自行吸收；若血肿较大且凝血功能正常，则应严格进行皮肤消毒后穿刺抽吸血肿，再加压包扎头部。如经反复穿刺加压包扎血肿仍不能缩小者，须注意是否有凝血障碍等原因。对已有感染的血肿，须切开头皮引流感染灶。

（3）骨膜下血肿：一般不跨过颅缝，血肿张力较高，可有波动。应注意是否伴有颅骨骨折。处理原则与帽状腱膜下血肿相仿，但对伴有颅骨骨折者不宜加压包扎，以防血液经骨折缝流入颅内，造成硬脑膜外血肿。

2. 头皮裂伤　锐器所致的头皮裂伤伤口创缘整齐，多数裂伤仅限于头皮，可深达骨膜，一般颅骨完整。少数锐器可插入颅内，穿透颅骨和硬脑膜，造成开放性脑损伤。钝器造成的头皮裂伤多不规则，创缘有挫伤痕迹，常伴着力点的颅骨骨折或脑损伤。头皮裂伤系头皮的开放伤，宜尽早行清创缝合术，如受伤时间达 24 小时，只要无明显感染征象，仍可彻底清创后行一期缝合。术中应将伤口内的头发、泥沙等异物彻底清除；明显坏死污染的头皮应切除，但不可切除过多，以免缝合时产生张力；清创时观察有无颅骨骨折或碎骨片，如发现脑脊液或脑组织外溢，应按开放性脑损伤处理，术后给予抗生素抗感染治疗。

3. 头皮撕脱伤　头皮撕脱伤是最严重的头皮损伤，往往因头发卷入高速转动的机器内所致。由于皮肤、皮下组织和帽状腱膜三层紧密连接，所以在强烈的牵扯下，往往将头皮自帽状腱膜下间隙全层撕脱，有时还连同部分骨膜。严重者整个头皮甚至连前部的额肌一起撕脱。伤后失血多时易出现失血性休克，应及时处理。

头皮撕脱伤应根据伤后时间、撕脱是否完全、撕脱头皮的条件、颅骨是否裸露、创面有无感染等情况采用不同的方法处理：①若皮瓣部分脱离且血供尚好，则清创后原位缝合。②如皮瓣已完全脱落，但完整，无明显污染，血管断端整齐，且伤后未超过6小时，则清创后头皮血管（颞浅动、静脉或枕动、静脉）显微吻合，再全层缝合头皮。③如撕脱的皮瓣挫伤或污染不能再利用，而骨膜未撕脱，可取自体中厚皮片作游离植皮，或作转移皮瓣；若骨膜已遭破坏，颅骨外露，可先作局部筋膜转移，再植皮。④撕脱时间长，创面感染或经上述处理失败者，可先行创面清洁和更换敷料，待肉芽组织生长后再植皮。如颅骨裸露，还须做多处颅骨钻孔至板障层，待钻孔处长出肉芽组织后再植皮。

二、颅骨骨折

颅骨骨折（skull fracture）指颅骨受暴力作用致颅骨结构改变。闭合性颅脑损伤中有颅骨骨折者占15%～20%。颅骨骨折的危害性常常不在于骨折本身，而在于同时并发的硬脑膜、脑组织、颅内血管和脑神经的损伤。颅骨骨折按骨折部位分为颅盖骨折与颅底骨折；按骨折形态分为线形骨折与凹陷骨折；按骨折部位与外界是否相通，分为开放性骨折与闭合性骨折。颅底骨折虽不与外界直接沟通，但如伴有硬脑膜破损引起脑脊液漏、颅内积气，一般为开放性骨折。

1. 颅盖骨折　颅盖骨折一般分为线形骨折和凹陷骨折两种。前者还包括颅缝分离，后者包括粉碎骨折。多数的线形骨折为颅骨全层骨折，少数为内板断裂。骨折线多为单一，或呈线条状或放射状。骨缝宽度一般为一条裂缝或数毫米，偶尔可达1cm。凹陷骨折多数为颅骨全层凹陷，少数为内板内陷。陷入骨折片周边的骨折线呈环状或放射状。

【临床表现和诊断】

线形骨折可伴有头皮损伤（挫裂伤、头皮血肿），常须做X线平片或CT骨窗相检查。高分辨率CT可查出细小的骨折线。范围较大、凹陷明显、头皮软组织出血不多时，此类骨折触诊可确定。但凹陷不深的骨折，易与边缘较硬的头皮下血肿混淆，须经CT检查鉴别。凹陷骨折的骨片陷入颅内时，其下方的局部脑组织受压或产生挫裂伤、颅内血肿，临床上可出现相应病灶的神经功能障碍、高颅压和/或癫痫。如凹陷的骨折片刺破静脉窦可引起致命的大出血。

【治疗】

线形骨折本身无须外科处理。但如骨折线通过脑膜血管沟或静脉窦时，应警惕硬脑膜外血肿的发生。对凹陷骨折是否需要手术，目前一般认为：①凹陷深度>1cm；②位于脑重要功能区；③骨折片刺入脑内；④骨折引起瘫痪、失语等神经功能障碍或癫痫者，应手术治疗。手术将骨折片撬起复位，或摘除碎骨片后做颅骨成形术。非脑功能区的轻度凹陷，或无脑受压症状的静脉窦处凹陷骨折，可暂不手术。

2. 颅底骨折　可由颅盖骨折延伸而来，少数可因头部挤压伤或着力点位于颅底水平所造成。颅底骨折大多数为线形骨折，也有粉碎骨折。由于颅底结构上的特点，横行骨折线在颅前窝可由眶顶达到筛板，在颅中窝常沿岩骨前缘走行甚至将蝶鞍横断。纵形骨折线邻近中线者，常在筛板、颅中窝视神经孔、破裂孔、岩骨内侧和岩枕裂直达枕骨大孔的线上，靠外侧者常在眶顶、圆孔和卵圆孔的线上，甚至出现岩骨横断。

【临床表现和诊断】

临床表现主要有：①耳、鼻出血或脑脊液漏；②脑神经损伤；③皮下或黏膜下淤血斑。

（1）颅前窝骨折：骨折多累及额骨水平部（眶顶）和筛骨。骨折出血可经前鼻孔流出，或进入眶内在眼睑和球结膜下形成淤血斑，俗称"熊猫眼"或"眼镜征"。脑膜撕裂者，脑脊液沿裂口经鼻腔流出出现脑脊液鼻漏。气体经颅管破裂处进入颅内出现颅内积气。常伴嗅神经损伤。

（2）颅中窝骨折：骨折可累及蝶骨和颞骨。血液和脑脊液经蝶窦口流至鼻咽部。若骨折线累及颞骨岩部，血液和脑脊液可经中耳和破裂的鼓膜由外耳道流出，形成耳漏；如鼓膜未破，则可沿咽鼓管流至鼻咽部。颞骨岩部骨折常发生面神经和听神经损伤。如骨折位于中线处，可累及视神经、动眼神经、滑车神经、三叉神经和展神经。

（3）颅后窝骨折：骨折常累及岩骨和枕骨基底部。在乳突和枕下部可见皮下淤血（Battle 征），或在咽后壁发现黏膜下淤血。骨折位于中线者可出现舌咽神经、迷走神经、副神经和舌下神经损伤。

颅底骨折的诊断主要依靠临床表现，需要头颅 CT 明确诊断。颅底的高分辨率 CT 有助于对骨折部位精确定位，MRI T_2 加权像有助于发现脑脊液漏的漏口。

【治疗】

颅底骨折如为闭合性，可无特殊处理。若合并脑脊液漏，患者须取头高位并绝对卧床休息，避免用力咳嗽、打喷嚏和擤鼻涕，同时给予抗生素预防颅内感染治疗，一般不堵塞或冲洗破口处，不做腰穿。绝大多数漏口会在伤后 1～2 周内自行愈合。如超过 1 个月仍未停止漏液，可考虑行手术修补漏口。对伤后视力减退，疑为碎骨片挫伤或血肿压迫视神经者，应争取在 24 小时内行视神经探查减压术。

三、脑损伤

颅脑损伤中最重要的是脑损伤。按脑损伤发生的时间和机制分为原发性脑损伤和继发性脑损伤。前者是指外力作用于头部时立即发生的损伤，后者是指头部受伤一段时间后出现的脑损害。原发性脑损伤包括脑震荡（concussion）、脑挫伤（brain contusion）；继发性脑损伤包括脑水肿、脑肿胀和颅内血肿等。按脑与外界是否相通分为闭合性脑损伤和开放性脑损伤。

（一）脑震荡

脑震荡是较轻的脑损伤，其特点为伤后即刻发生短暂时间的意识障碍和近事遗忘。

【发生机制和病理】

一般认为脑震荡引起的意识障碍主要是脑干网状结构受损。这种损害与颅脑损伤时脑脊液的冲击（脑脊液经脑室系统骤然移动）、暴力打击瞬间产生的颅内压力变化、脑血管功能紊乱、脑干的机械性牵拉或扭曲等因素有关系。

传统观念认为，脑震荡仅是中枢神经系统暂时的功能障碍，并无影像学可见的器质性损害。但近年来的研究发现，受力脑组织的神经元线粒体、轴突肿胀，间质水肿；脑脊液中乙酰胆碱和钾离子浓度升高，影响轴突传导或脑组织代谢的酶系统紊乱。临床资料也证实，部分脑震荡患者的脑干听觉诱发电位检查提示有器质性损害。

【临床表现】

伤后立即出现短暂的意识丧失，持续数秒至数分钟，一般不超过半小时。有的仅表现为瞬间意识混乱或恍惚，并无昏迷。同时伴有面色苍白、瞳孔改变、出冷汗、血压下降、脉弱、呼吸浅慢等自主神经和脑干功能紊乱的表现。意识恢复后，对受伤当时和伤前近期的情况不能记忆，即逆行性遗忘。多有头痛、头晕、疲乏无力、失眠、耳鸣、心悸、畏光、情绪不稳、记忆力减退等症状，一般持续数天、数周，少数持续时间较长。

【诊断】

神经系统检查一般无明显阳性体征。腰椎穿刺检查，发现颅内压和脑脊液都在正常范围。CT检查颅内无异常。

【治疗】

脑震荡无特殊治疗，一般卧床休息5～7天，酌用镇静、镇痛药物，消除患者的畏惧心理，多数患者在2周内恢复正常，预后良好。

（二）脑挫伤

脑挫伤是头部遭受暴力造成的原发性脑器质性损伤，既可发生于着力点的脑组织，也可在对冲部位。

【发生机制和病理】

脑挫伤轻者仅见局部软膜下脑皮质散在点片状出血点。较重者损伤范围较广泛，常有软膜撕裂，深部白质亦受累。严重者脑皮质及其深部的白质广泛挫碎、破裂、坏死，局部出血、水肿甚至形成脑内血肿。显微镜下可见脑组织出血，脑皮质分层不清或消失；神经元胞质空泡形成，尼氏体消失，核固缩、碎裂、溶解，轴突肿胀、断裂，髓鞘崩解；胶质细胞变性肿胀；毛细血管充血，细胞外间隙水肿。

【临床表现】

此类患者的临床表现可因损伤部位、范围、程度不同而异。轻者仅有轻微症状，重者深昏迷，甚至立即死亡。

（1）意识障碍：是脑挫伤最突出的症状之一。伤后可立即发生，持续时间长短不一，由数分钟至数小时、数天、数月乃至迁延性昏迷，与脑损伤轻重程度相关。

（2）头痛、恶心、呕吐：也是脑挫伤最常见的症状。疼痛可局限于某一部位（多为着力部位），亦可为全头性疼痛，呈间歇或持续性，伤后1～2周最明显，以后逐渐减轻，可能与蛛网膜下腔出血、颅内压增高或脑血管功能障碍相关。伤后早期的恶心、呕吐可能是受伤时第四脑室底的脑干呕吐中枢受到脑脊液冲击、蛛网膜下腔出血对脑膜的刺激或前庭系统受刺激等原因引起，较晚发生的呕吐可能是颅内压逐渐增高而造成。

（3）生命体征改变：轻度和中度脑挫伤患者的血压、脉搏、呼吸多无明显改变。严重脑挫伤，由于脑组织出血和水肿引起颅内压增高，出现血压上升、脉搏变慢、呼吸深慢，危重者出现病理呼吸。

（4）局灶症状和体征：伤后立即出现与脑挫伤部位相应的神经功能障碍或体征，如运动区损伤出现对侧肢体瘫痪，语言中枢损伤出现失语等。但额叶和颞叶前端损伤后，可无明显神经功能障碍。

【诊断】

根据伤后立即出现的意识障碍、局灶症状和体征及较明显的头痛、恶心、呕吐等，多可诊断为脑挫伤。此类患者因意识障碍可给神经系统检查带来困难。当脑挫伤发生在额极、颞极及其底面时，患者可无局灶症状和体征，确诊常需必要的辅助检查。

头部CT扫描能清楚地显示脑挫伤的部位、范围和程度，是目前最常用的检查手段。脑挫伤的典型 CT 表现为局部脑组织内有高低密度混杂影,点片状高密度影为出血灶,低密度影则为水肿区(图 1-1)。CT 扫描还可了解脑室受压、中线结构移位等情况。MRI 检查时间较长,一般很少用于急性颅脑损伤的诊断。但对发现较轻的脑挫伤灶,MRI 优于 CT。

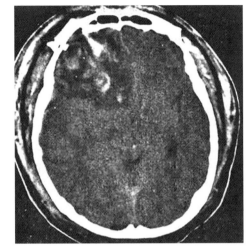

图 1-1 脑挫伤

腰椎穿刺可检查脑脊液是否含有血液,同时可测定颅内压,并可引流血性脑脊液,以减轻症状。但对颅内压明显增高的患者,腰穿应谨慎。

【治疗和预后】

(1)严密观察病情:脑挫伤患者早期病情变化较大,应由专人护理,有条件者应送入重症监测治疗室,密切观察其生命体征、意识、瞳孔和肢体活动情况,必要时应做颅内压监测或及时复查 CT。

(2)一般处理

1)体位:抬高床头 15°～30°,以利颅内静脉血回流。对昏迷患者,头偏一侧再取侧卧位或侧俯卧位,以免涎液或呕吐物误吸。

2)保持呼吸道通畅:是脑挫伤治疗中的一项重要措施。呼吸道梗阻可加重脑水肿,使颅内压进一步升高,导致病情恶化。因此,对昏迷患者必须及时清除呼吸道分泌物。短期内不能清醒者,宜早作气管切开。呼吸减弱、潮气量不足的患者,应用呼吸机辅助治疗。选择有效抗生素,防治呼吸道感染。

3)营养支持:营养障碍将降低机体的免疫力和修复功能,容易发生并发症。对于血流动力学稳定的患者,早期可采用肠道外营养,如病情允许,尽早使用肠内营养。

4)躁动和癫痫的处理:对躁动不安者应查明原因,如疼痛、尿潴留、颅内压增高、体位不适、缺氧等,并作相应处理。须特别警惕躁动可能为脑疝发生前的表现。脑挫伤后癫痫发作可进一步加重脑缺氧,癫痫呈连续状态者可危及生命,应视为紧急情况,联合应用多种抗癫痫药物加以控制。

5)高热的处理:高热可使代谢率增高,加重脑缺氧和脑水肿,必须及时处理。中枢性高热,可取亚低温冬眠治疗。其他原因(如感染)所致的高热,应按原因不同分别处理。

6)脑保护,促苏醒和功能恢复治疗:巴比妥类药物(戊巴比妥)有清除自由基、降低脑代谢率的作用,可改善脑缺血缺氧,有益于重型脑损伤的治疗。神经节苷脂、胞磷胆碱、醋谷胺等药物及高压氧治疗,对部分患者的苏醒和功能恢复可能有帮助。

(3)防止脑水肿或脑肿胀:继发性脑水肿或脑肿胀和颅内血肿是导致脑挫伤患者早期死亡的主要原因。因此,控制脑水肿或脑肿胀是治疗脑挫伤最为重要的环节之一。

(4)手术治疗:下列情况下应考虑手术:①继发性脑水肿严重,脱水治疗无效,病情加重;②颅内血肿清除后,颅内压无明显缓解,伤区脑组织继续水肿或肿胀,并除外颅内其他部位血肿;③脑挫伤灶和血肿清除后,病情好转,转而又恶化出现脑疝。手术方法包括脑挫伤灶清除、额极或颞极切除、颞肌下减压和去骨瓣减压等。

脑挫伤患者的预后与下列因素相关:①脑损伤部位、程度和范围;②有无脑干或下丘脑损伤;③是否合并其他脏器损伤;④年龄;⑤诊治是否及时恰当。

（三）弥漫性轴索损伤

弥漫性轴索损伤是头部遭受旋转外力作用时，因剪应力而造成的以颅中央区域脑内神经轴索肿胀断裂为主要特征的损伤，在重型颅脑损伤中占28%～50%，治疗困难，预后差。

【发生机制和病理】

脑弥漫性轴索损伤好发于神经轴索聚集区，如胼胝体、脑干、灰白质交界处、小脑、内囊和基底节。肉眼可见损伤区组织间裂隙和血管撕裂性出血灶，一般不伴明显脑挫伤和颅内血肿。显微镜下发现轴缩球（axonal retraction ball）是确认弥漫性轴索损伤的主要依据。轴缩球是轴索断裂后，近断端轴浆溢出膨大的结果，为圆形或卵圆形小体，直径为5～20μm，一般在伤后12小时出现，2周内逐渐增多，持续约2个月。

根据病理所见，弥漫性轴索损伤可分为三级：Ⅰ级，显微镜下发现轴缩球，分布于轴索聚集区，以胼胝体旁白质区为主；Ⅱ级，具有Ⅰ级的特点，肉眼还可见胼胝体有撕裂出血灶；Ⅲ级，除具有Ⅱ级特点外，尚可见脑干上端背外侧组织撕裂出血灶。

【临床表现】

（1）意识障碍：伤后即刻发生的长时间的严重意识障碍是弥漫性轴索损伤的典型临床表现。损伤级别愈高，意识障碍愈重，特别严重者数小时内即死亡，即使幸存下来，也多呈昏迷或植物状态。弥漫性轴索损伤患者无伤后清醒期。但近年来的研究发现，轻型损伤者伤后可有中间清醒期，甚至能言语。

（2）瞳孔和眼球运动改变：部分患者可有单侧或双侧瞳孔散大，广泛损伤者可有双眼同向偏斜、向下凝视或双侧眼球分离等眼征。但此种改变缺乏特异性。

【诊断】

伤后即刻发生的意识障碍是弥漫性轴索损伤的典型表现，CT或MRI检查示颅内中线区脑组织撕裂出血作为诊断的依据。CT检查表现为胼胝体、脑干上端、内囊和基底节区、白质等部位的小灶状高密度影，一般不伴周围水肿或其他损害。但无出血的组织撕裂，CT很难发现，而MRI优于CT。

在弥漫性轴索损伤急性期，组织撕裂出血灶在T_1加权像中呈高信号，在T_2加权像中呈低信号；非出血性组织撕裂在T_1加权像中呈低信号，T_2加权像中呈高信号。3.0T MRI高分辨率磁敏感加权成像（susceptibility weighted imaging，SWI）对诊断颅内微小损伤的敏感性更高，结合临床表现可提高诊断率。

目前较为公认的诊断标准为：①伤后持续昏迷（>6小时）；②CT示脑组织撕裂出血或正常；③颅内压正常但临床状况差；④无明确脑结构异常的伤后持续性植物状态；⑤创伤后期弥漫性脑萎缩；⑥尸检见脑组织特征性病理改变。

【治疗和预后】

治疗包括呼吸道管理、过度换气和吸氧、低温、钙通道阻滞剂、脱水、巴比妥类药物等。治疗过程中若病情恶化，应及时复查CT，如发现迟发性颅内血肿或严重脑水肿，需立即手术，清除血肿或行去骨瓣减压术。

弥漫性轴索损伤的致死率和致残率很高。究其原因，除因脑干受损引起中枢性功能衰竭外，还与严重持久的意识障碍所致的多系统并发症相关。

（四）颅内血肿

颅内血肿是颅脑损伤中最常见最严重的继发性病变，发生率约占闭合性颅脑损伤的10%和重型颅脑损伤的40%～50%。如不能及时诊断和治疗，可出现血肿周边的脑组织水肿加重或进行性颅内压增高，形成脑疝而危及生命。

颅内血肿按症状出现时间分为急性血肿（3天内）、亚急性血肿（3天至3周）和慢性血肿（超过3周）。按部位则分为硬脑膜外血肿、硬脑膜下血肿和脑内血肿。

1. 硬脑膜外血肿（epidural hematoma） 约占外伤性颅内血肿的30%，大多属于急性型。可发生于任何年龄，儿童少见。

【发生机制】

硬脑膜外血肿主要源于脑膜中动脉和静脉窦破裂以及颅骨骨折出血。脑膜中动脉经颅中窝底的棘孔入颅内，沿颞骨脑膜中动脉沟走行，在近翼点处分为前后两支，主干及分支均可因颞骨骨折而撕破，于颞叶硬脑膜外形成血肿。颅内静脉窦（上矢状窦、横窦）、脑膜中静脉、板障静脉或导血管损伤也可形成硬脑膜外血肿。少数患者并无骨折，其血肿可能是头部受到暴力后，造成硬脑膜与颅骨分离，硬脑膜表面的小血管被撕裂有关。

硬脑膜外血肿最多见于颞部、额顶部和颞顶部。因脑膜中动脉主干撕裂所致的血肿，多在颞部，可向额部或顶部扩展；前支出血，血肿多在额顶部；后支出血，多在颞顶部。由上矢状窦破裂形成的血肿位于其一侧大脑半球或两侧。横窦出血形成的血肿多在颅后窝或骑跨于颅后窝和枕部。

【临床表现】

（1）意识障碍：进行性意识障碍为硬脑膜外血肿的主要症状，其变化过程与原发性脑损伤的轻重和血肿形成的速度密切相关。临床上常见三种情况：①原发脑损伤轻，伤后无原发昏迷，待血肿形成后出现意识障碍（清醒-昏迷）；②原发脑损伤略重，伤后一度昏迷，随后完全清醒或好转，但不久又陷入昏迷（昏迷——中间清醒或好转——昏迷）；③原发脑损伤较重，伤后昏迷进行性加重或持续昏迷。因为硬脑膜外血肿患者的原发脑损伤一般较轻，所以大多表现为①、②种情况。

（2）颅内压增高：患者在昏迷前或中间清醒（好转）期常有头痛、恶心、呕吐等颅内压增高症状，伴有血压升高、呼吸和脉搏变慢等生命体征改变。

（3）瞳孔改变：硬脑膜外血肿所致的颅内压增高达到一定程度，可形成脑疝。小脑幕上血肿大多先形成小脑幕切迹疝，出现意识障碍加重和瞳孔改变：早期因动眼神经受到刺激，病侧瞳孔缩小，但时间短暂，甚至不被发现；随即由于动眼神经受压，病侧瞳孔散大；若脑疝继续发展，脑干严重受压，中脑动眼神经核受损，则双侧瞳孔散大。与小脑幕上血肿相比，小脑幕下血肿较晚出现瞳孔改变，而先出现呼吸紊乱甚至骤停。

（4）神经系统体征：伤后立即出现的局灶神经功能障碍的症状和体征，多系原发性脑损伤的表现。单纯硬脑膜外血肿，除非压迫脑功能区，早期较少出现体征。但当血肿增大引起小脑幕切迹疝时，则可出现对侧锥体束征。脑疝进一步发展，脑干受压可导致去大脑强直。

【诊断】

根据头部受伤史，伤后当时清醒、随后昏迷或出现有中间清醒（好转）期的意识障碍过程，结合CT检查显示骨折线经过脑膜中动脉或静脉窦沟，一般可以早期诊断。CT扫描不仅可以直接显示硬脑膜外血肿，表现为颅骨内板与硬脑膜之间的双凸镜形或弓形高密度影（图1-2），还可了解脑室受压和中线结构移位的程度及并存的脑挫伤、脑水肿等情况，应尽早做CT检查，并随时复查CT。

【治疗和预后】

（1）手术治疗：手术适应证包括，有明显颅内压增高症状和体征；CT扫描提示明显脑受压的硬脑膜外血肿；小脑幕上血肿量＞30ml、颞区血肿量＞20ml、幕下血肿量＞10ml，以及压迫大静脉窦而引起高颅压的血肿。手术方法可根据 CT 扫描所见采用骨瓣或骨窗开颅，清除血肿，妥善止血。血肿清除后，如硬脑膜张力高或疑有硬脑膜下血肿时，应切开硬脑膜探查。对少数病情危急，未及时做 CT 检查者，应直接手术钻孔探查，再扩大成骨窗清除血肿。钻孔顺序可根据损伤方式和机制、瞳孔散大侧别、头部着力点、头皮挫伤处、颅骨骨折部位等来确定。一般先在瞳孔散大侧颞部骨折线处钻孔，可发现 60%～70% 的硬脑膜外血肿位于颞叶。

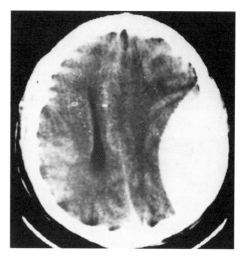

图 1-2　硬脑膜外血肿(CT，左顶)

（2）非手术治疗：凡伤后无明显意识障碍，病情稳定，CT 扫描所示幕上血肿量＜30ml，小脑幕下血肿量＜10ml，中线结构移位＜1.0cm 者，可在密切观察病情的前提下，采用非手术治疗。

硬脑膜外血肿在颅内血肿中疗效相对较好，病死率低。导致死亡的主要原因有：①诊治延误，脑疝形成已久，脑干发生不可逆损害；②血肿清除不彻底或止血不善，术后再度形成更大血肿；③遗漏其他部位血肿；④并发严重脑损伤或全身其他合并伤。

2. 硬脑膜下血肿(subdural hematoma)　约占外伤性颅内血肿的 40%，多属急性或亚急性。慢性硬脑膜下血肿有其特殊性，在此一并介绍。

【发生机制】

急性和亚急性硬脑膜下血肿的出血主要是因为脑皮质血管破裂，大多由对冲性脑挫伤所致，好发于额极、颞极及其底面，可视为脑挫伤的一种并发症，称为复合型硬脑膜下血肿。另一种较少见的血肿是由于大脑表面回流到静脉窦的桥静脉或静脉窦本身撕裂所致，范围较广，可不伴有脑挫伤，称为单纯型硬脑膜下血肿。

慢性硬脑膜下血肿的出血来源和发病机制尚不完全清楚。多发于老年人，绝大多数有轻微头部外伤史。极少部分患者无外伤，可能与长期服用抗凝药物、营养不良、维生素 C 缺乏、硬脑膜出血性或血管性疾病等相关。此类血肿常有厚薄不一的包膜。

【临床表现】

急性和亚急性硬脑膜下血肿主要表现如下。

（1）意识障碍：伴有脑挫伤的急性复合型血肿患者多表现为持续昏迷或昏迷进行性加重，亚急性或单纯型血肿则多有中间清醒期。

（2）颅内压增高：血肿及脑挫伤继发的脑水肿均可造成颅内压增高，导致头痛、恶心、呕吐及生命体征改变。

（3）瞳孔改变：复合型血肿病情进展迅速，容易引起脑疝而出现瞳孔改变，亚急性或单纯型血肿瞳孔变化出现较晚。

（4）神经系统体征：伤后立即出现的偏瘫等征象，系脑挫伤所致。逐渐出现的体征，则是血肿压迫功能区或脑疝的表现。

慢性硬脑膜下血肿进展缓慢，病程较长，多为 1 个月左右，可为数月。临床表现差异很大，大致分为三种类型：①以颅内压增高症状为主，缺乏定位症状；②以病灶症状为主，如偏瘫、失语、局限性癫痫等；③以智力和精神症状为主，表现为头昏、耳鸣、记忆力减退、精神迟钝或失常。第①、②种类型易与颅内肿瘤混淆，第③种类型易误诊为阿尔茨海默病或精神病。

【诊断】

根据头部外伤史，伤后即有意识障碍并逐渐加重，或出现中间清醒期，伴有颅内压增高症状，多表明有急性或亚急性硬脑膜下血肿。CT 检查可以确诊，急性或亚急性硬脑膜下血肿表现为脑表面与颅骨之间有新月形高密度、混杂密度或等密度影（图 1-3），多伴有脑挫伤、脑组织受压和中线移位。

慢性硬脑膜下血肿容易误诊、漏诊。凡老年人出现慢性颅内压增高症状、智力和精神异常，或病灶症状，特别近期有过轻度头部受伤史者，应考虑到慢性硬脑膜下血肿的可能，及时行 CT 或 MRI 检查可确诊。CT 显示脑表面新月形或半月形低密度或等密度影（图 1-4），MRI 则为新月形或半月形的短 T_1、长 T_2 信号影。

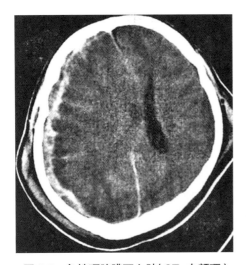

图 1-3　急性硬脑膜下血肿（CT，右额顶）

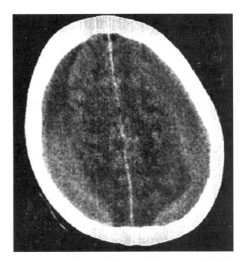

图 1-4　慢性硬脑膜下血肿（CT，双额顶）

【治疗和预后】

急性和亚急性硬脑膜下血肿的治疗原则与硬脑膜外血肿类似。需要强调的是，硬脑膜外血肿多见于着力部位，而硬脑膜下血肿既可见于着力部位，也可见于对冲部位。所以，如果因病情危急，术前未做 CT 检查确定血肿部位而需要行开颅手术挽救生命时，着力部位和对冲部位均应钻孔，尤其是额极、颞极及其底部，是硬脑膜下血肿的最常见部位。此类血肿大多伴有脑挫伤，术后应加强相应的处理。

慢性硬脑膜下血肿患者凡有明显症状者，应手术治疗，且首选钻孔置管引流术：血肿较小者于顶结节处钻一孔即可，较大者在额部再钻一孔，切开硬脑膜和血肿的壁层包膜，经骨孔置入导管于血肿腔内，用生理盐水反复冲洗直至流出液清亮为止。保留顶结节钻孔处的导管，引流 2~3 天，多可治愈。由于存在部分复发，必要时需复查 CT 或 MRI。

急性和亚急性硬脑膜下血肿患者的预后差于硬脑膜外血肿，因为前者大多伴有较严重的脑损伤。慢性硬脑膜下血肿患者虽较年长，但经引流后大多数患者可获得满意的疗效。

3. 脑内血肿（intracerebral hematoma）　脑内血肿常与枕部着力时的额、颞对冲性脑挫伤同时存在，少数位于着力部位。

【发生机制】

脑内血肿有两种类型：浅部血肿多由于挫裂的脑皮质血管破裂所致，常与硬脑膜下血肿同时存在，多位于额极、颞极及其底面；深部血肿系脑深部血管破裂所引起，脑表面可有挫裂伤。

【临床表现和诊断】

脑内血肿与伴有脑挫伤的复合性硬脑膜下血肿的症状很相似，而且事实上两者常同时存在。及时施行 CT 检查可证实脑内血肿的存在，表现为脑挫伤区附近或脑深部白质内类圆形或不规则高密度影（图 1-5）。

【治疗和预后】

脑内血肿的治疗与硬脑膜下血肿相同，多采用骨瓣或骨窗开颅，在清除脑内血肿的同时清除硬脑膜下血肿和明显挫碎糜烂的脑组织。对少数脑深部血肿，如颅内压增高显著，病情进行性加重，也应考虑手术，根据具体情况行开颅血肿清除或钻孔引流术。

脑内血肿合并硬脑膜下血肿的患者预后较差，病情发展迅速者病死率高达 50% 左右。

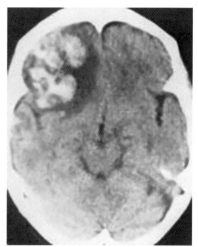

图 1-5 脑内血肿（CT，右额叶）

（五）开放性颅脑损伤

非火器性或火器性致伤物造成头皮（黏膜）、颅骨、硬脑膜同时破裂，脑脊液流出，脑组织与外界相通的创伤统称为开放性颅脑损伤。与闭合性颅脑损伤相比，除损伤原因和机制不同外，诊断和治疗也有其特点。

1. 非火器性开放性颅脑损伤

【病因与分类】

致伤物可分为两类。一类是锐器，如刀、斧、钉、锥、针等；另一类为钝器，如铁棍、石块、木棒等。锐器前端尖锐锋利，容易切开或穿透头皮、颅骨和脑膜，进入脑组织。伤道较整齐光滑，损伤主要限于局部，对周围影响很小。钝器的致伤机制可因致伤物的种类而不同，如铁棍、木棒等穿入颅内，脑损伤情况类似锐器伤；而石块等击中头部造成的开放伤，其损伤机制则类似闭合性颅脑损伤中的加速性伤。

【临床表现】

（1）意识障碍：锐器所致的脑损伤局限于着力点，很少引起脑震荡或弥散性损伤，故伤后很少立即出现意识障碍。钝器所致的开放伤与闭合伤相似，除着力点有局部脑损伤外，也伴有脑的弥散性损害，所以多数患者伤后立即出现意识障碍。如合并颅内血肿，也可出现中间清醒（好转）期的意识变化过程。

（2）脑局灶症状：因开放伤的脑局部损伤比较严重，故脑局灶症状较多见，如瘫痪、感觉障碍、失语、偏盲等。

（3）生命体征改变：锐器所致的局限性开放伤，生命体征多无明显变化。但如直接伤及脑干、下丘脑部等重要结构，或钝器引起广泛脑损伤时，生命体征可有明显改变。另外，头部开放伤口大量失血者，可出现失血性休克征象。

（4）脑脊液、脑组织外溢：有些开放性脑损伤患者的伤口处可见脑脊液和 / 或脑组织外溢。

【诊断】

开放性颅脑损伤患者头部有伤口,可见到脑脊液和／或脑组织外溢,诊断不难。但要了解颅内损伤情况及有无继发血肿、异物存留等,还需依靠辅助检查。CT 检查可以确定脑损伤的部位和范围及是否继发颅内血肿、脑水肿或脑肿胀,对存留的骨折片或异物作出精确的定位。

【治疗】

开放性颅脑损伤的治疗,与闭合性颅脑损伤有许多相似之处,如严密观察病情,保持呼吸道通畅,防治脑水肿或脑肿胀等,但也有其特点。

(1)防治休克:开放性颅脑损伤因创伤部出血过多而造成的失血性休克比较常见。因此,需要迅速控制出血,补充血容量,纠正休克。

(2)插入颅腔致伤物的处理:对插入颅腔的致伤物,不可贸然撼动或拔出,以免引起新的损伤,如突然的颅内大出血。在对致伤物的位置与可能伤及的颅内重要结构(血管等)进行评估并做好充分准备的情况下,才可在手术中尽量显露致伤物周围重要结构后,将其小心取出。

(3)显露脑组织的保护:有时由于创伤和骨折范围较大,破碎脑组织外溢或脑组织经伤口突出较多见。这对缓解急性颅内压增高有利,但也增加了颅内感染的机会。急救处理时应注意保护显露的脑组织。

(4)清创手术:开放性颅脑损伤应争取在 6～8 小时内施行清创术,在无明显污染并应用抗生素的前提下,早期清创的时限可延长到 72 小时。术前应仔细检查伤口,仔细阅读 CT 片,充分了解骨折、碎骨片及异物分布、脑挫伤和颅内血肿等情况。清创由浅入深,逐层进行,彻底清除头发、碎骨片等异物,吸除血肿和破碎的脑组织,彻底止血。硬脑膜应严密缝合,如有困难,可取自体帽状腱膜或颞肌筋膜修补。术后加强抗感染。

如开放伤累及脑室,术中应尽可能清除脑室中的血块、脑碎屑和异物等。累及静脉窦时,术前须准备充足的血液,以及进行静脉窦修补的器材,才能进行清创。累及鼻旁窦时,清创术中应严密修复硬脑膜,对破损的颅底进行修补与重建。

2. 火器性颅脑损伤　在战时常见,平时亦有发生,发生率仅次于四肢伤,但死亡率在各部位损伤中居首位。

【病因与分类】

颅脑火器伤的损伤情况与致伤物的性状、速度、大小密切相关。现代枪弹速度高,弹头尖且圆滑,穿透力强,容易造成贯通伤。弹片不规则,穿透力较弱,容易引起非贯通伤。致伤物射入颅腔内,造成的脑组织损伤可分以下两种。

(1)管道性损伤:任何致伤物进入颅腔后,均可造成长短不一的一段脑组织损伤道,损伤程度与致伤物种类、速度、大小有关。小弹片、低速子弹等进入颅腔后,脑损伤一般比较局限。但若伤及脑干、下丘脑等重要结构和大血管,则后果严重。脑组织伤道按损伤程度和性质分为三层:①脑破坏区,系伤道的中心部分,脑组织损伤严重,坏死液化的脑碎屑与血凝块混杂在一起,有时经伤口外溢。②脑挫伤区,在破坏区周围,脑组织有点状出血和水肿,不易完全恢复。③脑震荡区,在挫伤区周围,为伤道的外层,肉眼观察无明显变化,伤后短期内可逐渐恢复。

(2)膨胀性损伤:高速致伤物进入颅腔内,除造成管道性损伤外,还可因其穿过脑组织瞬间产生的膨胀,造成全脑的弥散性损害。严重时还可造成脑和脑干功能衰竭,患者多在伤后短期内死亡。

【临床表现】

（1）意识障碍：低速致伤物（如弹片）造成的脑损伤较局限，伤后立即出现的意识障碍较少。但高速致伤物（如枪弹）容易引起弥漫性脑损伤，伤后意识丧失的发生率较高。如伤后出现进行性意识障碍加重，应考虑颅内血肿形成的可能。

（2）生命体征变化：重型火器性颅脑伤患者，伤后多有生命体征变化，伤及脑干生命中枢者，可迅即出现中枢性呼吸、循环衰竭。伤后出现呼吸深慢、脉缓有力、血压升高等，是颅内压增高的表现，提示有颅内血肿或严重脑水肿。

（3）瞳孔变化：伤后逐步出现的一侧瞳孔散大、对光反应消失的小脑幕切迹疝的征象时，应考虑颅内血肿形成。双侧瞳孔散大固定，提示脑干受累严重，已处濒危阶段。

（4）脑局灶症状：伤后立即出现的肢体瘫痪，是皮质运动区或其传导束直接损伤的结果。如出现瘫痪程度加重，多表示有伤道内血肿形成。顶部切线或穿透伤，损伤矢状窦及其附近运动区，可引起截瘫、三肢瘫或四肢瘫。

【诊断】

火器性颅脑损伤的检查、诊断与其他颅脑损伤类似，需特别强调头面部伤口和合并伤的检查。射入口虽小，患者负伤后虽可行走，但仍可能是颅脑穿透伤；伤口有脑脊液或脑组织碎屑外溢者，即可确诊为穿透伤；既有入口，又有出口，即为贯通伤。

颅脑火器伤患者应常规行 CT 检查，以了解伤道，脑挫伤部位和范围，颅骨骨折情况，明确异物的种类、数目、大小和位置，以及有无颅内血肿、脑脓肿等。如金属异物滞留在颅内，则要禁止行头部 MRI 检查。

【治疗】

（1）急救：火器性颅脑损伤发病急，病情重，变化快，应尽力抢救。危重患者在现场、转送途中或急诊入院时，应同时实施紧急救治：①包扎伤口，减少出血，有脑膨出时，注意保护。②昏迷患者应取侧俯卧位，及时清除口、鼻、气管内的血液、呕吐物或分泌物，必要时作气管插管，以确保呼吸道通畅。③对休克患者，在抗休克治疗的同时，迅速查明引起休克的原因（头部伤口失血过多、胸腹脏器伤、肢体骨折等），并作相应的处理。

（2）早期清创：目的是将污染、出血、内有破碎脑组织和异物的开放性损伤，变成洁净、无活动性出血、无异物的闭合性损伤。早期清创应力争在伤后数小时到 24 小时内进行，在应用抗生素的情况下，也可延长到 48 小时或 72 小时。清创的基本原则是彻底，手术方法与非火器性开放伤相似。头发、碎骨片、泥沙、帽子碎片、碎化脑组织和血肿应彻底清除，在不增加脑损伤的情况下，摘除或用磁性导针吸出伤道内或其附近的金属异物。清创结束后，严密修复硬脑膜和缝合伤口。术后加强抗感染和抗癫痫治疗。

（3）其他治疗：与闭合性颅脑损伤相同。

第二章
颈部伤救治

重点：颈部闭合性创伤、颈部开放性创伤的临床表现及治疗原则。

一、颈部重要解剖标志，重要血管及神经的体表投影

1. 颈部的重要解剖标志 位于颈外侧部的胸锁乳突肌为手术解剖最重要的肌性标志。颈前区自上而下可扪及的骨性或软骨标志主要包括舌骨、甲状软骨、环状软骨、颈段气管和胸骨上切迹。胸锁关节和位于颈后部的斜方肌也是颈部的重要解剖标志。

2. 重要血管和神经的体表投影

（1）颈总动脉（common carotid artery）和颈外动脉（external carotid artery）：自胸锁关节起，沿胸锁乳突肌前缘向上至乳突与下颌角之间中点作一连线，该线平甲状软骨上缘以下为颈总动脉投影，甲状软骨上缘以上为颈外动脉投影。

（2）颈内动脉（internal carotid artery）：自甲状软骨上缘平面，沿胸锁乳突肌前缘至下颌髁突后缘连线。

（3）颈内静脉（internal jugular vein）：自耳垂沿胸锁乳突肌前缘至锁骨胸骨端的连线，此线与颈总动脉的投影线平行，但居其外侧。

（4）副神经（accessory nerve）：自胸锁乳突肌前缘上、中 1/3 交点，至斜方肌前缘中、下 1/3 交点的连线。

（5）臂丛（brachial plexus）：自胸锁乳突肌后缘中、下 1/3 交点至锁骨中、外 1/3 交点连线稍内侧。

（6）颈丛（cervical plexus）：颈丛皮支集中于胸锁乳突肌后缘近中点处穿出，手术时可利用此点作神经阻滞麻醉。

（7）肺尖（apex of lung）和胸膜顶（cupula of pleura）：锁骨内侧 1/3 的上方，相当于胸锁乳突肌胸骨头与锁骨头之间，其最高处距锁骨上缘 2～3cm。

二、颈部创伤

（一）颈部闭合性创伤

多由钝力如拳击、车祸等撞击引起。与开放性创伤相比，闭合性创伤由于皮肤无伤口，伤后一段时间症状及体征不明显，容易被忽视，不少患者可出现呼吸困难、失血性休克等严重并发症。损伤的部位一般视钝力撞击方向而定，当钝力从正面直接撞击颈部时，多伤及喉、气管、甲状腺；当钝力从侧面撞击颈部时，主要损伤血管、神经、食管、肌肉、颈椎等。

1. 气管闭合性创伤 较少见，一旦发生，后果严重。

【发病机制】

当钝力直接从正面撞击颈部时,气管被挤压在坚硬的脊柱上,可引起气管软骨环破碎及后部软组织撕裂,甚至气管与环状软骨分离,损伤较严重。当钝力从侧面撞击颈部时,气管可向对侧移位,损伤较轻,常无骨折及脱位,仅引起气管黏膜损伤。各种原因引起的气管内压力升高,气管插管麻醉,气囊压力过高等,均可引起气管破损。

【临床表现】

气管闭合性创伤常同时伴有喉挫伤,其症状如下。

(1)气管损伤处疼痛:吞咽或头部转动时疼痛加剧,可放射至同侧耳部。

(2)咳嗽及咯血:气管壁损伤后血液流入气管,引起阵发性刺激性咳嗽,咳出带泡沫的血痰;若损伤较粗的血管,可引起大咯血。

(3)呼吸困难:气管黏膜损伤肿胀,软骨损伤,或并发纵隔气肿、气胸等,均可引起呼吸困难,多呈进行性加重。若发生气管环状软骨脱位,可引起严重呼吸困难,甚至迅速窒息死亡。

(4)气肿:气体通过破裂的气管壁进入皮下组织,产生气肿,为气管损伤的重要体征。气肿可以是局限性的,也可以是进行性的,即在短时期迅速向上下扩张,甚至累及全身,严重者常伴有纵隔气肿和气胸。

(5)声嘶:伴有喉挫伤或喉返神经损伤者,可出现声嘶,重者失声。声门区损伤严重者,还可伴有呼吸困难。

【诊断】

颈部钝器伤后,颈前气管处皮肤肿胀、淤血、压痛明显,咳嗽及咯血,有皮下气肿,伴有或不伴有呼吸困难,均应高度警惕有气管创伤。除密切观察呼吸情况,做好气管切开或气管插管准备外,对呼吸困难不严重,尚可耐受检查的患者,应尽快进行颈部正侧位X线片检查或CT扫描,以查明气管损伤情况,了解有无纵隔气肿及气胸。必要时行纤维支气管镜或硬支气管镜检查进一步明确诊断。

【治疗】

原则是保持呼吸通畅,尽量一期修复气管损伤,防止气管狭窄。

(1)保守治疗:气管轻度损伤无呼吸困难者,密切观察呼吸情况,并予以抗生素及类固醇皮质激素治疗。

(2)气管切开术:气管损伤早期一般无呼吸困难,随着创面渗血和黏膜肿胀,数小时后可出现呼吸困难。一旦出现,应尽早行低位气管切开。对呼吸困难明显者,最好先做预防性气管切开,保障气道通畅后再做进一步检查。

(3)修复损伤:根据损伤的程度、部位,采取不同的手术方式。较小的气管黏膜损伤,无须缝合;较长的黏膜撕裂,予以缝合;气管软骨骨折及移位者应予以复位,并妥善缝合损伤的气管软骨和黏膜;如气管软骨为粉碎性损伤或气管完全断离,气管向上下退缩,可游离损伤的上下两端气管,行气管对端吻合术;胸段气管损伤,需在解除呼吸困难(如低位气管切开或插入支气管镜)的前提下,进行开胸修复气管。急性气管损伤处理的要点是确保气道通畅,尽量一期妥善修复气管组织的损伤和变形。一期修复失败者,可能遗留难治性的气管狭窄,对患者十分不利。

2. 咽及食管闭合性创伤

【发病机制】

除因钝性外力将咽、食管挤压于脊椎引起损伤外,较为常见的原因为咽、食管尖锐性异物,如鱼刺、鸡骨头刺破咽、食管黏膜,尤其是误吞异物后,患者强行吞咽,更易造成损伤。

【临床表现】

(1)疼痛:局部有明显压痛,吞咽时疼痛加剧,患者因疼痛不能进食。

(2)咯血或呕血。

(3)气肿与气胸:空气、唾液及食物可经咽、食管破裂处进入皮下及颈深筋膜隙,引起皮下气肿、纵隔气肿、气胸、颈深部及纵隔感染,患者可出现不同程度的呼吸困难和感染症状。

【诊断】

颈受外伤后出现局部疼痛,吞咽时疼痛加剧,而且有皮下气肿存在,应考虑有咽、食管损伤。及时进行胸部 X 线检查可了解有无纵隔增宽及空气阴影;食管 X 线造影可显示食管破裂的部位及大小,必要时行内镜检查以进一步明确诊断。

【治疗】

原则是积极预防感染,早期修复创伤。①预防感染:保持口腔及咽部清洁,吐出口腔分泌物,绝对禁食,静脉维持营养或鼻饲流质,应用有效抗生素;②修复创面:有较大损伤者,应早期行一期缝合术。若伤口已有感染,积极抗感染。有脓肿形成者,及时切开引流,行二期缝合术。

3. 颈动脉创伤性栓塞　较少见,多发生在颈内动脉;一旦发生,后果严重,应引起重视。

【发病机制】

颈动脉被外力牵拉或直接挫伤后,富有弹性的外膜往往保持完整,而内膜和中层发生损伤。内膜撕裂损伤后,其创面形成血栓,血栓逐渐加大,可引起颈动脉完全闭塞。若动脉内膜和中层因挫伤而撕裂或中断,在较高的动脉压作用下,可引起内膜广泛性剥离,形成剥离性动脉瘤,在原有动脉粥样硬化的基础上更易发生。

【临床表现】

(1)颈部血肿:颈部挫伤后常在颈动脉三角区形成血肿。

(2)神经受压症状:血肿增大压迫颈交感神经、迷走神经、舌下神经、舌咽神经,可出现 Honer 综合征、声嘶、伸舌偏斜、咽反射消失等。

(3)脑缺血:颈挫伤后血管痉挛、血栓形成阻塞动脉管腔、动脉粥样硬化等均可引起脑缺血,表现为单瘫或偏瘫,但神志尚清楚。

【诊断】

颈部挫伤后,颈动脉三角区出现血肿,伴或不伴有神经受压及脑缺血症状,均应警惕颈动脉栓塞可能。DSA 检查是最可靠的诊断方法。典型的颈动脉栓塞表现为血管呈带捆形或圆锥形变窄。CT、MRI、脑血流图检查可协助诊断。应特别注意颈动脉创伤性栓塞往往伴有头颈部其他部位及胸部的损伤,须及时诊断和处理。

【治疗】

原则是解除血管痉挛,防止和阻止血栓形成及扩展,保证脑供血。

(1)保守治疗:患者绝对卧床休息,严格限制头颈部活动,应用血管解痉药物,如妥拉唑林及利多卡因,亦可行颈交感链封闭或切断术。适当应用抗凝剂以防止血栓形成,脑出血者禁用。

(2)手术治疗:保守治疗无效,血栓继续增大,阻塞颈动脉引起脑缺血等严重并发症者,可考虑行手术取出血栓,但手术危险性大,病死率及致残率高。

（二）颈部开放性创伤

较为多见，可由火器伤及非火器伤（切伤及刺割伤）引起。切伤（如刎颈）多损伤喉、气管；穿透伤则多损伤颈部软组织，包括血管、神经、咽、食管等。穿透性创伤往往因外面伤口不大，误认为损害较轻，未引起重视，以致造成严重后果。开放性血管、神经创伤，由于二者的解剖关系密切，血管损伤常伴有神经损伤，应予注意。

1. 开放性血管损伤　多由颈部直接损伤引起。血管损伤所形成的血肿可压迫神经导致神经损伤。根据损伤的程度，血管损伤分为三种类型：①损伤性动脉痉挛；②血管壁损伤，主要是内膜或中层损伤，外膜尚完整；③血管部分或完全破裂。

【临床表现】

（1）出血：受损处可有大出血或血肿形成，严重者可引起失血性休克。外面伤口小的大血管损伤者，可引起大量内出血，而外出血很少，这种情况容易被忽视。应密切观察患者的血压、脉搏情况，注意有无内出血。

（2）神经受损：常伴有迷走神经、舌下神经、舌咽神经、面神经损伤的症状，出现声嘶、伸舌偏斜、呛咳、面瘫等。

（3）脑缺血：颈动脉损伤后可引起受伤侧脑缺血，表现为昏迷、偏瘫、失语等。

（4）呼吸困难：颈动脉损伤多伴有喉、气管的创伤，引起呼吸困难。此外，颈动脉损伤后形成的血肿也可压迫喉、气管，加重呼吸困难。

（5）空气栓塞：颈内静脉损伤后，吸气时由于胸腔负压作用，空气通过破损的静脉管壁进入静脉内，引起空气栓塞，造成脑、肝、肾等重要器官的损害。大量空气进入血管引起的空气栓塞可迅速导致死亡。

（6）颈部其他器官的损伤：较常见的是喉、气管、食管及甲状腺等。

（7）血肿形成：可出现假性动脉瘤的症状。动脉损伤引起的动脉血肿多在伤后第 2 天出现，其特点是搏动明显，并可听到收缩期杂音。

【诊断】

颈部有开放性外伤史，局部有出血或血肿形成，血肿搏动明显，可听到收缩期杂音，伴有脑缺血、神经受压及全身失血症状，应考虑有颈部血管神经损伤。DSA、颈部 B 超检查有助于诊断，必要时行颈部伤口探查，以了解损伤的部位和程度。但必须是在做好充分备血的前提下进行。

【治疗】

原则是止血、纠正休克、保持呼吸通畅和预防感染。

（1）止血、纠正休克：有活动性出血者立即压迫止血，迅速输血输液，补充血容量，纠正酸中毒，密切注意血压、脉搏、呼吸等全身情况，观察有无活动性内出血。

（2）保持呼吸道通畅：有呼吸困难者立即行气管插管或气管切开，抽吸气管内分泌物和血液，以保持呼吸道通畅。

（3）抗感染：应用大剂量抗生素控制感染，并注射破伤风抗毒素。

（4）修复受损的血管及神经：对损伤严重，出血量较多，且有活动性出血趋势，估计有较大血管损伤者，应在补充血容量、纠正休克、解除呼吸困难后，立即行手术探查，并根据损伤的程度采取不同的修复方法。

2. 开放性气管损伤　多由颈前正中锐器损伤引起，容易诊断。

【临床表现】

（1）空气逸出：呼吸时气体自气管破口逸出。若皮肤缺损较小，逸出的气体不能顺利排出，进入颈部皮下组织，形成皮下气肿或扩展形成纵隔气肿。

（2）刺激性咳嗽：血液、呕吐物、唾液等吸入气管内引起刺激性咳嗽。

（3）呼吸困难：气管损伤后局部肿胀、血凝块、分泌物、异物阻塞等均可引起呼吸困难。

（4）其他邻近器官损伤：气管损伤常伴有喉挫伤，出现声嘶，甚至失声。甲状腺损伤可引起大量出血。胸膜损伤引起气胸，加重呼吸困难。

【诊断】

颈前正中开放性外伤，损伤处有气体逸出或有皮下气肿发生，即诊断有气管损伤。胸部 X 线片检查，观察有无纵隔气肿及气胸。必要时行纤维支气管镜或硬支气管镜检查明确损伤的部位。

【治疗】

原则是解除呼吸困难，保持气道通畅，控制出血，修复损伤。

（1）解除呼吸困难：立即从气管破口处插入气管导管或麻醉插管，抽出气管内分泌物及血凝块，待情况稳定后，再行气管切开。

（2）保持气道通畅：呼吸困难解除后，还要注意严密观察，并采取有效手段保持呼吸道持续通畅。防止因创伤组织继续出血、分泌物堵塞、气道黏膜水肿、局部压迫、气管套管脱出等原因再度形成气道堵塞。

（3）止血：颈部大血管或甲状腺大血管损伤均可引起大量出血，应立即止血。

（4）修复创伤：病情稳定后，应及早行清创缝合术，原则同气管闭合性损伤。

3. 开放性咽及食管损伤　咽及食管位置深且柔软，单纯开放性咽及食管损伤较为少见，往往伴有其他软组织的损伤。

【临床症状】

吞咽疼痛，吞咽时有唾液、食物及空气自破口处溢出。可伴有吐血、呕血、皮下气肿或纵隔气肿。

【诊断】

较大的破口容易发现，较小的破口，有时难以发现。嘱患者吞气，可见颈部伤口处有气体逸出，或嘱患者吞甲紫或亚甲蓝，可发现咽、食管破口处蓝染。

【治疗】

一旦确诊，及时治疗。嘱患者禁食，鼻饲流质，大剂量抗生素治疗，预防颈深部及纵隔感染，及时行清创缝合术。

第三章

眼、颌面部伤救治

重点: 机械性眼外伤的分类法,眼外伤的急救处理原则;颌面部伤的特点。

难点: 外伤性视神经病变的治疗方法,化学性眼外伤的处理原则;颌面部伤的急救原则。

一、眼外伤救治

眼外伤(ocular injury)是视力损害的主要原因之一,尤其是单眼失明的首要原因。由于眼的位置暴露,眼外伤很常见。眼的结构精细特殊,即使"轻微"的外伤,也可引起严重后果。

(一)分类

1. 按致伤原因分类可分为机械性和非机械性两类,前者包括钝挫伤、穿通伤和异物伤等;后者有热烧伤、化学伤、辐射伤和毒气伤等。

2. 国际眼外伤学会提出的分类法包括开放性和闭合性眼外伤。其中对于眼球的外伤而言,锐器造成眼球壁全层裂开,称眼球穿孔伤(perforating injury of eyeball)。一个锐器造成眼球壁有入口和出口的损伤,称贯通伤(penetrating wound)。进入眼球内的异物引起的外伤有特殊性,称眼内异物(intraocular foreign body),即包括了贯通伤在内。钝器所致的眼球壁裂开,称眼球破裂(eyeball rupture)。而钝挫伤引起的闭合性外伤,没有眼球壁的全层裂开。对眼睑、眼眶的外伤等,也同样适合采用开放性或闭合性的分类。如眼睑的裂伤属于开放性眼睑外伤;锐器刺入眼眶可称为眼眶穿通伤。

3. 眼外伤的常见类型主要有眼表异物或擦伤,各种锐器造成的眼球穿孔伤,碰撞斗殴、拳击、车祸引起的钝挫伤或眼球破裂,运动或玩耍引起的眼外伤,爆炸伤等。

(二)眼外伤的评估与检查

1. 病史及评估 包括受伤原因,致伤物种类、方向、速度和距离,受伤时间、场所,伤后是否失去知觉,伤后视力,是否得到处理,是否伴有全身其他部位外伤等。尤其注意询问对诊断眼内或眶内异物有价值的细节。当损伤涉及化学物质时,应尽可能快速了解化学物质的性质等关键信息。在询问既往史时,应注意伤前视力、眼部或全身手术史、既往受伤史、是否佩戴眼镜、受伤前的一般身体状况、有无慢性疾病史、有无用药及过敏史、有无破伤风抗毒素注射史等。

2. 眼部检查

(1)视力:检查视力是眼科急诊诊疗的基础。无论是否双眼受伤,均要检查双眼视力。对于视力严重下降尤其无光感者,要反复仔细检查以确定视力情况。对于睁眼困难者,可在眼表麻醉剂辅助下,用棉签或眼睑拉钩轻柔分开睑裂,进行大致视力检查,但当怀疑开放性外伤时应避免挤压眼球。

（2）外眼检查：很多眼外伤可以通过对面部和眶周区域进行检查作出初步诊断。对于任何裂伤均要评估伤口的深度和组织受累情况，要尤其注意泪器。触摸眶骨骨缘有无下陷或不规则，以判定是否有眶缘骨折。注意有无眼球内陷或突出，眼球内陷提示可能有眼球破裂或眶骨骨折且内部组织疝入上颌窦或筛窦；眼球突出则提示可能有眶内出血。应了解面部有无感觉异常，眶下神经分布区域感觉迟钝提示可能有眶底骨折；眶上神经分布区域感觉迟钝提示可能有眶顶骨折；如触摸眼睑或其他眼附属器区域有摩擦音（皮下气肿），提示可能有眶底或眶内壁骨折。检查方法为在灯光照明下，记录眼睑、泪器和眼肌等损伤的部位、范围、程度以及并发症（如出血、感染、异物存留）等情况。

（3）眼球运动：若已知或可疑有眼眶损伤或损伤累及脑神经，评价眼球运动能力很重要。被动牵拉试验有助于鉴别麻痹性和限制性眼球运动受限，但在可疑为开放性眼外伤时，不宜做此检查。

（4）瞳孔检查：包括瞳孔大小、形状、对光反应和双侧对称性。受到外伤时，相对传入性瞳孔障碍对诊断严重眼外伤尤其严重视神经损伤具有重要意义。瞳孔大小和对光反应是判断有无脑神经受累的重要指标。瞳孔形状可为诊断虹膜损伤、玻璃体脱出或眼内异物提供线索。

（5）眼前节检查：若患者一般状况稳定且活动方便，最好使用裂隙灯显微镜对眼前节进行检查。

（6）眼后节检查：一般原则是尽可能早期对眼后节进行细致检查，因为随后发生的角膜水肿、前房积血、玻璃体积血、眼内感染等均可能影响眼后节检查。若患者确实需要散瞳检查眼底，应记录所用药物，这对于伴有颅脑外伤者尤为重要。注意散瞳前应行瞳孔及虹膜检查，并记录瞳孔大小及形状。

（7）眼压：在眼部条件允许的情况下应进行眼压检查。眼压异常降低提示可能存在隐匿的开放性眼外伤。眼压急剧升高要注意有无外伤导致的前房积血、暴发性脉络膜上腔出血、晶状体位置异常以及眼内炎等。

（8）影像学检查：若眼后节观察不清或眼眶受累，需要进行影像学检查，包括眼部B超（明确或可疑开放性眼外伤者禁忌此项检查）、CT、MRI（明确或可疑眼眶、眼内磁性异物者，或体内有不可取出的磁性金属植入物者，禁忌此项检查）、X线检查等。

（三）眼外伤的治疗

1. 注意保护伤眼，避免人为因素加重眼部损伤。

2. 眼睑裂伤　清除皮肤表面污物，伤口清创，清除伤口内异物，逐层对位缝合皮肤伤口。对于泪器损伤，及时行泪小管吻合术并进行相应处理。

3. 闭合性眼外伤　根据伤情给予抗炎、降眼压、止血、消肿等对症治疗。嘱患者门诊随访，进一步观察治疗并发症。

4. 开放性眼外伤

（1）角膜伤口处理：角膜伤口小于3mm，若伤口整齐，无虹膜嵌顿或渗漏，可加压包扎或佩戴治疗性角膜接触镜。角膜伤口大于3mm，应尽快手术缝合，并注意伤口水密，防止组织嵌塞。脱出的虹膜原则上尽可能还纳，以免影响术后。

（2）角巩膜伤口处理：缝合角巩膜伤口时，首先缝合角巩膜缘，并对合准确、整齐。然后缝合角膜伤口，再探查巩膜伤口范围，边探查边缝合。若有玻璃体脱出，将其剪除；嵌顿或脱出的睫状体、脉络膜、视网膜经处理后尽可能还纳。

（3）巩膜伤口处理：及时修复伤口、恢复眼球结构的完整性并防止并发症，是处理巩膜伤口的基本原则。对于贯通伤口应先缝合前部入口，再处理后部伤口；直肌下的伤口，在直肌附着点处断开直肌充分暴露伤口后缝合。伤口处脱出的玻璃体应剪除，而视网膜和脉络膜应尽量还纳。

（4）眼内异物伤：立即缝合伤口，尽早取出异物，减少眼内感染的机会。

（5）感染性眼内炎或怀疑感染性眼内炎：玻璃体腔注入抗生素和 / 或全身应用广谱抗生素治疗，必要时尽早行玻璃体切除手术。

5. 视神经损伤　外伤性视神经病变可采用大剂量糖皮质激素冲击、甘露醇脱水、营养神经、改善微循环等保守治疗方法。当外伤后视力严重下降甚至无光感，视神经管高分辨率 CT 扫描检查提示有明确的视神经管骨折和视神经压迫，且无手术禁忌证时，可行视神经管减压术。眶内大量出血可引起急性眶压升高，需要及时行眼眶减压术。

6. 化学性眼外伤

（1）冲洗：在受伤现场争分夺秒彻底冲洗眼部是处理化学性眼外伤最重要的一步。用大量清水反复冲洗，冲洗时应翻转眼睑，转动眼球，暴露穹隆部，将结膜囊内的化学物质彻底洗出，至少冲洗 30 分钟。

（2）清除异物和处理创面：在眼部彻底冲洗后，若结膜囊仍存在颗粒样物质或眼表存在坏死组织，需要适当进行创面处理并清除异物。

（3）前房穿刺或结膜切开：若为长时间、高浓度碱性烧伤，可行前房穿刺或结膜切开，以利于碱性物质排出。

（4）预防感染：为防止发生严重感染，可局部和全身应用抗生素。

（5）减轻炎症反应、促进眼表上皮化：合理使用糖皮质激素可以抑制炎症反应和新生血管形成。可全身或局部应用维生素 C 和胶原酶抑制剂。

（6）散瞳：使用 1% 阿托品滴眼液散瞳。

二、颌面部伤救治

口腔颌面部是人体的外露部分，在外伤情况下易遭受损伤，由于口腔颌面解剖结构特殊，生理功能重要。因此，在处理口腔颌面部损伤时减少面部畸形和功能丧失有重要意义。

（一）颌面部伤的评估与检查

口腔颌面部软组织损伤可同时合并牙体组织损伤或一处或多处骨组织损伤，颌面部骨折以牙槽突、下颌骨、上颌骨和颧骨、上下颌骨多发骨折多见。上颌骨、颧骨骨折虽然比下颌骨折少，但病情一般较重，并常伴有不同程度的其他部位损伤，特别是颅脑损伤，在颌面创伤的并发伤中，以颅脑损伤多见且最为严重，对合并颅脑损伤及其他重要器官的创伤应有清醒认识和正确判断，不要忽视任何有可能危及患者生命的症状。病情允许时需要完善CT 及三维成像等影像学检查。

（二）颌面部伤的治疗

口腔颌面部损伤的急救，首先要有整体观念，掌握好受损时间、部位及致伤原因。除检查颌面部伤情外，还应检查重要脏器，注意全身情况，在相关科室配合下，积极抢救患者的生命，然后再处理局部创口，以免延误病情。

1. 保持气道通畅　对于呼吸道梗阻的患者，先要查明原因，是吸入性窒息还是阻塞性窒息，然后尽快采取有效措施。若舌后坠，要尽快把舌牵出口外并固定；若有血凝块或分泌物阻塞,应尽量吸出;对舌根区损伤和颈上部深在的创口出血,使舌体抬高,导致呼吸困难,一时很难立即解决,为抢救生命,可行气管切开或气管插管,再行创口缝合或彻底止血,清除血肿。

2. **维持循环稳定**　颌面部大面积软组织撕脱伤、比较深的损伤及骨折可致大血管出血而引起失血性休克。处理方法:首先要进行有效的止血,创口比较深,短时间内难以找到明显的出血点,可扩大切口寻找出血点止血;对于颌面部骨折间隙血管损伤出血,外扩途径不易止血时可考虑介入造影栓塞止血。同时积极输液扩容和成分输血,维持血压平稳。

3. **单纯软组织损伤的处理**　清创在损伤救治中占有重要位置,并且是影响预后的关键,要谨慎清创、彻底止血,对有活力的组织不应过多地修剪和扩创,仅将坏死组织和异物清除即可。单纯软组织损伤患者仅需接受清创缝合术即可。若患者创口组织完好,可直接进行拉拢缝合,无须其他操作;若患者创口组织稍有缺损,但影响不大,在减张、松弛后即可进行对位缝合;若患者创口组织严重缺损,则可选择邻近皮瓣进行修复。

缝合时应根据组织情况,在充分减小创口组织张力的前提下使用细针细线缝合,但一些组织,如舌应用大针粗线缝合,针距应适当大些,以免撕裂;对于犬咬伤病例,以往一般不主张初期缝合;若创口较浅,考虑到面容问题,可采用彻底清创并做一期缝合。

4. **颌骨骨折的处理**　颌面骨解剖特殊,结构复杂,布满窦腔与管道,颌骨骨折常合并颅脑损伤、颅底骨折,特别是上颌骨骨折。急救时应首先抢救窒息、大出血、颅脑损伤、休克及严重复合伤,待生命体征平稳后再做处理。

(1)外固定法:对于一些错位不明显的线性骨折,移位不大的骨折手法复位后,采用牙弓夹板不锈钢丝结扎固定,颌间橡皮圈牵引固定四周。

(2)内固定法:开放性骨折、闭合性骨折,手术切开复位,微型钛板内固定后,术后 1 天即可流质饮食,无须颌间结扎,保证口腔进食,营养供给,同时上下颌骨早期适当活动,有利于骨折部位愈合。

(3)联合固定法:为手术复位钛板内固定术、牙弓夹板外固定、颌间牵引联合运用,多用于上下颌骨联合骨折、髁状突骨折、颌面骨复杂骨折。颧骨复合体骨折可采用口内切开钛板内固定、巾钳牵拉复位治疗,牙槽骨骨折则采用钢丝结扎固定或牙弓夹板结扎固定治疗,无论何种方法,恢复正常牙齿咬合关系是治疗颌骨骨折的重要标准。

5. **其他处理**　颌面外伤,凡开放创口、污染创口,均 24 小时内给予破伤风抗毒素注射预防治疗。对于软组织缺损患者,尤其是开放性骨折均给予抗生素静脉滴注。

第四章
胸部伤救治

重点：肋骨骨折的临床表现及治疗；气胸的病因、分类、临床表现、诊断及治疗；血胸的病因、临床表现、诊断和治疗。

难点：肋骨骨折的病理生理；气胸的发病机制及临床分型；进行性血胸的征象。

一、概论

胸部的基本结构是骨性胸廓支撑保护胸内肺和心脏大血管等脏器，是维持呼吸和循环功能的重要部位。胸部创伤严重性不仅取决于骨性胸廓和胸内脏器的损伤范围与程度，还取决于损伤所导致的呼吸和循环功能的紊乱程度。

正常胸膜腔双侧均衡的负压维持纵隔位置居中。一侧胸腔积气或积液，直接压迫伤侧肺，还会导致纵隔移位，使健侧肺受压，并使腔静脉扭曲影响血液回流，导致呼吸循环功能障碍。

【分类】

（1）根据暴力性质和是否造成胸膜腔与外界沟通，胸部损伤（thoracic trauma）可分为钝性伤（blunt injury）和贯通伤（penetrating wound）。

钝性胸部损伤多由减速性、挤压性、撞击性或冲击性暴力所致，钝性暴力可破坏骨性胸廓的完整性，并使胸腔内的心、肺发生碰撞、挤压、旋转和扭曲，造成组织广泛挫伤，继发于挫伤的组织水肿可能导致器官功能障碍或衰竭。患者多有肋骨或胸骨骨折，并且常合并其他部位损伤；器官组织损伤以钝挫伤与裂伤为多见，继发于心肺组织广泛钝挫伤的组织水肿常导致急性肺损伤、心力衰竭和心律失常；伤后早期临床表现隐匿，容易误诊或漏诊，大多数钝性伤患者不需要开胸手术治疗。

穿透性胸部损伤多由火器或锐器暴力致伤，器官组织裂伤所致的进行性出血是伤情进展快、患者死亡的主要原因，相当部分穿透性胸部损伤患者需要开胸手术治疗。

（2）依据危及生命的严重程度和可能发生的时限，胸部损伤可分为快速致命性胸部损伤、早发致命性胸部损伤和潜在迟发致命性胸部损伤。

快速致命性胸部损伤多数导致患者在现场死亡，包括主动脉破裂、心脏破裂、心搏骤停、气道梗阻。早发致命性胸部损伤可能在伤后短时间（1~2小时内）危及患者生命，包括张力性气胸、开放性气胸、进行性或大量血胸、心脏压塞、主动脉挫伤或夹层形成等。潜在迟发致命性胸部损伤包括连枷胸、食管破裂、膈肌破裂、肺挫伤、心脏钝挫伤等。对于快速致命性胸部损伤应在院前急救和医院急诊时给予快速有效的处理，并警惕和搜寻是否存在潜在致命性胸部损伤的证据。

【紧急处理】

胸部损伤的紧急处理包括院前急救和院内急诊两部分。

（1）院前急救处理：包括基础生命支持与快速致命性胸伤的现场紧急处理。原则为维持呼吸道通畅、给氧，控制外出血、补充血容量，镇痛、固定长骨骨折、保护脊柱（尤其是颈椎），并迅速转运。对快速致命性胸部损伤患者，需在现场施行紧急处理，气道梗阻需立即清理呼吸道，必要时人工辅助呼吸；张力性气胸需放置具有单向活瓣作用的胸腔穿刺针或闭式胸腔引流；开放性气胸需迅速包扎和封闭胸部吸吮性伤口，安置穿刺针或引流管；对大面积胸壁软化的连枷胸有呼吸困难者，需要有效镇痛，给予正压人工辅助呼吸。

（2）院内急诊处理：有下列情况时应行急诊开胸探查手术：①进行性血胸；②心脏大血管损伤；③严重肺裂伤或气管、支气管损伤；④食管破裂；⑤胸腹或腹胸联合伤；⑥胸壁大块缺损；⑦胸内存留较大的异物。

二、肋骨骨折

暴力直接作用于肋骨，可使受力处肋骨向内弯曲折断，前后挤压暴力使肋骨体段向外弯曲折断，发生肋骨骨折（rib fracture）。第1～3肋骨粗短，且有锁骨、肩胛骨保护，不易发生骨折。但致伤暴力巨大时，也可能发生骨折，常常同时合并锁骨、肩胛骨骨折和颈部、腋部血管神经损伤。第4～7肋较长而纤薄，易发生骨折。第8～10肋前端肋软骨形成肋弓与胸骨相连，第11～12肋前端游离，弹性都较大，不易骨折；若发生骨折，应警惕合并腹内脏器和膈肌损伤。肋骨骨折处胸壁皮肤软组织完整，不与外界相通称为闭合性肋骨骨折；肋骨断端与外界相通称为开放性肋骨骨折。

多根多处肋骨骨折是指在2根以上相邻肋骨各自发生2处或以上骨折，使局部胸壁失去完整肋骨支撑而软化，在自主呼吸时出现反常运动，即吸气时软化区胸壁内陷，呼气时相对外突，导致患者出现低通气状态，甚至诱发呼吸衰竭，称为连枷胸（flail chest）（图1-6）。

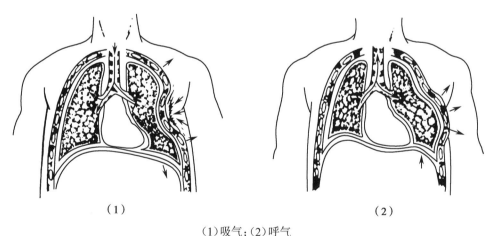

（1）吸气；（2）呼气

图1-6　连枷胸，胸壁软化区的反常呼吸运动

【临床表现】

肋骨骨折断端可刺激肋间神经产生局部疼痛，在深呼吸、咳嗽或转动体位时加剧。胸痛使呼吸变浅、咳嗽无力，呼吸道分泌物增多、潴留，易致肺不张和肺部感染。胸壁可见畸形，局部明显压痛；间接挤压骨折处疼痛加重，甚至产生骨摩擦音，即可与软组织挫伤鉴别。

骨折断端向内移位可刺破胸膜、肋间血管和肺组织，产生血胸、气胸、皮下气肿或咯血。伤后晚期骨折断端移位发生的损伤可能造成迟发性血胸或血气胸。连枷胸的反常呼吸运动可使伤侧肺受到塌陷胸壁的压迫，呼吸时两侧胸腔压力的不均衡造成纵隔扑动，影响肺通气，导致缺氧和二氧化碳滞留，严重时可发生呼吸和循环衰竭。连枷胸患者常伴有广泛肺挫伤、挫伤区域的肺间质或肺泡水肿导致氧弥散障碍，出现低氧血症。胸部 X 线可显示肋骨骨折断裂线和断端错位，但不能显示前胸肋软骨骨折。

【治疗】

肋骨骨折处理原则为有效控制疼痛、肺部物理治疗和早期活动。有效镇痛能增加钝性胸伤连枷胸患者的肺活量、潮气量、功能残气量、肺顺应性和血氧分压，降低气道阻力和浮动胸壁的反常运动，有效改善肺功能。一般肋骨骨折可采用口服或肌内注射镇痛剂，多根多处肋骨骨折则需要持久有效的镇痛治疗。方法包括硬膜外镇痛、静脉镇痛、肋间神经阻滞和胸膜腔内镇痛。

（1）闭合性单处肋骨骨折：骨折两断端因有相邻完整的肋骨和肋间肌支撑，较少有肋骨断端错位、活动和重叠。采用多头胸带或弹性胸带固定胸廓，能减少肋骨断端活动、减轻疼痛。这种方法也适用于胸背部、胸侧壁多根多处肋骨骨折、胸壁软化范围小而反常呼吸运动不严重的患者。

（2）闭合性多根多处肋骨骨折：有效镇痛和呼吸管理是主要治疗原则。咳嗽无力、呼吸道分泌物滞留的患者，应施行纤维支气管镜吸痰和肺部物理治疗，出现呼吸功能不全的患者，需要气管插管呼吸机正压通气，正压通气对浮动胸壁可起到"内固定"作用。长期胸壁浮动且不能脱离呼吸机者，可施行常规手术或电视胸腔镜下固定肋骨，术中采用夹板、克氏针或不锈钢丝等固定肋骨断端。

（3）开放性肋骨骨折：胸壁伤口需彻底清创，选用上述方法固定肋骨断端。

三、气胸

胸膜腔内积气称为气胸（pneumothorax）。气胸的形成多由于肺组织、气管、支气管、食管破裂，空气逸入胸膜腔，或因胸壁伤口穿破胸膜，胸膜腔与外界沟通，外界空气进入所致。气胸可以分为闭合性气胸、开放性气胸和张力性气胸三类。

1. 闭合性气胸（closed pneumothorax）　胸膜腔内压仍低于大气压。胸膜腔积气量决定伤侧肺萎陷的程度。随着胸腔内积气与肺萎陷程度增加，肺表面裂口缩小，直至吸气时也不开放，气胸则趋于稳定并可缓慢吸收。伤侧肺萎陷使肺呼吸面积减少，通气血流比失衡，影响肺通气和换气功能。伤侧胸膜腔内压增加引起纵隔向健侧移位。根据胸膜腔内积气的量与速度，轻者可无症状，重者有明显呼吸困难。体检可能发现伤侧胸廓饱满，呼吸活动度降低，气管向健侧移位，伤侧胸部叩诊呈鼓音，呼吸音降低。胸部 X 线检查可显示不同程度的肺萎陷和胸膜腔积气，有时可伴有少量胸腔积液。CT 对于小量气胸、局限性气胸，以及肺大疱与气胸的鉴别比 X 线胸片敏感和准确。气胸的基本 CT 表现为胸膜腔内出现极低密度的气体影，伴有肺组织不同程度的压缩萎陷改变。

气胸发生缓慢且积气量少的患者，无须特殊处理，胸腔内的积气一般可在 1～2 周内自行吸收。大量气胸需进行胸膜腔穿刺抽气，或行闭式胸腔引流术，排除积气，促使肺尽早膨胀。

2. 开放性气胸（open pneumothorax）　是指外界空气经胸壁伤口或软组织缺损处，随呼吸自由进出胸膜腔。空气出入量与胸壁伤口大小有密切关系，伤口大于气管口径时，空气出入量多，胸膜腔内压几乎等于大气压，伤侧肺将完全萎陷，丧失呼吸功能。伤侧胸膜腔内压显著高于健侧，纵隔向健侧移位，进一步使健侧肺扩张受限。呼、吸气时，出现两侧胸膜腔压力不均衡的周期性变化，使纵隔在吸气时移向健侧，呼气时移向伤侧，称为纵隔扑动（mediastinal flutter）。纵隔扑动和移位影响腔静脉回心血流，可引起严重循环功能障碍（图1-7）。

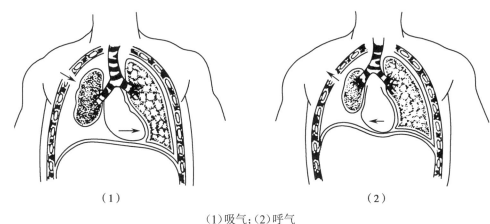

（1）　　　　　　　　　　　　　　　（2）

（1）吸气；（2）呼气
图 1-7　开放性气胸的纵隔扑动

患者出现明显呼吸困难、鼻翼扇动、口唇发绀、颈静脉怒张。伤侧胸壁可见伴有气体进出胸腔发出吸吮样声音的伤口。气管向健侧移位，伤侧胸部叩诊鼓音，呼吸音消失，严重者可发生休克。胸部X线检查可见伤侧胸腔大量积气，肺萎陷，纵隔移向健侧。

开放性气胸急救处理要点为：立即将开放性气胸变为闭合性气胸，赢得挽救生命的时间，并迅速转送至医院。使用无菌敷料如凡士林纱布、纱布、棉垫或清洁器材如塑料袋、衣物、碗杯等制作不透气敷料和压迫物，在患者用力呼气末封盖吸吮性伤口，并加压包扎。转运途中如患者呼吸困难加重或有张力性气胸表现，应在患者呼气时开放密闭敷料，排出高压气体。送达医院进一步处理为：给氧，补充血容量，纠正休克；清创、缝合胸壁伤口，并作闭式胸腔引流；给予抗生素，鼓励患者咳嗽排痰，预防感染。如疑有胸腔内脏器损伤或进行性出血，则需行开胸探查手术。

闭式胸腔引流术的适应证为：①中、大量气胸，开放性气胸，张力性气胸者；②经胸腔穿刺术治疗，下肺无法复张者；③需使用机械通气或人工通气的气胸或血气胸者；④拔除胸腔引流管后气胸或血胸复发者；⑤行剖胸手术者。方法为：根据临床诊断确定安置引流管的部位，气胸引流一般在前胸壁锁骨中线第2肋间隙，血胸引流则在腋中线与腋后线间第6或第7肋间隙。消毒后在局部胸壁全层作局部浸润麻醉，切开皮肤，钝性分离肌层，经肋骨上缘置入带侧孔的胸腔引流管，引流管的侧孔应深入胸腔内2～3cm。引流管外接闭式引流装置，保证胸腔内气、液体克服0.3～0.4kPa（3～4cmH_2O）的压力能通畅引流出胸腔，而外界空气、液体不会吸入胸腔（图1-8）。

术后经常挤压引流管以保持管腔通畅，密切观察气体和液体引流情况，记录每小时或24小时引流量。引流后肺膨胀良好，已无气体和液体排出，可在患者深吸气屏气时拔除引流管，并封闭伤口。

3. 张力性气胸（tension pneumothorax） 气管、支气管或肺损伤处形成活瓣，气体随每次吸气进入胸膜腔并积累增多，导致胸膜腔压力高于大气压，又称为高压性气胸。伤侧肺严重萎陷，纵隔显著向健侧移位，健侧肺受压，腔静脉回流障碍。高于大气压的胸膜腔内压，驱使气体经支气管、气管周围疏松结缔组织或壁层胸膜裂伤处，进入纵隔或胸壁软组织，形成纵隔气肿或面、颈、胸部的皮下气肿。

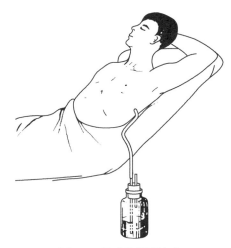

图 1-8　闭式胸腔引流术

张力性气胸患者表现为严重或极度呼吸困难、烦躁、意识障碍、大汗淋漓、发绀。气管明显移向健侧，颈静脉怒张，多有皮下气肿。伤侧胸部饱满，叩诊呈鼓音，呼吸音消失。胸部 X 线检查显示胸腔严重积气，肺完全萎陷、纵隔移位，并可能有纵隔和皮下气肿。胸腔穿刺有高压气体外推针筒芯。不少患者有脉搏细速，血压降低等循环障碍表现。

张力性气胸是可迅速致死的危急重症。入院前或院内急救需迅速使用粗针头穿刺胸膜腔减压，并外接单向活瓣装置；在紧急时可在针柄部外接剪有小口的外科手套、柔软塑料袋或气球等，使胸腔内高压气体易于排出，而外界空气不能进入胸腔。进一步处理应安置闭式胸腔引流装置，使用抗生素预防感染。闭式引流装置可连接负压引流瓶，以利于加快气体排出，促使肺膨胀。待漏气停止 24 小时后，X 线检查证实肺已膨胀，方可拔除引流管。持续漏气而肺难以膨胀时需考虑开胸或电视胸腔镜探查手术。

四、血胸

胸膜腔积血称为血胸（hemothorax），与气胸同时存在称为血气胸（hemopneumothorax）。胸腔积血主要来源于心脏、胸内大血管及其分支、胸壁、肺组织、膈肌和心包血管出血。

【临床表现】

在成年患者，胸膜腔积血量 <500ml 为少量血胸，胸膜腔积血量在 500～1 000ml 为中量血胸，胸膜腔积血量 >1 000ml 为大量血胸。患者会出现不同程度的面色苍白、脉搏细速、血压下降和末梢血管充盈不良等低血容量性休克表现；并有呼吸急促、肋间隙饱满、气管向健侧移位、伤侧叩诊浊音和呼吸音减低等胸腔积液的临床表现，胸部 X 线检查表现为胸腔积液征象。胸膜腔穿刺抽出血液可明确诊断。

以下征象则提示存在进行性血胸：①持续脉搏加快、血压降低，或虽经补充血容量血压仍不稳定；②闭式胸腔引流量每小时超过 200ml，持续 3 小时；③血红蛋白量、红细胞计数和血细胞比容进行性降低，引流胸腔积血的血红蛋白量和红细胞计数与周围血相接近，且迅速凝固。

【治疗】

患者为非进行性血胸，胸腔积血量少，可采用胸腔穿刺及时排出积血。中等量以上血胸应该积极安置闭式胸腔引流，促使肺膨胀，改善呼吸功能，并使用抗生素预防感染。进行性血胸应及时开胸探查手术。凝固性血胸应待患者情况稳定后尽早手术，清除血块，并剥除胸膜表面血凝块和机化形成的纤维包膜；开胸手术可提早到伤后 2～3 天，更为积极地开胸引流则无益,但明显推迟手术时间可能使清除肺表面纤维蛋白膜变得困难,从而使手术复杂化。

五、创伤性窒息

创伤性窒息(traumatic asphyxia)是钝性暴力作用于胸部所致的上半身广泛皮肤、黏膜、末梢毛细血管淤血及出血性损害。当胸部与上腹部受到暴力挤压时,患者声门紧闭,胸膜腔内压骤然剧增,右心房血液经无静脉瓣的上腔静脉系统逆流,造成上半身末梢静脉及毛细血管过度充盈扩张并破裂出血。

【临床表现】

患者面、颈、上胸部皮肤出现针尖大小的紫蓝色瘀斑,以面部与眼眶部为明显。口腔、球结膜、鼻腔黏膜瘀斑,甚至出血。视网膜或视神经出血可产生暂时性或永久性视力障碍。鼓膜破裂可致外耳道出血、耳鸣,甚至听力障碍。伤后多数患者有暂时性意识障碍、烦躁不安、头昏、谵妄,甚至四肢痉挛性抽搐,瞳孔可扩大或极度缩小,上述表现可能与脑内轻微点状出血和脑水肿有关。若有颅内静脉破裂,患者可发生昏迷,甚至死亡。

【治疗】

创伤性窒息患者预后取决于承受压力大小、持续时间长短和有无合并伤。患者在严密观察下对症处理,皮肤黏膜的出血点及瘀斑多数于2~3周后自行吸收消退。少数患者在压力移除后可发生心跳呼吸停止,应做好充分抢救准备。有合并伤者应针对具体伤情给予积极处理。

六、肺损伤

根据致伤原因和损伤的特点,肺损伤可表现为肺裂伤、肺挫伤和肺爆震(冲击)伤。

【临床表现】

肺挫伤患者表现为呼吸困难、咯血、血性泡沫痰及肺部啰音,重者出现低氧血症,并常伴有连枷胸。X线胸片出现斑片状浸润影,一般伤后24~48小时变得更明显。CT检查对于肺挫伤的范围和严重程度判断准确率高于常规胸部X线检查。

【治疗】

治疗原则为:①及时处理合并伤;②保持呼吸道通畅;③氧气吸入;④限制晶体液过量输入;⑤早期合理使用肾上腺皮质激素;⑥低氧血症使用机械通气支持;⑦预防和治疗感染。

七、心脏损伤

心脏损伤(cardiac injury)可分为钝性心脏损伤与穿透性心脏损伤。钝性损伤多由胸前区撞击、减速、挤压、高处坠落、冲击等暴力所致,心脏在等容收缩期遭受钝性暴力损伤的后果最为严重。穿透伤多由锐器、刃器或火器所致。

1. 钝性心脏损伤(blunt cardiac injury)　严重程度与钝性暴力的撞击速度、质量、作用时间、心脏舒缩时相和心脏受力面积有关。轻者为无症状的心肌挫伤,重者甚至可发生心脏破裂。临床上最常见的是心肌挫伤,轻者仅引起心外膜至心内膜下心肌出血、少量心肌纤维断裂;重者可发生心肌广泛挫伤、大面积心肌出血坏死,甚至心内结构,如瓣膜、腱索和室间隔等损伤。

【临床表现】

轻度心肌挫伤可能无明显症状，中、重度挫伤可能出现胸痛、心悸、气促，甚至心绞痛等症状。患者可能存在胸前壁软组织损伤和胸骨骨折。

【诊断】

心肌挫伤的诊断，常用的辅助检查为：①心电图：可出现 ST 段抬高、T 波低平或倒置，房性、室性期前收缩或心动过速等心律失常；②超声心动图：可显示心脏结构和挫伤心肌节段功能异常，经食管超声心动图能提高心肌挫伤的检出率；③心肌酶学检测：动态检测血液磷酸肌酸激酶及其同工酶（CK、CK-MB、CK-MB-mass）和乳酸脱氢酶及其同工酶（LDH、LDH1、LDH2）的活性，心肌肌钙蛋白 I 或 T（cTnI or cTnT）特异性更高。

【治疗】

对于心肌挫伤的患者早期应该严密监护，充分休息、吸氧、镇痛等。积极预防可能致死的并发症，如室性心律失常和心力衰竭，这些严重并发症一般在伤后早期出现，但也有迟发者。如果患者的血流动力学不稳定、心电图异常或上述心肌标志物异常，应转入 ICU 监护治疗。

2. 穿透性心脏损伤（penetrating cardiac injury） 多由火器、刃器或锐器致伤。火器致伤多导致心脏贯通伤，多数患者死于受伤现场，异物留存心脏也较多见。穿透性心脏损伤好发的部位依次为右心室、左心室、右心房和左心房，心室间隔和瓣膜结构也可能损伤。

【临床表现】

穿透性心脏损伤的临床表现取决于心包、心脏损伤程度和心包破口引流情况。致伤物和致伤动能较小时，心包与心脏裂口较小，心包裂口易被血凝块阻塞而引流畅，导致心脏压塞。临床表现为静脉压升高、颈静脉怒张，心音遥远、心搏微弱，脉压窄、动脉压降低的贝克三体征（Beck triad）。此时需迅速解除心脏压塞并控制心脏出血，可以成功地挽救患者生命。致伤物和致伤动能较大时，心包和心脏裂口较大，心包裂口不易被血凝块阻塞，大部分出血流入胸腔，主要表现为失血性休克。即使解除心脏压塞，控制出血，也难以迅速纠正失血性休克，抢救相对困难。

【诊断】

①胸部伤口位于心脏体表投影区域或其附近；②伤后短时间出现与失血量不相符的循环不稳定；③贝克三体征或失血性休克和大量血胸的征象。穿透性心脏损伤的病情进展迅速，依赖胸部 X 线、心电图、超声心动图，甚至心包穿刺术明确诊断都是耗时、准确性不高的方法。对于伤后时间短、生命体征尚平稳、不能排除心脏伤者，应尽快转运患者到具备全身麻醉和开胸手术条件的手术室，扩探伤道明确诊断，迅速开胸，以避免延误抢救的黄金时机。

【治疗】

患者已有心脏压塞或失血性休克表现，应立即在急诊手术室施行开胸手术。在气管插管全身麻醉下，切开心包缓解压塞，控制出血，迅速补充血容量。大量失血者需回收胸腔内积血，经大口径输液通道回输。情况稳定后，缝合修补心脏裂口。

八、膈肌损伤

膈肌分隔两个压力不同的体腔，胸腔压力低于腹腔。膈肌破裂时，腹内脏器和腹腔积液会疝入或流入胸腔。根据致伤暴力不同，膈肌损伤（diaphragmatic injury）可分为穿透性或钝性膈肌伤。

1. 穿透性膈肌损伤 多由火器或刃器致伤，伤道的深度与方向直接与受累的胸腹脏器有关，多伴有失血性休克。下胸部或上腹部穿透性损伤都可累及膈肌，造成穿透性膈肌损伤。穿透性暴力同时伤及胸部、腹部内脏和膈肌，致伤物入口位于胸部，称为胸腹联合伤；致伤物入口位于腹部，称为腹胸联合伤。受损胸部脏器多为肺与心脏；受损腹部脏器右侧多为肝、左侧常为脾，其他依次为胃、结肠、小肠等。火器伤动能大、穿透力强，多造成贯通伤，甚至造成穹隆状膈肌多处贯通伤，刃器则多为非贯通伤，穿透性暴力所致单纯膈肌伤较为少见。胸腹或腹胸联合伤除了伤口处大量外出血、有失血性休克等临床表现外，多数患者可能同时存在血胸、血气胸、心包积血，腹腔积血、积气和空腔脏器穿孔所致的腹膜炎等体征。

床旁超声检查可快速、准确地判断胸腹腔积血情况。胸腔穿刺术和腹腔穿刺术，是判断胸腹腔积血的简单而有效的措施。患者情况稳定时，胸腹部 X 线检查和 CT 检查有助于明确金属异物存留、血气胸、腹内脏器疝入胸腔、膈下游离气体和腹腔积血。

穿透性膈肌损伤应急诊手术治疗。首先处理胸部吸吮伤口和张力性气胸，积极纠正休克，并迅速手术。根据伤情与临床表现选择经胸或经腹切口，控制胸腹腔内出血，仔细探查胸腹腔器官，并对损伤的器官与膈肌予以修补。

2. 钝性膈肌损伤 多由膈肌附着的胸廓下部骤然变形和胸腹腔之间压力梯度骤增引起膈肌破裂。交通事故和高处坠落是导致钝性膈肌伤的最常见原因。约 90% 的钝性膈肌损伤发生在左侧，可能与位于右上腹的肝减缓暴力作用和汽车座椅安全带的作用方向有关。钝性伤所致膈肌裂口较大，有时达 10cm 以上，常位于膈肌中心腱和膈肌周边附着处。腹内脏器很容易通过膈肌裂口疝入胸腔，常见疝入胸腔的腹内脏器依次为胃、脾、结肠、小肠和肝。严重钝性暴力致膈肌损伤的患者，常伴有胸腹腔内脏器挫裂伤，以及颅脑、脊柱、骨盆和四肢等多部位损伤。

血气胸和疝入胸腔的腹腔脏器可引起肺受压和纵隔移位，导致呼吸困难，伤侧胸部呼吸音降低，叩诊呈浊音或鼓音等。疝入胸腔的腹内脏器发生嵌顿与绞窄，可出现腹痛、呕吐、腹胀和腹膜刺激征等消化道梗阻或腹膜炎表现。值得注意的是，膈肌破裂后初期可能不易诊断，临床体征和胸部 X 线检查结果均缺乏特异性，CT 检查有助于明确诊断。由于进入肠道的气体和造影剂可将疝入肠袢的部分梗阻转变为完全梗阻，故禁行肠道气钡双重造影检查。膈疝患者应谨慎做胸腔穿刺或闭式胸腔引流术，因为可能伤及疝入胸腔的腹腔脏器。对于怀疑有创伤性膈疝者，禁用充气的军用抗休克裤，以免增加腹内压。

一旦高度怀疑或确诊为创伤性膈破裂或膈疝，应尽早进行手术探查和膈肌修补术。视具体伤情选择经胸、经腹或胸腹联合手术路径。外科医师应准备不同路径的手术方案，仔细探查胸腹腔内脏器，并予以相应处理。使用不吸收缝线修补膈肌裂口，清除胸腹腔内积液，并置闭式胸腔引流管和腹腔引流管。

第五章
腹部伤救治

重点：腹部创伤的临床表现、诊断、处理原则；脾破裂、肝破裂、胰腺损伤、小肠破裂、结肠损伤、直肠损伤、肾损伤的临床特点、治疗原则。

难点：实质脏器和空肠脏器创伤的诊断与鉴别诊断。

腹部损伤（abdominal injury）在平时和战时均常见，由于腹部脏器较多，解剖及生理功能各异，受到损伤后的伤情复杂多样。腹腔内大量出血和严重感染是致死的主要原因。及时、准确地判断有无内脏损伤，有无腹腔内大出血，是实质性抑或空腔性脏器损伤，哪个脏器损伤，并给以及时和恰当的治疗，是降低腹部损伤死亡率的关键。

一、概论

（一）分类

根据损伤是否穿透腹壁以及腹腔是否与外界相通，腹部损伤可分为开放性和闭合性两大类。开放性损伤有腹膜破损者为穿透伤（多伴内脏损伤）；无腹膜破损者为非穿透伤（可伴内脏损伤）；其中投射物有入口、出口者为贯通伤，有入口无出口者为非贯通伤。闭合性损伤可能仅局限于腹壁，也可同时兼有内脏损伤。

（二）病因

开放性损伤常由刀刃、枪弹、弹片等利器所引起，闭合性损伤常系坠落、碰撞、冲击、挤压、拳打脚踢、棍棒等钝性暴力所致。无论开放或闭合伤，都可导致腹部内脏损伤。开放性损伤中常见的受损内脏依次是肝脏、小肠、胃、结肠、大血管等；闭合性损伤中依次是脾脏、肾脏、小肠、肝脏、肠系膜等。胰腺、十二指肠、膈、直肠等由于解剖位置较深，损伤发生率较低。

腹部损伤的严重程度，是否有内脏伤，以及涉及什么内脏等情况，在很大程度上取决于暴力的强度、速度、着力部位和作用方向等因素，还受解剖特点和内脏原有病理情况和功能状态等内在因素的影响。例如，肝和脾组织结构脆弱，血供丰富，位置比较固定，受到暴力打击容易破裂；上腹受挤压时，胃窦、十二指肠第三部或胰腺可因被压在脊柱上而导致断裂；肠道的固定部分（上段空肠、末段回肠、粘连的肠管等）比活动部分更易受损；充盈的空腔脏器（饱餐后的胃、未排空的膀胱等）比空虚时更易破裂。

（三）临床表现

由于致伤原因及伤情的不同，腹部损伤后的临床表现差异极大，从无明显症状和体征到出现重度休克甚至濒死状态。一般单纯腹壁损伤的症状和体征较轻，可表现为受伤部位疼痛，局限性腹壁肿胀和压痛，有时可见皮下瘀斑。如为内脏挫伤，可有腹痛或无明显症状,严重者主要的病理变化是腹腔内出血或腹膜炎。

实质性脏器如肝、脾、胰、肾等或大血管损伤主要临床表现为腹腔内或腹膜后出血,严重者可发生休克。腹痛呈持续性,一般并不很剧烈,腹膜刺激征也不明显。如果肝破裂伴有较大肝内胆管断裂时有胆汁沾染腹膜,或胰腺损伤伴有胰管断裂,胰液溢入腹腔,可出现明显的腹痛和腹膜刺激征,体征最明显处一般是损伤所在部位。肩部放射痛提示膈肌受刺激,多为肝或脾的损伤。肝、脾包膜下破裂或肠系膜、网膜内出血可表现为腹部肿块。移动性浊音虽然是腹腔内出血的有力证据,但出血量较大时才会出现,对早期诊断帮助不大。肾脏损伤时可出现血尿。

空腔性脏器如胃肠道、胆道、膀胱等破裂的主要临床表现是局限性或弥漫性腹膜炎。除胃肠道症状(恶心、呕吐、便血、呕血等)及稍后出现的全身性感染的表现外,最为突出的是腹膜刺激征,其程度因空腔器官内容物不同而异。通常,胃液、胆汁、胰液的刺激最强,肠液次之,血液最轻。患者可因肠麻痹而出现腹胀,严重时可发生感染性休克。腹膜后十二指肠破裂的患者有时可出现睾丸疼痛,阴囊血肿和阴茎异常勃起等症状和体征。空腔脏器破裂处也可有程度不同的出血,但出血量一般不大,除非有合并邻近大血管损伤。

（四）诊断

详细询问外伤史和细致的体格检查,是诊断腹部损伤的主要依据;但有时因伤情紧急,了解病史和体检常需和一些必要的急救措施(如止血、输液、抗休克、维护呼吸道通畅等)同时进行。腹部损伤不论是开放伤或闭合伤,应在排除身体其他部位的合并伤(如颅脑损伤、胸部损伤、肋骨骨折、脊柱骨折、四肢骨折等)后,首先确定有无内脏损伤,再分析脏器损伤的性质、部位和严重程度,确定有无剖腹探查的指征。

开放性损伤的诊断要慎重考虑是否为穿透伤。有腹膜刺激征或腹内组织、内脏自腹壁伤口显露者显然腹膜已穿透,且绝大多数都有内脏损伤。穿透伤诊断还应注意:①穿透伤的入口或出口可能不在腹部,而可能在胸、肩、腰、臀或会阴等处;②有些腹壁切线伤虽未穿透腹膜,但并不能排除内脏损伤的可能;③穿透伤的入、出口与伤道不一定呈直线,因受伤时的姿势与检查时可能不同,低速或已减速投射物可能遇到阻力大的组织而转向;④伤口大小与伤情的严重程度不一定成正比。

闭合性损伤诊断中需要仔细判断是否有内脏损伤,如不能及时确诊,可能贻误手术时机而导致严重后果。腹部闭合性损伤的诊断思路如下。

1. 明确有无内脏损伤　多数伤者根据临床表现即可确定内脏是否受损,但仍有不少伤者早期腹内脏器损伤体征并不明显,或虽然为单纯腹壁损伤,但局部疼痛明显,这些都会影响正确判断。因此,需进行严密观察,直至明确诊断。值得注意的是,有些伤者常有较严重的合并损伤,可能掩盖腹部内脏损伤的表现。例如,在合并颅脑损伤时患者可因意识障碍而无法反映腹部损伤的症状,合并胸部损伤时有严重的胸痛和呼吸困难,合并长骨骨折时骨折部的剧痛和运动障碍,这些都会影响腹部损伤的症状和体征而导致漏诊。为此,必须做到以下4点。

（1）详细了解受伤史:包括受伤时间、受伤地点、致伤条件、伤情、伤情变化和就诊前的急救处理。患者有意识障碍或因其他情况不能回答问话时,应询问现场目击者和护送人。

（2）重视观察生命体征:包括血压、脉率、呼吸和体温的测定,注意有无休克征象。

（3）全面而有重点的体格检查:包括腹部压痛、肌紧张和反跳痛的程度和范围,是否有肝浊音界改变或移动性浊音,肠蠕动是否受抑制,直肠指检是否有阳性发现等。还应注意腹部以外有无损伤,尤其是有些火器伤或利器伤的入口虽不在腹部,但伤道却通向腹腔而导致腹部内脏损伤。

(4)必要的实验室检查:红细胞、血红蛋白与血细胞比容下降明显,表明有大量失血。血、尿淀粉酶升高提示胰腺损伤或胃肠道穿孔,但胰腺或胃肠道损伤未必均有淀粉酶升高。血尿是泌尿系损伤的重要标志,但其程度与伤情可能不成正比。

通过检查如发现下列情况之一者,应考虑有腹内脏器损伤:①早期出现休克,尤其是失血性休克征象;②有持续性或进行性加重的腹部疼痛,伴恶心、呕吐等消化道症状;③明显腹膜刺激征;④气腹表现;⑤腹部出现移动性浊音;⑥便血、呕血或尿血;⑦直肠指检发现前壁有压痛或波动感,或指套染血。腹部损伤患者如发生顽固性休克,首先考虑腹部内脏伤所致,其次考虑是否有其他部位的合并伤。

2. 判断何种脏器受到损伤 首先确定是哪一类脏器受损,然后考虑具体脏器和损伤程度。单纯实质性器官损伤时,腹痛一般不重,压痛和肌紧张也不明显,出血量多时可有腹胀和移动性浊音。但肝、脾破裂后,因局部积血凝固,可出现固定性浊音。单纯空腔脏器破裂以腹膜炎为主要临床表现,上消化道器官破裂穿孔腹膜刺激尤为严重。但空腔器官破裂早期,有时没有腹膜炎表现,而在48小时或72小时后才出现,尤其是下消化道器官破裂。原因可能是肠壁的破裂很小,可因黏膜外翻或肠内容残渣、堵塞暂时封闭了破口。结肠破裂造成的腹膜炎虽出现晚,但由于细菌较多,感染性休克往往较重,应特别注意。

以下各项对于判断何种脏器损伤有一定价值:①有恶心、呕吐、便血、气腹者多为胃肠道损伤,再结合暴力打击部位,腹膜刺激征最明显的部位和程度,可确定损伤在胃、上段小肠、下段小肠或结肠;②有排尿困难、血尿、外阴或会阴部牵涉痛者,提示泌尿系脏器损伤;③有肩部牵涉痛者,多提示上腹部脏器损伤,其中以肝和脾破裂为多见;④有下位肋骨骨折者,注意肝或脾破裂的可能;⑤有骨盆骨折者,提示直肠、膀胱、尿道损伤的可能。

3. 评估是否存在多发性损伤 多发性损伤可能有以下几种情况:①腹内某一脏器有多处损伤;②腹内有一个以上脏器受到损伤;③除腹部损伤外,尚有腹部以外的合并损伤;④腹部以外损伤累及腹内脏器。不论哪种情况,在诊断和治疗中都应提高警惕,避免漏诊而产生严重后果。追问病史、详细体检、严密观察和诊治中的全局观点是避免误诊漏诊的关键。例如,对血压偏低或不稳的颅脑损伤者,经颅脑伤处理后未能及时纠正休克,应考虑到腹腔内出血的可能,而且在没有脑干受压或呼吸抑制的情况下,应该优先处理腹腔内出血。

4. 对于上述检查和分析均未能作出明确诊断时,可进一步采取以下措施。

(1)辅助检查

1)诊断性腹腔穿刺术和腹腔灌洗术:阳性率可达90%以上,对于判断腹腔内脏有无损伤和哪类脏器损伤有很大帮助。

腹腔穿刺术的穿刺点最多选于脐和髂前上棘连线的中、外1/3交界处或经脐水平线与腋前线相交处(图1-9)。把有多个侧孔的细塑料管经针管送入腹腔深处,进行抽吸(图1-10)。抽到液体后,应观察其性状(血液、胃肠内容物、混浊腹水、胆汁或尿液),以判断哪类脏器受损。必要时可作抽出液体的涂片检查。疑有胰腺损伤时可测定其淀粉酶含量。如果抽到不凝血,提示实质性器官破裂所致内出血,因腹膜的去纤维作用而使血液不凝固。抽不到液体并不完全排除内脏损伤的可能性,应继续严密观察,必要时可重复穿刺,或改行腹腔灌洗术。

诊断性腹腔灌洗术是经上述诊断性腹腔穿刺置入的塑料管,向腹内缓慢灌入500~1 000ml

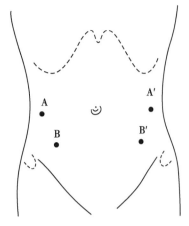

图 1-9　腹腔穿刺术的穿刺点

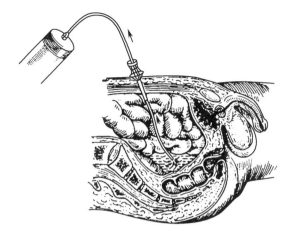

图 1-10　诊断性腹腔穿刺抽液方法

无菌生理盐水，然后借虹吸作用使腹内灌洗液流回输液瓶中。取瓶中液体进行肉眼或显微镜下检查，必要时涂片、培养或测定淀粉酶含量。此法对腹内少量出血者比诊断性穿刺术更为可靠，有利于早期诊断并提高确诊率。检查结果符合以下任何一项即属阳性：灌洗液含有肉眼可见的血液、胆汁、胃肠内容物或证明是尿液；显微镜下红细胞计数超过 $100 \times 10^9/L$ 或白细胞计数超过 $0.5 \times 10^9/L$；淀粉酶超过 100U/L；灌洗液中发现细菌。

如能在超声引导下进行穿刺，可以避开重要脏器避免损伤，可以提高诊断的可靠性。诊断性腹腔灌洗术虽较敏感，但仍有少数假阳性及假阴性者，因此如决定是否剖腹探查，仍应根据全面检查的结果慎重考虑。

2）X 线检查：凡腹内脏器损伤诊断已确定，尤其是伴有休克者，应抓紧时间处理，不必再行 X 线检查以免病情加重，延误治疗。但如伤情允许，有选择的 X 线检查还是有帮助的。最常用的是胸片及平卧位腹部平片，必要时可拍骨盆片。骨盆骨折，应注意有无盆腔内器官损伤。腹腔游离气体为胃肠道（主要是胃、十二指肠和结肠，少见于小肠）破裂的证据，立位腹部平片可表现为膈下新月形阴影。腹膜后积气提示腹膜后十二指肠或结直肠穿孔。腹腔内有大量积血时，小肠多浮动到腹部中央（仰卧位），肠间隙增大，充气的左、右结肠可与腹膜脂肪线分离。腹膜后血肿时，腰大肌影消失。胃右移、横结肠下移、胃大弯有锯齿形压迹（脾胃韧带内血肿）是脾破裂的征象。右膈升高，肝正常轮廓消失及右下胸肋骨骨折，提示有肝破裂的可能。左侧膈疝时多能见到胃泡或肠管突入胸腔。静脉或逆行肾盂造影可诊断泌尿系损伤。

3）超声检查：主要用于诊断肝、脾、胰、肾等实质脏器的损伤，能根据脏器的形态和包膜连续性，以及周围积液情况，提示损伤的有无、部位和程度。超声检查可以动态观察伤情，但是对空腔脏器损伤因腔内气体干扰而难以判断。如果空腔脏器周围有积液，在超声引导下腹腔穿刺有助于诊断。

4）CT 检查：需搬动患者，因此仅适用于伤情稳定而又需明确诊断者。CT 能够清晰地显示实质器官损伤的部位及范围，为选择治疗方案提供重要依据。CT 对空腔器官损伤的诊断也有一定价值。血管造影剂增强的 CT 能鉴别有无活动性出血及其部位。

5）诊断性腹腔镜检查：可应用于一般状况良好而不能明确有无或何种腹内脏器伤的患者。腹腔镜可直接窥视而确诊损伤，且可明确受伤的部位和程度，特别是可以确认损伤的器官有无活动性出血，使部分出血已停止者避免不必要的剖腹术。有些损伤可在腹腔镜下进行治疗。但二氧化碳气腹可引起高碳酸血症和因抬高膈肌而影响呼吸，大静脉损伤时更有发生气体栓塞的危险。

6）其他检查：可疑肝、脾、胰、肾、十二指肠等脏器损伤，经上述检查方法未能证实者，选择性血管造影可有一定诊断价值。实质性器官破裂时，可见动脉期的造影剂外漏，实质期的血管缺如。MRI 检查对血管损伤和某些特殊部位的血肿如十二指肠壁间血肿有较高的诊断价值，而 MRCP 适用于胆道损伤的诊断。

（2）进行严密观察：对于暂时不能明确有无腹部内脏损伤而生命体征尚平稳的患者，严密观察也是诊断的一个重要措施。观察期间要反复检查伤情，并根据伤情变化不断综合分析，尽早作出诊断而不致贻误治疗。观察的内容一般包括：①每 15～30 分钟测定一次血压、脉率和呼吸；②每 30 分钟检查一次腹部体征，注意腹膜刺激征程度和范围的改变；③每 30～60 分钟测定一次红细胞数、血红蛋白和血细胞比容，了解是否有所下降，并复查白细胞数是否上升；④必要时可重复进行诊断性腹腔穿刺或灌洗术、超声等。除了随时掌握伤情变化外，观察期间应做到：①不随便搬动患者，以免加重伤情；②禁用或慎用止痛剂，以免掩盖伤情；③暂禁食水，以免有胃肠道穿孔而加重腹腔污染。为了给可能需要进行的手术治疗创造条件，观察期间还应进行以下处理：①积极补充血容量，并防治休克；②应用广谱抗生素以预防或治疗可能存在的腹内感染；③疑有空腔脏器破裂或有明显腹胀时，应进行胃肠减压。

（3）剖腹探查：以上方法未能排除腹内脏器损伤或在观察期间出现以下情况时，应考虑有内脏损伤，及时手术探查。①全身情况有恶化趋势，出现口渴、烦躁、脉率增快，体温及白细胞计数上升，或红细胞计数进行性下降；②腹痛和腹膜刺激征进行性加重或范围扩大；③肠鸣音逐渐减弱、消失或腹部逐渐膨隆；④膈下有游离气体，肝浊音界缩小或消失，或者出现移动性浊音；⑤积极抗休克后病情未见好转或继续恶化；⑥消化道出血；⑦腹腔穿刺抽出气体、不凝血、胆汁、胃肠内容物等；⑧直肠指检有明显触痛。尽管剖腹探查结果可能为阴性，但如果腹内脏器损伤被漏诊，有导致患者死亡的可能，因此只要严格掌握指征，剖腹探查是值得施行的。

【治疗】

腹壁闭合性损伤和非贯通伤的处理原则与其他软组织的相应损伤是一致的，不再赘述。穿透性开放性损伤和闭合性腹内损伤多需手术。穿透性损伤如伴腹内脏器或组织自腹壁伤口突出，可用消毒碗覆盖保护，勿予强行回纳，以免加重腹腔污染。回纳应在手术室经麻醉后进行。

对于已确诊或高度怀疑腹内脏器损伤者，处理的原则是做好紧急术前准备，力争尽早手术。如腹部以外另有伴发损伤，应全面权衡轻重缓急，首先处理对生命威胁最大的损伤，如进展迅速的颅脑外伤。对危重的病例，心肺复苏是压倒一切的任务，解除气道梗阻是首要一环；其次要迅速控制大出血、消除开放性气胸或张力性气胸，同时尽快恢复循环血容量、纠正休克等。如无上述情况，腹部创伤的救治就应当放在优先的地位。腹腔内实质性脏器损伤常可发生威胁生命的大出血，故比空腔脏器损伤更为紧急，因腹膜炎一般不致在短时间内导致患者死亡。

腹腔脏器损伤的患者很容易发生休克，故防治休克是救治中的重要环节。休克诊断已明确者，可给予镇静剂或止痛药；已发生休克的腹腔内出血者，要积极抗休克，力争在收缩压回升至 90mmHg 以上后进行手术；若在积极治疗下休克仍未能纠正，提示腹内可能有活动性大出血，应当机立断，在抗休克的同时迅速剖腹止血。空腔脏器破裂者，休克发生较晚，多数属低血容量性休克，应在纠正休克的前提下进行手术治疗；少数因同时伴有感染性休克导致休克不易纠正者，也可在抗休克的同时进行手术治疗；对于空腔脏器破裂者应当使用足量广谱抗生素。

二、常见内脏损伤的特征和处理

（一）脾损伤

脾是腹腔脏器中最容易受损的器官之一。按病理解剖，脾破裂可分为中央型破裂（破裂位于脾实质深部）、被膜下破裂（破裂位于脾实质周边部分）和真性破裂（破裂累及被膜）三种。前两种破裂因被膜完整，出血量受到限制，故临床上可无明显的腹内出血征象，不易被发现。脾内血肿最终可被吸收。脾被膜下血肿有时在某些微弱外力的作用下，就可能引起被膜破裂而发生大出血，转为真性脾破裂，导致病情突然加重。临床上所见的脾破裂，约85%为真性破裂。破裂部位较多见于脾上极及膈面，有时在裂口对应部位有肋骨骨折。破裂如发生在脏面，尤其是邻近脾门者，有脾蒂撕裂的可能，若出现此种情况，出血量很大，患者可迅速发生休克，抢救不及时可致死亡。

【治疗】

脾破裂的处理原则是"抢救生命第一，保脾第二"。国外有报道，脾切除术后的患者，主要是婴幼儿，对感染的抵抗力减弱，甚至可发生以肺炎球菌为主要病原菌的脾切除后凶险性感染（overwhelming postsplenectomy infection，OPSI），严重者可导致死亡。因此，如条件允许应尽量保留脾或脾组织。

具体处理方法：①无休克或容易纠正的一过性休克，超声或 CT 等影像检查证实脾裂伤比较局限、表浅，无其他腹腔脏器合并伤，可在严密观察血压、脉搏、腹部体征、血细胞比容及影像学变化的前提下行非手术治疗，主要措施为绝对卧床休息至少 1 周，禁食水，输血补液，应用止血药物和抗生素等。②观察中如发现继续出血，或发现有其他脏器损伤，应立即手术；不符合非手术治疗条件的伤者，应尽快手术探查，以免延误治疗。③手术探查时，要彻底查明伤情，如果损伤轻可保留脾，如果损伤严重，如脾中心部碎裂，脾门撕裂，缝合修补不能有效止血或有大量失活组织，或伴有多发伤，伤情严重，需迅速施行全脾切除术。④在野战条件下，或病理性脾发生的破裂，应行全脾切除术。⑤脾被膜下破裂形成的较大血肿，或少数脾真性破裂后被网膜等周围组织包裹形成的局限性血肿，可因轻微外力作用，导致被膜或包裹组织胀破而发生大出血，称延迟性脾破裂。一般发生在伤后两周，也有迟至数月以后，临床上应特别注意。一旦发生，应立即手术。

（二）肝损伤

肝损伤在腹部损伤中占 20%~30%，右半肝破裂较左半肝为多见。肝外伤的致伤因素、病理类型和临床表现与脾外伤相似，主要危险是失血性休克、胆汁性腹膜炎和继发性感染。因肝外伤后可能有胆汁溢出，故腹痛和腹膜刺激征常较脾破裂伤者更为明显。肝破裂后，血液有时可通过受伤的胆管进入十二指肠而出现黑便或呕血，称外伤性胆道出血（traumatic hemobilia），诊断中应予注意。肝被膜下破裂也有转为真性破裂的可能，而中央型肝破裂形成的血肿，可以被吸收，但有继发感染形成肝脓肿的可能。

【治疗】

手术治疗的基本要求是确切止血，彻底清创，消除胆汁溢漏，建立通畅的引流。肝火器伤和累及空腔脏器的非火器伤都应手术治疗，其他的刺伤和钝性伤则主要根据伤者全身情况决定治疗方案。轻度肝实质裂伤，血流动力学指标稳定，或经补充血容量后保持稳定的患者，可在严密观察下进行非手术治疗。生命体征经补充血容量后仍不稳定或须大量输血才能维持血压者，表明仍有活动性出血，应尽早手术。

（三）胰腺损伤

胰腺损伤占腹部损伤的 1%～2%，多因上腹部外力冲击，强力挤压胰腺于脊柱所致。因此，损伤多发生在胰的颈、体部。胰腺损伤后发生胰瘘，胰液腐蚀性强，又影响消化功能，故胰腺损伤的病情较重，病死率高达 20% 左右。

胰腺破损或断裂后，胰液可积聚于网膜囊内而表现为上腹明显压痛和肌紧张，还可因膈肌受刺激而出现肩部疼痛。外渗胰液经网膜孔或破裂的小网膜进入腹腔，可很快引起弥漫性腹膜炎伴剧烈腹痛。结合致伤原因、受伤部位和临床表现，应考虑胰腺损伤的可能。但单纯的胰腺钝性伤，无或仅有少量胰液外漏，临床表现可不明显，往往容易延误诊断。部分病例渗液局限于网膜囊内，直至形成胰腺假性囊肿才被发现。

血淀粉酶和腹腔穿刺液的淀粉酶升高，对诊断有参考价值。上消化道穿孔时血淀粉酶和腹腔液淀粉酶也会升高，应加以鉴别。应注意的是，有些胰腺损伤者可无淀粉酶升高。因此，凡上腹部创伤，都应考虑到胰腺损伤的可能。超声可发现胰腺回声不均和周围积血、积液。诊断不明而病情稳定者可作 CT 或 MRI 检查，能显示胰腺轮廓是否整齐及周围有无积血、积液。

【治疗】

上腹部创伤，高度怀疑或诊断为胰腺损伤，特别有明显腹膜刺激征者，应立即手术探查胰腺。手术原则是彻底止血，控制胰液外漏和充分引流。如有合并伤，同时予以处理。充分而有效的腹腔及胰周引流是保证手术效果和预防术后并发症（腹腔积液、继发出血、感染和胰瘘）的重要措施。通常在胰周放置 2～4 根较粗的引流管，或置放双套管行负压引流，并保持引流管通畅，引流管应保留 10 天左右，不能过早拔出，因为有些胰瘘可能在受伤 1 周后才逐渐出现。

如发现胰瘘，应保证引流通畅，一般可在 4～6 周内自愈，有时可能需维持数月之久，但较少需再次手术。生长抑素可用于防治外伤性胰瘘。另外，宜禁食并给予全胃肠外营养治疗。

（四）胃损伤

腹部闭合性损伤时胃很少受累，约占腹部创伤的 3.16%，只在饱腹时偶可发生。上腹或下胸部的穿透伤则常导致胃损伤（gastric injury），且多伴有肝、脾、横膈及胰腺等损伤。胃镜检查及吞入锐利异物也可引起穿孔，但很少见。若损伤未波及胃壁全层（如浆膜或浆肌层裂伤、黏膜裂伤），可无明显症状；若全层破裂，立即出现剧烈腹痛及腹膜刺激征，肝浊音界消失，膈下有游离气体，胃管引流出血性液体。单纯胃后壁破裂时症状体征不典型，有时不易诊断。

【治疗】

空腹时发生小的胃损伤，腹腔污染程度轻，无明显腹膜炎表现者，可以采取非手术处理，包括禁食、胃肠减压等，同时密切观察病情变化。损伤较重者，应立即手术探查。穿透伤者，胃的前后壁可能都有破口。边缘整齐的裂口，止血后可直接缝合；边缘有挫伤或失活组织者，需修整后缝合；广泛损伤者，可行胃部分切除术，需要做全胃切除者罕见。

（五）十二指肠损伤

十二指肠大部分位于腹膜后，损伤的发生率比胃低，约占腹部创伤的 1.16%。损伤较多见于十二指肠的二、三部（50% 以上）。十二指肠损伤的诊断和处理存在不少困难，病死率和并发症发生率都相当高。据统计，十二指肠创伤的病死率在 40% 左右，平时伤的病死率为 12%～30%，若同时伴有胰腺、大血管等相邻器官损伤，病死率则更高。伤后早期死亡原因主要是严重合并伤，尤其是腹部大血管伤；后期死亡则多因诊断不及时和处理不当引起十二指肠瘘致感染、出血和全身衰竭。

十二指肠损伤如发生在腹腔内部分，胰液和胆汁经破口流入腹腔，在早期就有腹膜炎症状。术前诊断虽不易明确损伤部位，但因症状明显，一般不致于耽误手术时机。闭合伤所致的腹膜后十二指肠破裂，早期症状体征多不明显，及时识别较困难，如有下述情况应提高警惕：右上腹或腰部持续性疼痛且进行性加重，可向右肩及右睾丸放散；右上腹及右腰部有明显的固定压痛；腹部体征相对轻微而全身情况不断恶化；有时可有血性呕吐物；血清淀粉酶升高；X 线腹部平片可见腰大肌轮廓模糊，有时可见腹膜后呈花斑状改变（积气）并逐渐扩展；胃管内注入水溶性碘剂可见外溢；CT 或 MRI 显示腹膜后及右肾前间隙有气泡；直肠指检有时可在骶前扪及捻发音，提示气体已达到盆腔腹膜后间隙。

【治疗】

关键是抗休克和及时得当的手术处理。十二指肠腹腔内部分的损伤常易于在术中发现。手术探查时如发现十二指肠附近腹膜后有血肿，组织被胆汁染黄，或在横结肠系膜根部有捻发音，应高度怀疑十二指肠腹膜后破裂的可能，此时应切开十二指肠外侧后腹膜或横结肠系膜根部后腹膜，以便探查十二指肠降部与横部。

治疗十二指肠破裂的任何手术方式，都应附加胃肠道减压，以及胆总管置 T 管引流等。腹腔内常规放置 2～4 根引流管，保证充分引流；积极营养支持，以保证十二指肠创伤愈合，减少术后并发症。

（六）小肠损伤

小肠占据着中、下腹的大部分空间，故受伤的机会比较多。小肠损伤后可在早期即出现明显的腹膜炎，故诊断一般并不困难。小肠穿孔仅少数患者有气腹，所以如无气腹表现不能否定小肠穿孔的诊断。一部分患者的小肠裂口不大，或穿破后被食物残渣、纤维蛋白原甚至突出的黏膜所堵塞，可能无弥漫性腹膜炎的表现。

【治疗】

小肠损伤一经诊断，除非条件限制，均需手术治疗。手术时要对整个小肠和系膜进行系统细致的探查，系膜血肿即使不大也应切开检查以免遗漏小的穿孔。手术方式以简单修补为主，一般采用间断横向缝合以防修补后肠腔发生狭窄。有以下情况时，应施行小肠部分切除吻合术：①裂口较大或裂口边缘部肠壁组织挫伤严重；②小段肠管有多处破裂；③肠管大部分或完全断裂；④肠管严重挫伤、血运障碍；⑤肠壁内或系膜缘有大血肿；⑥肠系膜损伤影响肠壁血液循环。

（七）结肠损伤

结肠损伤发生率仅次于小肠，但因结肠内容物液体成分少而细菌含量多，故腹膜炎出现得较晚，但较严重。一部分结肠位于腹膜后，受伤后容易漏诊，常常导致严重的腹膜后感染。

【治疗】

由于结肠壁薄、血液供应差、含菌量大，故结肠损伤的治疗不同于小肠损伤。除少数裂口小，腹腔污染轻，全身情况良好的患者，可以考虑一期修补或一期切除吻合（尤其是右半结肠）外，大部分患者先采用肠造口术或肠外置术处理，待3～4周后患者情况好转时，再行关闭瘘口。近年来随着急救措施、感染控制等条件的进步，施行一期修补或切除吻合的病例有增多趋势。对比较严重的损伤一期修复后，可加做近端结肠造口术，确保肠内容物不再进入远端。一期修复手术的主要禁忌证为：①腹腔严重污染；②全身严重多发伤或腹腔内其他脏器合并伤，须尽快结束手术；③全身情况差或伴有肝硬化、糖尿病等；④失血性休克需大量输血（＞2 000ml）者、高龄患者、高速火器伤者、手术时间已延误者。

（八）直肠损伤

直肠上段在盆底腹膜反折之上，下段则在反折之下，它们损伤后的表现有所不同。如损伤在腹膜反折之上，其临床表现与结肠破裂基本相同；如发生在反折之下，则将引起严重的直肠周围间隙感染，无腹膜炎症状，容易延误诊断。腹膜外直肠损伤的临床表现为：①血液从肛门排出；②会阴部、骶尾部、臀部、大腿部的开放伤口有粪便溢出；③尿液中有粪便残渣；④尿液从肛门排出。直肠损伤后，直肠指检可发现直肠内有出血，有时还可摸到直肠破裂口。怀疑直肠损伤而指检阴性者，必要时行结肠镜检查。

【治疗】

直肠损伤的处理原则是早期彻底清创，修补直肠破损，行转流性结肠造瘘和直肠周围间隙彻底引流。直肠上段破裂，应剖腹进行修补，如属毁损性严重损伤，可切除后端端吻合，同时行乙状结肠双腔造瘘术，2～3个月后闭合造口。直肠下段破裂时，应充分引流直肠周围间隙以防感染扩散，并施行乙状结肠造口术，使粪便改道直至直肠伤口愈合。

（九）腹膜后血肿

外伤性腹膜后血肿多系高处坠落、挤压、车祸等所致腹膜后脏器（胰、肾、十二指肠）损伤，或骨盆或下段脊柱骨折和腹膜后血管损伤所引起。出血后，血液可在腹膜后间隙广泛扩散形成巨大血肿，还可渗入肠系膜间。

腹膜后血肿因出血程度与范围各异，临床表现并不恒定，并常因有合并损伤而被掩盖。一般说来，除部分伤者可有髂腰部瘀斑（Grey-Turner征）外，突出的表现是内出血征象、腰背痛和肠麻痹；伴尿路损伤者则常有血尿；血肿进入盆腔者可有里急后重感，并可借直肠指检触及骶前区伴有波动感的隆起；有时因后腹膜破损而使血液流至腹腔内，故腹腔穿刺或灌洗具有一定诊断价值。超声或CT检查可帮助诊断。

【治疗】

在治疗方面，除积极防治休克和感染外，多数需行剖腹探查，因腹膜后血肿常伴大血管或内脏损伤，手术中如见后腹膜并未破损，可先估计血肿范围和大小，在全面探查腹内脏器并对其损伤作相应处理后，再对血肿的范围和大小进行一次估计，从而选择合适的手术路径及手术方式。

（十）肾外伤

肾外伤常是严重多发性外伤的一部分，多见于成年男性。按外伤病因的不同，可分为开放性外伤和闭合性外伤两类。

1. **开放性外伤** 因弹片、枪弹、刀刃等锐器致伤，外伤复杂而严重，常伴有胸、腹部等其他组织器官外伤，有创口与外界相通。

2. 闭合性外伤　因直接暴力(如撞击、跌打、挤压、肋骨或横突骨折等)或间接暴力(如对冲伤、突然暴力扭转等)所致,一般没有创口与外界相通。

【分类】

肾外伤有多种类型,临床上最多见为闭合性肾外伤,由于外伤的病因和程度不同,有时多种类型的肾外伤同时存在。现根据其外伤的程度将闭合性外伤分为以下病理类型(图1-11)。

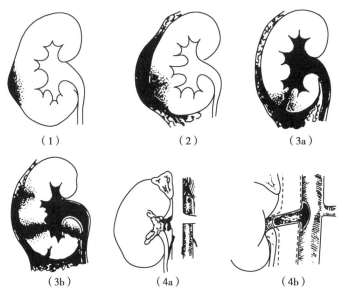

(1)肾挫伤:肾瘀斑及包膜下血肿;(2)肾部分裂伤:表浅肾皮质裂伤及肾周围血肿;
(3a)肾实质全层裂伤,肾周血肿、血尿和尿外渗;(3b)肾实质全层裂伤肾横断、肾碎裂;
(4a)肾蒂血管外伤,肾蒂血管断裂;(4b)肾蒂血管外伤,肾动脉内膜断裂及血栓形成

图1-11　肾外伤的类型

(1)肾挫伤:外伤仅局限于部分肾实质,形成肾瘀斑和/或包膜下血肿,肾包膜及肾盏肾盂黏膜完整。外伤涉及肾集合系统可有少量血尿。

(2)肾部分裂伤:肾近包膜部位裂伤伴有肾包膜破裂,可致肾周血肿。若肾近集合系统部位裂伤伴有肾盏肾盂黏膜破裂,则可有明显血尿。

(3)肾全层裂伤:肾实质深度裂伤,外及肾包膜,内达肾盏肾盂黏膜,常引起广泛的肾周血肿、血尿和尿外渗。肾横断或碎裂时,可导致部分肾组织缺血。

(4)肾蒂血管外伤:比较少见,肾蒂或肾段血管的部分或全部撕裂,可引起大出血、休克。由于此类外伤引起肾急剧移位,肾动脉突然被牵拉,致血管内膜断裂,形成血栓,易造成肾功能不全。

【临床表现】

肾外伤的临床表现与损伤类型和程度有关,常不相同,有时同一肾脏可同时存在多种病理类型外伤。在合并其他器官外伤时,肾外伤的症状有时不易被察觉。其主要症状如下。

(1)休克:严重肾裂伤、肾蒂血管破裂或合并其他脏器外伤时,因外伤和失血常发生休克,可危及生命。

(2)血尿:大多有血尿,肾挫伤涉及肾集合系统时可出现镜下血尿或轻度肉眼血尿,若肾近集合系统部位裂伤伴有肾盏肾盂黏膜破裂,则可有明显的血尿。肾全层裂伤则呈全程肉眼血尿。有时血尿与外伤程度并不一致，如血块阻塞尿路或肾蒂断裂、肾动脉血栓形成、肾盂、输尿管断裂等情况，可能只有轻微血尿或无血尿。血尿时间延长常与继发感染或动静脉瘘形成有关。

（3）疼痛：肾包膜下血肿、肾周围软组织外伤、出血或尿外渗可引起病侧腰、腹部疼痛。血液、尿液进入腹腔或合并腹内脏器外伤时，可出现全腹疼痛和腹膜刺激症状。血块通过输尿管时可发生肾绞痛。

（4）腰腹部肿块：血液、尿液进入肾周围组织可使局部肿胀，形成肿块，有明显触痛和肌肉强直。开放性肾外伤时应注意伤口位置及深度。

（5）发热：血肿吸收可致发热，另外肾外伤所致肾周血肿、尿外渗易继发感染，甚至造成肾周脓肿或化脓性腹膜炎，伴全身中毒症状。

【诊断】

（1）病史与体检：任何腹部、背部、下胸部外伤或受对冲力外伤的患者，无论是否有典型的腰腹部疼痛、肿块、血尿等，均要注意有无肾外伤。有时症状与肾外伤的严重程度并不一致。

（2）实验室检查：尿中含多量红细胞，血红蛋白和血细胞比容持续降低提示有活动性出血。严重的胸、腹部外伤时，往往容易忽视肾外伤的临床表现，应尽早做尿常规及影像学检查，以免贻误正确诊断。

（3）特殊检查：根据外伤病史及临床表现，诊断肾外伤并不困难。早期积极的影像学检查可以发现肾外伤部位、程度、有无尿外渗以及对侧肾情况。根据病情轻重，有选择地进行以下检查。

1）超声：能提示肾外伤的部位和程度，有无包膜下和肾周血肿、尿外渗，其他器官外伤及对侧肾等情况。须注意肾蒂血管情况，如肾动静脉的血流等。

2）CT：CT平扫及增强可清晰显示肾实质裂伤程度、尿外渗和血肿范围，以及肾组织有无活力，并可了解与其他脏器的关系。CT尿路成像（CT urography，CTU）可发现患肾造影剂排泄减少，造影剂外渗等，可评价肾外伤的范围和程度。CT血管成像（CT angiography，CTA）可显示肾动脉和肾实质外伤的情况，也可了解有无肾动静脉瘘或创伤性肾动脉瘤，若伤侧肾动脉完全梗阻，提示有外伤性血栓形成。

3）其他检查：MRI诊断肾外伤的作用与CT类似，但对血肿的显示比CT更具特征性。除上述检查外，传统的IVU、动脉造影等检查也可发现肾有无外伤及肾外伤的范围和程度，但临床上一般不作为首选。

【治疗】

肾外伤的处理与外伤程度直接相关。轻微肾挫伤一般症状轻微，经短期休息可以康复，大多数患者属于此类外伤。多数肾部分裂伤可行保守治疗或者介入栓塞治疗，仅少数需手术治疗。

（1）急诊处理：有大出血、休克的患者需迅速给以抢救措施，观察生命体征，进行输血、补液等抗休克治疗，同时明确有无合并其他器官外伤，做好手术探查的准备。

（2）保守治疗

1）绝对卧床休息2～4周，病情稳定、血尿消失后才可以允许患者离床活动。通常外伤后4～6周肾部分裂伤才趋于愈合，过早过多离床活动，有可能再度出血。恢复后2～3个月内不宜参加体力劳动或竞技运动。

2）定时测量血压、脉搏、呼吸、体温,注意腰、腹部肿块范围有无增大。观察每次排出的尿液颜色深浅的变化。定期检测血红蛋白和血细胞比容。

3）及时补充血容量和能量,维持水、电解质平衡,保持足够尿量,必要时输血。

4）早期、足量、合理应用抗生素预防感染。

5）合理使用止痛、镇静剂和止血药物。

（3）手术治疗

1）开放性肾外伤:几乎所有这类外伤的患者都要施行手术探查,特别是枪伤或从腹壁进入的锐器伤,需经腹部切口进行手术,包括清创、缝合及引流,并探查腹部脏器有无外伤。

2）闭合性肾外伤:一旦确定为严重肾部分裂伤、肾全层伤及肾蒂血管外伤需尽早进行手术。若肾外伤患者在保守治疗期间发生以下情况,则需施行手术治疗:①经积极抗休克后生命体征仍未见改善,提示有活动性内出血;②血尿逐渐加重,血红蛋白和血细胞比容继续降低;③腰、腹部肿块明显增大;④怀疑有腹腔其他脏器外伤。

3）并发症处理:由于出血、尿外渗以及继发性感染等情况易导致肾外伤后并发症出现,均需积极对症处理。

第六章

肢体伤救治

重点：骨折的定义、成因、分类、临床表现、影像学检查和急救处理。

难点：骨折并发症；开放性骨折的处理。

现场遇到骨骼肌肉系统损伤，即肢体伤的概率远高于其他系统损伤。肢体主要由骨骼、肌肉及神经血管和关节等组成，掌握基础解剖知识、评估原则以及正确的救治方法，能够预防进一步的损伤，甚至能够避免终身残疾或死亡。

一、肢体损伤概述

（一）肢体损伤的类型

1. 脱位　是指骨在暴力作用下从关节中移位，肩关节脱位是最常见的一种类型。脱位可能会使关节附近的肌肉、韧带、血管、肌腱和神经挫伤或撕裂。体征包括迅速肿胀（水肿）、变色（淤血）、关节功能丧失、剧痛、肌肉痉挛，还可能出现关节以下的感觉麻木和动脉搏动消失，或者关节僵硬无法活动。

2. 扭伤　是指支撑关节的韧带和软组织遭受牵拉伤或撕裂伤。体征包括关节疼痛或肿胀压迫，活动时疼痛、肿胀、压痛，还可能无法活动和颜色改变。劳损是指肌肉或肌腱被强制性过度牵张或撕裂。其他体征还包括疼痛、跛行或僵硬（有时包括肌肉紧绷）。受伤部位中度水肿，变色，以及受伤区域可能出现无力。如果出现非常明显的肌肉撕裂伤，受伤部位可以摸到明显的裂隙。

3. 挫伤　一般是钝性损伤引起，可能会同时出现骨、肌肉、肌腱、血管、神经与其他组织的损伤。挫伤的体征包括即刻的疼痛和肿胀，肿胀的发生是由血管破裂血液渗透到皮下的软组织引起。最初皮肤由于受刺激而变红，而后则出现典型的黑蓝色瘀斑（淤血），最终皮肤会逐渐呈现黄或绿色。挫伤会引起活动度受限。

4. 骨折（fracture）　是指骨的完整性和连续性中断。骨折是由创伤和骨骼疾病所致，后者如骨髓炎、骨肿瘤所致的骨质破坏，受轻微外力即发生的骨折，称为病理性骨折。临床上以创伤性骨折多见，且骨折可同时合并肌肉、神经、血管、关节等组织器官损伤。现场损伤机制包括子弹或弹片伤，高处坠落伤，车祸伤，以及运动损伤。骨折是本章学习的重点。

（二）肢体骨折的病因

1. 直接暴力　暴力直接作用于受伤部位造成骨折，常伴有不同程度的软组织损伤。如小腿受到撞击，于撞击处发生胫腓骨骨干骨折（图1-12）。

2. 间接暴力　力量通过传导、杠杆、旋转和肌收缩使肢体远端因作用力和反作用力的关系发生骨折。如跌倒时以手掌撑地，因其肢体与地面的角度不同，暴力向上传导，可致桡骨远端骨折(图1-13)。骤然跪倒时,股四头肌猛烈收缩,可致髌骨骨折(图1-14)。

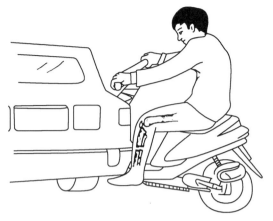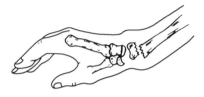

图1-12 直接暴力致小腿发生胫腓骨骨干骨折　　　图1-13 间接暴力致桡骨远端骨折

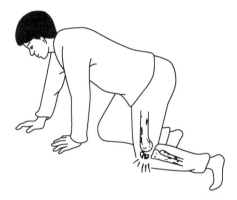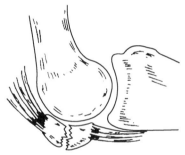

图1-14 间接暴力致髌骨骨折

3. 疲劳性骨折(fatigue fracture) 长期、反复、轻微的直接或间接损伤可致肢体某一特定部位骨折,如远距离行军易致第2、3跖骨及腓骨下1/3骨干骨折,称为疲劳性骨折,也可称为应力性骨折(stress fracture)。

（三）肢体骨折的分类

1. 根据骨折处皮肤、黏膜的完整性分类

（1）闭合性骨折:骨折处皮肤或黏膜完整,骨折端不与外界相通。

（2）开放性骨折:骨折处皮肤或黏膜破裂,骨折端与外界相通。骨折处的创口可由刀伤、枪伤由外向内形成,亦可由骨折尖端刺破皮肤或黏膜从内向外所致。耻骨骨折伴膀胱或尿道破裂,尾骨骨折致直肠破裂均属开放性骨折。

2. 根据骨折的程度和形态分类

（1）横形骨折:骨折线与骨干纵轴接近垂直。

（2）斜形骨折:骨折线与骨干纵轴呈一定角度。

（3）螺旋形骨折:骨折线呈螺旋状。

（4）粉碎性骨折:骨质碎裂成三块以上。

（5）青枝骨折:发生在儿童的长骨,受到外力时,骨干变弯,但无明显的断裂和移位。

（6）嵌插骨折：骨折片相互嵌插，多见于股骨颈骨折，即骨干的密质骨嵌入松质骨内。

3. 根据骨折端稳定程度分类

（1）稳定性骨折（stable fracture）：骨折端不易发生移位的骨折，如裂缝骨折、青枝骨折、横形骨折、压缩性骨折、嵌插骨折等。

（2）不稳定性骨折（unstable fracture）：骨折端易发生移位的骨折，如斜形骨折、螺旋形骨折、粉碎性骨折等。

（四）骨折的临床表现

大多数骨折一般只引起局部症状，严重骨折和多发性骨折可导致全身性反应。

1. 全身表现

（1）休克：骨折所致的出血是主要原因，特别是骨盆骨折、股骨骨折和多发性骨折，其出血量大者可达 2 000ml 以上。严重的开放性骨折或并发重要内脏器官损伤时亦可导致休克甚至死亡。

（2）发热：骨折后一般体温正常，出血量较大的骨折，如股骨骨折、骨盆骨折、血肿吸收时可出现低热，但一般不超过 38℃。开放性骨折，出现高热时，应考虑感染的可能。

2. 局部表现

（1）骨折的一般表现：为局部疼痛、肿胀和功能障碍。骨折时，骨髓、骨膜以及周围组织血管破裂出血，在骨折处形成血肿，以及软组织损伤所致水肿，致病肢严重肿胀，甚至出现张力性水泡和皮下瘀斑，由于血红蛋白的分解，可呈紫色、青色或黄色。骨折局部出现剧烈疼痛，特别是移动病肢时加剧，伴明显压痛。局部肿胀或疼痛使病肢活动受限，若为完全性骨折，可使受伤肢体活动功能完全丧失。

（2）骨折的特有体征

1）畸形：骨折端移位可使病肢外形发生改变，主要表现为缩短、成角或旋转畸形。

2）异常活动：正常情况下肢体不能活动的部位，骨折后出现异常活动。

3）骨擦音或骨擦感：骨折后，两骨折端相互摩擦时，可产生骨擦音或骨擦感。

具有以上三个骨折特有体征之一者，即可诊断为骨折。但有些骨折如裂缝骨折、嵌插骨折、脊柱骨折及骨盆骨折，没有上述三个典型的骨折特有体征，应常规进行 X 线平片检查，必要时行 CT 或 MRI 检查，以便确诊。

（五）肢体骨折的影像学检查

1. X 线检查　首选且常规进行 X 线检查。即使临床上已表现为明显骨折者，X 线平片检查也很有必要，X 线检查应拍摄包括邻近一个关节在内的正、侧位片，必要时应拍摄特殊位置的 X 线平片。有些轻微的裂缝骨折，急诊拍片未见明显骨折线，应于伤后 2 周拍片复查。

2. CT 检查　尤其是三维 CT 以其分辨率高、无重叠和图像后处理的优点，弥补了传统 X 线检查的不足。

3. MRI 检查　磁共振所获得的图像清晰，精细，分辨率高，对比度好，信息量大，特别对软组织层次的显示和观察关节及其内外韧带较好。

（六）肢体骨折的并发症

1. 早期并发症

（1）休克：严重创伤、骨折引起大出血或重要器官损伤所致。

（2）脂肪栓塞综合征（fat embolism syndrome）：发生于成人，是由于骨折处髓腔内血肿张力过大，骨髓被破坏，脂肪滴进入破裂的静脉窦内，可引起肺、脑脂肪栓塞。同时，在肺灌注不良时,肺泡膜细胞产生脂肪酶,使脂肪栓子中的中性脂肪小滴水解成甘油与游离脂肪酸,释放儿茶酚胺,损伤毛细血管壁,使富含蛋白质的液体漏至肺间质和肺泡内,发生肺出血、肺不张和低血氧。临床上出现呼吸功能不全、发绀,胸片显示广泛性肺实变。动脉低血氧可致烦躁不安、嗜睡,甚至昏迷和死亡。

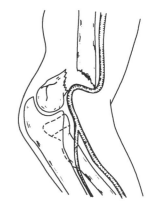

图 1-15　伸直型肱骨髁上骨折造成肱动脉损伤

(3) 重要周围组织损伤

1) 重要血管损伤:常见的有股骨髁上骨折,远侧骨折端可致腘动脉损伤;胫骨上段骨折可致胫前或胫后动脉损伤;伸直型肱骨髁上骨折,近侧骨折端易造成肱动脉损伤(图 1-15)。

2) 周围神经损伤:特别是在神经与骨紧密相邻的部位。如肱骨中、下 1/3 交界处骨折极易损伤紧贴肱骨走行的桡神经。

(4) 骨筋膜隔室综合征(osteofascial compartment syndrome):即由骨、骨间膜、肌间隔和深筋膜形成的骨筋膜隔室内肌肉和神经因急性缺血而产生的一系列早期综合征。常见于前臂掌侧和小腿,多由创伤骨折后血肿和组织水肿引起骨筋膜隔室内内容物体积增加,或外包扎过紧、局部压迫使骨筋膜隔室容积减小而导致骨筋膜隔室内压力增高所致。可根据以下四个体征确定诊断:①病肢感觉异常;②被动牵拉受累肌肉出现疼痛(肌肉被动牵拉试验阳性);③肌肉在主动屈曲时出现疼痛;④筋膜隔室即肌腹处有压痛。骨筋膜隔室综合征常并发肌红蛋白尿,治疗时应予以足量补液促进排尿,如果筋膜室压力大于 30mmHg,应及时行筋膜室切开减压手术。

2. 晚期并发症

(1) 坠积性肺炎(hypostatic pneumonia):主要发生于因骨折长期卧床不起的患者,特别是老年、体弱和伴有慢性病的患者,有时可危及生命。应鼓励功能锻炼,及早下床活动。

(2) 压疮(pressure sore):严重创伤骨折,长期卧床不起,身体骨突起处受压,局部血液循环障碍,易形成压疮。常见部位有骶骨部、髋部、足跟部。特别是截瘫患者,由于失神经支配,缺乏感觉,局部血液循环更差,不仅更易发生压疮,而且发生后难以治愈,常成为全身感染的来源。

(3) 下肢深静脉血栓形成(deep venous throm-bosis):多见于骨盆骨折或下肢骨折,下肢长时间制动,静脉血回流缓慢,加之创伤所致血液高凝状态,易导致血栓形成。

(4) 感染(infection):开放性骨折,特别是污染较重或伴有较严重的软组织损伤者,若清创不彻底,坏死组织残留或软组织覆盖不佳,导致骨外露,可能发生感染。处理不当可致化脓性骨髓炎。

(5) 损伤性骨化:又称骨化性肌炎(myositis ossificans)。由于关节扭伤、脱位或关节附近骨折,骨膜剥离形成骨膜下血肿,处理不当使血肿扩大,血肿机化并在关节附近软组织内广泛骨化,造成严重关节活动功能障碍。常见于肘关节。

(6) 创伤性关节炎(traumatic arthritis):关节内骨折,关节面遭到破坏,未能达解剖复位,骨愈合后使关节面不平整,长期磨损致使关节负重时出现疼痛。

(7) 关节僵硬(joint stiffness):病肢长时间固定,静脉和淋巴回流不畅,关节周围组织中浆液纤维性渗出和纤维蛋白沉积,发生纤维粘连,同时关节囊和周围肌肉挛缩,致使关节活动障碍。

（8）急性骨萎缩（acute bone atrophy）：即损伤所致关节附近的疼痛性骨质疏松，亦称反射性交感神经性骨营养不良。好发于手、足骨折后，典型症状是疼痛和血管舒缩紊乱。疼痛与损伤程度不一致，随邻近关节活动而加剧，局部有烧灼感。由于关节周围保护性肌痉挛而致关节僵硬。血管舒缩紊乱早期可使皮温升高，水肿，汗毛、指甲生长加快，随之皮温低、多汗、皮肤光滑、汗毛脱落。手或足肿胀、僵硬、寒冷、略呈青紫达数月之久。

（9）缺血性骨坏死（avascular osteonecrosis）：骨折可破坏某一骨折端的血液供应，从而该骨折端发生缺血性坏死。常见的有腕舟状骨骨折后近侧骨折端缺血性坏死，股骨颈骨折后股骨头缺血性坏死。

（10）缺血性肌挛缩（ischemic contracture）：是骨折最严重的并发症之一，是骨筋膜隔室综合征处理不当的严重后果。它可由骨折和软组织损伤直接导致，更常见的是由骨折处理不当造成，特别是外固定过紧。提高对骨筋膜隔室综合征的认识并及时予以正确处理，是防止缺血性肌挛缩发生的关键。一旦发生则难以治疗，效果极差，常致严重残疾。典型的畸形是爪形手或爪形足。

（七）骨折的急救

骨折急救的目的是用最简单最有效的方法抢救生命、保护伤肢、迅速转运，以便尽快妥善处理。

1. 抢救休克　先检查患者全身情况，如处于休克状态，首先应注意保暖，尽量减少搬动，有条件时应立即输液、输血。合并颅脑损伤处于昏迷状态者，应注意保持呼吸道通畅。

2. 包扎伤口　开放性骨折，绝大多数伤口出血可用加压包扎止血。大血管出血，加压包扎不能止血时，可采用止血带止血。最好使用充气止血带，并记录所用压力和时间。创口用无菌敷料或清洁布类予以包扎，以减少再污染。若骨折端已戳出伤口，并已污染，又未压迫重要血管、神经者，不应将其复位，以免将污物带到伤口深处。应送至医院经清创处理后，再行复位。若在包扎时，骨折端自行滑入伤口内，应做好记录，以便在清创时进一步处理。

3. 妥善固定　固定是骨折急救的重要措施。凡疑有骨折者，均应按骨折处理。闭合性骨折者，急救时不必脱去伤肢的衣裤和鞋袜，以免过多地搬动伤肢，增加疼痛。若伤肢肿胀严重，可用剪刀将伤肢衣袖和裤脚剪开，减轻压迫。骨折有明显畸形，并有穿破软组织或损伤附近重要血管、神经的危险时，可适当牵引伤肢，待稳定后再行固定。

（1）外固定：常用的外固定有小夹板、固定支具、石膏绷带、持续牵引和骨外固定器。

小夹板适用于四肢闭合性、无移位、稳定性骨折。

固定支具特别适用于四肢闭合性的稳定性骨折。尤其是四肢稳定性骨折、青枝骨折及关节软组织损伤。

石膏绷带固定指征：①开放性骨折清创缝合术后；②某些部位的骨折切开复位内固定术后，如股骨骨折髓内钉或钢板螺丝钉固定后，作为辅助性外固定；③畸形矫正后维持矫形位置和骨关节融合手术后；④化脓性关节炎和骨髓炎病肢的固定。

持续牵引分为皮肤牵引和骨牵引。持续牵引的指征：①股骨骨折：股骨或胫骨结节骨牵引；②胫骨骨折：跟骨牵引。

骨外固定器适用于：①开放性骨折；②闭合性骨折伴广泛软组织损伤；③骨折合并感染和骨折不愈合；④截骨矫形或关节融合术后。

（2）内固定：内固定主要用于闭合或切开复位后，采用金属内固定物，如接骨板、螺丝钉、加压钢板或带锁髓内钉等,将已复位的骨折予以固定。

4. 迅速转运患者　经初步处理、妥善固定后,尽快转运至医院进行治疗。

（八）开放性骨折的处理

开放性骨折即骨折部位皮肤或黏膜破裂,骨折与外界相通。它可由直接暴力引起骨折部位软组织破裂,肌肉挫伤,亦可由间接暴力导致骨折端自内向外刺破肌肉和皮肤。严重者可致肢体功能障碍、残疾,甚至引起生命危险。

1. 开放性骨折的分度　根据软组织损伤的轻重,可分为三度。

Ⅰ:皮肤由骨折端自内向外刺破,软组织损伤轻。

Ⅱ:皮肤破裂或压碎,皮下组织与肌组织中度损伤。

Ⅲ:广泛的皮肤、皮下组织与肌肉严重损伤,常合并血管、神经损伤。

2. 开放性骨折的检查与准备

（1）询问病史,了解创伤的经过、受伤的性质和时间,急救处理的情况等。

（2）检查全身情况,是否有休克和其他危及生命的重要器官损伤。

（3）通过肢体的运动、感觉,动脉搏动和末梢血液循环状况,确定是否有神经、肌腱和血管损伤。

（4）观察伤口,估计损伤的深度,软组织损伤情况和污染程度。

（5）拍摄病肢正、侧位 X 线片,了解骨折类型和移位。必要时行 CT 或 MRI 检查。

3. 处理原则　开放性骨折的处理原则包括清创、骨折固定与软组织修复、闭合创口,它比处理单纯软组织损伤更为严格。一旦发生感染,将导致化脓性骨髓炎。

（1）及时清创:任何开放性骨折,原则上清创越早、感染机会越少,治疗效果越好。通常伤后 6～8 小时内是清创的黄金时间,此时污染伤口的细菌尚未侵入组织深部,经过彻底清创缝合术后,绝大多数可以一期愈合。超过 8 小时后,感染的可能性增大。但在 24 小时之内,在有效使用抗生素的情况下也可进行清创。而超过 24 小时的污染伤口,已有细菌侵入深部组织,原则上不应彻底清创,但应简单清除明显坏死的组织和异物,建立通畅的引流,留待二期处理。除污染时间外,污染程度也是重要因素,程度越重,感染概率越高。

（2）骨折固定与组织修复

1）骨折固定:清创后,直视下将骨折复位,并根据骨折的类型选择适当的内固定方法。第Ⅲ度开放性骨折及第Ⅱ度开放性骨折清创时间超过伤后 6～8 小时者,不宜应用内固定,可选用外固定器固定。近年来,随着手术条件的逐步改善和高效抗生素的合理应用,开放性骨折清创术后可以同时行内固定术。

2）重要软组织修复:肌腱、神经、血管等重要组织损伤,应争取在清创时即采用合适的方法予以修复,以便早日恢复功能。

3）创口引流:用硅胶管,置于创口内最深处,从正常皮肤处穿出体外,并接以负压引流瓶,于 24～48 小时后拔除。

（3）闭合创口:完全闭合创口,争取一期愈合,是达到将开放性骨折转化为闭合性骨折的关键,也是清创术要争取达到的主要目的。对于第Ⅰ、Ⅱ度开放性骨折,清创后,大多数创口能一期闭合。第Ⅲ度开放性骨折,在清创后伤口可使用高分子材料作为临时覆盖物,如闭合负压引流装置,待肿胀消退后直接缝合切口或者进行游离植皮。

（九）开放性关节损伤的处理原则

开放性关节损伤即皮肤和关节囊破裂,关节腔与外界相通。其处理原则与开放性骨折基本相同,治疗的主要目的是防止关节感染和恢复关节功能。损伤程度不同,处理方法和术后效果亦不同,一般可分为以下三度。

第一度:锐器刺破关节囊,创口较小,关节软骨和骨骼无损伤。此类损伤无须打开关节,以免污染进一步扩散。创口行清创缝合后,固定3周,开始功能锻炼,经治疗可保留关节功能,如有关节肿胀、积液则按化脓性关节炎早期处理。

第二度:软组织损伤较广泛,关节软骨及骨骼部分破坏,创口内有异物,应在局部软组织清创完成后,更换手套、敷单和器械再扩大关节囊切口,充分显露关节,用生理盐水反复冲洗。彻底清除关节内的异物,血肿和小的碎骨片,大的骨片应予复位,并固定保持关节软骨面的完整。关节囊和韧带应尽量保留,并予以修复。关节囊的缺损可用筋膜修补。必要时关节腔内放置硅胶管,术后用林格液加抗生素灌洗引流,于术后48小时拔除。

第三度:软组织毁损,韧带断裂,关节软骨和骨骼严重损伤,创口内有异物,可合并关节脱位及血管、神经损伤等。经彻底清创后敞开创口,无菌敷料湿敷,3～5天后可行延期缝合。亦可彻底清创后,大面积软组织缺损可用显微外科技术行组织移植修复,如用肌皮瓣或皮瓣移植修复。关节功能无恢复可能者,可一期行关节融合术。

二、常见肢体损伤

（一）肩关节脱位

【病因与分类】

创伤是肩关节脱位的主要原因,多为间接暴力所致。当跌倒或受到撞击时上肢处于外展外旋位,暴力经过肱骨传导到肩关节,使肱骨头突破关节囊而发生脱位。若跌倒时上肢处于后伸位,或肱骨后上方直接撞击在硬物上,也可发生肩关节脱位。

根据肱骨头脱位的方向可分为前脱位、后脱位、上脱位及下脱位四型。以前脱位最常见。由于暴力的大小、力作用的方向以及肌肉的牵拉,前脱位时,肱骨头可能位于锁骨下、喙突下、肩前方及关节盂下(图1-16)。

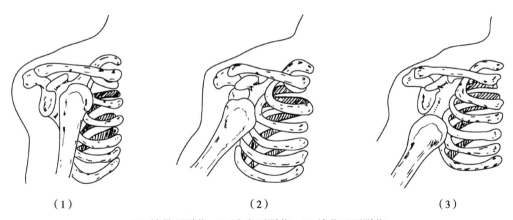

（1）　　　　　　　　（2）　　　　　　　　（3）

（1）锁骨下脱位;（2）喙突下脱位;（3）关节盂下脱位

图1-16　肩关节脱位的三种类型

【临床表现和诊断】

有上肢外展外旋或后伸着地受伤病史,肩部疼痛、肿胀、肩关节活动障碍,患者有以健手托住伤侧前臂、头向伤侧倾斜的特殊姿势,即应考虑有肩关节脱位的可能。检查可发现伤肩呈方肩畸形（图 1-17），肩胛盂处有空虚感，上肢有弹性固定；Dugas 征阳性，即将伤侧肘部紧贴胸壁时，手掌搭不到健侧肩部，或手掌搭在健侧肩部时，肘部无法贴近胸壁；X 线正位、侧位片及穿胸位片可确定肩关节脱位的类型、移位方向及有无撕脱骨折。目前临床常规行 CT 扫描。

严重创伤时，肩关节前脱位可合并神经血管损伤，应注意检查伤侧上肢的感觉及运动功能。

【治疗】

肩关节前脱位应首选手法复位加外固定治疗，肩关节后脱位往往不能顺利手法复位可行切开复位加外固定方法治疗。手法复位前应准确判断是否有骨折，以防漏诊。

（1）手法复位：一般采用局部浸润麻醉，用 Hippocrates 法复位（图 1-18）：患者仰卧，术者站在伤侧床边，腋窝处垫棉垫，以同侧足跟置于患者腋下靠胸壁处，双手握住患

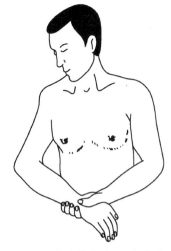

图 1-17　肩关节前脱位，方肩畸形

肢于外展位作徒手牵引，以足跟顶住腋部作为反牵引力。左肩脱位时术者用左足，右肩脱位时则用右足。需持续牵引，用力需均匀，牵引一段时间后肩部肌逐渐松弛，此时内收、内旋上肢，肱骨头便会经前方关节囊的破口滑入肩胛盂内，可感到有弹跳及听到响声，提示复位成功，再作 Dugas 征检查，应由阳性转为阴性。

（2）固定方法：单纯性肩关节脱位复位后用三角巾悬吊上肢，肘关节屈曲 90°，腋窝处垫棉垫固定 3 周，合并大结节骨折者应延长 1～2 周（图 1-19）。部分病例关节囊破损明显，或肩带肌肌力不足者，术后摄片会有肩关节半脱位，此类病例宜用搭肩位胸肱缚带固定，即将伤肢手掌搭在对侧肩部，肘部贴近胸壁，用缚带将上臂固定在胸壁，并托住肘部，这种体位可以纠正肩关节半脱位。骨折者应延长 1～2 周。

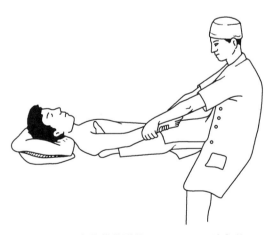

图 1-18　肩关节前脱位 Hippocrates 法复位

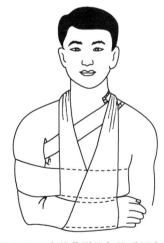

图 1-19　肩关节脱位复位后固定法

（3）康复治疗：固定期间需活动腕部与手指，解除固定后，鼓励患者主动锻炼肩关节各个方向活动。配合理疗、按摩，效果更好。锻炼需循序渐进，不可冒进。

对于陈旧性肩关节脱位影响上肢功能者，可选择切开复位术，修复关节囊及韧带。合

并神经损伤者,在关节复位后,大多数神经功能可以得到恢复。若判断为神经血管断裂伤应手术修复。

（二）肱骨近端骨折

【病因与分类】

肱骨近端骨折可发生于任何年龄,但以中、老年人为多。骨折多因间接暴力引起。根据肱骨四个解剖部位(肱骨头、大结节,小结节和肱骨干)及相互之间的移位程度(以移位大于1cm或成角畸形大于45°为移位标准)来进行分型(图1-20)。

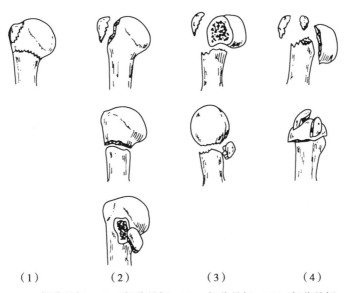

（1）　　　　（2）　　　　（3）　　　　（4）

（1）一部分骨折;（2）两部分骨折;（3）三部分骨折;（4）四部分骨折

图 1-20　肱骨近端骨折的 Neer 分型

一部分骨折:肱骨近端骨折,无论骨折线数量是多少,只要未达到上述移位标准,说明骨折部位尚有一定的软组织附着连接,有一定的稳定性。这种骨折为无移位或轻微移位骨折,或称为一部分骨折。

两部分骨折:仅一个部位发生骨折并且移位者,称之为两部分骨折;它有 4 种形式,即解剖颈骨折、大结节骨折、小结节骨折或外科颈骨折。

三部分骨折:当肱骨近端 4 个解剖部位中,有 2 个部位骨折并且移位时,称为三部分骨折,它有 2 种形式,常见的是大结节、外科颈骨折,另一种是小结节、外科颈骨折。

四部分骨折:当肱骨近端 4 个部分都发生骨折移位时;形成四个分离的骨块,称为四部分骨折。此时肱骨头向外侧脱位,呈游离状态;血液供应破坏严重,极易发生缺血坏死。

【临床表现及诊断】

根据直接暴力或间接暴力所致的伤病史、伤肢疼痛、肿胀、畸形及上肢活动障碍,结合 X 线和 CT 检查(包括 CT 三维重建),可作出明确诊断。X 线检查除了正位(或后前位)外,应进行穿胸位 X 线平片检查。

【治疗】

肱骨近端骨折可根据骨折类型,移位程度等采用保守治疗和切开复位固定等手术治疗。

（1）保守治疗:对于无移位的肱骨近端骨折,包括大结节骨折,肱骨外科颈骨折,可用上肢三角巾悬吊3~4周,复查X线片示有骨愈合迹象后,行肩部功能锻炼。

对于有轻度移位的Neer两部分骨折,患者功能要求不高者也可使用三角巾悬吊3~4周,复查X光片示有骨愈合时,可行肩部功能锻炼。

(2)手术治疗:多数移位的肱骨近端骨折的特点是两部分以上的骨折,应及时行切开复位钢板内固定治疗,大部分患者可得到良好的功能恢复。对于Neer三部分、四部分骨折,也可行切开复位钢板内固定术,但对于特别复杂的老年人四部分骨折也可选择人工肱骨头置换术。

(三)肱骨干骨折

【病因与分类】

肱骨干骨折可由直接暴力或间接暴力引起。直接暴力常由外侧打击肱骨干中段,致横形或粉碎性骨折。间接暴力常由于手部着地或肘部着地,暴力向上传导,加上身体倾倒所产生的剪切应力,导致中下1/3骨折。有时因投掷运动或"掰腕",也可导致中下1/3骨折,多为斜形或螺旋形骨折。骨折端的移位取决于外力作用的大小、方向、骨折的部位和肌肉牵拉方向等。在三角肌止点以上、胸大肌止点以下的骨折,近折端受胸大肌、背阔肌、大圆肌的牵拉而向内、向前移位,远折端因三角肌、喙肱肌、肱二头肌、肱三头肌的牵拉而向外、向近端移位。当骨折线位于三角肌止点以下时,近折端由于三角肌的牵拉而向前、外移位;远折端因肱二头肌、肱三头肌的牵拉而向近端移位(图1-21)。

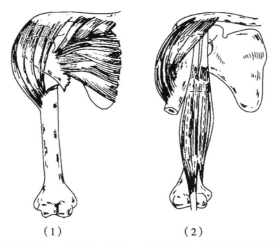

(1)　　　　　　　(2)

(1)骨折在三角肌止点以上;(2)骨折在三角肌止点以下

图1-21　肱骨干骨折的移位

【临床表现和诊断】

受伤后,上臂出现疼痛、肿胀、畸形、皮下瘀斑和上肢活动障碍。检查可发现假关节活动,骨擦感、骨传导音减弱或消失。X线平片可确定骨折的类型、移位方向。

若合并桡神经损伤,可出现垂腕,各手指掌指关节不能背伸,拇指不能伸,前臂旋后障碍,手背桡侧皮肤感觉减退或消失。

【治疗】

肱骨干横形或短斜形骨折可采用非手术和手术方法治疗。

(1)手法复位:外固定患者在局部麻醉或臂丛神经阻滞麻醉下,在骨科牵引床上仰卧位,助手握住前臂，在屈肘 90° 位，沿肱骨干纵轴牵引，在同侧腋窝施力作反牵引，经过持续牵引，纠正重叠、成角畸形。若骨折位于三角肌止点以上、胸大肌止点以下，在内收位牵引；在三角肌止点以下，应在外展位牵引。在充分持续牵引、肌肉放松的情况下，术者用双手握住骨折端，按骨折移位的相反方向，矫正成角及侧方移位。若肌松弛不够，断端间有少许重叠，可采用折顶反折手法使其复位。畸形矫正，骨传导音恢复即证明复位成功。复位成功后，减小牵引力，维持复位，可选择石膏固定，复位后比较稳定的骨折，可用 U 形石膏固定，若为中、下长斜形或长螺旋形骨折，手法复位后不稳定，可采用上肢悬垂石膏固定。但有可能因重量太大，导致骨折端分离，宜采用轻质石膏，并在固定期间严密观察骨折对位对线情况。

（2）切开复位内固定：手术指征：①手法复位失败，骨折端对位对线不良，估计愈合后影响功能；②骨折有分离移位，或骨折端有软组织嵌入；③合并神经血管损伤；④陈旧骨折不愈合；⑤影响功能的畸形愈合；⑥同一肢体有多发性骨折；⑦ 8～12 小时以内污染不重的开放性骨折。

（3）康复治疗：无论是手法复位外固定，还是切开复位内固定，术后均应早期进行康复治疗。复位术后抬高患肢，主动练习手指屈伸活动。2～3 周后，开始腕、肘关节主动屈伸活动和肩关节的外展、内收活动，但活动量不宜过大，逐渐增加活动量和活动频率。6～8 周后加大活动量，并做肩关节旋转活动。骨折完全愈合后去除外固定。内固定物可在半年以后取出，若无不适也可不必取出。在锻炼过程中，可配合康复训练等。

（四）肱骨髁上骨折

【病因与分类】

多为间接暴力引起。当跌倒时，肘关节处于半屈或伸直位，手掌着地，暴力经前臂向上传递，身体向前倾，由上向下产生剪式应力，使肱骨干与肱骨髁交界处发生骨折。通常是近折端向前下移位，远折端向上移位。如果在跌倒时，同时遭受侧方暴力，可发生尺侧或桡侧移位。根据暴力和骨折移位方向不同，分为屈曲型和伸直型，其中伸直型骨折最为常见。

【临床表现和诊断】

有手着地受伤史，肘部出现疼痛、肿胀、皮下瘀斑，肘部向后突出并处于半屈位，应考虑肱骨髁上骨折的可能。检查局部明显压痛，有骨擦音及假关节活动，肘前方可扪到骨折断端，肘后三角关系正常。在诊断中，应注意有无神经血管损伤（图 1-22），应特别注意观察前臂肿胀程度，腕部有无桡动脉搏动，手的感觉及运动功能等。必须拍摄肘部正、侧位 X 线平片，不仅能确定骨折的存在，更主要的是准确判断骨折移位情况，为选择治疗方法提供依据。

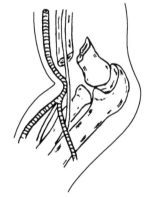

图 1-22　骨折近折端向前移位损伤肱动脉

【治疗】

（1）手法复位：受伤时间短、局部肿胀轻、没有血液循环障碍者，可进行手法复位外固定。麻醉后仰卧于骨科牵引床上，屈肘约 50° 位、前臂中立位，沿前臂纵轴牵引，以同侧腋窝部向上作反牵引。在持续牵引下，纠正重叠畸形。在持续牵引情况下，术者双手 2～5 指顶住骨折远折端，拇指在近折端用力推挤，同时缓慢使肘关节屈曲 90° 或 100°，即可达到复位,也可用拇指顶住骨折远端,向远侧推挤,同时用 2~5 指挤压近折端同时缓慢屈肘,达到复位。复位用后侧石膏托屈肘位固定 4~5 周,X 线拍片证实骨折愈合良好,即可拆除石膏,开始功能锻炼。需要强调的是,如果经 2~3 次复位对位不佳者应及时行切开复位克氏针固定。伤后时间较长,局部组织损伤严重,出现骨折部严重肿胀时,不能立即进行手法复位者也应行切开复位克氏针固定术。

(2)手术治疗:在以下情况可选择手术治疗:①手法复位失败;②小的开放伤口,污染不重;③有神经血管损伤。

(3)康复治疗:无论手法复位外固定,还是切开复位内固定,术后应严密观察肢体血液循环及手的感觉、运动功能。抬高患肢,早期进行手指及腕关节屈伸活动,有利于减轻水肿,4~6 周后可进行肘关节屈伸活动。

对于手术切开复位,内固定稳定的患者,术后 2 周即可开始肘关节活动。

(五)桡骨远端骨折

【病因与分类】

多为间接暴力引起。跌倒时,手部着地,暴力向上传导,发生桡骨远端骨折。根据受伤的机制不同,可发生伸直型骨折、屈曲型骨折、关节面骨折伴腕关节脱位。

1. 伸直型骨折(Colles 骨折) 多为腕关节处于背伸位、手掌着地、前臂旋前时受伤。

【临床表现和诊断】

伤后局部疼痛、肿胀、可出现典型畸形姿势,即侧面看呈"银叉"畸形,正面看呈"刺刀样"畸形。局部压痛明显,腕关节活动障碍。X 线拍片可见骨折远端向桡、背侧移位,近端向掌侧移位,因此表现出典型的畸形体征。可同时伴有下尺桡关节脱位及尺骨茎突骨折。

【治疗】

以手法复位外固定治疗为主,部分需要手术治疗。

(1)手法复位外固定:麻醉后仰卧位,肩外展 90°,助手一手握住拇指,另一手握住其余手指,沿前臂纵轴,向远端牵引,另一助手握住肘上方作反牵引。经充分牵引后,术者双手握住腕部,拇指压住骨折远端向远侧推挤,2~5 指顶住骨折近端,加大屈腕角度,纠正成角,然后向尺侧挤压,缓慢放松牵引,在屈腕、尺偏位检查骨折对位对线情况及稳定情况(图 1-23)。使用石膏将复位满意的前臂固定,2 周水肿消退后,可在腕关节中立位更换石膏托或前臂管型石膏固定。

(2)切开复位内固定:手术指征:一是严重粉碎性骨折移位明显,桡骨下端关节面破坏;二是手法复位失败,或复位成功,外固定不能维持复位。

(3)康复治疗:无论手法复位或切开复位,术后均应早期进行手指屈伸活动。4~6 周后可去除外固定,逐渐开始腕关节活动。

2. 屈曲型骨折(Smith 骨折) 常由于跌倒时,腕关节屈曲、手背着地受伤引起。也可由腕背部受到直接暴力打击发生。较伸直型骨折少见。

【临床表现及诊断】

受伤后,腕部下垂,局部肿胀,腕背侧皮下瘀斑,腕部活动受限。检查局部有明显压痛。X 线拍片可发现典型移位,近折端向背侧移位,远折端向掌侧、桡侧移位。可合并下尺桡关节损伤、尺骨茎突骨折和三角纤维软骨损伤。与伸直型骨折移位方向相反,称为反 Colles 骨折或 Smith 骨折(图 1-24)。

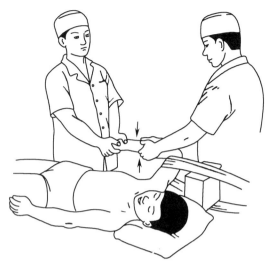

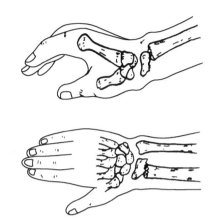

图 1-23　伸直型桡骨下端骨折的手法复位　　　图 1-24　屈曲型桡骨远端骨折的典型移位

【治疗】

主要采用手法复位，夹板或石膏固定。复位手法与伸直型骨折相反，基本原则相同。复位后若极不稳定，可行切开复位，钢板或钢针内固定。

（六）膝关节韧带损伤

【病因与分类】

（1）内侧副韧带损伤：为膝外翻暴力所致。

（2）外侧副韧带损伤：主要为膝内翻暴力所致。

（3）前交叉韧带损伤：膝关节伸直位内翻损伤和膝关节屈曲位外翻损伤都可以使前交叉韧带损伤。前交叉韧带损伤亦多见于竞技运动。

（4）后交叉韧带损伤：无论膝关节处于屈曲位或伸直位，来自前方的使胫骨上端后移的暴力都可以使后交叉韧带损伤。后交叉韧带损伤相对少见，通常与前交叉韧带同时损伤，单独后交叉韧带损伤更为少见。

韧带的损伤可以分为扭伤（即部分纤维断裂）、部分韧带断裂、完全断裂和联合性损伤。

【临床表现与诊断】

有外伤史，受伤时有时可听到韧带断裂的响声，很快便因剧烈疼痛而不能再继续运动或工作。膝关节处出现肿胀、压痛与积血，膝部肌痉挛，患者不敢活动膝部，膝关节处于强迫体位，或伸直或屈曲。膝关节侧副韧带的断裂处有明显的压痛点，有时还会摸到蜷缩的韧带断端。

为明确有无内、外侧副韧带损伤，可拍摄应力位 X 线平片。即在膝内翻和膝外翻位置下摄片。MRI 检查可以清晰地显示出前、后交叉韧带的情况，还可以发现意料不到的韧带结构损伤与隐匿的骨折线。关节镜检查对诊断交叉韧带损伤十分重要。

【治疗】

（1）内侧副韧带损伤：内侧副韧带扭伤或部分性断裂可以保守治疗，用长腿管型石膏固定 4～6 周。完全断裂者应及早修补。如同时伴有半月板损伤与前交叉韧带损伤者也应手术中同时进行处理。

（2）外侧副韧带损伤：外侧副韧带断裂者应立即手术修补。

（3）前交叉韧带损伤：前交叉韧带完全断裂者目前主张在关节镜下行韧带重建手术。

（4）后交叉韧带损伤：对断裂的后交叉韧带是否要重建以往有争论，目前的意见偏向于在关节镜下早期修复重建。

第七章
脊柱、脊髓、骨盆伤救治

重点：脊柱、脊髓损伤的分类、临床表现、影像学检查、诊断治疗；骨盆骨折的临床表现、诊断及急救处理。

难点：脊柱、脊髓损伤的分类；痉挛性瘫和弛缓性瘫的区别。

一、脊柱骨折

脊柱骨折（fracture of the spine）常发生于高处坠落伤、重物砸伤、车祸伤等严重创伤之后，以胸腰段骨折发生率最高，其次为颈椎、腰椎、胸椎、骶椎骨折，骶椎骨折发生率最低。脊柱骨折常可并发脊髓或马尾神经损伤，特别是颈椎骨折-脱位合并颈脊髓损伤可高达70%，严重致残甚至危及生命。

（一）分类

1. 颈椎骨折分类 颈椎骨折按照患者受伤时颈椎所处的位置（前屈、直立和后伸）分为以下四种类型。

（1）屈曲型损伤：颈椎在屈曲位时受来自头侧的暴力，表现为前柱压缩、后柱牵张损伤。临床上常见的有压缩型骨折和骨折-脱位。前者较为多见。X线侧位片为椎体前缘骨皮质嵌插成角，或为椎体上终板破裂压缩，多见于骨质疏松者。后者因过度屈曲导致后纵韧带断裂，暴力使脱位椎体的下关节突移行于下位椎体上关节突前方，称之为关节突交锁，该类病例大部分有颈髓损伤，部分病例存在小关节突骨折。

（2）垂直压缩型损伤：颈椎处于直立位时受到垂直应力打击所致，无过伸或过屈，如高空坠物砸伤头部。常见的两种骨折类型：Jefferson骨折和爆裂型骨折。Jefferson骨折为寰椎的前后弓两侧骨折，X线上很难发现骨折线；CT上可清晰显示骨折部位、数量和移位情况；MRI可显示脊髓受损和横韧带是否断裂；爆裂型骨折为下颈椎（$C_{3\sim7}$）椎体粉碎性骨折，多见于C_5、C_6椎体，破碎的骨折片不同程度突向椎管内，因此四肢瘫痪发生率可高达80%。

（3）过伸损伤：可分为无骨折-脱位的过伸损伤和枢椎椎弓根骨折。前者常因患者跌倒时额面部着地，颈部过伸所致，其特征性体征是额面部有外伤痕迹，这部分患者常有颈椎椎管狭窄，因而在过伸时常造成脊髓受压；也可发生于高速驾驶时，因急刹车或撞车，由于惯性作用，头部撞于挡风玻璃或前方座椅的靠背上，并迫使头部过度仰伸，接着又过度屈曲，使颈椎发生严重损伤，也称为"挥鞭伤（whiplash injury）"。

（4）齿状突骨折：齿状突骨折可以分成三型：Ⅰ型，齿状突尖端撕脱骨折，此型骨折稳定，并发症少；Ⅱ型，齿状突基部、枢椎体上方骨折，此型骨折多见，因该处血供不佳，不愈合率可高达70%，因此多需手术治疗；Ⅲ型，枢椎体上部骨折，可累及一侧或为双侧枢椎上关节突,此型骨折稳定性好,血供亦良好,愈合率高,预后较好。

2. 胸腰椎骨折分类

（1）根据骨折稳定性分类可分为稳定性骨折和不稳定性骨折,前者指轻度和中度压缩型骨折,脊柱的后柱完整,单纯横突、棘突和椎板的骨折也属于稳定性骨折;后者指三柱中有两柱骨折、爆裂骨折和累及三柱的骨折-脱位,常伴有神经损伤症状。

（2）根据骨折形态分类包括压缩型骨折、爆裂型骨折、Chance 骨折、骨折-脱位（表1-1）。

表 1-1　胸腰椎骨折常见类型

骨折类型	椎体特点	X线上特殊表现	是否合并神经损伤	骨折是否稳定
压缩型骨折	椎体前方受压楔形变	骨折椎体前缘压缩变窄	一般不合并	是
爆裂型骨折	椎体粉碎性骨折	椎体前后径和横径均增加,椎弓根宽而椎体高度变窄	合并	否
Chance 骨折	经椎体、椎弓及棘突的横向骨折,或前后韧带-椎间盘-后柱韧带复合体的损伤	同左	不一定	不稳定
骨折-脱位	三柱骨折,椎体向前或向后或横向移位,可伴关节突脱位或骨折	同左	一般合并	不稳定

（二）临床表现

1. 病史　有严重外伤病史,如高空坠落,重物撞击,塌方事件,被泥土、矿石掩埋等。

2. 症状　胸、腰椎损伤后,主要症状为局部疼痛,站立及翻身困难。腹膜后血肿刺激了腹腔神经节,使肠蠕动减慢,常出现腹痛、腹胀,甚至出现肠麻痹症状,脊柱骨折导致脊髓损伤者,可出现损伤平面以下运动、感觉、自主神经异常。

3. 查体　查体必须逐个按压棘突检查,如有中线部位的局部肿胀和明显的局部压痛,提示后柱已有损伤;胸、腰段脊柱骨折常可摸到后凸畸形。

4. 感觉障碍　合并脊髓或马尾神经损伤可有感觉或运动障碍等表现。

5. 并发症　多发伤病例,如高处坠落伤往往合并有颅脑、胸、腹腔脏器的损伤。

（三）诊断

详细询问外伤病史,结合查体的局部肿胀、压痛、叩痛、神经损伤体征及相关影像学检查结果即可明确诊断。

1. X 线检查　X线是首选的检查方法,通常要拍摄正、侧位片。

2. CT 检查　X线检查有其局限性,它不能显示出椎管内受压情况。凡有脊柱中柱损伤或有神经症状者均需做CT检查。CT检查可显示出椎体的骨折情况,还可以显示出有无碎骨片突出于椎管内,并可计算出椎体高度丢失及椎管的前后径与横径损失了多少。

3. MRI 检查　对疑有脊髓损伤者应行MRI检查,MRI片上可以看到脊髓损伤所表现出的异常信号,而CT则不能显示出脊髓受损情况。

（四）治疗

1. 严重多发伤者应优先抢救生命。

2. 骨折脱位者应尽快复位固定,以恢复脊椎的原状。

3. 脊髓压迫者应及早手术解除压迫,把保证脊髓功能恢复作为首要问题。

4. 积极防治并发症。

5. **手术治疗指征** ①颈椎、胸椎、腰椎骨折脱位，有关节突交锁者；②影像学检查显示有骨折碎片进入椎管内压迫脊髓者；③截瘫平面不断上升者；④非手术治疗效果不佳者。

二、脊髓损伤

脊髓损伤是由于脊椎骨折或错位引起的损伤，主要是因直接暴力（砸伤、摔伤、刺伤等）造成脊柱过度屈曲骨折，脱位及脊神经损伤，脊髓损伤可引起脊髓结构及功能损害。

（一）分类

按脊髓损伤的部位和程度分为以下 5 类。

1. **脊髓震荡** 为最轻微的脊髓损伤。因在组织形态学上并无明显的病理变化，只表现出暂时性功能抑制，在数分钟或数小时内即可完全恢复。

2. **不完全性脊髓损伤** 为脊髓的实质性破坏，脊髓损伤的程度有很大差别，其预后极不相同。

3. **完全性脊髓损伤** 脊髓断裂后恢复无望，预后极差。

4. **脊髓受压** 骨折移位、碎骨片与破碎的椎间盘挤入椎管内可以直接压迫脊髓，而皱褶的黄韧带与急速形成的血肿亦可以压迫脊髓。及时去除压迫物后脊髓的功能有望部分或全部恢复；如果压迫时间过久，则瘫痪难以恢复。

5. **马尾神经损伤** 第 2 腰椎以下骨折脱位可引起马尾神经损伤，表现为受伤平面以下出现弛缓性瘫痪。

（二）临床表现

1. **脊髓损伤** 在脊髓休克期间表现为受伤平面以下出现弛缓性瘫痪，运动、反射及括约肌功能丧失，有感觉丧失平面及大小便不能控制表现。2～4 周后逐渐变成痉挛性瘫痪。胸腰段损伤使下肢的感觉与运动产生障碍，称"截瘫"；颈段脊髓损伤后，双上肢也有神经功能障碍，表现为四肢瘫痪，简称"四肢瘫"。上颈椎损伤的四肢瘫均为痉挛性瘫痪；下颈椎的四肢瘫由于脊髓膨大部位和神经根的毁损，上肢表现为弛缓性瘫痪，下肢表现为痉挛性瘫痪。

2. **脊髓圆锥损伤** 表现为会阴部皮肤鞍状感觉缺失，括约肌功能丧失致大小便不能控制和性功能障碍，但双下肢的感觉和运动功能仍保持正常。

3. **马尾神经损伤** 马尾神经起自第 2 腰椎的骶脊髓，一般终止于第 1 骶椎下缘。马尾神经损伤很少为完全性的。表现为损伤平面以下弛缓性瘫痪，有感觉及运动功能障碍及括约肌功能丧失，肌张力降低，腱反射消失，无病理性锥体束征。

4. **截瘫** 脊髓损伤后各种功能丧失的程度可以用截瘫指数来表示。"0"代表功能完全正常或接近正常；"1"代表功能部分丧失；"2"代表功能完全丧失或接近丧失。一般记录肢体自主运动、感觉及二便的功能情况，相加后即为该患者的截瘫指数。截瘫指数可以反映脊髓损伤程度、发展情况，便于记录、比较治疗效果。

（三）诊断

根据伤后症状、体征和影像学检查结果，即可明确诊断。

（四）治疗

1. **合适的固定** 防止因损伤部位的移动而产生脊髓的再损伤。对颈髓损伤者，一般采用颌枕带牵引或持续的颅骨牵引。

2. **非手术治疗** 伤后 6 小时内是关键时期，24 小时内为急性期，应尽早治疗。

（1）药物治疗：对受伤 8 小时以内患者，甲泼尼龙冲击治疗是一种可选的治疗手段，按每千克体重 30mg 剂量一次给药，15 分钟静脉注射完毕，休息 45 分钟，在以后 23 小时内以 5.4mg/（kg•h）剂量持续静脉滴注。其作用机制为大剂量甲泼尼龙能阻止类脂化合物的过氧化反应和稳定细胞膜从而减轻外伤后神经细胞的变性，降低组织水肿，改善脊髓血流量，预防损伤后脊髓缺血进一步加重，促进新陈代谢和预防神经纤维变性。

（2）高压氧治疗：根据实践经验，一般伤后 46 小时内应用可获得良好的效果。

（3）其他：自由基清除剂、改善微循环药物、兴奋性氨基酸受体拮抗剂等。

3. 手术治疗 手术只能解除对脊髓的压迫和恢复脊柱的稳定性，目前还无法使损伤的脊髓恢复功能。手术的途径和方式视骨折的类型和致压物的部位而定。

手术的指征：①脊柱骨折 - 脱位有关节突交锁者；②脊柱骨折复位不满意，或仍有脊柱不稳定因素存在者；③影像学显示有碎骨片突入椎管内压迫脊髓者；④截瘫平面不断上升，提示椎管内有活动性出血者。

三、骨盆骨折

（一）分类

常用的分类方法主要依据骨盆骨折的部位、骨折的稳定性或损伤暴力的方向进行分类。

1. 按骨折部位分类

（1）骨盆边缘撕脱性骨折：肌肉猛烈收缩而造成骨盆边缘肌附着点撕脱性骨折骨盆环整体结构和稳定性不受影响，多见于青少年运动损伤。常见的有：①髂前上棘撕脱骨折：缝匠肌猛烈收缩的结果；②髂前下棘撕脱骨折：股直肌猛烈收缩的结果；③坐骨结节撕脱骨折：腘绳肌猛烈收缩的结果。

（2）髂骨翼骨折：多为侧方挤压暴力所致，移位多不明显，可为粉碎性。单纯的髂骨翼骨折不影响骨盆环的稳定。

（3）骶尾骨骨折：包括①骶骨骨折：骶骨骨折分成三个区，Ⅰ区为骶骨孔外侧骶骨翼部；Ⅱ区为骶孔处；Ⅲ区为骶骨孔内侧的骶管区。骶骨骨折可能引起腰骶神经根与马尾神经的损伤。②尾骨骨折：多由跌倒坐地所致，常伴骶骨末端骨折，一般移位不明显。

（4）骨盆环骨折：骨盆环的单处骨折较为少见，多为双处骨折。包括：①双侧耻骨上、下支骨折；②一侧耻骨上、下支骨折合并耻骨联合分离；③耻骨上、下支骨折合并骶髂关节脱位；④耻骨上、下支骨折合并髂骨骨折；⑤髂骨骨折合并骶髂关节脱位；⑥耻骨联合分离合并骶髂关节脱位。骶髂关节脱位以后脱位常见，偶见前脱位，即髂骨脱位至骶骨前方，多见于儿童。多为高能量暴力所致，如交通伤、高坠伤，常伴骨盆变形，并发症多见。

2. 按骨盆环的稳定性分类

Tile 分型基于骨盆稳定性，将其分为三型。

A 型：稳定型，后环完整。

B 型：部分稳定型，旋转不稳定，但垂直稳定，后环不完全性损伤。

C 型：旋转、垂直均不稳定，后环完全损伤。

3. 按暴力方向分类

基于损伤机制将骨盆骨折分为四型。

（1）侧方挤压损伤（lateral compression，LC 骨折）：侧方挤压力量使骨盆的前后部结构及骨盆部韧带发生一系列损伤，约占骨盆骨折的 38.2%。

（2）前后挤压损伤（antero-posterior compression，APC 骨折）：约占 52.4%，通常是由来自前方的暴力造成的。

（3）垂直剪切损伤（vertical shear，VS 骨折）：约占 5.8%，通常为高处坠落伤。前方的耻骨联合分离或耻骨支垂直骨折，骶结节和骶棘韧带均断裂，后方的骶髂关节完全脱位或髂骨、骶骨的垂直骨折，半个骨盆可以向前上方或后上方移位。

（4）混合暴力损伤（combined mechanical，CM 骨折）：约占 3.6%，如 LC/VS，或 LC/APC。

（二）临床表现

多有强大暴力外伤史，主要是车祸、高空坠落和工业意外。多存在严重的多发伤和休克。如为开放性损伤，病情更为严重，病死率高达 40%～70%。

骨盆骨折可发现下列体征。

1. 骨盆分离试验与挤压试验阳性　检查者双手交叉撑开两髂嵴，使骨盆前环产生分离，如出现疼痛即为骨盆分离试验阳性。检查者用双手挤压患者的两髂嵴，伤处出现疼痛为骨盆挤压试验阳性。检查过程中均可出现骨擦感。

2. 肢体长度不对称　测量胸骨剑突与两髂前上棘之间的距离，向上移位的一侧长度变短，也可测量脐孔与两侧内踝尖端之间的距离。

3. 会阴部瘀斑　是耻骨和坐骨骨折的特有体征。

（三）影像学检查

X 线检查可显示骨折类型及骨折块移位情况，但骶髂关节情况以 CT 检查更为清晰。CT 的三维重建可以更加立体直观地显示骨折类型和移位的方向。

（四）合并症

骨盆骨折常伴有严重合并症，而且常较骨折本身更为严重，应引起重视。常见的有以下 4 种。

1. 腹膜后血肿　骨盆各骨主要为松质骨，邻近又有许多动脉、静脉丛，血液供应丰富。骨折可引起广泛出血，巨大血肿可沿腹膜后疏松结缔组织间隙蔓延至肠系膜根部、肾区与膈下，还可向前至侧腹壁。如为腹膜后主要大动脉、大静脉破裂，可迅速导致患者死亡。

2. 盆腔内脏器损伤　膀胱、后尿道与直肠损伤，尿道的损伤远比膀胱损伤多见。耻骨支骨折移位容易引起尿道损伤、会阴部撕裂，可造成直肠损伤或阴道壁撕裂。直肠破裂如发生在腹膜反折以上可引起弥漫性腹膜炎；如在反折以下，则可导致直肠周围感染。

3. 神经损伤　主要是腰骶神经丛与坐骨神经损伤。腰骶神经丛损伤大都为节前性撕脱，预后差；骶骨Ⅱ区与Ⅲ区的骨折则容易发生腰骶神经根损伤。骶神经损伤会导致括约肌功能障碍。

4. 脂肪栓塞与静脉栓塞　盆腔内静脉丛破裂可引起脂肪栓塞，其发生率可以高达 35%～50%，症状性肺栓塞率为 2%～10%，其中致死性肺栓塞率为 0.5%～2%。

（五）骨盆骨折急救处理

1. 监测血压和脉搏　脉搏变化比血压变化更敏感、更快。

2. 快速建立输血补液通道　骨盆骨折可伴有盆腔内血管损伤，补液通道不宜建立于下肢，应建立于上肢或颈部。

3. 视病情情况尽早完成 X 线和 CT 检查，并检查有无合并其他损伤。

4. 嘱患者排尿，如尿液清澈，表示泌尿道无损伤；血尿者表示有肾或膀胱损伤。如患者不能自主排尿，应行导尿。插入尿管后如无法导出尿液，可于膀胱内注入无菌生理盐水后再予以回吸,注入多抽出少则提示有膀胱破裂可能。尿道口流血,导尿管难以插入膀胱内提示有后尿道断裂。

5. 诊断性腹腔穿刺　有腹痛、腹胀及腹肌紧张等腹膜刺激征者可行诊断性腹腔穿刺。如抽吸出不凝血,提示腹腔内脏器破裂可能。阴性结果不能否定腹腔内脏器损伤可能,必要时可重复进行。随着后腹膜间隙的血肿蔓延至前腹壁,穿刺的针头有可能误入已形成的血肿内,因此多次诊断性穿刺后得到的阳性结果,其价值远逊于第一次穿刺。

6. 超声检查　可作为腹盆腔脏器损伤的筛查方法。

7. 骨盆骨折本身的处理

(1)骨盆边缘性骨折:无移位者不必做特殊处理。髂前上、下棘撕脱骨折可于髋、膝屈曲位卧床休息3~4周;坐骨结节撕脱骨折,则在卧床休息时采用大腿伸直、外旋位。只有极少数骨折片翻转移位明显者才需手术处理。髂骨翼部骨折只需卧床休息3~4周,即可下床活动;但也有主张对移位者复位后采用长螺钉或钢板螺钉内固定。

(2)骶尾骨骨折:骶骨有明显移位者需手术治疗,无移位者可采用非手术治疗,以卧床休息为主,骶部垫气圈或软垫。有移位的尾骨骨折,可将手指插入肛门内,将骨折片向后推挤复位,但易再移位。陈旧性尾骨骨折疼痛严重者,可在尾骨周围局部注射糖皮质激素。

(3)单纯性耻骨联合分离且较轻者可用骨盆兜悬吊固定。注意此法不宜用于侧方挤压力量所致的耻骨支横形骨折。对于耻骨联合分离>2.5cm者,目前大都主张手术治疗,可采用钢板螺钉内固定。

(4)骨盆环双处骨折伴骨盆环断裂:对于不稳定的骨盆环骨折(Tile B型、C型),多采用手术复位及钢板螺钉内固定,必要时辅以外支架固定。骶髂关节脱位及骶骨骨折可采用X线监视下经皮骶髂螺钉固定。

第八章
多发伤与复合伤

重点：多发伤的检诊顺序、诊断要点、救治原则。
难点：多发伤的抗休克治疗。

多发伤是同一致伤因素同时或相继造成两种或两种以上器官的严重创伤，至少一处损伤危及生命或并发创伤性休克。一般来说，对生命不构成严重威胁的伤情，如单纯的椎体压缩性骨折不属多发伤的范畴。多发伤的临床特点是伤情变化快，病死率高；伤势重，休克发生率高；伤情复杂，容易漏诊，处理顺序上矛盾；伤后并发症和感染发生率高。

临床上多发伤与复合伤是不同的概念，需注意区别。复合伤是指同时或相继受到不同性质的两种或两种以上致伤因素的作用而发生两种或两种以上的复合损伤。不同性质的致伤因素是指能引起独立的、特定的一类损伤，所致损伤须达一定严重程度。复合伤的基本临床特点是：①常以一伤为主。复合伤中的两种或更多的单一伤中，就伤情严重程度而言，常有一种损伤为主要损伤，其他为次要损伤。②伤情可被掩盖，从而造成漏诊误诊。③多有复合效应。机体受到两种或两种以上致伤因素作用后所发生的损伤效应，不是单一伤的简单相加，单一伤之间可相互影响，使整体伤情更为复杂，这就是复合伤的复合效应。复合伤有多种类型，常见的有：放射复合伤、烧伤复合伤、化学复合伤。

严重多发伤，死亡通常有三个高峰。第一死亡高峰出现在伤后数分钟内，为即时死亡。死亡原因主要为脑、脑干、高位脊髓的严重创伤或心脏主动脉等大血管撕裂，往往来不及抢救。第二死亡高峰出现在伤后6～8小时之内，这一时间称为抢救的"黄金时间"，死亡原因主要为脑内、硬膜下及硬膜外的血肿、血气胸、肝脾破裂、骨盆及股骨骨折及多发伤大出血。如迅速、及时，抢救措施得当，大部分患者可免于死亡。第三死亡高峰出现在伤后数天或数周，死亡原因为严重感染或器官功能衰竭。

一、多发伤检诊顺序及诊断要点

多发伤患者病情危重时，须短时间内作出针对性处理以迅速稳定呼吸、循环，为后续处理赢得更多的时间。多发伤患者接诊后，初步观察神志、面色、呼吸、血压、脉搏等状态；并注意患者体位、出血、伤肢姿态，有无大小便失禁、衣服撕裂和血迹，呕吐物污染的程度等。其次检查致命伤：主要包括检查呼吸道是否通畅、是否存在出血、是否伴有休克，对耳、鼻、口、直肠、阴道等也必须做检查；根据伤情，必要时作X线、B超、CT等检查。颅脑外伤患者关注其意识水平、瞳孔反射及一侧肢体运动障碍，并行头颅CT检查；同时注意是否合并颈椎骨折或脱位等情况。胸部外伤的患者需关注胸腔穿刺及胸部X线检查结果；若存在反常呼吸运动及胸壁塌陷，需高度警惕。

因开放性伤易于发现、闭合性伤较隐蔽。首先检查生命体征，包括神志（呼叫、压眶反射），瞳孔（对光反射）、脉搏（颈动脉搏动）、心率、呼吸、血压，快速评估并处置危及生命的伤情。当患者生命体征和组织灌注趋于平稳后，需进行伤情的全面排查，避免伤情未被发现或漏诊，国外常使用"CRASH PLAN"的检查方法，即按步骤、系统地进行检查，具体内容如下。

C——cardiac（心脏）：心率有无加快，双侧心音有无变化；

R——respiratory（呼吸）：呼吸是否急促，有无呼吸困难；

A——abdomen（腹部）：腹部有无隆起，有无腹膜刺激征，有无压痛、反跳痛，有无移动性浊音，肝、肾区有无叩痛，有无血便、血尿；

S——spine（脊柱）：有无后突、侧弯及错位畸形，有无大、小便障碍，有无下肢运动及感觉障碍；

H——head（头颅）：神志、瞳孔、眼底情况，有无高颅压；

P——pelvis（骨盆）：骨盆挤压试验与分离试验，有无畸形；

L——limbs（四肢）：四肢有无畸形、脱位、弹性固定、压痛，关节可否活动；

A——arteries（动脉）：检查颈动脉、桡动脉、股动脉、足背动脉的搏动情况等；

N——nerves（神经）：感觉运动反射、膝反射、Babinski征等。

在伤情排查的过程中，影像学、床旁超声、血/尿常规检查、凝血检查及各类生化检查，均占据了非常重要的地位，必要时结合胸腹腔穿刺有利于判断内脏器官有无损伤。

二、多发伤的救治原则

多发伤患者应优先解除危及生命的情况，使伤情得到初步控制，然后进行后续处理。遵循"抢救生命第一，保护功能第二，先重后轻，先急后缓"的原则，即在多处伤、多部位伤同时存在的情况下，应优先处理危及生命的损伤，在挽救患者生命或生命体征平稳情况下，再进行脏器修复或功能重建手术。其次是遵循"快速处理"原则，即在院内最短时间内，使这类患者得到确定性治疗，保证患者院内是"零通过时间"。还需遵循"损害控制"原则，即快速开、关体腔，快速确定性止血，控制污染，ICU进一步复苏或行脏器功能支持，后期再分期分批进行修复及功能重建手术。同时兼顾"个体化救治"原则，因多发伤患者存在个体差异，伤情有轻有重，病理生理变化表现不一，在救治时应根据具体伤情制定相应的措施，达到最佳的治疗效果。

以下三种可迅速致死而又可逆转的严重情况，应立即处理。

1. 通气障碍　以上呼吸道梗阻最为常见。如果不能及时解除阻塞，任何抢救都将无效。

2. 循环障碍　①低血容量。创伤出血或血浆外渗导致血容量不足，如不及时补充，可进入休克不可逆阶段。②心脏压塞、连枷胸或开放性气胸引起的纵隔摆动，张力性气胸引起的纵隔移位。

3. 未控制的大出血。

三、多发伤的救治策略

1. 呼吸道管理　对呼吸困难或窒息的患者，建立畅通的气道是最紧迫的急救措施。呼吸道异物阻塞者，应立即去除异物；舌根后坠者，应立即将舌拉出牵引于口外，并镶嵌托起下颌，将头转向一侧，或置口咽导气管；喉以上呼吸道外伤致上呼吸道梗阻者，应迅速行环甲膜穿刺或切开术；气管插管是保证肺有效通气最迅速有效的方式；对颈部损伤或声带水肿者，气管插管困难者可酌情行气管切开；凡有胸外伤合并血气胸、张力性气胸者应先行胸腔穿刺，闭式引流后再行气管插管或气管切开；对开放性气胸者，应立即用无菌凡士林纱布密封伤口，若填塞胸壁伤口后又形成张力性气胸，也应行闭式引流术。

2. 抗休克治疗　通过输液、输血扩充血容量及细胞外液，以防止休克的发生和恶化。多发伤者大多伴有低血容量性休克。应根据伤者的血压、脉搏、皮温、面色判断休克程度，并控制外出血。首先迅速建立至少 2 条静脉通路，并做到其中 1 条能进行中心静脉压（central venous pressure，CVP）监测，同时抽血进行备血和必要的实验室检查。为避免输入液体未进入心脏前自伤处流出，下肢或腹、盆腔损伤应选用上肢或颈部的静脉进行穿刺输液，上肢或头胸部的损伤应选用下肢静脉。若静脉萎陷，穿刺困难，应尽早行颈内静脉穿刺或静脉切开。由于晶体液维持有效循环血量时间不长，故应及时输入胶体液。全血是抗休克最好的胶体液，可提供红细胞、白细胞、白蛋白及其他血浆蛋白和抗体其他胶体液如血浆、白蛋白、右旋糖酐等均可使用。晶体和胶体的比例一般为 2∶1，严重大出血时可 1∶1。当血容量基本补充后，平均动脉血压仍 <65mmHg，应使用血管活性药，扩张小动、静脉，降低外周阻力，可用小剂量多巴胺[<10μg/（kg·min）]或酚妥拉明等。如休克时间较长，可使用小剂量碱性药物。

3. 进一步救治　患者经过初步治疗生命体征相对趋于平稳后，可行进一步的检查，根据检查结果再进行相应的处理。

（1）颅脑伤处理：多发伤中颅脑损伤的发生率很高，仅次于四肢损伤，是导致患者死亡的主要因素。对于颅脑损伤关键要防止因颅内高压导致脑疝。如果患者全身情况允许，应尽早行颅脑 CT 检查，了解颅脑损伤的变化。昏迷患者保持气道通畅，防止呼吸道误吸。根据意识变化、生命体征、瞳孔反应、眼球活动、肢体运动反应及颅脑 CT 检查判断颅内出血、脑挫伤及脑组织受压情况。如脑组织受压明显，应即刻行开颅血肿清除和 / 或减压术。

（2）胸部伤处理：胸部多发伤合并腹部损伤时，多数情况下可先行胸腔闭式引流术，再处理腹内脏器损伤和四肢开放性损伤。根据胸腔引流血量的多少和速度再决定是否行开胸探查术。当置管后一次性引流血量 >1 000ml，或 3 小时内引流速度仍每小时 >200ml 以上，应行开胸探查。多发肋骨骨折有反常呼吸伴有心脏大血管损伤，应争分夺秒地进行手术止血。

（3）腹部伤处理：多发伤合并腹内脏器损伤是导致患者死亡的主要原因之一。尤其在昏迷患者缺乏主诉、腹部体征不明显时，容易漏诊。腹部诊断性穿刺及床旁超声检查有助于动态观察及临床诊断。尽早明确是否有剖腹探查指征，争取早期、快速手术。开腹首先探查主要损伤脏器，迅速止血，同时予以快速补液输血，待血压稳定后再彻底、有顺序地逐一探查腹内脏器。

（4）四肢、骨盆、脊柱伤处理：对四肢开放性损伤、血管神经损伤、脊柱骨折、脊髓损伤应在患者生命体征稳定后早期进行手术处理，最好于 24 小时内行手术固定。

4. 防治创伤性凝血病　创伤性凝血病（trauma-induced coagulopathy，TIC）是在创伤后由于大量出血及组织损伤后激活凝血、纤维蛋白溶解（简称"纤溶"）、抗凝途径，在早期出现的急性凝血功能紊乱。创伤性凝血病的发生发展是多因素共同作用的结果，目前认为组织损伤、休克、酸中毒、血液稀释、低体温和炎症反应是主要的启动因素。创伤性凝血病的实验室诊断标准（其中一项）：PT>18s、APTT>60s、TT>15s、凝血酶原时间比率（PTr）>1.2 或有活动性出血或潜在出血,需要血液制品或者替代治疗。此外,应用血栓弹力图仪(TEG)测定可以从整个动态过程来监测凝血过程。除控制出血外,应尽早检测并采取措施维持凝血功能。对大出血患者,早期处理推荐血浆输注,并根据纤维蛋白原、血红蛋白检验结果判断是否需使用纤维蛋白原及红细胞。另外,也可以通过体温管理、救治酸中毒等手段防治创伤性凝血病的发生。

5. 急诊手术治疗　多发伤患者当有两个以上部位需要手术时,顺序选择合理与否是抢救成功的关键。多发伤手术的原则是充分复苏的前提下,用最简单的手术方式、最快的速度修补损伤的脏器,减轻患者负担、降低手术风险,以挽救患者的生命。颅脑损伤伴有脏器损伤时,根据各脏器挫伤轻重程度,采取先重后轻的原则手术。胸腹联合伤可同台分组行开胸及剖腹探查术,多数情况下可先做胸腔闭式引流,再行剖腹探查术。腹部伤伴有脏器伤时,腹腔内实质性脏器及大血管损伤,抗休克的同时积极进行剖腹手术,病情平稳后再依次处理其他部位损伤。四肢开放性损伤可行急诊手术,闭合性骨折可择期手术。多发性骨折应争取时间尽早施行骨折复位及内固定术,便于护理与康复。

对于合并重度失血性休克、有持续出血和凝血病征象的严重创伤患者,可实施损伤控制性手术,其他需要实施损伤控制性手术的情况包括严重凝血病、低体温、酸中毒、难以处理的解剖损伤、操作耗时、同时合并腹部以外的严重创伤。对于血流动力学稳定且不存在上述情况的患者,可实施确定性手术。如果体内还有大的出血未能控制,积极抗休克的同时早期积极手术止血。

6. 损伤控制外科(damage control surgery,DCS)　是指对严重创伤患者进行阶段性修复的外科策略,实现迅速控制出血和污染,重建生理状态、维持内环境稳定,防治"致死三联征(低温、代谢性酸中毒、凝血功能障碍)",分期计划性手术与恢复的目的。

损伤控制外科分为 3 个阶段。

(1)救命手术:包括①控制出血可采用填塞、结扎、侧壁修补、血管腔外气囊压迫、血管栓塞、暂时性腔内转流等简单有效的方法;②控制污染采用快速修补、残端封闭、简单结扎、置管引流等;③快速关腹采用巾钳、单层皮肤缝合、人工材料、真空包裹技术,突出强调有效、快速和简单。

(2)ICU 复苏:包括复温(电热毯、暖水袋、空调、热湿气体吸入、温盐水腹腔灌洗、加热输液装置)、纠正凝血障碍、呼吸机通气支持、纠正酸中毒及全面体检避免漏诊。

(3)确定性再手术:包括取出填塞、全面探查、解剖重建。

通过快捷、简单的操作及时控制伤情进一步恶化,使患者获得复苏时间,有机会再进行完整、合理的再次或分期手术。损伤控制外科理念更加符合多发伤病员的病理生理,既把创伤对伤病员的损害降到最低程度,又最大限度地保存机体生理功能,是兼顾整体和局部逻辑思维的充分体现。

7. 营养支持　创伤应激后机体处于高代谢状态,能量消耗增加,如未能及时纠正,患者易发生营养不良、感染和多器官功能衰竭。因此,给予积极的动态营养支持治疗,满足机体能量代谢及营养物质需求,将有助于预防患者营养不良的发生,降低并发症的发生率,从而改善患者预后、促进患者恢复。一般来讲,消化道功能正常者,以进食为主;昏迷或不能进食者,可用鼻饲或造瘘;不能从消化道进食者,可采用短期肠外营养。

8. 预防感染　多发伤感染既可来源于开放的创口,也可来自各种导管使用中消毒不当造成的院内感染,还可来自肠道的细菌移位、长期使用广谱抗生素发生的二重感染等。因此,预防感染是降低多发伤死亡率的一个重要环节。对于开放性创口关键在于早期彻底清创,清创应彻底除去异物及坏死组织,逐层缝合,消灭死腔,较深的创口应留置引流管。当患者留置的导管比较多时,如导尿管、引流管、深静脉置管、气管插管等,应注意无菌操作、定期消毒,增强医务人员无菌观念。多发伤患者使用抗生素时,可先选用广谱强效抗生素,然后再根据细菌培养及药敏结果选择针对性抗生素。

第九章
创伤性休克

重点：创伤性休克判定与评估、治疗原则。
难点：创伤失血性休克不同分级的临床识别判断。

创伤性休克的主要类型是创伤性休克，其中大部分是因失血引起的低血容量性休克，同时大面积烧伤也很常见，救治原则应优先解除危及生命的情况，使伤情得到初步控制，然后进行后续处理，遵循"抢救生命第一，保护功能第二；先重后轻，先急后缓"的原则。对于创伤失血性休克患者，基本治疗措施包括休克评估、控制出血、保持呼吸道通畅、液体复苏、防止休克并发症、手术治疗以及其他对症治疗，同时重视救治过程中的损伤控制复苏策略，如损伤控制外科、限制性液体复苏可允许性低血压、输血策略、预防创伤凝血病等。创伤失血性休克治疗总目标是积极控制出血，采取个体化措施改善微循环及氧利用障碍，恢复内环境稳定。而不同阶段治疗目标应有所不同，并监测相应指标。

一、休克判定与评估

医务人员应当在接诊患者后 10 分钟内判定患者是否处于休克状态，以及休克的严重程度。有下列临床表现者，可判断患者已处于失血性低血容量性休克状态：①一般情况及神志：出现烦躁不安、口渴、头晕、畏寒、皮肤苍白、出汗、呼吸浅快。②皮肤面颊、口唇、甲床等部位苍白；皮肤凉、四肢厥冷；表浅静脉萎陷。③收缩压降至 90mmHg 以下或脉压 <20mmHg，心率 >100 次 /min。④尿量减少，低于 30ml/h，甚至无尿。⑤血乳酸 >2.5mmol/L。

失血性休克根据出血量一般分为 4 级，各级的临床识别判断要点见表 1-2。

表 1-2　创伤失血性休克不同分级的临床识别判断要点

分级	失血量占总血量的比例 /%	心率 /（次·min⁻¹）	血压	呼吸频率 /（次·min⁻¹）	尿量 /（ml·h⁻¹）	意识状态
I	<15	<100	正常或升高	14～20	30	正常或轻度焦虑
II	15～30	100～120	脉压降低	>20～30	20～30	中度焦虑、易激惹
III	>30～40	>120～140	收缩压降低	>30～40	5～15	嗜睡、迟钝
IV	>40	>140	严重的收缩压降低	>40	无尿	昏睡、昏迷

二、休克防治

对失血性休克患者应当在伤后 30 分钟内对出血部位、休克性质和程度作出初步判断和初步处理。在伤后 1 小时内明确需要大量输血、输液的患者，以便于启动大量输血、输液程序。在伤后 3 小时内注意观察"致命三联征"的早期征象，即低体温、酸中毒、急性创伤性凝血病。

（一）一般紧急治疗

采取头和躯干抬高 20°～30°、下肢抬高 15°～20° 的体位，以增加回心血量。有条件的情况下常规吸氧。损伤部位的制动，尤其是针对骨盆和颈椎骨折进行妥善固定。抗休克措施最好在伤后 30 分钟内进行，60 分钟内完成初诊、急救的患者一般治疗效果明显。

（二）控制活动性出血

现场使用止血带及包扎止血技术控制活动性出血（详见第六篇第二章），针对胸腹脏器损伤及四肢交界区出血的外科止血手术操作最好在伤后 1 小时内进行，最迟不宜超过 2 小时。受伤 3 小时内可静脉使用氨甲环酸止血治疗，首剂 1g（输注时间≥10 分钟），后续追加 1g（输注时间≥8 小时）。

（三）保持呼吸道通畅

及时评估气道状态，使用鼻咽管、口咽管、喉罩或气管插管进行气道管理，紧急情况下也可采取环甲膜穿刺以开放气道（详见第六篇第三章）。当出现呼吸困难时，应注意张力性气胸可能，及时穿刺减压。

（四）建立输液通路

失血性休克患者应当在 30 分钟内建立输液通道，一般应建立 2～3 条外周静脉通路，推荐肘静脉及颈外静脉；在医院人力及资源允许情况下，可建立中心静脉置管，可以极大提升液体输入速度；在野外条件下或外周静脉建立困难时，应果断采取骨髓腔输液。

（五）失血性休克液体复苏

现场救治时使用高渗盐右旋糖酐注射液（HSD，7.5% 高渗盐水和 6% 右旋糖酐混合液）或高渗盐注射液（HS，7.5%、5% 或 3.5% 氯化钠），以及羟乙基淀粉液扩容，总量 500～1 000ml，利用高渗液快速扩容，保持患者意识清楚、桡动脉可触及、维持平均动脉压在 60～80mmHg，尽快后送。但在医院救治时应先给予晶体液（平衡盐溶液、乳酸林格液等）500～2 000ml，随后再根据病情及血常规检查给予胶体液（羟乙基淀粉、血浆、浓缩红细胞等），按照"先快后慢、先晶后胶、晶胶比例 2∶1"等原则补液治疗。大量输血时应注意及时补充血小板和冷沉淀，预防急性创伤性凝血病。在出血没有完全控制时应使用限制性液体复苏策略，即收缩压维持在 80～90mmHg 即可，如存在重度颅脑损伤则应维持平均动脉压 >80mmHg。充分补液后如果血压仍达不到最低可接受血压时，可使用血管活动药物，如多巴胺、去甲肾上腺素等。现场容量复苏最好在伤后 90 分钟内实施，最晚不超过 2 小时。

（六）非失血性休克治疗原则

非失血性休克的原因常有烧伤、脊髓损伤、张力性气胸、心脏填塞、药物过敏、感染等。烧伤所致的低血容量性休克在晶体液复苏同时应注意多补充血浆制品；脊髓损伤会引起神经源性休克，治疗上给予晶体液扩容的同时应使用升压药物；张力性气胸、心脏填塞会导致梗阻性休克，抢救措施主要是立即行胸腔或心包穿刺引流释放压力；药物过敏性休克主要治疗措施是肾上腺素 0.5mg 肌内注射、保持气道通畅、补充晶体液；感染性休克在抗感染（有明确感染灶的要及时清除感染灶）同时也要早期给予液体复苏，于 6 小时内复苏至平均动脉压≥65mmHg、中心静脉压（CVP）8～12cmH$_2$O、尿量≥0.5ml/（kg·h）、中心静脉氧饱和度（ScvO$_2$）≥70%；脊髓损伤、药物过敏、重度感染均可引起血管扩张性（分布性）休克，可考虑使用血管活性药物弥补血管张力的丢失,如肾上腺素、去甲肾上腺素或多巴胺等;在脓毒症、心脏功能障碍或心肌梗死时,可应用多巴酚丁胺。

(七)其他治疗

在积极抗休克治疗同时,要注意预防应激性溃疡、控制血糖、纠正酸碱平衡失调和电解质紊乱、监测凝血功能防治急性创伤性凝血病、使用保温毯防止低体温,在现场救治时应重视镇痛治疗和心理干预。

关于失血性休克救治措施的最佳实施时机,在表1-3中详细列出。

表1-3　失血性休克救治措施实施时机规划表

序号	救治技术措施	伤后最佳实施时机
1	控制外部出血(止血带、敷料或止血敷料、骨盆固定带、Foley 导管等)	10 分钟内
2	保持呼吸道通畅,控制张力性气胸(减压排气针、胸廓造口术)	10 分钟内
3	早期控制低体温(保温毯)	10 分钟内
4	检伤,快速判断休克以及需要大量输血的患者(血流动力学、组织灌注、凝血功能指标),寻找出血的原因(超声、X 线、CT)	30 分钟内
5	开放气道,给氧,维持动脉血氧饱和度 >92%	30 分钟内
6	诊断和处理张力性气胸	30 分钟内
7	控制明显的出血,评估是否存在隐匿性出血	30 分钟内
8	评估循环,考虑是否存在心脏压塞	30 分钟内
9	控制低体温、酸中毒(输液加温装置、加热毯、碳酸氢钠)	30 分钟内
10	低压复苏:反复给予温暖的 250ml 乳酸林格液,保持患者意识恢复、桡动脉可触及、收缩压 80~90mmHg 或平均动脉压 50~60mmHg,直到手术;创伤性脑损伤者维持收缩压 >100mmHg 或平均动脉压 >80mmHg。给予血管升压药物如多巴胺、去甲肾上腺素、去氧肾上腺素	30 分钟内
11	非失血性休克:选择晶体液复苏,于 1 小时内复苏至平均动脉压 >60mmHg、尿量为 $0.5ml/(kg \cdot h)$、SaO_2 >92%;对于血管分布性休克,可考虑添加血管加压药物弥补血管张力的丢失,如去甲肾上腺素 50~300μg/min,或多巴胺 2~10μg/(kg·min);在脓毒症、心脏功能障碍或心肌梗死时,可应用多巴酚丁胺	30 分钟内
12	止血复苏:10 分钟内给予氨甲环酸 1g,然后 1g 维持 8 小时;提倡输新鲜全血,或 1:1:1 输入红细胞、血浆和血小板;应用血小板和含纤维蛋白原制品(浓缩纤维蛋白原和冷沉淀)维持血小板计数高于 $50 \times 10^9/L$(创伤性脑损伤高于 $100 \times 10^9/L$)、纤维蛋白原高于 1.5g/L;适当应用重组 FⅧa;应用血栓弹力图进行监测	30 分钟内
13	高级生命支持:处理创伤性脑损伤、呼吸窘迫,监测心血管系统、肾功能和电解质、凝血功能	30 分钟内
14	损伤控制手术,控制出血和感染	2 小时内
15	血管造影栓塞术,处理包括肝、脾、骨盆或胸部等位置的出血	2 小时内
16	确定性手术和损伤修复	6~48 小时
17	确定性手术后复苏:收缩压 >120mmHg,平均动脉压 >70mmHg;尿量 >0.5ml/(kg·h),约 30ml/h;纠正酸中毒	6~48 小时

第十章
创伤性凝血病

重点：创伤性凝血病的救治原则。
难点：创伤性凝血病发病机制。

创伤后易发生凝血功能紊乱，而且创伤后凝血功能紊乱同创伤后多器官功能衰竭、创伤后肾功能损伤、创伤后急性呼吸窘迫综合征等密切相关。创伤后凝血功能紊乱是多因素事件，很多原因都可以引起创伤后凝血功能紊乱的发生，统称为创伤性凝血病。凝血病在严重创伤患者中非常普遍，与低体温、酸中毒合称为"致死性三联征"，具有很高的病死率。因此，尽早诊断和积极处理凝血病有助于更好地控制出血，也是降低创伤死亡率的关键。

创伤性凝血病表现为凝血酶原时间（prothrombin time，PT）和活化部分凝血活酶时间（activated partial thromboplastin，APTT）延长、血小板计数（platelet count，PLT）和纤维蛋白原水平降低等。长期以来，人们一直认为凝血病是在患者入院接受大量液体复苏后才发生，并将其归因于凝血因子的丢失、消耗和稀释，以及由酸中毒和低体温导致的凝血因子功能障碍。而事实上，凝血病在创伤的极早期、接受大量液体治疗之前就可以发生，并且和预后密切相关。对于入院时已发生凝血病的创伤患者，其ICU和总的住院时间延长，且更容易发生急性肺损伤、急性肾损伤和多脏器功能衰竭。

一、发病机制

目前认为急性创伤性凝血病是多种因素共同作用的结果，涉及损伤严重程度、失血、凝血底物消耗、纤溶、低体温、低钙血症、酸中毒、机体对创伤及后续治疗的反应等。

二、治疗原则

（一）早期识别和进行有效的监测

创伤性凝血病在严重创伤患者中具有很高的发生率，并且与预后密切相关，应该在早期就注重高危因素的识别，特别是对损伤严重、重型颅脑损伤、休克、活动性大出血、预期会接受大量输血的患者。常规进行凝血和纤溶等相关指标的监测，包括血PT、APTT、凝血酶时间（thrombin time，TT）、纤维蛋白原、血小板计数、D-二聚体、纤维蛋白降解产物（fibrinogen degra-dation products，FDP）等，根据病情必要时每2～4小时重复检测。同时应注意体温和酸中毒的监测。通常的血小板计数和纤维蛋白原检测只提供数值，并不能反映它们的功能状况，血栓弹力图能够反映全血的凝血和纤溶水平，是比较理想的方法。

（二）早期积极防治凝血病，提高创伤救治效果

随着对创伤性凝血病认识的加深，近年来提出了"损伤控制复苏（damage control

resuscitation，DCR）"的概念。DCR 的主要内容包括：①允许性低血压复苏；②识别和预防低体温；③纠正酸中毒；④早期立即纠正凝血病。其和 DCS 的关键区别是将凝血病的防治提高到非常重要的位置，强调在创伤早期、实施 DCS 的同时就应该积极采取措施来纠治凝血病。

1. 积极处理原发创伤，控制活动性出血，避免继续失血而加重休克、酸中毒和血液稀释。要积极采取各种辅助检查手段，按照标准的创伤评估方案，尽快确定出血部位。对外出血可使用局部加压包扎、填塞压迫、使用止血带、必要时结扎血管等方法止血。活动性内出血应尽快行血管介入或手术止血，切不可一味地为等待血流动力学稳定而丧失手术机会。临床医师必须牢记，在严重创伤大出血的急性期，尽快有效的止血是关键。此时必须打破常规思维，对危及生命的出血应当机立断地采取一些极端措施，如对颅底出血进行填塞、钳夹主动脉等，以实现止血的目的，才有可能挽救患者的生命。

2. 实施恰当的休克复苏措施 休克是急性创伤性凝血病发生的关键诱因，要及时纠正。对于活动性出血，在实施确定性手术止血之前进行"允许性低血压"的液体复苏，可以明显减少失血量和并发症的发生，提高救治成功率。但合并颅脑和脊髓损伤、缺血性心脏病或伤后时间过长者应该除外。

3. 注意体温监测，防治低体温 要从现场复苏开始就给予高度关注，其中控制和减少出血是关键。还要去除患者身上潮湿的衣物，减少非损伤部位的暴露，使用毛毯、加热毯或睡袋包裹患者，转运的交通工具、急诊室、手术室和 ICU 室内要保温，对液体或血液制品使用前进行加热，使用简易输液加热器，也可通过专门的动静脉转流体外加温装置实现快速复温。

4. 早期积极补充凝血底物 对于创伤大出血的患者应尽早输入血浆，建议在输首剂红细胞的同时就给予。为减少血浆冻融和交叉配血耗费的时间，建议在医院或创伤中心储存融化的通用型 AB 型血浆，以保证严重创伤患者到达后立即就能输注。与成分输血相比，新鲜全血含有更多的凝血因子、血小板、红细胞，能更有效地纠正贫血和改善凝血功能。但在地方医院应用的意义有待进一步评估。

5. 早期恰当使用止血药物 氨甲环酸（反 -4- 氨基甲基环己烷甲酸，TXA）合成的赖氨酸类似物，是纤溶酶原的竞争性抑制剂。创伤出血激活机体促凝血功能的同时，纤溶功能也相应被激活，TXA 可抑制这种纤溶酶的作用，此时抑制纤溶，也就是增强了凝血，减少出血，降低凝血因子的进一步消耗，改善预后。对于出血或存在大出血风险的患者，尽早在受伤 3 小时内使用氨甲环酸，首剂 1g 负荷剂量（给药时间≥10 分钟），后续 1g 输注，持续 8 小时。

6. 警惕创伤急性期凝血病后继发的高凝状态和血栓形成 早期的一项研究发现，入院时存在凝血病是创伤患者发生静脉血栓的独立预测因子，因而必须高度关注此类患者后期并发静脉血栓和肺栓塞的危险。

第二篇 ▶

急诊内科救治

第一章
高血压急症

高血压急症（hypertensive emergencies，HE）是急诊医生经常面对的急危重症之一，由于病因复杂且病理生理变化多端，导致临床救治困难重重。高血压急症是一组以急性血压升高，伴有靶器官损伤，或原有功能受损进行性加重为特征的一组临床综合征。与以往定义相比，2019 年欧洲心脏病学会高血压指南用血压的突然、快速升高及所导致的调节机制失常来定义高血压急症，比使用特定的血压阈值进行定义要更加准确；但需要注意，若收缩压（SBP）≥220mmHg 和 / 或舒张压（DBP）≥140mmHg，则无论有无症状都应视为高血压急症；某些患者既往血压增高已造成相应靶器官损伤，未接受系统的降压 / 器官保护治疗，或降压治疗不充分，就诊时血压虽未显著升高，但检查明确提示已经并发急性肺水肿、主动脉夹层、心肌梗死或急性脑卒中者，也应被视为高血压急症。

一、病因和发病机制

高血压急症以动脉血压快速和显著升高，小动脉痉挛、坏死及继发性组织损伤为主要特点，有多种复杂的神经体液及内分泌因素参与其中，且几种不同的病理生理改变在疾病的进展过程中相互促进，形成恶性循环。在应激因素（严重精神创伤、情绪过于激动等）、神经反射异常、内分泌激素水平异常等诱因的作用下，交感神经张力亢进和缩血管活性物质（如肾素、血管紧张素Ⅱ等）激活并释放增加，诱发短期内血压急剧升高；与此同时，全身小动脉痉挛导致压力性多尿和循环血容量减少，反射性引起缩血管活性物质激活导致进一步的血管收缩和炎症因子[如白细胞介素 -6（IL-6）]的产生，使相应的病理性损伤进一步加重；升高的血压导致内皮受损，小动脉纤维素样坏死，引发缺血、血管活性物质的进一步释放，形成病理损伤的恶性循环；此外，由于肾素 - 血管紧张素系统（renin-angiotensin system，RAS）、压力性利钠作用等因素的综合作用，导致终末器官灌注减少和功能损伤，最终诱发心、脑、肾等重要脏器缺血，导致高血压急症的靶器官功能损伤。需要指出的是，妊娠期妇女或某些急性肾小球肾炎患者，尤其是儿童，发生高血压急症时血压升高可能并不显著，但靶器官损伤更加严重。

二、临床表现及并发症

1. 常见临床表现　高血压急症常见临床表现包括：短时间内血压急剧升高，同时出现明显的头痛、头晕、眩晕、视物模糊与视力障碍、烦躁、胸痛、心悸、呼吸困难等表现，此外还可能出现一些不典型的临床表现，如胃肠道症状（腹痛、恶心、厌食等）（表2-1）。一些非靶器官损伤症状如自主神经功能紊乱等容易被误判为靶器官损伤，需要注意区分。

表 2-1　高血压急症临床表现

疾病名称	临床表现
急性冠脉综合征	急性胸痛、胸闷、放射性肩背痛、咽部紧缩感、烦躁、大汗、心悸、心电图有缺血表现
急性心力衰竭	呼吸困难、发绀、咳粉红泡沫痰、肺部啰音、心脏扩大、心率增快、奔马律等
急性脑卒中	脑梗死：失语、面舌瘫、偏身感觉障碍、肢体瘫痪、意识障碍、癫痫样发作 脑出血：头痛、喷射样呕吐、不同程度意识障碍、偏瘫、失语，以及上述表现可进行性加重 蛛网膜下腔出血：剧烈头痛、恶心、呕吐、颈背部痛、意识障碍、抽搐、偏瘫、失语、脑膜刺激征
高血压脑病	血压显著升高并伴有嗜睡、昏迷、癫痫发作和皮质盲
急性主动脉夹层	撕裂样胸背部痛（波及血管范围不同差异显著），双侧上肢血压测量值不一致
子痫前期和子痫	从妊娠 20 周到分娩第一周期间出现血压高、蛋白尿、水肿，可伴神经系统症状如抽搐、昏迷等

2. 嗜铬细胞瘤　临床表现为阵发性或持续性血压升高伴"心动过速、头痛、多汗"三联征，并可伴有糖、脂代谢异常。发生嗜铬细胞瘤危象时，大量儿茶酚胺释放入血，导致血压急剧升高，出现心、脑、肾等脏器功能损伤，甚至危及生命。

3. 交感神经反应亢进　由于各种原因所导致的交感神经兴奋性增强，而引起效应器官表现出的一系列综合症状。其中苯丙胺类药物中毒（如安非他命）、拟交感神经药物或可卡因中毒而引起的高血压急症在急诊均可能遇到。

三、实验室检查

常规检查项目包括血常规、尿常规、血液生化、凝血功能、D-二聚体、血气分析和心电图，还可进一步完善心肌损伤标志物、脑钠肽等项目。需要指出的是，对患者靶器官损伤的评估应动态进行，必要时复查相关项目。

四、影像学检查

影像学检查包括胸部 X 线、超声心动图、头颅 CT/MRI、胸部 / 腹部 CT、血管造影术等。

五、严重程度评估

1. 评估　可以从以下三个方面对高血压急症的严重程度进行评估：①通过了解基础血压可以反映血压急性升高的程度，以评估对脏器损伤存在的风险；②急性血压升高的速度和持续时间与病情严重程度相关，血压缓慢升高和 / 或持续时间短则严重性较轻，反之则较重；③影响短期预后的脏器损伤表现，包括肺水肿、胸痛、抽搐及神经系统功能障碍等。

2. 整体评价流程　高血压急症治疗前必须关注血压急性升高导致的关键靶器官损伤范围与程度，更重要的是，及时发现并识别已经出现的靶器官损伤和正在发生的靶器官损伤。

六、治疗

(一)治疗原则

高血压急症早期治疗原则是减少血压过高对靶器官的持续损伤,同时避免降压过快导致脏器灌注不足,积极寻找血压升高的诱因并尽快纠正。所有高血压急症都应当给予起效快、可控性强的静脉降压药物,根据不同疾病的特点单用一种或者联合使用静脉降压药物进行快速而又平稳的降压,最终达到目标血压。

(二)控制性降压

高血压急症早期降压原则:①初始阶段(1小时内)血压控制目标为平均动脉压(MAP)的降低幅度不超过治疗前水平的25%;②在随后的2~6小时将血压降至较安全水平,一般为160/100mmHg左右,但需根据不同疾病的降压目标和降压速度进行后续的血压管理;③当病情稳定后,24~48h血压逐渐降至正常水平。

(三)治疗高血压急症的静脉用药

1. 硝普钠(sodium nitroprusside)　同时直接扩张静脉和动脉,降低前、后负荷。开始以10μg/min静脉滴注,逐渐增加剂量以达到降压作用,一般临床常用最大剂量为200μg/min。使用硝普钠必须密切监测血压,根据血压水平仔细调节滴注速率。停止滴注后,作用仅维持3~5分钟。硝普钠可用于各种高血压急症。在通常剂量下不良反应轻微,有恶心、呕吐、肌肉颤动。硝普钠在体内红细胞中代谢产生氰化物,长期或大剂量使用应注意可能发生硫氰酸中毒,尤其在肾功能损害者更容易发生。

2. 硝酸甘油(nitroglycerin)　扩张静脉和选择性扩张冠状动脉与大动脉,降低动脉压作用不及硝普钠。开始时以5~10μg/min速率静脉滴注。降压起效迅速,停药后数分钟作用消失,可用至100~200μg/min。硝酸甘油主要用于高血压急症伴急性心力衰竭或急性冠脉综合征。不良反应有心动过速、面部潮红、头痛和呕吐等。

3. 尼卡地平(nicardipine)　二氢吡啶类钙通道阻滞剂,作用迅速,持续时间较短,降压同时改善脑血流量。开始时以0.5μg/(kg·min)静脉滴注,可逐步增加剂量到10μg/(kg·min)。主要用于高血压急症合并急性脑血管病或其他高血压急症。不良反应有心动过速、面部潮红等。

4. 拉贝洛尔(labetalol)　兼有α受体拮抗作用的β受体拮抗剂,起效较迅速(5~10分钟),持续时间较长(3~6小时)。开始时缓慢静脉注射20~100mg,以0.5~2mg/min的速度静脉滴注,24小时总剂量不超过300mg。拉贝洛尔主要用于高血压急症合并妊娠或肾功能不全患者。不良反应有头晕、直立性低血压、心脏传导阻滞等。

5. 乌拉地尔　α受体拮抗剂,兼有中枢5-羟色胺激动作用,首剂12.5~25mg随后5~40mg/h静脉输注。常见不良反应是低血压及头痛、眩晕。

七、预防

1. 胸怀开阔,精神乐观,注意劳逸结合,积极参加文体活动,脑力劳动者坚持做一定的体力活动等,有利于维持神经内分泌系统的正常功能;不吸烟,少吃盐,避免发胖等都对预防本病有积极意义。

2. 开展高血压知识的普及教育,在公共场所提供免费的血压测量,以早期和及时发现血压增高。

3. 鼓励个人(尤其有高血压或心脑血管疾病家族史者)和集体定期体格检查测量血压。

第二章
急性呼吸衰竭

重点：急性呼吸衰竭的病因、临床表现、诊断标准和治疗原则。
难点：低氧血症和高碳酸血症的发病机制。

一、病因

呼吸系统疾病如严重呼吸系统感染、急性呼吸道阻塞性病变、重度或危重哮喘、各种原因引起的急性肺水肿、肺血管疾病、胸廓外伤或手术损伤、自发性气胸和急剧增加的胸腔积液，导致肺通气或 / 和换气障碍；急性颅内感染、颅脑损伤、脑血管病变（脑出血、脑梗死）等直接或间接抑制呼吸中枢；脊髓灰质炎、重症肌无力、有机磷中毒及颈椎外伤等可损伤神经 - 肌肉传导系统，引起通气不足。上述各种原因均可造成急性呼吸衰竭。

二、分类

临床最常用的是按照动脉血气进行分类。

1. Ⅰ型呼吸衰竭 即低氧性呼吸衰竭，血气分析特点是 $PaO_2 < 60mmHg$，动脉血二氧化碳分压（$PaCO_2$）降低或正常。主要见于肺换气功能障碍（通气血流比例失调、弥散功能损害、肺动 - 静脉分流等），如严重肺部感染性疾病、间质性肺疾病、急性肺栓塞等。

2. Ⅱ型呼吸衰竭 即高碳酸血症性呼吸衰竭，血气分析特点是 $PaO_2 < 60mmHg$，同时伴有 $PaCO_2 > 50mmHg$。系肺泡通气不足所致。单纯通气不足，低氧血症和高碳酸血症的程度是平行的，若伴有换气功能障碍，则低氧血症更为严重，如慢阻肺。

三、病理生理

低氧血症和高碳酸血症的发生机制。

各种病因通过肺通气不足、弥散障碍、通气血流比例失调、肺内动 - 静脉解剖分流增加、氧耗量增加五个主要机制，使通气和 / 或换气过程发生障碍，导致呼吸衰竭。临床上单一机制引起的呼吸衰竭很少见，往往是多种机制并存或随着病情的发展先后参与发挥作用。

1. 肺通气不足 正常成人在静息状态下有效肺泡通气量约为 4L/min 才能维持正常的肺泡动脉氧分压（PaO_2）和肺泡 $PaCO_2$。肺泡通气量减少会引起 PaO_2 下降和 $PaCO_2$ 上升，从而发生缺氧和 CO_2 潴留。

2. 弥散障碍 系指 O_2、CO_2 等气体通过肺泡膜进行交换的物理弥散过程发生障碍。气体弥散的速度取决于肺泡膜两侧气体分压差、气体弥散系数、肺泡膜的弥散面积、厚度和通透性，同时气体弥散量还受血液与肺泡接触时间以及心排血量、血红蛋白含量、通气血流比例的影响。静息状态时,流经肺泡壁毛细血管的血液与肺泡的接触时间约为 0.72 秒,而 O_2 完成气体交换的时间为 0.25～0.3 秒,CO_2 则只需 0.13 秒,并且 O_2 的弥散能力仅为 CO_2 的 1/20,故弥散障碍时常以低氧血症为主。

3. 通气血流比例失调　血液流经肺泡时能否保证血液动脉化,即得到充足的 O_2 并充分排出 CO_2,除需有正常的肺通气功能和良好的肺泡膜弥散功能外,还取决于肺泡通气量与血流量之间的正常比例。正常成人静息状态下,通气血流比例约为 0.8。肺泡通气血流比例失调有两种主要形式:①部分肺泡通气不足:肺部病变如肺泡萎陷、肺炎、肺不张、肺水肿等引起病变部位的肺泡通气不足,通气血流比例变小,部分未经氧合或未经充分氧合的静脉血(肺动脉血)通过肺泡的毛细血管或短路流入动脉血(肺静脉)中,故又称肺动-静脉样分流或功能性分流;②部分肺泡血流不足:肺血管病变如肺栓塞引起栓塞部位血流减少,通气血流比例增大,肺泡通气不能被充分利用,又称为无效腔样通气。通气血流比例失调通常仅导致低氧血症,而无 CO_2 潴留。

4. 肺内动-静脉解剖分流增加　肺动脉内的静脉血未经氧合直接流入肺静脉,导致 PaO_2 降低,是通气血流比例失调的特例,常见于肺动-静脉瘘。这种情况下,提高吸氧浓度并不能提高分流静脉血的血氧分压。分流量越大,吸氧后提高动脉血氧分压的效果越差,若分流量超过 30%,吸氧并不能明显提高 PaO_2。

5. 氧耗量增加　发热、寒战、呼吸困难和抽搐均增加氧耗量。寒战时耗氧量可达 500ml/min;严重哮喘时,呼吸肌做功增加,氧耗量可达正常的十几倍。氧耗量增加导致肺泡氧分压下降时,正常人可通过增加通气量来防止缺氧的发生。所以,若氧耗量增加的患者同时伴有通气功能障碍,则会出现严重的低氧血症。

四、临床表现

急性呼吸衰竭的临床表现主要是低氧血症所致的呼吸困难和多脏器功能障碍。

(一)呼吸困难

呼吸困难是呼吸衰竭最早出现的症状。多数患者有明显的呼吸困难,可表现为频率、节律和幅度的改变。较早表现为呼吸频率增快,病情加重时出现呼吸困难,辅助呼吸肌活动加强,如三凹征。中枢性疾病或中枢神经抑制性药物所致的呼吸衰竭,表现为呼吸节律改变,如潮式呼吸、比奥呼吸等。

(二)发绀

缺氧的典型体征。当动脉血氧饱和度低于 90% 时,可在血流量较大的口唇、指/趾甲出现发绀;另应注意红细胞增多者发绀更明显,而贫血者则发绀不明显或不出现。严重休克末梢循环差的患者,即使 PaO_2 正常,也可出现发绀。发绀还受皮肤色素及心功能的影响。所以要综合判断患者缺氧和组织灌流是否充分。

(三)精神神经症状

急性呼吸衰竭的精神症状较慢性为明显,急性缺氧可出现精神错乱、躁狂、昏迷、抽搐等症状。慢性缺氧多有智力或定向功能障碍。

高碳酸血症出现中枢抑制之前的兴奋状态,如失眠、烦躁、躁动,但此时切忌用镇静或安眠药,以免加重病情,发生"肺性脑病",pH 对精神症状有重要影响,急性高碳酸血症,pH < 7.3 时,大多数患者会出现精神症状,严重者可出现腱反射减弱或消失,锥体束征阳性等。但严重肺泡通气不足的患者在短期经过机械通气后低 pH 可能出现迅速逆转,大于 7.5

甚至更高，也会诱发惊厥。

（四）循环系统症状

严重缺氧和高碳酸血症可加快心率，增加心排血量，升高血压。肺循环血管收缩引起肺动脉高压，可因右心衰竭伴有体循环淤血体征。高碳酸血症使外周体表静脉充盈，皮肤红润、温暖多汗、血氧升高、每搏输出量增多而致脉搏洪大；脑血管扩张，产生搏动性头痛。由于严重缺氧、酸中毒引起心肌损伤，出现周围循环衰竭、血压下降、心律失常、心脏停搏。

（五）消化和泌尿系统症状

严重呼吸衰竭可明显影响肝肾功能，部分病例可出现丙氨酸转氨酶与血尿素氮升高，个别病例尿中可出现蛋白、红细胞和管型。重度缺氧和高碳酸血症常发生胃肠道黏膜充血、水肿、糜烂渗血或应激性溃疡引起上消化道出血。临床上常预防性使用胃肠制酸剂和胃黏膜保护剂减少消化系统并发症的发生。

五、诊断

除原发疾病和低氧血症及 CO_2 潴留导致的临床表现外，其诊断主要依靠血气分析。而结合肺功能、胸部影像学和纤维支气管镜等检查对于明确呼吸衰竭的原因至为重要。

1. 动脉血气分析 能客观反映急性呼吸衰竭的性质及其程度，并在指导氧疗、呼吸兴奋剂应用和机械通气各种参数的调节，以及纠正酸碱失衡和电解质紊乱等方面均有重要价值，动脉血气分析为必备检测项目。

急性呼吸衰竭患者，当 $PaCO_2$ 升高、pH 正常时，称为代偿性呼吸性酸中毒；若 $PaCO_2$ 升高、pH < 7.35，则称为失代偿性呼吸性酸中毒。需要指出，由于血气受年龄、海拔高度、氧疗等多种因素影响，具体分析时一定要结合临床情况。

2. 肺功能检测 尽管在某些重症患者，肺功能检测受到限制，但能通过肺功能判断通气功能障碍的性质（阻塞性、限制性或混合性）及是否合并换气功能障碍，并对通气和换气功能障碍的严重程度进行判断。呼吸肌功能测试能够提示呼吸肌无力的原因和严重程度。

3. 胸部影像学检查 包括普通 X 线胸片、胸部 CT 和放射性核素肺通气/灌注扫描、肺血管造影及超声检查等。

4. 纤维支气管镜检查 对明确气道疾病和获取病理学证据具有重要意义。

六、治疗原则

急性呼吸衰竭的总体治疗原则是：呼吸支持，包括保持呼吸道通畅、纠正缺氧和改善通气等；急性呼吸衰竭病因和诱因的治疗；一般支持治疗以及对其他重要脏器功能的监测与支持。

（一）保持气道通畅

对任何类型的呼吸衰竭，保持气道通畅是最基本、最重要的治疗措施。气道不畅使呼吸阻力增加，呼吸功耗增多，会加重呼吸肌疲劳；气道阻塞致分泌物排出困难将加重感染，同时也可能发生肺不张，使气体交换面积减少；气道如发生急性完全阻塞，会发生窒息，短时间内致患者死亡。

保持气道通畅的方法主要有：①若患者昏迷，应使其处于仰卧位，头后仰，托起下颌并将口打开；②清除气道内分泌物及异物；③若以上方法不能奏效，必要时应建立人工气道。人工气道的建立一般有三种方法，即简便人工气道、气管插管及气管切开，后两者属气管内导管。简便人工气道主要有口咽通气道、鼻咽通气道和喉罩,是气管内导管的临时替代方式,在病情危重不具备插管条件时应用,待病情允许后再行气管插管或气管切开。气管内导管是重建呼吸通道最可靠的方法。

若患者有支气管痉挛,需积极使用支气管扩张药物,可选用肾上腺素受体激动剂、抗胆碱药、糖皮质激素或茶碱类药物等。在急性呼吸衰竭时,主要经静脉给药。

(二)氧疗

不管是何种方式的氧疗,目的是纠正组织缺氧状态,而临床上最低目标是氧分压大于60mmHg,或氧饱和度大于90%。值得注意的是过高的氧分压时间长了会有不良反应,包括氧中毒等。通气与血流比例失调的患者吸低浓度氧能纠正缺氧。弥散功能障碍的患者,如肺间质纤维化,因二氧化碳的弥散能力是氧的约20倍,故应吸入较高氧浓度(>35%~45%)才能加大肺泡膜两侧氧分压差,进而增强氧的弥散能力改善缺氧。由于肺炎实变、肺水肿和肺不张所致的肺内静脉血分流量>30%,吸纯氧亦难以纠正缺氧,故需增加外源性呼气末正压通气(positive end-expi- ration pressure,PEEP),使肺泡扩张。

1. 鼻导管或鼻塞吸氧　主要优点为简单、方便,不影响患者咳痰、进食;缺点为氧浓度不恒定,易受患者呼吸的影响。高流量时对局部鼻黏膜有刺激,氧流量不能大于6L/min。吸入氧浓度与氧流量的关系:吸入氧浓度(%)=21+4×氧流量(L/min)。

2. 面罩　主要包括简单面罩、带储气囊无重复呼吸面罩和文丘里面罩。主要优点为吸氧浓度相对稳定,可按需调节,且对鼻黏膜刺激小;缺点为在一定程度上影响患者咳痰、进食。

(三)正压机械通气与体外膜肺氧合

当机体出现严重的通气和/或换气功能障碍时,以人工辅助通气装置(有创或无创正压呼吸机)来改善通气和/或换气功能,即为正压机械通气。机械通气能维持必要的肺泡通气量,降低$PaCO_2$;改善肺的气体交换效能;使呼吸肌得以休息,有利于恢复呼吸肌功能。正压机械通气可分为经气管插管进行的有创正压通气及经鼻/面罩进行的无创正压通气(non-invasive positive pressure ventilation,NIPPV)。

气管插管的指征因病而异。当通过常规氧疗或NIPPV不能维持满意通气及氧合,或呼吸道分泌物增多,咳嗽和吞咽反射明显减弱甚至消失时,应行气管插管使用机械通气。机械通气过程中应根据血气分析和临床资料调整呼吸机参数。机械通气的主要并发症包括:通气过度,造成呼吸性碱中毒;通气不足,加重原有的呼吸性酸中毒和低氧血症;血压下降、心排血量下降、脉搏增快等循环功能障碍;气道压力过高或潮气量过大导致气压伤,如气胸、纵隔气肿或间质性肺气肿;人工气道长期存在可并发呼吸机相关性肺炎(ventilator-associated pneumonia,VAP)。

无创正压通气无须建立有创人工气道,简便易行,与机械通气相关的严重并发症发生率低。但患者应具备以下基本条件:①清醒能够合作;②血流动力学稳定;③不需要气管插管保护(即患者无误吸、严重消化道出血、气道分泌物过多且排痰不利等情况);④无影响使用鼻/面罩的面部创伤;⑤能够耐受鼻/面罩。

体外膜肺氧合(extracorporeal membrane oxygenation,ECMO)是体外生命支持技术中的一种,通过将患者静脉血引出体外后经氧合器进行充分的气体交换,然后再输入患者体内。按照治疗方式和目的,ECMO可分为静脉-静脉方式ECMO(VV-ECMO)和静脉-动脉方式ECMO(VA-ECMO)两种。VV-ECMO是指将经过体外氧合后的静脉血重新输回静脉,因此仅用于呼吸功能支持；而 VA-ECMO 是指将经过体外氧合后的静脉血输至动脉，因减少了回心血量，VA-ECMO 可以同时起到呼吸和心脏功能支持的目的。因此，ECMO 是严重呼吸衰竭的终极呼吸支持方式，主要目的是部分或全部替代心肺功能，让其充分休息，减少呼吸机相关性肺损伤的发生，为原发病的治疗争取更多的时间。

（四）病因治疗

如前所述，引起急性呼吸衰竭的原发疾病多种多样，在解决呼吸衰竭本身所致危害的前提下，明确并针对不同病因采取适当的治疗措施十分必要，是治疗呼吸衰竭的根本所在。

（五）一般支持疗法

电解质紊乱和酸碱平衡失调的存在，可以进一步加重呼吸系统乃至其他系统脏器的功能障碍并干扰呼吸衰竭的治疗效果，因此应及时加以纠正。加强液体管理，防止血容量不足和液体负荷过大，保证血细胞比容（HCT）在一定水平，对于维持氧输送能力和防止肺水过多具有重要意义。呼吸衰竭患者由于摄入不足或代谢失衡，往往存在营养不良，需保证充足的营养及热量供给。

呼吸兴奋剂是改善通气的一类传统药物，由于正压通气的广泛应用，呼吸兴奋剂的应用不断减少。常用的药物有尼可刹米和洛贝林，用量过大可引起不良反应。近年来这两种药物几乎已被淘汰，取而代之的有多沙普仑，该药对于镇静催眠药过量引起的呼吸抑制和慢阻肺并发急性呼吸衰竭者均有显著的呼吸兴奋效果。使用原则：①必须保持气道通畅，否则会促发呼吸肌疲劳，加重 CO_2 潴留；②脑缺氧、脑水肿未纠正而出现频繁抽搐者慎用；③患者的呼吸肌功能基本正常；④不可突然停药。主要适用于以中枢抑制为主、通气量不足引起的呼吸衰竭，不宜用于以肺换气功能障碍为主所致的呼吸衰竭。

（六）其他重要脏器功能的监测与支持

呼吸衰竭往往会累及其他重要脏器，因此应及时将重症患者转入 ICU，加强对重要脏器功能的监测与支持，预防和治疗肺动脉高压、肺源性心脏病、肺性脑病、肾功能不全、消化道功能障碍和弥散性血管内凝血（disseminated intravascular coagulation，DIC）等。

第三章

急性心力衰竭

重点：急性心力衰竭的病因、临床表现、Killip 分级、急救措施。

难点：急性心力衰竭的非药物治疗方法。

急性心力衰竭（acute heart failure，AHF）临床上以急性左心衰竭最为常见。急性左心衰竭指急性发作或加重的左心功能不全所致的心肌收缩力明显降低、心脏负荷加重，造成急性心排血量骤降、肺循环压力突然升高、周围循环阻力增加，引起肺循环充血而出现急性肺淤血、肺水肿并可伴组织器官灌注不足和心源性休克的临床综合征。急性右心衰竭是指某些原因使右心室心肌收缩力急剧下降或右心室的前后负荷突然加重，从而引起右心排血量急剧减低的临床综合征。急性心衰可以突然起病或在原有慢性心衰基础上急性加重，大多数为收缩性心衰，也可以为舒张性心衰，发病前多数患者患有器质性心血管疾病。

一、病因

（一）急性左心衰竭的常见病因

1. 慢性心衰急性加重。

2. 急性弥漫性心肌损害引起心肌收缩无力，如急性心肌梗死、急性重症心肌炎、药物所致的心肌损伤或坏死、围产期心肌病。

3. 急性血流动力学障碍

（1）急起的心脏容量负荷加重：如外伤、急性心肌梗死或感染性心内膜炎引起的瓣膜损害、腱索断裂，心室乳头肌功能不全，室间隔穿孔，主动脉窦动脉瘤破裂，人工瓣膜的急性损害以及过快或过多静脉输血或输入含钠液体。

（2）高血压危象。

（3）急性起病的机械性阻塞引起心脏压力负荷加重，排血受阻，如重度主动脉瓣或二尖瓣狭窄、心室流出道梗阻、心房内血栓或黏液瘤嵌顿。

（4）主动脉夹层。

（5）急性起病的心室舒张受限制，如急性大量心包积液或积血、心脏压塞；快速的异位心律等。

（6）严重的心律失常如室颤和其他严重的室性心律失常、心动过缓等，使心脏暂停排血或排血量显著减少。

（二）急性右心衰竭的病因

急性右心衰竭多见于右心室梗死、急性大块肺栓塞和右侧心瓣膜病。

二、严重程度分类

Killip 分级适用于评价急性心肌梗死时心力衰竭的严重程度。

Ⅰ级：无心力衰竭的临床症状与体征。

Ⅱ级：有心力衰竭的症状和体征。肺部 50% 以下肺野湿啰音，心脏第三心音奔马律。

Ⅲ级：严重的心力衰竭临床症状与体征。严重肺水肿，肺部 50% 以上肺野湿啰音。

Ⅳ级：心源性休克。

三、临床表现

急性心力衰竭表现为迅速发生或加重的心衰症状和体征。多发生在慢性心衰的基础上或以急性起病（如急性心肌梗死、急性心肌炎），前者常有诱因。急性发作过程为数天（周）内逐渐加重，也可在数分钟（小时）内突然呈现。

（一）急性肺水肿

为急性左心衰竭最常见的表现。典型发作为突然、严重气急，每分钟呼吸可达 30～40 次，端坐呼吸、频繁咳嗽、面色灰白、口唇青紫、大汗、常咳泡沫样痰，严重者可从口腔和鼻腔内涌出大量粉红色泡沫液。发作时心率、脉搏增快，血压在起始时可升高，如病情未得到有效缓解，血压可持续下降至休克。听诊时两肺可闻及广泛的湿啰音和 / 或哮鸣音。心尖部可听到奔马律，但常被肺部湿啰音掩盖。X 线片可见早期间质水肿时，上肺静脉充盈，肺门血管影模糊，小叶间隔增厚；肺水肿时典型蝴蝶形大片阴影由肺门向周围扩展；严重肺水肿时，为弥漫满肺的大片阴影。

（二）休克

由于心脏排血功能低下导致心排血量不足而引起的休克，称为心源性休克（cardiogenic shock）。主要表现为持续性低血压，收缩压降至 90mmHg 以下持续时间 30 分钟以上，肺毛细血管楔压（PCWP）> 18mmHg，心脏指数（cardiac index，CI）< 2.2L/（min·m²），伴组织低灌注状态，如皮肤湿冷、苍白和发绀，尿量显著减少，意识障碍，代谢性酸中毒。

（三）晕厥

心脏本身排血功能减退，心排血量减少引起脑部缺血、发生短暂的意识丧失，称为心源性晕厥（cardiogenic syncope）。发作大多短暂，发作后意识常立即恢复。如晕厥不及时恢复可出现四肢抽搐、呼吸暂停、发绀等表现，称为阿 - 斯综合征（Adams-Stokes syndrome）。主要见于急性心脏排血受阻或严重心律失常。

（四）心搏骤停

四、诊断与鉴别诊断

根据患者病史、症状和体征、相关检查结果（包括血氧饱和度测定、动脉血气分析、心电图、胸部 X 线检查，有条件可做心脏超声检查）作出初步诊断。进一步诊断可依据 BNP 和 NT-proBNP 测定的水平。如 BNP < 100ng/L 或 NT-proBNP < 300ng/L，心衰可能性很小，其阴性预测值为 90%；如 BNP > 400ng/L 或 NT-proBNP > 1 500ng/L，心衰可能性很大，其阳性预测值为 90%。

急性左心衰竭应与可引起明显呼吸困难的疾病如支气管哮喘和哮喘持续状态、急性大块肺栓塞、肺炎、严重的慢性阻塞性肺疾病（chronic obstructive pulmonary diseases，COPD）

伴感染等相鉴别,还应与其他原因所致的非心源性肺水肿(如急性呼吸窘迫综合征)以及非心源性休克等疾病相鉴别。心尖部奔马律有利于肺水肿的诊断。晕厥当时如无心率明显过缓或过速、心律不齐或心跳暂停,又无引起急性心功能不全的心脏病基础,可以排除心源性晕厥。心源性休克时静脉压和心室舒张末期压升高,与其他原因引起的休克不同。

五、治疗

急性左心衰竭时的缺氧和严重呼吸困难是致命的威胁,必须尽快缓解。治疗目标:改善症状,稳定血流动力学状态,维护重要脏器功能,避免复发,改善预后。

(一)一般处理

1. 体位 半卧位或端坐位,双腿下垂,以减少下肢静脉回流。

2. 吸氧 立即高流量鼻管给氧。

3. 救治准备及监测 静脉通道开放,留置导尿管,心电监护及经皮血氧饱和度监测等。

4. 出入量管理 肺淤血、体循环淤血及水肿明显者应严格限制饮水量和静脉输液速度,对于无明显低血容量因素者的每天摄入液体量一般宜在 1 500ml 以内。保持每天出入量负平衡约 500ml,以减少水钠潴留和缓解症状。

(二)药物治疗

1. 镇静 吗啡 3~5mg 静脉注射,不仅可以使患者镇静,减少躁动所带来的额外的心脏负担,同时也具有舒张小血管的功能而减轻心脏负荷。必要时每间隔 15 分钟重复 1 次,共 2~3 次。老年患者可减量或改为肌内注射。慎用大剂量,因可促使内源性组胺释放,使外周血管扩张导致血压下降。应密切观察疗效和呼吸抑制的不良反应。伴明显和持续低血压、休克、意识障碍、COPD 等患者禁忌使用。亦可应用哌替啶 50~100mg 肌内注射。

2. 静脉注射利尿药 首选呋塞米,先静脉注射 20~40mg,继以静脉滴注 5~40mg/h,其总剂量在起初 6 小时不超过 80mg,起初 24 小时不超过 200mg。亦可应用托拉塞米 20mg 静脉注射。祥利尿药如呋塞米效果不佳、加大剂量仍未见良好反应及容量负荷过重的急性心衰患者,应加用噻嗪类和 / 或醛固酮受体拮抗药:氢氯噻嗪每次 25~50mg,2 次 /d,或螺内酯 20~40mg/d。需注意的是:①对血压偏低的患者(收缩压 <90mmHg),尤其是急性心肌梗死或主动脉狭窄引起的肺水肿应慎用,以免引起低血压或休克。严重低钾血症或酸中毒患者不宜应用,且对利尿药反应甚差;②大剂量和较长时间的应用可发生低血容量和低钾血症、低钠血症;③应用过程中应监测尿量,并根据尿量和症状的改善状况调整剂量。

3. 支气管解痉剂 一般应用氨茶碱 0.125~0.25g 以葡萄糖水稀释后静脉推注(10 分钟),4~6 小时后可重复一次;或以 0.25~0.5mg/(kg·h)静脉滴注。但此类药物不宜用于冠心病,如急性心肌梗死或不稳定型心绞痛所致的急性心衰患者,亦不可用于伴心动过速或心律失常的患者。

4. 洋地黄类药物 去乙酰毛花苷静脉给药最适合用于有快速心室率的心房颤动并心室扩大伴左心室收缩功能不全者,首剂 0.4~0.6mg,2 小时后可酌情续用 0.2~0.4mg。

(三)血管活性药物

1. 血管扩张剂 须密切监测血压变化,小剂量慢速给药并合用正性肌力药物。

(1)硝普钠:为动、静脉血管扩张剂,既减轻前负荷又降低后负荷,主要适用于严重高血压伴重度肺淤血、急性二尖瓣反流伴急性心力衰竭者。静脉注射后 2~5 分钟起效,起始剂量 0.3μg/(kg·min)静脉滴注,根据血压逐步加量。因含有氰化物,用药时间不宜连续超过 24 小时。

(2)硝酸酯类:适用于急性冠脉综合征伴心衰的患者。可扩张小静脉,降低回心血量,使左室舒张末压及肺血管压降低,患者对本药的耐受量个体差异很大,常用药物包括硝酸甘油、硝酸异山梨醇酯。后者耐药性和血压、浓度稳定性优于硝酸甘油。

(3)α 受体拮抗剂:选择性结合 α 肾上腺受体,扩张血管,降低外周阻力,减轻心脏后负荷,并降低肺毛细血管压,减轻肺水肿,也有利于改善冠状动脉供血。常用药物乌拉地尔,扩张静脉的作用大于动脉,并能降低肾血管阻力,还可激活中枢 5- 羟色胺 1A 受体,降低延髓心血管调节中枢交感神经冲动发放,且对心率无明显影响。

(4)人重组脑钠肽:奈西立肽扩张静脉和动脉,降低前、后负荷,并具有排钠利尿、抑制 RAAS 和交感神经系统、扩张血管等作用,适用于急性失代偿性心衰。

2. 正性肌力药物

(1)β 受体激动剂:小到中等剂量多巴胺可通过降低外周阻力,增加肾血流量,增加心肌收缩力和心排血量而均有利于改善症状。但大剂量可增加左心室后负荷和肺动脉压而对患者有害。多巴酚丁胺起始剂量同多巴胺,根据尿量和血流动力学监测结果调整,应注意其致心律失常的副作用。

(2)磷酸二酯酶抑制剂:米力农兼有正性肌力及降低外周血管阻力的作用,在扩血管、利尿的基础上短时间应用米力农可能取得较好的疗效。

(3)左西孟旦:是一种钙增敏剂,通过结合于心肌细胞上的肌钙蛋白 C 增强心肌收缩,并通过介导腺苷三磷酸敏感的钾通道,扩张冠状动脉和外周血管,改善顿抑心肌的功能,减轻缺血并纠正血流动力学紊乱,适用于无显著低血压或低血压倾向的急性左心衰患者。

3. 血管收缩剂 去甲肾上腺素、肾上腺素等对外周动脉有显著缩血管作用的药物,多用于正性肌力药无明显改善的心源性休克。收缩外周血管重分配血流但以增加左室后负荷为代价提高血压,保证重要脏器灌注。

(四)非药物治疗

1. 机械通气 严重者采用呼吸机无创持续气道正压呼吸或双相间歇气道正压通气给氧,增加肺泡内压,既可加强气体交换,又可对抗组织液向肺泡内渗透。气管插管机械通气一般应用于合并严重呼吸衰竭经常规治疗不能改善者及心肺复苏患者。

2. 连续性肾脏替代治疗(continuous renal replacement therapy,CRRT) 在高容量负荷时对利尿剂抵抗存在低钠血症且出现相应临床症状、肾功能严重受损且药物不能控制时,可用于代谢废物和液体的滤除,维持体内稳态。

3. 机械辅助循环支持装置 急性心衰经常规药物治疗无明显改善时可应用。

(1)主动脉内球囊反搏(intra-aortic balloon counterpulsation,IABP):可用于冠心病急性左心衰患者,有效改善心肌灌注,降低心肌耗氧量并增加心排血量。

(2)体外膜氧合器(extracorporeal membrane oxygenerator,ECMO):在心脏不能维持全身灌注或者肺不能进行充分气体交换时提供体外心肺功能支持。急性心衰时可替代心脏功能,使心脏有充分的时间恢复,可作为心脏移植过渡治疗。

(3)可植入式电动左心室辅助泵(impala):急性心衰时通过辅助心室泵血来维持外周灌注并减少心肌耗氧量,从而减轻心脏的损伤。常用于左心室,也有用于右心室的设备。可用于高危冠心病患者和急性心肌梗死患者。

（五）病因治疗

应根据条件适时对诱因及基本病因进行治疗。

（六）急性右心衰竭的治疗

1. 右心室梗死伴急性右心衰竭

（1）扩容治疗：如存在心源性休克，在监测肺毛细血管楔压的基础上予以大量补液，可应用 706 代血浆低分子右旋糖酐或生理盐水 20ml/min 静脉滴注，直至 PCWP 上升至 15～18mmHg，血压回升和低灌注症状改善。对充分扩容而血压仍低者，可给予多巴酚丁胺或多巴胺。如在补液过程中出现左心衰竭，应立即停止补液。

（2）禁用利尿药、吗啡和硝酸甘油等血管扩张剂，以避免进一步降低右心室充盈压。

（3）如右心室梗死同时合并广泛左心室梗死，则不宜盲目扩容，防止造成急性肺水肿。如存在严重左心室功能障碍和 PCWP 升高，不宜使用硝普钠，应考虑 IABP 治疗。

2. 右侧心瓣膜病所致急性右心衰竭的治疗 主要应用利尿药，以减轻水肿，但要防止过度利尿造成心排血量减少。此外，对基础心脏病如肺动脉高压、肺动脉狭窄及合并肺动脉瓣或三尖瓣关闭不全、感染性心内膜炎等予以治疗。肺源性心脏病合并的心衰属右心衰竭，其急性加重可视为一种特殊类型的急性右心衰竭。

第四章
急性肾损伤

重点: 急性肾损伤的病因、分类、临床表现、诊断标准和治疗。
难点: 急性肾衰竭与慢性肾衰竭的鉴别诊断。

急性肾损伤(acute kidney injury,AKI)是由各种病因引起短时间内肾功能快速减退而导致的临床综合征,表现为肾小球滤过率(glomerular filtration rate,GFR)下降,同时伴有氮质产物如肌酐、尿素氮等潴留,水电解质和酸碱平衡紊乱,重者出现多系统并发症。AKI是涉及临床各科的常见危重病症,其发病率在综合性医院为3%~10%,在重症监护病房为30%~60%,危重AKI患者病死率高达30%~80%,存活患者约50%遗留永久性肾功能减退,部分需要终身透析,防治形势十分严峻。

急性肾损伤(AKI)以往称为急性肾衰竭,近年来研究证实轻度肾功能急性减退即可导致患者病死率明显增加,故将急性肾衰竭改为AKI,期望能在疾病早期识别,并进行有效干预。

一、病因

AKI有广义和狭义之分,广义AKI根据病因发生的解剖部位不同可分为肾前性、肾性和肾后性三类。狭义AKI仅指急性肾小管坏死(acute tubular necrosis,ATN),是AKI最常见类型,占全部AKI的75%~80%,通常由缺血或肾毒性因素所致。

1. 肾前性AKI 由于各种原因引起的肾脏低灌注所致的缺血性肾损伤,约占AKI的55%,是ATN最常见病因。常见病因包括有效血容量不足、心排血量降低、全身血管扩张、肾血管收缩和肾自主调节反应障碍五大类。

2. 肾性AKI 包括肾小球、肾血管、肾小管和肾间质性疾病导致的损伤。肾小管性AKI常见的病因是肾缺血或肾毒性物质。

(1)小管因素:小管严重受损可导致肾小球滤过液的反漏,致肾间质水肿和肾实质进一步损伤。

(2)血管因素:肾缺血既可导致肾自主调节功能损害、血管舒缩功能紊乱和内皮损伤,也可产生炎症反应。

(3)炎症因子的参与。

3. 肾后性AKI 肾后性AKI是指急性尿路梗阻,双侧尿路梗阻或孤立肾单侧尿路梗阻均可致肾后性AKI,约占AKI的5%。梗阻可发生在从肾盂到尿道的尿路任何部位。常见原因包括结石、肿瘤、前列腺肥大、肾乳头坏死、血凝块以及腹膜后疾病等,腹膜后疾病包括腹膜后纤维化、结肠癌、淋巴瘤等。尿路功能性梗阻主要是指神经源性膀胱。尿酸盐、草酸盐、阿昔洛韦、磺胺类、甲氨蝶呤及骨髓瘤轻链蛋白等可在肾小管内形成结晶,导致肾小管梗阻。

二、病理

由于病因及病变严重程度不同,病理改变可有显著差异。肉眼见肾脏增大而质软,剖面可见髓质呈暗红色,皮质肿胀,因缺血而呈苍白色。典型缺血性 AKI 光镜检查见肾小管上皮细胞片状和灶状坏死,从基膜上脱落,小管管腔型堵塞。管型由未受损或变性上皮细胞、细胞碎片、Tamm-Horsfall 蛋白和色素组成。

三、临床表现

AKI 的临床表现差异很大,与病因和所处病程不同阶段有关,包括原发疾病、AKI 所致代谢紊乱以及并发症三个方面。ATN 是肾性 AKI 最常见类型,其临床病程可分为三期。

(一)起始期

此期患者常遭受低血压、缺血、脓毒血症和肾毒素等因素的影响,但尚未发生明显的肾实质损伤,在此阶段 AKI 是可预防的。

(二)维持期

又称少尿期。典型的为 7~14 天,但也可短至几天,长至 4~6 周。随着肾功能减退可出现一系列临床表现。

1. AKI 的全身症状

(1)消化系统:食欲减退、恶心、呕吐等,严重者可发生消化道出血。

(2)呼吸系统:除感染的并发症外因容量负荷过多导致的急性肺水肿。

(3)循环系统:出现高血压及心力衰竭表现;因毒素蓄积、电解质紊乱、贫血及酸中毒引起各种心律失常及心肌病变。

(4)神经系统:出现意识障碍、谵妄、抽搐、昏迷等尿毒症脑病症状。

(5)血液系统:可有出血倾向及轻度贫血现象。

2. 水、电解质和酸碱平衡紊乱 可表现为:①代谢性酸中毒;②高钾血症;③低钠血症。此外,还可有低钙、高磷血症,但远不如慢性肾衰竭时明显。

(三)恢复期

从肾小管细胞再生、修复,直至肾小管完整性恢复称为恢复期。GFR 逐渐恢复正常或接近正常范围。少尿型患者开始出现尿量增多。通常持续 1~3 周,继而逐渐恢复。与 GFR 相比,肾小管上皮细胞功能常需数月后才能恢复。少数患者可遗留不同程度的肾脏结构和功能缺陷。

四、诊断

(一)AKI诊断标准

肾功能在 48 小时内突然减退,血清肌酐绝对值升高≥0.3mg/dl(26.5μmol/L),或 7 天内血清肌酐增至≥1.5 倍基础值,或尿量<0.5ml/(kg·h),持续时间>6 小时。

(二)病因诊断

诊断 AKI 后,需要明确是肾前性、肾后性还是肾性 AKI。肾前性和肾后性 AKI 是可逆的,须首先考虑或排除。

1. 肾前性 AKI 与 ATN 的鉴别　见表2-2。

表 2-2　肾前性 AKI 与 ATN 的尿液诊断指标

诊断指标	肾前性 AKI	ATN
尿沉渣	透明管型	棕色颗粒管型
尿比重	>1.020	<1.010
尿渗透浓度 /(mOsm·kg^{-1})	>500	<350
血尿素氮 / 血肌酐	>40	<20
尿钠浓度 /(mmol·L^{-1})	<20	>40
肾衰指数	<1	>1
钠排泄分数 /%	<1	>1

2. 肾后性 AKI 与 ATN 的鉴别　有结石、肿瘤或前列腺肥大病史患者,突发完全无尿或间歇性无尿;肾绞痛,季肋部或下腹部疼痛;肾区叩击痛阳性;如膀胱出口处梗阻,则膀胱区因积尿而膨胀,叩诊呈浊音均提示存在尿路梗阻的可能。超声显像和 X 线检查可发现双侧肾盂扩张。但急性梗阻者肾盂扩张并不严重(甚至难以发现)。

3. 定位诊断　考虑肾性 AKI 后要区分是肾小球性、肾小管性、肾间质性还是肾血管性。①肾小球性 AKI:临床上常见急性肾炎或急进性肾小球肾炎。② ATN 和急性间质性肾炎:往往有明确的诱因,起病迅速,血肌酐上升,可有少尿、无尿,多无急性肾炎综合征表现。急性间质性肾炎贫血更重,容易出现低钾血症和肾性尿糖。非甾体抗炎药导致的急性间质性肾炎可出现大量蛋白尿。③肾血管性 AKI:如系统性血管炎、血栓性微血管病、恶性高血压等。肾活检常可帮助鉴别。

五、急性与慢性肾衰竭鉴别诊断

首先应当明确是 AKI 还是慢性肾衰竭(chronic renal failure,CRF)。①对于明确有 CRF 病史者,可以明确 CRF 的诊断,但应注意 CRF 基础上发生 AKI 的可能性。②对于既往病史不清楚的肾衰竭患者,首先行肾脏彩超明确肾脏大小及皮质厚度。如果肾脏缩小则确立CRF;如果肾脏肿大,则 AKI 的可能性大。但以下疾病也导致肾脏肿大,如糖尿病肾病、肾淀粉样变性病等。③可测定指甲肌酐。如果当前血肌酐升高同时指甲肌酐升高提示 3~4个月血肌酐升高,利于 CRF 的诊断。④如果从病史、彩超及指甲肌酐均不能获得肯定结论,则可结合血红蛋白、钙磷代谢等情况进行判断。需注意,AKI 发生后也可很快出现贫血和钙磷代谢异常。

六、治疗

AKI 的治疗原则是:尽早识别并纠正可逆病因,及时采取干预措施避免肾脏受到进一步损伤,维持水、电解质和酸碱平衡,积极防治并发症,适时进行肾脏替代治疗。

1. 尽早纠正可逆的病因　对于各种严重外伤、心力衰竭、急性失血等都应进行相关治疗,包括扩容,抗休克和感染等。停用影响肾灌注或肾毒性的药物。存在尿路梗阻时,应及时采取措施祛除梗阻。

2. 维持体液平衡　每天补液量应为显性失液量加上非显性失液量减去内生水量。

3. 饮食和营养　AKI 患者每天所需能量为 35kcal/(kg·d)，主要由碳水化合物和脂肪供应；蛋白质的摄入量应限制为 0.8g/(kg·d)，对于有高分解代谢或营养不良以及接受透析的患者蛋白质摄入量可放宽。

4. 高钾血症　是临床危急情况，血钾超过 6.5mmol/L，心电图表现为 QRS 波增宽等明显异常时，应予以紧急处理，以血液透析或腹膜透析最为有效，其他包括：①代谢性酸中毒者可予 5% 碳酸氢钠 250ml 静脉滴注；② 10% 葡萄糖酸钙 10ml 静脉注射，以拮抗钾离子对心肌的毒性作用；③ 50% 葡萄糖液 50~100ml 加常规胰岛素 6~12U 静脉注射，可促使葡萄糖和钾离子转移至细胞内合成糖原；④钠型离子交换树脂 15~20g 口服，每天 3~4 次。由于离子交换树脂作用较慢，故不能作为紧急降低血钾的治疗措施，对预防和治疗轻度高钾血症有效。此外，还应限制饮食中含钾高的食物，纠正酸中毒，避免输库存血，清除体内坏死组织。

5. 代谢性酸中毒　应及时治疗，如 HCO_3^- 低于 15mmol/L，可选用 5% 碳酸氢钠 100~250ml 静脉滴注。对于严重酸中毒患者，如 HCO_3^- < 12mmol/L 或动脉血气 pH < 7.15~7.2 时，应立即开始透析。

6. 感染　是常见并发症，也是死亡主要原因之一。应尽早使用抗生素。根据细菌培养和药物敏感试验选用对肾无毒性或毒性低的药物，并按肌酐清除率调整用药剂量。

7. 肾脏替代治疗　严重高钾血症(> 6.5mmol/L)，严重代谢性酸中毒(pH < 7.15)，容量负荷过重对利尿药治疗无效，严重尿毒症症状如脑病、心包炎、癫痫发作等等都是透析治疗指征。重症患者倾向于早期进行透析，其优点是：①对容量负荷过重者可清除体内过多的水分；②清除尿毒症毒素；③纠正高钾血症和代谢性酸中毒以稳定机体的内环境；④有助于液体、热量、蛋白质及其他营养物质的摄入。

8. 多尿的治疗　多尿开始时治疗仍应维持水、电解质和酸碱平衡，控制氮质血症和防止各种并发症。多尿期 1 周左右后可见血肌酐和尿素氮水平逐渐降至正常范围。

9. 恢复期的治疗　一般无须特殊处理，定期随访肾功能，避免使用对肾有损害的药物。

七、预后

AKI 预后与原发病、合并症、年龄、肾功能损害严重程度、诊断治疗是否及时、有无多脏器功能障碍和并发症等有关。随着肾脏替代治疗广泛开展，直接死于肾衰竭的病例显著减少，而主要死于原发病和并发症，尤其是肾外脏器功能衰竭，多见于严重创伤、大面积烧伤、大手术等外科病因和脓毒症所致 AKI 患者。存活患者约 50% 遗留永久性肾功能减退，主要见于原发病严重、原有慢性肾脏疾病、高龄、病情重或诊断治疗不及时者；部分需要终身透析。

八、预防

积极治疗原发病，及时发现导致急性肾小管坏死的危险因素并加以去除，是防止发生 AKI 的关键。在老年人、糖尿病、原有慢性肾脏病及危重病患者，尤应注意避免肾毒性药物、造影剂、肾血管收缩药物的应用及避免肾缺血和血容量缺失。

第五章
急性肝衰竭

重点：急性肝衰竭的病因、临床表现、实验室检查、诊断及分类、治疗。
难点：急性肝衰竭的病理、发病机制、实验室检查。

急性肝衰竭（acute liver failure，ALF）多是由药物、肝毒性物质、病毒、酒精等因素诱发的一组临床综合征，患者肝功能急剧恶化，表现为意识障碍和凝血功能紊乱等，多见于中青年人，发病迅速，病死率高。

一、病因

我国引起肝衰竭的主要病因是肝炎病毒（尤其是乙型肝炎病毒），其次是药物及肝毒性物质（如酒精、化学制剂等）。儿童肝衰竭还可见于遗传代谢性疾病。

在我国，引起肝衰竭的首要因素是乙型肝炎病毒，其引起的慢加急性（亚急性）肝衰竭最为常见。其他常见病因包括药物性肝损伤、病毒性肝炎、自身免疫性肝病及休克或低血压引起的缺血性肝损伤。然而仍有约 15% 的患者病因不明。

二、病理

肝细胞坏死体积＞肝实质的 2/3，或亚大块坏死（占肝实质的 1/2～2/3），或桥接坏死（较广泛的融合性坏死并破坏肝实质结构），存活肝细胞严重变性，肝窦网状支架塌陷或部分塌陷。

三、发病机制

（一）病毒的致病作用

各型肝炎病毒都可引起肝衰竭，这些病毒的致病性与其数量、毒力及其变异有关。许多临床研究发现肝炎病毒感染，特别是肝炎病毒的重叠感染或混合感染和变异株的感染与肝衰竭的发生密切相关。肝内重叠的炎症在由代偿性肝硬化向慢性加急性肝衰竭进展的过程中起着重要作用。

（二）机体免疫功能紊乱介导免疫损伤

1. 内毒素与肝损伤　内毒素可降低肝脏腺苷酸和 ATP/ADP 值，使肝脏能量代谢发生障碍；内毒素作用于肝窦内皮细胞及微血管，激活内凝系统，引起肝微循环障碍，导致缺血、缺氧性肝损伤；内毒素及其结合蛋白形成复合物与巨噬细胞表面的受体（CD4）结合，激活巨噬细胞释放各种肝损伤因子和细胞因子，并可诱导中性粒细胞向肝内聚集，并激活中性粒细胞，促使其黏附于血管内皮细胞，加重肝脏的炎症反应。

2. 细胞因子与肝损伤　细胞因子引起肝衰竭发生主要体现在两个方面。其一，细胞因子是参与肝衰竭、肝细胞坏死发生过程的主要分子。另外，细胞因子又是构成抑制肝细胞再生细胞外环境的重要分子。

3. 细胞凋亡　在肝衰竭发生大块肝细胞死亡的病理过程中，除细胞坏死外，肝细胞凋亡在肝衰竭病理形成过程中也起着重要作用。

4. 多器官功能衰竭与肝衰竭　原发性肝损伤是多器官功能衰竭的主要起因，多器官功能衰竭的出现加速肝衰竭患者的死亡。

四、临床表现与分期

1. 早期　①极度乏力，并有明显厌食、呕吐和腹胀等严重消化道症状；②黄疸进行性加重（血清总胆红素≥171μmol/L 或每天上升≥17.1μmol/L）；③有出血倾向，30%< 凝血酶原活动度（prothrombin activity，PTA）≤40%；④未出现肝性脑病或明显腹水。

2. 中期　在肝衰竭早期表现基础上，病情进一步发展，出现以下两条之一者：①出现Ⅱ度以下肝性脑病和 / 或明显腹水；②出血倾向明显（出血点或瘀斑），且 20%<PTA≤30%。

3. 晚期　在肝衰竭中期表现基础上，病情进一步加重，出现以下三条之一者：①有难治性并发症，例如肝肾综合征、上消化道大出血、严重感染和难以纠正的电解质紊乱等；②出现Ⅲ度以上肝性脑病；③有严重出血倾向（注射部位瘀斑等），PTA≤20%。

五、实验室检查

1. 血清胆红素　测定常呈进行性增高，多超过 171μmol/L，最高可达 800μmol/L 以上。

2. 血清转氨酶　血清丙氨酸转氨酶（alanine aminotransferas，ALT）及天冬氨酸转氨酶（aspartate aminotransferase，AST）常明显升高，尤以后者升高更明显。AST/ALT 比值对估计预后有意义，存活者比值介于 0.31～0.63 之间，平均 0.48，死亡者多在 1.20～2.26 之间，平均 1.73。肝衰竭时，由于肝细胞大量坏死，ALT 及 AST 活性反而迅速下降。与此形成对比的是，血清胆红素显著升高，此现象称为"酶胆分离"现象，对肝衰竭的诊断及预后有重要意义。

3. 血清胆固醇与胆固醇脂　胆固醇与胆固醇脂主要在肝细胞内合成，合成过程需多次酶促反应。正常血清胆固醇浓度为 2.83～6.00mmol/L，如低于 2.6mmol/L 则提示预后不良，急性肝衰竭时胆固醇脂也常明显下降。

4. 血清胆碱酯酶活力　胆碱酯酶有两种，乙酰胆碱酯酶和丁酰胆碱酯酶。后者在肝细胞内合成，肝衰竭时此酶活力常明显下降。

5. 血清白蛋白　最初可在正常范围内，如白蛋白逐渐下降则预后不良。但这种变化的敏感度不高，主要系因白蛋白的半衰期可达 3 周，其合成明显降低需 2～3 周才逐渐显现。

6. 凝血功能检查

（1）凝血酶原时间（PT）：凝血因子Ⅰ、Ⅱ、Ⅴ、Ⅶ、Ⅹ中任何一种缺乏均可致 PT 延长。PT 的表示方法有三种：① PT 延长的秒数，比对照值延长 3 秒为异常；②国际标准化比值（international normalized ratio，INR）>1.2 为异常；③ PTA，由 PT 计算而来。凝血酶原时间测定是目前最常用的估计肝细胞功能指标之一，但需排除因维生素 K 缺乏所致的凝血酶原时间延长。

（2）活化部分凝血活酶时间（APTT）：参与内源性凝血系统的任何因子缺乏时均可致APTT 延长。APTT 延长首先提示因子Ⅷ、Ⅸ、Ⅺ、Ⅻ缺乏，但也提示Ⅰ、Ⅱ、Ⅴ、Ⅹ因子缺乏。

肝衰竭时 APTT 延长较为常见。

（3）纤维蛋白原定量：由于肝细胞合成能力降低及并发 DIC 等原因，可出现血浆纤维蛋白原含量降低。

（4）凝血因子测定：Ⅱ、Ⅴ、Ⅶ、Ⅸ、Ⅹ等因子明显减少。

7. 其他检查　肝炎病毒标志物包括甲乙丙戊及其他病毒抗体的检查有助于病因的诊断。血氨、血浆氨基酸测定有助于肝性脑病的诊断及处理。电解质检查对监测患者病情极为重要。

六、诊断与分类

1. 急性肝衰竭（acute liver failure，ALF）　急性肝衰竭是指起病急，发病 2 周内出现以Ⅱ度以上肝性脑病为特征的肝衰竭综合征。

2. 亚急性肝衰竭（subacute liver failure，SALF）　亚急性肝衰竭则为起病较急，发病 15 天至 26 周内出现肝衰竭综合征。

七、鉴别诊断

1. 胆道梗阻及严重的胆道感染　一般黄疸深，而肝功能损害轻，ALT 上升幅度小，并常有发热、腹痛、肝大等特点。

2. 淤胆型肝炎　黄疸较深时易误诊为肝衰竭，但此病消化道症状轻，血清 ALT 升高及 PT 延长不明显，患者有明显皮肤瘙痒及粪便颜色变浅，极少出现肝性脑病、出血及腹腔积液。

3. 肝性脑病　应与其他原因引起的昏迷相鉴别。

八、治疗

（一）对因治疗

对有明确病因的 ALF 需立刻进行对因治疗。对乙酰氨基酚（APAP）过量引起的 ALF 可用 N- 乙酰半胱氨酸（NAC）治疗；毒蕈中毒的 ALF 患者可用青霉素和 NAC 治疗；药物性肝损伤者（DILI）应及时停药；病毒性肝炎患者需抗病毒治疗；自身免疫性肝炎患者可考虑糖皮质激素治疗；急性妊娠期脂肪肝患者需及时终止妊娠。

（二）常规治疗

1. 重症监护　大多数 ALF 患者都会出现不同程度循环功能障碍，脑水肿和颅内高压，显著增加了 ALF 患者病死率。因此，对 ALF 患者对因治疗的同时需给予持续重症监护支持治疗。

2. 支持治疗　对于 ALF 预后改善具有重要意义，具体措施如下：①绝对卧床休息，减少体力消耗，减轻肝脏负荷。②给予高糖、低脂、低蛋白营养，补充足量维生素和微量元素，给予支链氨基酸支持。③补充新鲜血浆、清蛋白，改善微循环，防止或减轻脑水肿及腹腔积液；冷沉淀可改善凝血功能障碍。④纠正电解质、酸碱平衡。⑤预防院内感染。

3. 脑水肿及肝性脑病治疗　脑水肿和颅内高压是 ALF 最严重的并发症，可因脑疝而致命。治疗中应避免补液过多，对已出现颅内高压的患者，应给予甘露醇、高渗盐水、巴比妥类药物及低温治疗等。糖皮质激素不宜应用于控制 ALF 患者的颅内高压。

4. 抗感染治疗　及时发现潜在的细菌或真菌感染，根据病原学结果尽早采取抗感染治疗。

5. 防治出血 短期使用质子泵抑制剂预防应激性溃疡出血。ALF 患者在出血或侵入性操作前,可适当补充血小板。

6. 纠正代谢紊乱 监测整体营养状况及电解质水平,及时纠正代谢紊乱;适时给予足够的肠外或肠内营养。

7. 人工肝支持 人工肝脏是借助体外机械、化学或生物性装置,暂时或部分替代肝脏功能,从而协助治疗肝脏功能不全或相关疾病。尽管非生物型人工肝支持系统可以改善肝性脑病和一些全身血流动力学参数,但对于 ALF 患者预后无明显改善,可作为肝移植前临时肝脏替代治疗。

8. 肝移植 肝移植是治疗肝衰竭的有效手段,应掌握恰当时机实施。

九、预后

病因是 ALF 重要的预后预测指标之一。对乙酰氨基酚、甲型肝炎、休克肝、怀孕有关的疾病所致的 ALF,移植后生存率>50%,而其他病因所致的 ALF 移植后生存率<25%。

第六章

甲状腺危象

重点：甲状腺危象的临床表现、诊断方法、救治原则。

甲状腺危象（thyroid crisis）过去也称为甲亢危象，是甲状腺毒症急性加重的一个综合征，发生原因与甲状腺激素大量进入循环有关。多发生于较重甲亢未予治疗或治疗不充分的患者。常见诱因有感染、手术、创伤、精神刺激等。临床表现有：高热或过高热，大汗，心动过速（＞140 次/min），烦躁，焦虑不安，谵妄，恶心，呕吐，腹泻，严重患者可有心衰、休克及昏迷等。本症的诊断主要依靠临床表现综合判断。临床高度疑似本症及有危象前兆者应按甲状腺危象处理。本症的病死率在 20% 以上。

一、病因

多数甲状腺危象发生有一定诱发因素，其中主要是应激刺激如急性感染、精神刺激、外伤手术、急性心肌（或其他内脏）梗死、糖尿病酮症酸中毒等。

二、临床表现

（一）典型的甲状腺危象

1. 高热 体温急骤升高，高热常在 39℃以上，大汗淋漓，皮肤潮红，继而可汗闭，皮肤苍白和脱水。高热是甲状腺危象的特征表现，是与重症甲亢的重要鉴别点。使用一般解热措施无效。

2. 心血管系统 脉压明显增大，心率显著增快，超过 160 次/min。患者易出现各种快速心律失常，如期前收缩，房性心动过速，阵发性及持续性心房颤动，其中以期前收缩及心房颤动为多见。另外心脏增大甚至发生心力衰竭也较常见。如果患者出现血压下降，心音减弱及心率慢，说明患者心血管处于严重失代偿状态，预示已发生心源性休克。不少老年人仅有心脏异常尤以心律失常为突出表现。

3. 消化系统 纳差、恶心、呕吐频繁、腹痛、腹泻明显。有些老年人以消化系统症状为突出表现。

4. 中枢神经系统 精神神经障碍、焦虑、烦躁、精神变态、嗜睡，最后陷入昏迷。

（二）先兆危象

由于危象期病死率很高，常死于休克、心力衰竭，为及时抢救患者临床提出危象前期或先兆危象的诊断。先兆危象是指：①体温在 38～39℃之间；②心率在 120～159 次/min，也可有心律不齐；③食欲缺乏，恶心，大便次数增多，多汗；④焦虑、烦躁不安，危象预感。

（三）不典型甲状腺危象

不典型甲亢或原有全身衰竭、恶液质的患者，危象发生时常无上述典型表现，可只有下列某一系统表现，例如：

1. 心血管系统 心房颤动等严重心律失常或心力衰竭。
2. 消化系统 恶心、呕吐、腹泻、黄疸。
3. 精神神经系统 精神异常或淡漠、木僵、极度衰弱、嗜睡反应迟钝。昏迷，反应低下。
4. 体温过低，皮肤干燥无汗。

三、检查

（一）体征检查

甲亢临床表现及体征明显加重。

（二）实验室检查

多数患者血清 T_3、T_4 升高，FT_3 和 FT_4 增高更明显，TSH 降低。

（三）其他辅助检查

1. 电解质 由于甲状腺危象患者处于明显高代谢状态，高热、呕吐甚至腹泻等因素使多数患者均有脱水及电解质紊乱。其中低钠血症最常见，也可有代谢性酸中毒及低血钾等。

2. 心电图 可显示各种快速心律失常。

四、诊断

如果患者存在危及生命的重度症状（高热、心血管功能障碍、精神状态改变）且生化检查表明存在甲状腺功能亢进（游离 T_4 和／或 T_3 升高，TSH 抑制），可确诊为甲状腺危象。

五、治疗

1. 针对诱因治疗。
2. 抗甲状腺药物 丙硫氧嘧啶（PTU）500～1 000mg 首次口服或者经胃管注入，以后每次 250mg、每 4 小时口服 1 次。其作用机制是抑制甲状腺激素合成和抑制外周组织 T_4 向 T_3 转换。
3. 碘剂 复方碘溶液（SSPI）每次 5 滴（0.25ml 或者 250mg）、每 6 小时 1 次。服用 PTU 1 小时后开始服用。一般使用 3～7 天。其作用机制是抑制甲状腺激素释放。
4. β 受体阻断剂 普萘洛尔 60～80mg/d，每 4 小时 1 次；其作用机制是阻断甲状腺激素对心脏的刺激作用和抑制外周组织 T_4 向 T_3 转换。
5. 糖皮质激素 氢化可的松 300mg 首次静脉滴注，以后每次 100mg，每 8 小时 1 次。其作用机制是防止和纠正肾上腺皮质功能减退。
6. 降温 高热者予物理降温，避免用乙酰水杨酸类药物。
7. 其他支持治疗。

在上述常规治疗效果不满意时，可选用腹膜透析、血液透析或血浆置换等措施迅速降低血浆甲状腺激素浓度。

第七章
糖尿病酮症酸中毒

重点：糖尿病酮症酸中毒的病因、临床表现、实验室检查、治疗。
难点：糖尿病酮症酸中毒与高渗高血糖综合征的鉴别诊断。

糖尿病酮症酸中毒（diabetic ketoacidosis，DKA）为最常见的糖尿病急症。以高血糖、酮症和酸中毒为主要表现，是胰岛素不足和拮抗胰岛素激素过多共同作用所致的严重代谢紊乱综合征。酮体包括 β- 羟丁酸、乙酰乙酸和丙酮。糖尿病加重时，胰岛素缺乏导致三大代谢紊乱，不仅血糖明显升高，而且脂肪分解增加，脂肪酸在肝脏经 β 氧化产生大量乙酰辅酶A，由于糖代谢紊乱，草酰乙酸不足，乙酰辅酶 A 不能进入三羧酸循环氧化供能而缩合成酮体；同时由于蛋白合成减少，分解增加，血中成糖、成酮氨基酸均增加，使血糖、血酮进一步升高。DKA 分为几个阶段：①早期血酮升高称酮血症，尿酮排出增多称酮尿症，统称为酮症；②酮体中 β- 羟丁酸和乙酰乙酸为酸性代谢产物，消耗体内储备碱，初期血 pH 正常，属代偿性酮症酸中毒，晚期血 pH 下降，为失代偿性酮症酸中毒；③病情进一步发展，出现神志障碍，称糖尿病酮症酸中毒昏迷。目前本症因延误诊断和缺乏合理处理而造成死亡的情况仍较常见。

一、病因

诱发 DKA 的主要原因为感染、饮食或治疗不当及各种应激因素。未经治疗、病情进展急剧的 1 型糖尿病患者，尤其是儿童或青少年，DKA 可作为首发症状就诊。

（一）急性感染

急性感染是 DKA 的重要诱因，包括呼吸系统、泌尿系统及皮肤感染常见，且以冬春季发病率较高。急性感染又可是 DKA 的合并症，与 DKA 互为因果，形成恶性循环，更增加诊治的复杂性。

（二）治疗不当

治疗不当指如中断药物（尤其是胰岛素）治疗、药量不足及抗药性产生等。尤其是 1 型糖尿病患者停用或减少胰岛素治疗剂量，常可引起 DKA。2 型糖尿病患者长期大量服用苯乙双胍，尤其肝、肾功能不佳时易诱发 DKA；也有报道大剂量噻嗪类利尿剂诱发者。

（三）饮食失控和 / 或胃肠道疾病

如饮食过量、过甜（含糖过多）或不足、酗酒、呕吐、腹泻等，均可加重代谢紊乱而诱发DKA。

（四）其他应激

诸如严重外伤、麻醉、手术、妊娠、分娩、精神刺激，以及心肌梗死或脑血管意外等情况。应激造成的升糖激素水平升高,交感神经系统兴奋性的增加,加之饮食失调,均易诱发酮症酸中毒。

二、临床表现

早期三多一少症状加重;酸中毒失代偿后,疲乏、食欲减退、恶心呕吐,多尿、口干、头痛、嗜睡,呼吸深快,呼气中有烂苹果味(丙酮);后期严重失水,尿量减少、眼眶下陷、皮肤黏膜干燥,血压下降、心率加快,四肢厥冷;晚期不同程度意识障碍,昏迷。少数患者表现为腹痛,酷似急腹症,易误诊。虽然患者常有感染,但其临床表现可被 DKA 的表现所掩盖,且往往因外周血管扩张而体温不高,甚至偏低,是预后不良的表现。

三、实验室检查

1. 尿　尿糖强阳性、尿酮阳性,可有蛋白尿和管型尿。

2. 血　血糖增高,一般为 16.7～33.3mmol/L,有时可达 55.5mmol/L 以上。血酮体升高,>1.0mmol/L 为高血酮,>3.0mmol/L 提示可有酸中毒。血 β- 羟丁酸升高。血实际 HCO_3^- 和标准 HCO_3^- 降低,CO_2 结合力降低,酸中毒失代偿后血 pH 下降;剩余碱负值增大,阴离子间隙增大,与 HCO_3^- 降低大致相等。血钾在治疗前可正常、偏低或偏高,治疗后若补钾不足可严重降低。血钠、血氯降低,血尿素氮和肌酐常偏高。血浆渗透压轻度上升。部分患者即使无胰腺炎存在,也可出现血清淀粉酶和脂肪酶升高,治疗后数天内降至正常。即使无合并感染,也可出现白细胞计数及中性粒细胞比例升高。

四、诊断与鉴别诊断

早期诊断是决定治疗成败的关键,临床上对于原因不明的恶心呕吐、酸中毒、失水、休克、昏迷的患者,尤其是呼吸有酮味(烂苹果味)、血压低而尿量多者,不论有无糖尿病病史,均应考虑到本病的可能性。立即查末梢血糖、血酮、尿糖、尿酮,同时抽血查血糖、血酮、β- 羟丁酸、尿素氮、肌酐、电解质、血气分析等以肯定或排除本病。如血糖 >11mmol/L 伴酮尿和酮血症,血 pH<7.3 和 / 或血碳酸氢根 <15mmol/L 可诊断为 DKA。DKA 诊断明确后,尚需判断酸中毒严重程度:pH<7.3 或 HCO_3^-<15mmol/L 为轻度;pH<7.2 或 HCO_3^-<10mmol/L 为中度;pH<7.1 或 HCO_3^-<5mmol/L 则为严重酸中毒。临床上凡出现高血糖、酮症和酸中毒表现之一者都应考虑 DKA。鉴别诊断主要包括:①其他类型糖尿病昏迷,如低血糖昏迷、高渗高血糖综合征、乳酸性酸中毒。②其他疾病所致昏迷,如尿毒症、脑血管意外等。部分患者以 DKA 作为糖尿病的首发表现,某些病例以其他疾病或诱发因素为主诉,有些患者DKA 与尿毒症或脑卒中共存等使病情更为复杂,应注意辨别。

五、急诊治疗

1. 补液　在 1～2 小时内输入 1～2L 液体,以后的 3 小时内再补充 1L,直到纠正脱水和维持循环功能正常。24 小时补液量 4～6L 以上。对合并心脏病者适当减少补液量和速度。开始时可以输入生理盐水,血糖降至 13.9mmol/L 时可以给 5% 葡萄糖液。

2. 应用胰岛素　给予小剂量胰岛素静脉滴注,剂量按每小时 4～6U。持续静脉滴注每2 小时复查血糖,根据血糖下降情况进行调整,以血糖每小时下降 3.9～6.1mmol/L 为宜。

3. 补钾　除非患者已有肾功能不全、无尿或高血钾(>6mmol/L),一般在开始静脉滴注胰岛素和患者有尿后即行静脉补钾。

4. 应用碱性药物 对于严重酸中毒患者血 pH < 7.1 或 CO₂CP < 10mmol/L 或 HCO₃⁻ < 10mmol/L 者才给予补碱,一般用 5% HCO₃⁻ 而不用乳酸钠。血 pH > 7.2 或 CO₂CP > 13.5mmol/L 时停止补碱。

5. 消除各种诱因,积极治疗休克、严重感染、心力衰竭、心律失常、肾衰竭、脑水肿等并发症。

第八章

低 血 糖 症

重点：低血糖典型临床表现。

低血糖症是一组由多种病因引起的以血糖浓度过低，临床上以交感神经兴奋和脑细胞缺糖为主要特点的综合征。一般以血浆葡萄糖浓度＜2.8mmol/L 作为低血糖的标准。

一、病因

（一）空腹（吸收后）低血糖症

1. 内分泌性　①胰岛素或胰岛素样物质过多。胰岛素瘤（包括良性、恶性和增生性）、胰外肿瘤如巨大纤维瘤或纤维肉瘤；②氢化可的松（皮质醇）缺乏，肾上腺皮质功能减退，脑垂体前叶功能减退，生长激素缺乏，甲状腺功能减退症。

2. 肝源性　①严重弥漫性肝病；②重度心功能不全伴肝脏淤血；③肝药酶异常，如肝糖原累积病、半乳糖血症、糖原合成酶缺乏症等。

3. 过度消耗，摄入不足　①妊娠空腹低血糖；②慢性腹泻、长期饥饿、过度饮酒、肾性糖尿、肾衰竭晚期；③严重营养不良。

（二）餐后（反应性）低血糖症

症状于进食后 2～5 小时出现，又称反应性低血糖。

1. 原因不明的功能性低血糖症。

2. 2 型糖尿病早期。

3. 胃肠手术后低血糖，如有胃大部分切除、胃空肠吻合等。

4. 亮氨酸引起的低血糖，由于对亮氨酸过度敏感引起胰岛素分泌过多。

二、临床表现

1. 急性低血糖及病程短者呈交感神经兴奋症状，如激动不安、饥饿、软弱、出汗、心动过速、收缩压升高、舒张压降低、震颤，一过性黑矇，意识障碍，甚至昏迷。

2. 亚急性及缓慢血糖下降者呈脑病症状，形式多种多样，但同一患者每次发作往往呈同一类型的症状。多数患者表现为大脑皮质和／或小脑的症状，如头痛、头晕、焦虑、激怒、嗜睡、注意力涣散、定向障碍、震颤、癫痫大发作或小发作、人格改变（哭、吵、闹、骂）、奇异行为、共济失调等，最后木僵昏迷。长期严重低血糖可致永久性脑损害。

三、检查

测空腹及发作时血糖。

四、诊断

根据低血糖典型表现可确定低血糖症：①低血糖症状；②发作时血糖低于 2.8mmol/L；③供糖后低血糖症状迅速缓解。少数空腹血糖降低不明显或处于非发作期的患者，应多次检测有无空腹或吸收后低血糖，必要时采用 48～72 小时禁食试验。评价低血糖症的实验室检查包括：血浆胰岛素测定、胰岛素释放指数、48～72 小时禁食试验、延长（5 小时）口服葡萄糖耐量试验。

五、治疗

（一）急症处理

轻者口服糖类食物或饮料，不能口服或症状严重者立即静脉注射 50% 葡萄糖 50～100ml，继以 5%～10% 葡萄糖滴注。对补充葡萄糖无明显反应者可能为：①长期低血糖；②低血糖伴有发热者；③内分泌功能减退的低血糖。须补充更大量的葡萄糖，并加用氢化可的松 100～200mg 与葡萄糖混合滴注。还可用胰高血糖素肌内注射或静推。神志不清者，切忌喂食以避免呼吸道窒息。

（二）病因治疗

确诊为低血糖症尤其空腹低血糖发作者，大多为器质性疾病所致，应积极寻找致病原因进行对因治疗；若因药物引起者应停药或调整用药；疑胰岛素瘤者，则应术前明确定位并进行肿瘤切除术，预后大多良好。

六、预防

部分低血糖症可以通过适当处理预防发生。腺垂体功能减退及肾上腺皮质功能减退患者可用氢化可的松治疗；甲状腺功能减退者可补充甲状腺片以促进机体代谢，促进葡萄糖吸收，提高血糖水平；肝源性血糖过低症可采用高糖、高蛋白饮食，并于睡前加餐。

第九章
休 克 防 治

重点：休克的分类、临床表现、诊断及治疗
难点：休克的病理生理机制

◀ 第一节　休 克 总 论 ▶

休克（shock）是机体遭受强烈的致病因素侵袭后，由于有效循环血量锐减，组织血流灌注广泛、持续、显著减少，致全身微循环功能不良，生命重要器官严重障碍的综合征。休克是一个可由多种原因引起的致命的危急情况，在战场引起休克最常见的原因是失血性休克，但同时梗阻性休克、感染性休克等也常有发生，不同的休克类型需要不同的处理方法，因此作为一名军医，必须要掌握休克的诊断分型、病理机制及不同休克的治疗处理原则，才能够有效地救治危重患者。

一、休克的分类

目前休克的分类方法很多，尚无一致意见。常见的是把休克分为低血容量性休克（包括失血性及创伤性）、感染性休克、心源性休克、神经源性休克和过敏性休克五类。另一种分类根据休克始动病因分为低血容量性休克、分布性（血管性）休克、心源性休克；其中，心源性休克包含一种与创伤关系密切的特殊类型即梗阻性休克，主要包括心脏压塞、张力性气胸、大面积肺栓塞。这些常用的休克分类互有融合，比如分布性休克原因就包含了感染性、神经源性和过敏性休克；感染性休克和过敏性休克的病理机制既有低血容量，同时也存在血管扩张。

战场上的休克主要由战创伤因素导致，常常涉及多种休克类型，比如最常见的大量失血、大面积烧伤、脱水等会导致低容量性休克，颈椎损伤、剧烈疼痛、感染、药物过敏会导致分布性休克，胸部创伤引起的张力性气胸、心脏压塞会导致梗阻性休克，战伤治疗后期卧床导致的大面积肺栓塞也时有发生；心源性休克（内源性）在战场上相对少见。这些休克类型可能单独出现，也可能合并出现，因此针对创伤原因引起的休克，我们单独称之为创伤性休克。在战场上引起创伤性休克最常见的原因仍是大量失血。

二、病理和发病机制

休克是由于组织灌注不足而导致重要组织和器官缺氧的状态。各类休克共同的病理生理基础都是有效循环血量锐减及组织灌注不足，血流量减少不足以提供细胞所需的氧气、营养物质及带走代谢产物。机体功能失去代偿,组织缺血缺氧,神经-体液因子失调。其主要特点是:重要脏器组织中的微循环灌流不足,代谢紊乱和全身各系统的功能障碍。简言之,休克就是机体对有效循环血量减少、组织灌注不足引起的代谢和细胞受损的病理过程。多种神经-体液因子参与休克的发生和发展。所谓有效循环血量,是指单位时间内通过心血管系统进行循环的血量。有效循环血量依赖于:充足的血容量、有效的心排血量和正常的血管容积三个因素。当其中任何一个因素的改变超出了人体的代偿限度时,即可导致有效循环血量的急剧下降,进而造成全身组织、器官氧合及血液灌流不足和细胞缺氧而发生休克。因此引起休克的主要机制为:体液丢失、血管扩张和心脏泵衰竭。在休克的发生和发展中,上述三个机制常均有涉及,且相互影响。各类型休克机制如下。

(一)低血容量性休克

低血容量性休克为血容量丢失,可能是血液、血浆或体液的流失,引起心室充盈不足和每搏输出量减少,如果增加心率仍不能代偿,可导致心排血量降低。

1. 失血性休克是因短时间内大量失血,导致有效循环血量锐减而引起周围循环衰竭的一种综合征。一般15分钟内失血少于全血量的10%时,机体尚可代偿。若短时间内失血量超过全血量的25%～30%,即可引起休克。常见于四肢大动脉损伤和腹腔实质脏器大出血等。

2. 烧伤性休克是由于大面积烧伤,伴有血浆大量丢失,可引起血容量减少。休克早期与疼痛及低血容量有关,晚期可因继发感染,发展为感染性休克。

3. 创伤性休克的发生与失血、疼痛、脊髓损伤及张力性气胸等有关。

4. 剧烈呕吐、腹泻、脱水同样可以引起血容量降低。

(二)分布性(血管性)休克

分布性休克并没有血液丢失,也没有血管损伤,通常是由于各种病因导致广泛的血管扩张使血液重新分布,引起的有效循环血容量相对不足,其实际循环血容量正常或增加,但心脏充盈和组织灌注不足。

1. 感染性休克常出现在战伤救治中后期,多由于严重创伤后感染所致,临床上以革兰氏阴性杆菌感染最常见。根据血流动力学的特点又分为低动力型休克(冷休克)和高动力型休克(暖休克)两种。

2. 过敏性休克是已致敏的机体再次接触到抗原物质时,可发生强烈的变态反应,使容量血管扩张,毛细血管通透性增加并出现弥散性非纤维蛋白血栓,血压下降、组织灌注不良可使多脏器受累。战场环境下常与使用药物或接触过敏原,如毒橡树、漆树有关。

3. 神经源性休克是交感神经系统急性损伤或被药物阻滞时引起神经所支配的小动脉扩张,导致血容量分布异常而出现相对血容量不足和血压下降。战伤救治时多见于高位脊髓损伤。

(三)心源性休克

心源性休克是指心脏泵功能受损或心脏血液流出道受损引起的心排血量快速下降而代偿性血管快速收缩不足所致的有效循环血量不足、低灌注和低血压状态。心源性休克包括内源性因素即心脏本身病变导致的心衰和外源性因素导致的梗阻性休克。

(四)梗阻性休克

梗阻性休克是指心血管回路中血流梗阻引起的休克。战场救治时常见于张力性气胸、心脏压塞、大面积肺动脉栓塞等。基本机制为血流的主要通道受阻,导致心排血量减少,氧输送下降，引起组织灌注不良，组织细胞缺氧。梗阻性休克是休克中的少见类型，但其血流动力学变化急剧、发展迅速，若不及时识别并解除梗阻，患者可能会发生呼吸或心搏骤停。

三、临床表现

按照休克的病程演变，其临床表现可分为两个阶段，即休克代偿期和休克抑制期，或者称为休克早期和休克期。

（一）休克代偿期

有效循环血量的减少使机体启动代偿机制，中枢神经系统兴奋性提高，交感 - 肾上腺轴兴奋。表现为精神紧张、兴奋或烦躁不安。周围血管的收缩使皮肤苍白、四肢厥冷。有心率加速、呼吸变快和尿量减少等。血压一般正常或稍高，但因小动脉收缩使舒张压升高，脉压缩小。此时若能及时作出诊断并予以积极治疗，休克常能被较快纠正，病情转危为安。否则病情继续发展，则进入休克抑制期。

（二）休克抑制期

该期患者的意识改变十分明显，有神情淡漠、反应迟钝，甚至出现意识模糊或昏迷。可有出冷汗、口唇肢端发绀；脉搏细速、血压进行性下降。严重时全身皮肤、黏膜明显发绀，四肢厥冷、脉搏摸不清、血压测不出，少尿甚至无尿。若皮肤、黏膜出现瘀斑或消化道出血，提示病情已发展至 DIC 阶段。若出现进行性呼吸困难、烦躁、发绀，给予吸氧治疗不能改善呼吸状态，应考虑已发生急性呼吸窘迫综合征（acute respiratory distress syndrome，ARDS）。表 2-3 列出休克的临床表现要点。

表 2-3　各期休克的临床表现要点

分期	程度	神志	口渴	皮肤色泽	皮肤温度	脉搏	血压	体表血管	尿量	估计失血量
休克代偿期	轻度	神志清楚，伴有痛苦表情，精神紧张	口渴	开始苍白	正常，发凉	<100 次 /min，尚有力	收缩压正常或稍升高，舒张压增高，脉压缩小	正常	正常	<20%（<800ml）
休克抑制期	中度	神志尚清楚，表情淡漠	很口渴	苍白	发冷	100～200 次 /min	收缩压为 90～70mmHg，脉压小	表浅静脉塌陷，毛细血管充盈迟缓	少尿	20%～40%（800～1 600ml）
	重度	意识模糊，甚至昏迷	非常口渴，可能无主诉	显著苍白，肢端湿冷	厥冷（肢端更明显）	速而细弱，或摸不清	收缩压 <70mmHg 或测不到	毛细血管充盈非常迟缓，表浅静脉塌陷	少尿或无尿	>40%（>1 600ml）

四、诊断与评估

有典型临床表现时，休克的诊断并不难，关键在于在战场环境下能否早期发现并及时处理。首先应重视病史及受伤机制，对大血管损伤、胸腹腔损伤、大面积烧伤、严重感染、长时间脱水、意识不清等伤病员，应有高度的警觉性。在火线救治时结合伤病史及临床表现及时识别休克并给予现场急救处理十分重要。在战术后方区救治时应根据临床表现、血流动力检测和血乳酸水平作出休克诊断与严重程度评估。休克的诊断依据有：①有严重受伤、大量出血、胸腹腔损伤、大面积烧伤等病史。②低血压：收缩压＜90mmHg，或平均动脉压（mean systemic arterial pressure，MAP）＜70mmHg，或收缩压较基础值下降≥40mmHg 时应怀疑休克的存在，但部分休克患者血压仍可能正常。③组织灌注不足的表现：尿量、皮肤改变以及精神状态是常见的三个反映组织灌注的指标。出现兴奋少尿、出冷汗、皮肤苍白等症状，应认为休克已经存在，必须作积极的处理。若患者出现神志淡漠、反应迟钝、呼吸浅快及少尿者，则提示患者已进入休克抑制期。④血乳酸：高乳酸血症是反映细胞氧代谢异常的一个敏感指标，乳酸＞1.5mmol/L 提示休克存在。但乳酸检测限于战术后方区和战役后方区。

休克的监测评估极为重要，既有助于了解病情程度，利于确立治疗方案，同时也能反映治疗的效果。

（一）一般监测

1. 意识和精神状态 患者的意识情况是反映休克的一项敏感指标，反映脑组织血流灌注情况。在治疗中，若患者神志清楚，对外界的刺激能正常反应，则提示患者循环血量已基本足够。相反，若患者表情淡漠、不安、谵妄、嗜睡或昏迷，则提示脑组织血循环不足，存在不同程度休克。

2. 皮肤温度、色泽 这是体表血管灌流情况的标志。如患者的四肢温暖，皮肤干燥，轻压指甲或口唇时，局部暂时缺血呈苍白，松压后色泽迅速转为正常，表明末梢循环已恢复、休克好转；若患者皮肤苍白或发绀，肢端皮肤湿冷苍白则提示微循环灌注不足，说明休克情况仍存在。感染性休克者有时会表现为四肢温暖，即所谓"暖休克"，对此要有足够的认识，避免疏漏。

3. 脉率 脉率增快多出现在血压下降之前，是休克的早期表现。休克患者治疗后，尽管血压仍然偏低，但若脉率已下降至接近正常且肢体温暖者常表示休克已趋向好转。常用脉率/收缩压计算休克指数，帮助判定休克的有无及轻重，指数 0.5 多表示无休克，1.0～1.5有休克，＞2.0 为严重休克。但也要注意心率变化的个体差异，有时心率变化与病情并不并行。例如创伤性休克者可表现为心动过缓，而出血量不大的创伤患者却有心动过速。

4. 血压 是休克治疗中最常用的监测指标。但是休克时血压的变化并不十分敏感，这是由于机体的代偿机制在起作用。例如心排出量已有明显下降时，血压的下降却可能滞后发生；当心排出量尚未完全恢复时，血压可已趋于正常。因此，在判断病情时，还应兼顾其他的参数进行综合分析。动态地观察血压的变化，显然比单个测定值更有临床意义。通常认为，收缩压＜90mmHg、脉压＜20mmHg 是休克存在的表现；血压回升、脉压增大则是休克好转的征象。

5. 尿量 尿量是反映肾脏血流灌注情况很有价值的指标。同时，尿量也能反映生命器官的血流灌注情况。少尿通常是休克早期和休克复苏不全的表现。对休克者应留置导尿管并连续监测其每小时尿量。尿量＜25ml/h、比重增加者表明仍然存在肾血管收缩和血容量不足；血压正常但尿量仍少且比重偏低者，提示有急性肾衰竭可能。若尿量稳定维持在30ml/h 以上，则提示休克已被纠正。

（二）特殊监测

特殊监测包括以下多种血流动力学监测项目：中心静脉压（central venous pressure，CVP）、肺毛细血管楔压（pulmonary capillary wedge pressure，PCWP）、心排出量和心脏指数、动脉血气分析、动脉血乳酸测定等。这些特殊监测在战术一线和战术后方区往往没有条件实现，如果有条件监测将更有力地指导休克救治。

五、治疗

虽然引起休克的原因各有不同，但其病理生理改变及其临床表现基本相同，因此对各类休克的治疗也有一些共同的原则。本章节重点介绍休克救治原则，针对创伤性休克救治要点详见第一篇相关内容。

（一）一般紧急治疗

首先应进行如创伤的制动、活动性大出血的控制、保证呼吸道通畅等处理。同时予以鼻导管或面罩吸氧，必要时气管插管。采取头和躯干抬高 20°～30°、下肢抬高 15°～20° 的休克体位，以增加回心血量。及早建立静脉通路以便液体复苏和使用药物，注意保温，酌情给予镇痛剂等。

（二）补充血容量

积极补充血容量是扭转组织低灌注和缺氧的关键，是纠正休克的基础。可在连续监测动脉血压、尿量和 CVP 的基础上，结合患者皮肤温度、末梢循环、脉率及毛细血管充盈时间等情况，判断所需补充的液体量。补充血容量首选晶体液，现有的证据表明平衡盐溶液可以引起相对少的炎症反应、免疫失调和电解质紊乱，常作为首选。对于低血容量性休克患者，可以联合运用胶体补充血容量；对于感染性休克患者，使用白蛋白作为胶体补充血容量效果更好。另外，应用高渗盐溶液（3%～7.5%）行休克复苏治疗也很有效，利用其高渗作用，将组织间隙和肿胀细胞内的水分吸收进入血管内，从而起到扩容的效果。高钠还有助于增加碱储备和纠正酸中毒。当血细胞比容低于 25%～30% 时，应给予浓缩红细胞，大量出血时可快速输注全血。开始液体复苏时，一般需补液速度较快，使收缩压维持在 80～90mmHg 或者（MAP 维持在 40～60mmHg）以上，但应根据微循环灌注如尿量、精神状态和皮肤表现进行调整补液。但过度补充血容量会增加心脏负担，导致肺水肿，影响复苏的效果。

（三）积极处理原发病

迅速识别休克的病因并采取积极的措施是抗休克治疗成功的关键，而对原发病作积极处理的意义与改善有效循环血量也具有同等的重要性。外科疾病引起的休克，大多存在需手术处理的原发病灶，例如内脏大出血、肠袢坏死、消化道穿孔、腹腔内脓肿、胆管阻塞、张力性气胸等。治疗原则是尽快恢复有效循环血量后，及时对原发病灶作手术处理。有时应在积极抗休克的同时进行手术治疗，休克才能得以纠正。

（四）纠正酸碱平衡失调

患者在休克状态下，由于组织灌注不足、细胞缺氧和机体的代偿机制而存在不同类型的酸碱代谢紊乱，其中以代谢性酸中毒最常见。酸性环境对心肌、血管平滑肌和肾功能都有抑制作用，应予纠正。但由于不严重的酸性环境对氧从血红蛋白解离是有利的，且机体在获得充足血容量和微循环得到改善之后，轻度酸中毒常可缓解而不需再用碱性药物，故不主张早期使用碱性药物。但重度休克经扩容治疗后仍有严重的代谢性酸中毒时，仍需使用碱性药物，常用药物是 5% 碳酸氢钠。用药后应连续监测动脉血气分析，根据结果调整治疗措施。

（五）血管活性药物的应用

血管活性药物的使用应建立在充分液体复苏的前提下，以维持组织灌注和改善微循环。血管活性药物可分为血管收缩剂和血管扩张剂两大类，其使用经历了相当长的认识过程并不断地进行了重新评价。常见的用于抗休克治疗的血管活性药物有肾上腺能受体激动剂，由于起效快、作用强、半衰期短的特点，在使用中易于调整剂量，常作为血管收缩剂的首选。①去甲肾上腺素：是主要兴奋 α 受体、轻度兴奋 β 受体的血管收缩剂，能兴奋心肌、收缩血管、升高血压及增加冠状动脉血流量，作用时间短。在升血压的同时很少引起心率和心排血量的改变。目前的研究结果推荐去甲肾上腺素作为大多数类型休克治疗的首选升压药，尤其是对于病因未明的休克。常用量为 0.1～0.5μg/（kg•min）。②肾上腺素：较去甲肾上腺素作用更强，主要兴奋 β 受体，其兴奋 α 受体的作用随着剂量增大而加强。肾上腺素可增加心律失常的发生，作为可选择的维持血压药物。③多巴胺：具有包括兴奋 α 受体、β 受体和多巴胺受体等多重作用。其药理作用与剂量密切相关。④多巴酚丁胺：对心肌的正性肌力作用较多巴胺强，能增加心排出量，降低肺毛细血管楔压，改善心泵功能。

用于休克治疗的血管活性药物还很多，包括血管收缩剂如间羟胺、去氧肾上腺素；血管扩张剂，如异丙肾上腺素、酚妥拉明、酚苄明、硝普钠；抗胆碱能药物，如阿托品、山莨菪碱和东莨菪碱等。药物的选择应结合当时的主要病情。

最主要的强心药是强心苷，有增强心肌收缩力、减慢心率的作用。当扩容治疗已相当充分但动脉压仍低，而 CVP 已超过 15cmH$_2$O 时，提示存在心功能不全，此时可经静脉注射去乙酰毛花苷。

（六）DIC 的治疗

DIC 是休克终末期的表现。一旦发生，可用肝素抗凝治疗，一般剂量为 1mg/kg，6 小时 1 次，成人首次可用 10 000U（1mg 相当于 125U）。有时还可使用抗纤溶药，如氨甲苯酸、氨基己酸，以及抗血小板黏附和聚集的药物，如阿司匹林、双嘧达莫和低分子右旋糖酐等。

（七）糖皮质激素

用于休克的作用主要有：①阻断 α 受体兴奋作用，使血管扩张，降低外周血管阻力，改善微循环；②保护细胞内溶酶体，防止溶酶体破裂；③增强心肌收缩力，增加心排出量；④增进线粒体功能和防止白细胞凝集；⑤促进糖异生，使乳酸转化为葡萄糖，减轻酸中毒。

（八）其他治疗

其他治疗包括预防应激性溃疡、保护胃肠道黏膜、防止低体温、加强营养支持、免疫调节、控制血糖以及预防深静脉血栓等。

◀ 第二节　过敏性休克 ▶

重点：过敏性休克的诊断依据、治疗原则。

难点：过敏性休克治疗原则与急救药品使用。

过敏是机体接触过敏原而产生的介导生理功能紊乱或组织损伤的特异性免疫应答。过敏性休克是特异性过敏原作用于致敏个体，短时间内产生的严重的以急性周围循环灌注不足及呼吸功能障碍为主的全身性速发变态反应。多突然且程度剧烈，发病迅速，若不及时处理，常可危及生命。

一、发病机制

绝大多数的过敏性休克属于I型变态反应,由特异性免疫球蛋白E(IgE)介导。过敏原进入机体后,刺激免疫系统产生IgE,其与肥大细胞或嗜碱性细胞高亲和性IgE受体结合,使机体处于致敏状态。当抗原再次进入机体时,便与已经结合在致敏靶细胞上的IgE特异性结合,引发细胞脱颗粒反应,释放组胺、类胰蛋白酶、白三烯等生物活性物质,进而引起毛细血管扩张、血管通透性增强、平滑肌收缩等一系列病理改变。某些药物如神经肌肉阻滞剂和氟喹诺酮类药物可直接通过肥大细胞G蛋白偶联受体(MRGPRX2)诱导肥大细胞活化,为非免疫学机制介导。酒精和物理因素,如运动在严重过敏中的作用尚未完全阐明。因此,过敏性休克是一种主要由IgE介导、由肥大细胞和嗜碱性粒细胞等释放化学介质引起的速发、危及生命的I型变态反应。

二、临床特点与诊断

严重过敏反应是系统性超敏反应,通常发病迅速,可导致死亡,累及气道、呼吸和/或循环系统,可危及生命,可能不合并典型的皮肤表现或循环休克症状。

最新的严重过敏反应诊断标准:符合下列2项临床标准之一者应高度怀疑严重过敏反应。

1. 急性发作(数分钟至数小时)的皮肤和/或黏膜症状(如泛发性荨麻疹、瘙痒或泛红、口唇-舌-悬雍垂肿胀),并至少伴有以下中的1条:①呼吸系统症状(如呼吸困难、喘息-支气管痉挛、喘鸣、呼气峰流速下降、低氧血症等);②血压下降或相关的终末器官功能障碍[如肌张力降低(昏倒)、晕厥、尿便失禁等];③严重的胃肠道症状(如严重腹部痉挛性疼痛、反复呕吐),尤其在暴露于非食物变应原之后。

2. 暴露于该患者已知或高度可能的变应原后出现急性发作的低血压、支气管痉挛、喉部症状(数分钟至数小时内),可无典型皮肤症状。

严重过敏反应的分级尚无公认的分级系统,可通过其临床表现分为以下四级:I级:只有皮肤黏膜症状和胃肠系统症状,血流动力学稳定,呼吸功能稳定;II级:出现明显呼吸系统症状(胸闷、气短、呼吸困难、哮喘、支气管痉挛、发绀、血氧不足等)或血压下降(成人收缩压80~90mmHg或比基础值下降30%~40%);III级:出现以下任一症状:神志不清、嗜睡、意识丧失、严重支气管痉挛和/或喉头水肿、重度血压下降(收缩压<80mmHg或比基础值下降>40%)等;IV级:发生心跳和/或呼吸骤停。1%~20%的严重过敏反应会发生双相反应,即在首次症状完全缓解后1~72小时内无诱发因素触发情况下再次出现严重过敏反应的症状。抗组胺药物和糖皮质激素的使用与双相反应结局是否相关并不明确。

过敏性休克是一种迅速发生的严重过敏反应,以急性周围循环灌注不足及呼吸功能障碍为主的全身速发变态反应。严重过敏反应可无典型的皮肤表现或循环休克症状,过敏性休克只是严重过敏反应的一种表现。过敏性休克的表现与严重程度因机体反应性、抗原进入量及途径等不同而有很大差别。本病大都突然发生,约半数以上患者在接触抗原半小时内发生症状,绝大多数发生在1小时内。

过敏性休克有两大特点:其一是休克表现,出汗、面色苍白、脉速而弱,四肢湿冷、发绀,烦躁不安、意识不清或完全丧失,血压迅速下降乃至测不出,脉搏消失,最终导致心跳停止;其二是在休克出现之前或同时,伴有一些过敏相关的症状。

1. 皮肤黏膜表现 往往是过敏性休克最早且最常出现的症状之一。

2. 呼吸道阻塞症状 喉头水肿和/或支气管痉挛（哮喘）是本病多见的表现，也是最主要的死因之一。

3. 其他症状 较常见的有恶心、呕吐、腹痛、腹泻，严重者可出现大小便失禁。

过敏性休克诊断依据：不依赖于实验室检查和特殊检查，根据过敏原接触史、患者特征性临床表现即可诊断。凡在接受（尤其是注射后）抗原性物质或某种药物，有蜂类叮咬后立即发生全身反应，而难以用其他药品本身的药理作用解释时，应马上考虑到本病的可能。

三、急救原则

立即停止接触过敏原，抗过敏治疗，抗休克治疗，对症支持治疗。

（一）立即停用或清除引起过敏反应的物质

一旦识别为过敏性休克，应立即停止接触过敏原；关注患者的气道、呼吸和循环；切忌转院、转科而延误治疗。确保患者气道开放，给氧。如果出现威胁生命的气道阻塞，立即气管插管或床旁气管切开。在少数情况下，上气道水肿严重，即使使用可视喉镜也不能通过声门孔，可能需要行紧急环甲膜切开术以开放气道。

（二）抗过敏治疗

抗过敏治疗首选肾上腺素。对于严重过敏反应患者，肾上腺素没有绝对禁忌。若可抽取并给予准确剂量，任何年龄患者的肾上腺素单次推荐剂量均为 0.01mg/kg（最大剂量 0.5mg），于大腿中部外侧（股外侧肌）肌内注射给药。成人（≥14 岁）极量为 0.5mg；儿童（6~<14 岁）极量为 0.3mg；幼儿（<6 岁）极量为 0.15mg；如果无反应或反应不充分，可每 5~15 分钟重复肌内注射肾上腺素。缓慢静脉推注肾上腺素（避免或慎用）：与肌内注射肾上腺素相比，静脉推注会带来显著更多的给药剂量差错和心血管并发症，因此应尽量避免。肾上腺素能通过 β- 受体效应使支气管痉挛快速舒张，通过 α 受体效应使外周小血管收缩；它还能对抗部分 I 型变态反应的介质释放，因此是救治本病的首选药物。

二线用药：糖皮质激素类药物、抗组胺药、β₂ 受体激动剂。糖皮质激素类药物和抗组胺药起效较慢，不能起到紧急挽救生命的作用，为辅助用药。糖皮质激素可预防延迟性过敏反应症状，尤其是对伴有哮喘或双相反应的患者。抗组胺药有助于减轻皮肤和黏膜症状。所有的二线药物的使用不能延迟一线药物肾上腺素的及时注射。

（三）抗休克治疗

过敏性休克为容量分布异常性休克，表现为微循环极度扩张和血管通透性明显增强，伴有液体外渗，最多达 35% 的血管内容量将在数分钟内转移到血管外间隙。治疗关键为：快速补充晶体液，约 20ml/kg，根据病情调整液体剂量。

（四）对症支持治疗

严密监护生命体征；保持呼吸道通畅；脏器功能支持等治疗。需要重复肾上腺素治疗的患者需警惕双相反应，休克纠正后仍需密切监测病情变化。

第十章
多器官功能障碍综合征

重点：多器官功能障碍综合征病因、诊断及治疗。
难点：多器官功能障碍综合征的临床分类。

多器官功能障碍综合征（multiple organ dysfunction syndrome，MODS）是指机体在遭受严重感染、创伤、休克及外科大手术等损害 24 小时后，有两个或两个以上的器官或系统同时或序贯发生的功能不全或衰竭的临床综合征。

一、病因

多种原因均可导致 MODS 的发生，常见疾病有：严重感染、休克、心肺复苏后、严重创伤、大手术、严重烧伤或冻伤、挤压综合征、重症胰腺炎、急性药物或毒物中毒等，以及常见的慢性疾病包括慢性心/肾/肝功能障碍、COPD、糖尿病等在原有慢性疾病的基础上，遭受急性打击后更易发生 MODS。

二、临床分类

1. MODS 可分为原发性与继发性两类。

（1）原发性 MODS：原发性 MODS 是指严重创伤、大量多次输血等明确的生理打击直接作用的结果，器官功能障碍由打击本身造成，损伤早期出现多个器官功能障碍，在原发性 MODS 发生病理过程中，全身炎症反应综合征（systemic inflammatory response syndrome，SIRS）未起主导作用。

（2）继发性 MODS：并非损伤的直接后果，而是机体异常反应的结果，原发损伤引起 SIRS，而 SIRS 进一步导致自身破坏是器官功能损害的基础，造成远隔器官功能障碍。继发性 MODS 与原发损伤之间有一定时间间隔，多并发脓毒症。

原发性 MODS 如能存活，则原发损伤和器官功能损害激发或导致 SIRS，加重原有受损器官或引起新的远隔器官功能障碍，使原发性 MODS 转变为继发性 MODS。

2. 根据临床特征，可把 MODS 分为单相速发型、双相迟发型和反复型。

（1）单相速发型：在感染或心、脑、肾等器官慢性疾病急性发作的诱因下，先发生单一器官功能障碍，继而在短时间内序贯发生多个器官功能障碍。

（2）双相迟发型：是在单相速发型基础上，经过一个短暂的病情恢复和相对稳定期，在短时间内再次序贯发生多个器官功能障碍。

（3）反复型：是在双相迟发型的基础上，反复多次发生 MODS。

三、化验检查

1. 血常规　主要通过白细胞、血红蛋白及血小板来反映是否存在严重感染、失血及凝血功能障碍。

2. 血气分析　氧合指数可反映是否存在呼吸功能障碍，酸碱度及乳酸水平可在一定程度上反映全身循环状况。

3. 凝血化验　凝血时间（CT）、凝血酶原时间（PT）、活化部分凝血活酶时间（APTT）、3P 试验可反映是否存在凝血功能障碍。

4. 肝肾功能、离子等生化指标　血清胆红素、谷草转氨酶、谷丙转氨酶、乳酸脱氢酶、尿素氮、肌酐、尿量、离子等指标可评估是否存在肝肾功能障碍。

5. 病原检查　感染性疾病可通过细菌培养、病毒核酸测定等方法搜索感染原因。

6. 其他　大便潜血阳性或出现消化道出血说明出现胃肠功能障碍；尿常规提示有蛋白尿或血尿；心电图提示有心律失常或心肌梗死表现；格拉斯哥昏迷评分（Glasgow coma score，GCS）可反映神经系统功能障碍等。

四、诊断

具有严重创伤、感染、休克等诱因；存在 SIRS 或脓毒症临床表现；发生 2 个或 2 个以上器官功能序贯功能障碍应考虑诊断 MODS。

1. 循环系统功能障碍　收缩压低于 90mmHg；平均动脉压小于 70mmHg；发生休克、室性心动过速或室颤等严重心律失常、心肌梗死。

2. 呼吸系统功能障碍　动脉血氧分压 / 吸入氧浓度 <300mmHg。

3. 中枢神经系统功能障碍　意识出现淡漠或躁动、嗜睡、浅昏迷、深昏迷；格拉斯哥昏迷评分≤14。

4. 凝血功能障碍　血小板计数 $<100×10^9$/L；凝血时间（CT）、血浆凝血酶原时间（PT）、活化部分凝血活酶时间（APTT）、3P 试验阳性。

5. 肝脏功能障碍　总胆红素 >20.5μmol/L；血白蛋白 <28g/L。

6. 肾脏功能障碍　血肌酐和尿素氮升高；尿量 <500ml/24h。

7. 胃肠功能障碍　肠鸣音消失或减弱；胃引流液、便潜血阳性或出现黑便、呕血；腹内压升高。

五、治疗

MODS 病因复杂，涉及多个器官及系统，应提高对 MODS 的认知，做到早发现、早诊断、早处理，以提高其治愈率。其治疗原则如下。

1. 积极控制原发病　是 MODS 治疗的关键。其病因以感染、大出血、输血、休克、热射病等较常见。根据严重脓毒症及脓毒性休克相关指南，积极强力抗感染并进行液体复苏；大出血应尽快明确出血原因并控制出血；热射病患者应快速降低体温。

2. 循环及呼吸功能支持　改善氧代谢，纠正组织缺氧，是 MODS 重要的治疗目标。保障组织有效血流灌注，肺良好的氧合功能是全身脏器功能维护的基础，病情需要时可给予机械通气。及时充分纠正低血容量和应用血管活性药物是防治内脏功能缺血的有效方法。

3. 其他器官、系统功能支持　包括肝脏、肾脏、胃肠、血液、神经等。必要时积极进行人工脏器替代治疗,使受累器官得以休息和修复。

4. 维持内环境稳定　包括水、电解质、血糖、酸碱状态等,维持在目标范围之内。

5. 预防继发感染　感染是 MODS 最容易出现的并发症,以肺部、血液、创伤或手术部位最常见。

6. 营养支持　是 MODS 综合救治的重要措施之一,早启动、早达到合适的营养治疗目标量,可改善患者负氮平衡等内环境紊乱,防止肠道菌群紊乱导致的肠源性感染,帮助患者度过急性应激期,有利于免疫功能恢复,最终改善病情和预后。

7. 免疫功能监测和免疫调理　可应用抗炎症反应药物如乌司他丁和自由基清除剂。

8. 中医药治疗　可应用大黄、当归、黄芪等。

第三篇

急诊常见感染性疾病

第一章
破 伤 风

重点：破伤风的病因、临床表现、预防和治疗。
难点：破伤风的病理生理、诊断和鉴别诊断。

一、病因

破伤风（tetanus）是常和创伤相关联的一种特异性感染。除了可能发生在各种破伤风感染的创伤后，还可能发生于不洁条件下分娩的产妇和新生儿。病菌是破伤风梭菌，为专性厌氧，革兰氏染色阳性。平时存在于人畜的肠道，随粪便排出体外，以芽孢状态分布于自然界，尤以土壤中最为常见。此菌对环境有很强的抵抗力，能耐煮沸。创伤伤口的污染率很高，战场中污染率可达25%~80%。但破伤风发病率只占污染者的10%~20%，提示发病必须具有其他因素，主要因素就是缺氧环境。创伤时，如为盲管外伤、深部刺伤等，破伤风梭菌可污染深部组织；如果伤口外口较小，伤口内有坏死组织、血块充塞，或填塞过紧、局部缺血等，就形成了一个适合该菌生长繁殖的缺氧环境。如果同时存在需氧菌感染，后者将消耗伤口内残留的氧气，使本病更易于发生。

二、病理生理

在缺氧环境中，破伤风梭菌的芽孢发育为增殖体，迅速繁殖并产生大量外毒素，主要是痉挛毒素导致患者一系列临床症状和体征。菌体及其外毒素在局部并不引起明显的病理改变，伤口甚至无明显急性炎症或可能愈合。当痉挛毒素吸收至脊髓、脑干等处，与联络神经细胞的突触相结合，抑制突触释放抑制性传递介质。运动神经元因失去中枢抑制而兴奋性增强，致使随意肌紧张与痉挛。破伤风毒素还可阻断脊髓对交感神经的抑制，致使交感神经过度兴奋，引起血压升高、心率增快、体温升高、大汗等。

三、临床表现

一般有潜伏期，通常是7天左右，个别患者可在伤后1~2天就发病。潜伏期越短者，预后越差。还有在伤后数月或数年因清除病灶或异物而发病的。前驱症状是全身乏力、头晕、头痛、咀嚼无力、局部肌肉发紧、扯痛、反射亢进等。典型症状是在肌紧张性收缩（肌强直、发硬）的基础上，阵发性强烈痉挛，通常最先受影响的肌群是咀嚼肌，随后顺序为面部表情肌，颈、背、腹、四肢肌，最后为膈肌。相应出现的征象为：张口困难（牙关紧闭）、蹙眉、口角下缩、咧嘴"苦笑"、颈部强直、头后仰；当背、腹肌同时收缩，因背部肌群较为有力，躯干因而扭曲成弓，结合颈、四肢的屈膝、弯肘、半握拳等痉挛姿态，形成"角弓反张"或"侧弓反张"；膈肌受影响后，发作时面唇青紫，通气困难，可出现呼吸暂停。上述发作可因轻微的刺激，如光、声、接触、饮水等而诱发。间歇期长短不一，发作频繁者，常示病情严重。发作时神志清楚，表情痛苦，每次发作时间数秒至数分钟不等。强烈的肌痉挛，可使肌断裂，甚至发生骨折。膀胱括约肌痉挛可引起尿潴留。持续的呼吸肌和膈肌痉挛，可造成呼吸骤停。患者死亡原因多为窒息、心力衰竭或肺部并发症。

四、病程

一般为 3～4 周，如积极治疗、不发生特殊并发症者，发作的程度可逐步减轻，缓解期平均约 1 周。但肌紧张与反射亢进可继续一段时间；恢复期间还可出现一些精神症状，如幻觉，言语、行为错乱等，但多能自行恢复。

少数患者可仅表现为受伤部位肌持续性强直，可持续数周或数月，预后较好。新生儿患此病时，因肌肉纤弱而症状不典型，表现为不能啼哭和吸乳，少活动，呼吸弱或困难。

五、诊断和鉴别诊断

实验室检查很难诊断破伤风，因脑脊液检查可以正常，伤口厌氧菌培养也难发现该菌。但破伤风的症状比较典型，诊断主要根据临床表现。凡有外伤史，不论伤口大小、深浅，如果伤后出现肌紧张、扯痛，张口困难、颈部发硬、反射亢进等，均应考虑此病的可能性。需要与下列疾病鉴别：①化脓性脑膜炎：虽有"角弓反张"状和颈项强直等症状，但无阵发性痉挛；有剧烈头痛、高热、喷射性呕吐、有时神志不清；脑脊液检查有压力增高、白细胞计数增多等。②狂犬病：有被疯狗、猫咬伤史，以吞咽肌痉挛为主。喝水不能下咽，并流大量口涎，患者听见水声或看见水，吞咽肌立即发生痉挛。③其他：如颞下颌关节炎、子痫、癔症等。

六、预防

破伤风是可以预防的疾患。由于破伤风梭菌是厌氧菌，其生长繁殖必须有缺氧的环境。因此，创伤后早期彻底清创，改善局部循环，是预防破伤风发生的关键；此外还可通过人工免疫，产生较稳定的免疫力。人工免疫有主动和被动两种方法。

被动免疫法 对伤前未接受自动免疫的患者，尽早皮下注射破伤风抗毒素（tetanus antitoxin, TAT）1 500～3 000IU。破伤风的发病有一定潜伏期，尽早注射有预防作用，但其作用短暂，有效期为 10 天左右，因此，对深部创伤、潜在厌氧菌感染可能的患者，可在 1 周后追加注射 1 次。

破伤风抗毒素易发生过敏反应，注射前必须进行皮内敏感试验。如过敏，应按脱敏法注射。

七、治疗

破伤风是一种极为严重的疾病，病死率高，尤其是新生儿和吸毒者，为此要采取积极措施，包括清除毒素来源，中和游离毒素，控制和解除痉挛，保持呼吸道通畅和防治并发症等。

1. 凡能找到伤口，伤口内存留坏死组织、引流不畅者，应在抗毒血清治疗后，在良好麻醉、控制痉挛下进行伤口处理、充分引流，局部可用 3% 过氧化氢溶液冲洗。有的伤口看上去已愈合，应仔细检查痂下有无窦道或死腔。

2. 抗毒素的应用，目的是中和游离的毒素，所以只在早期有效，毒素已与神经组织结合,则难收效。一般用量是 1 万～6 万 IU,分别由肌内注射与静脉滴入。静脉滴入应稀释于 5% 葡萄糖溶液中,缓慢滴入。用药前应作皮内过敏试验。连续应用或加大剂量并无意义,且易致过敏反应和血清病。破伤风人体免疫球蛋白在早期应用有效,剂量为 3 000～6 000IU,一般只用 1 次。

3. 患者入院后,应住隔离病室,避免光、声等刺激,避免骚扰患者。根据病情可交替使用镇静、解痉药物,以减少患者的痉挛和痛苦。可供选用的药物有:10% 水合氯醛保留灌肠,每次 20～40ml,苯巴比妥钠肌内注射,每次 0.1～0.2g,地西泮 10～20mg 肌内注射或静脉滴注,一般每天 1 次。病情较重者,可用冬眠 1 号合剂(由氯丙嗪、异丙嗪各 50mg,哌替啶 100mg 及 5% 葡萄糖 250ml 配成)静脉缓慢滴入,但低血容量时忌用。痉挛发作频繁不易控制者,可用 2.5% 硫喷妥钠缓慢静脉注射,每次 0.25～0.5g,但要警惕发生喉头痉挛和呼吸抑制。用于已作气管切开者比较安全。但新生儿破伤风要慎用镇静解痉药物,可酌情用洛贝林、尼可刹米等。

4. 注意防治并发症。主要并发症在呼吸道,如窒息、肺不张、肺部感染;防止发作时坠床、骨折、咬伤舌等。对抽搐频繁、药物又不易控制的严重患者,应尽早进行气管切开,以便改善通气,清除呼吸道分泌物,必要时可进行人工辅助呼吸。还可利用高压氧舱辅助治疗。气管切开患者应注意做好呼吸道管理,包括气道雾化、湿化、冲洗等。要定时翻身、拍背,以利排痰,并预防压疮。必要时专人护理,防止意外;严格无菌技术,防止交叉感染。已并发肺部感染者,根据菌种选用抗生素。

5. 由于患者不断阵发痉挛、出大汗等,故每天消耗热量和水分丢失较多。因此要十分注意营养(高热量、高蛋白、高维生素)补充和水与电解质平衡的调整。必要时可采用中心静脉肠外营养。

6. 抗生素应用,青霉素 80 万～100 万 U,肌内注射,每 4～6 小时 1 次,或大剂量静脉滴注,可抑制破伤风梭菌。也可给甲硝唑 2.5g/d,分次口服或静脉滴注,持续 7～10 天。如伤口有混合感染,则选用相应抗菌药物。

第二章
肾综合征出血热

重点：肾综合征出血热的定义、病原学、流行病学、临床表现、诊断及治疗原则。

难点：肾综合征出血热的病理生理、鉴别诊断、预防措施。

肾综合征出血热（hemorrhagic fever with renal syndrome，HFRS），又称流行性出血热（epidemic hemorrhagic fever）是由汉坦病毒属（*Hanta-viruses*）的各型病毒引起的，以鼠类为主要传染源的一种自然疫源性疾病。本病的主要病理变化是全身小血管和毛细血管广泛性损害，临床上以发热、低血压休克、充血出血和肾损害为主要表现。

本病呈世界性流行，全世界 78 个国家已报告本病发生或发现存在汉坦病毒。本病最早见于 1913 年苏联海参崴（现称符拉迪沃斯托克）地区。1980 年以来 HFRS 流行强度逐渐加大，全国年报告病例数逾 10 万，危害严重，目前除青海省缺乏疫情资料外，其余 33 个省、自治区、直辖市（包括香港、澳门和台湾）均已报告本病发生或流行。2017 年美国和加拿大报道了 11 例汉坦病毒感染病例。

本病既往在我国、日本、朝鲜、韩国和俄罗斯远东地区称为肾综合征出血热，在欧洲国家称为流行性肾病（nephropathia epidemica）。1982 年 WHO 建议统称为肾综合征出血热，我国学术界于 20 世 90 年代末统称为肾综合征出血热。

一、病原学

汉坦病毒属布尼亚病毒科（*Bunyaviridae*），为负性单链 RNA 病毒，形态呈圆形或卵圆形，有双层包膜，外膜上有纤突。直径 78～210nm，平均 120nm。其基因 RNA 可分为大、中、小三个片段，即 L、M 和 S，其中 S 基因编码核衣壳蛋白，M 基因编码膜蛋白，可分为 G1 和 G2，L 基因编码聚合酶。核衣壳蛋白是病毒主要结构蛋白之一，它包裹着病毒的各基因片段，G1 和 G2 糖蛋白构成病毒的包膜。

汉坦病毒的核衣壳蛋白有较强的免疫原性和稳定的抗原决定簇，宿主感染后核衣壳蛋白抗体出现最早，在病程的第 2～3 天即能检出，有助于早期诊断。一般认为核衣壳蛋白中含补体结合抗原，而不含中和抗原。膜蛋白中含中和抗原和血凝抗原，前者能诱导宿主产生具有保护作用的中和抗体（膜蛋白具有血凝活性，可诱导产生保护性细胞免疫），后者可引起低 pH 依赖性细胞融合，对病毒颗粒吸附于受感染宿主的细胞表面及随后病毒脱衣壳进入胞质可能起重要作用。

由于抗原结构的不同，汉坦病毒至少有 20 个血清型。不同鼠类携带不同血清型，临床表现轻重程度也不一致。其中 I 型汉坦病毒（*Hantaan virus*，HTNV）、Ⅱ型首尔病毒（*Seoul virus*，SEOV）、Ⅲ型普马拉病毒（*Puumala virus*，PUUV）和Ⅳ型希望山病毒（*Prospect hill virus*，PHV）是经世界卫生组织（WHO）认定的。其余包括多布拉伐病毒 - 贝尔格莱德病毒（*Dobrava-belgrade virus*，DOBV）、泰国病毒（*Thai vieus*，TV）、索托帕拉雅病毒（*Thottapalayam virus*，TPMV）、辛诺柏病毒（*Sin nombre virus*，SNV）、纽约病毒（*New York virus*，NYV）、长沼病毒（*Bayou virus*，BAYV）、黑渠港病毒（*Black creek canal virus*，BCCNK）、安第斯病毒（*Andes virus*，ANV）和图拉病毒（*Tula virus*，TULV）等。其中Ⅰ、Ⅱ、Ⅲ型和多布拉伐 - 贝尔格莱德病毒能引起人类肾综合征出血热。在我国流行的主要是Ⅰ型和Ⅱ型病毒。近年来在我国还发现了Ⅲ型普马拉病毒。而辛诺柏病毒等主要引起以呼吸窘迫和呼吸衰竭为主要表现的汉坦病毒肺综合征（hantavirus pulmonary syndrome，HPS）。由于病毒型别不同，引起人类疾病的临床症状轻重有所不同，其中Ⅰ型较重，Ⅱ型次之，Ⅲ型多为轻型，多布拉伐 - 贝尔格莱德病毒类似Ⅰ型。

汉坦病毒对乙醚、氯仿、脱氧胆酸盐敏感，不耐热和不耐酸，高于37℃及 pH 5.0 以下易被灭活，56℃ 30分钟或 100℃ 1 分钟可被灭活。对紫外线、酒精和碘酒等消毒剂敏感。

二、流行病学

（一）传染源

据国内外不完全统计，有 170 多种脊椎动物能自然感染汉坦病毒，我国发现 53 种动物携带本病毒，主要宿主动物是啮齿类，其他动物包括猫、猪、犬和兔等。在我国以黑线姬鼠（*Apodemus agrarius*）、褐家鼠（*Mus norvegicus*）为主要宿主动物和传染源。林区则以大林姬鼠（*Apodemus sylvaticus*）为主。由于肾综合征出血热患者早期的血液和尿液中携带病毒，虽然有接触后发病的个别病例报道，但人不是主要传染源。

（二）传播途径

1. 呼吸道传播　鼠类携带病毒的排泄物，如尿、粪、唾液等污染尘埃后形成气溶胶（aerosol）能通过呼吸道而感染人体。

2. 消化道传播　进食被鼠类携带病毒的排泄物所污染的食物可经口腔或胃肠道黏膜感染。

3. 接触传播　被鼠咬伤或破损伤口接触带病毒的鼠类排泄物或血液后亦可导致感染。

4. 垂直传播　孕妇感染本病后病毒可以经胎盘感染胎儿，曾从感染肾综合征出血热孕妇的流产儿脏器中分离到汉坦病毒。

5. 虫媒传播　尽管我国从恙螨和柏氏禽刺螨中分离到汉坦病毒，但其传播作用尚有待进一步证实。

（三）易感性

人群对本病普遍易感，以男性青壮年为主。在流行区隐性感染率可达 3.5%～4.3%。

（四）流行特征

1. 地区性　主要分布在亚洲，其次为欧洲和非洲，美洲病例较少。我国疫情最重，除青海省外，均有病例报告。本病好发于我国海拔 500m 以下的地区，疫区主要分布于丰水带、多水带和过渡带的农业区（如山东、陕西、湖北、湖南、浙江、江苏、江西及安徽等省）及东北林区（如黑龙江省）。目前我国的流行趋势是老疫区病例逐渐减少，新疫区则不断增加。

2. 季节性和周期性　虽本病四季均能发病，但有较明显的高峰季节，其中姬鼠传播者以 11～次年 1 月份为高峰，5～7 月为小高峰。家鼠传播者以 3～5 月为高峰。林区姬鼠传播者以夏季为流行高峰。本病非高峰季节发病较过去明显增多，并呈现出老疫区轻患者较多,新疫区重患者较多的特点。

本病发病率有一定周期性波动,以姬鼠为主要传染源的疫区,一般相隔数年有一次较大流行,以家鼠、黄鼠为传染源的疫区周期性尚不明确。实验用老鼠也有感染实验人员的疫情发生,不受季节的影响。

3. 人群分布　以男性青壮年农民和工人发病率较高,其他人群亦可发病。不同人群发病的多少与接触传染源的机会多少有关。

三、发病机制与病理

(一)发病机制

肾综合征出血热的发病机制至今仍未完全阐明,汉坦病毒进入人体后随血液到达全身,通过位于血小板、内皮细胞和巨噬细胞表面的 $β_3$ 整合素介导进入血管内皮细胞内以及骨髓、肝、脾、肺、肾和淋巴结等组织,进一步增殖后再释放入血引起病毒血症。一方面病毒能直接破坏感染细胞的功能和结构,另一方面病毒感染诱发人体的免疫应答和各种细胞因子的释放,导致机体组织损伤。由于汉坦病毒对人体呈泛嗜性感染,因而能引起多器官损害。

1. 病毒直接作用　临床上患者均有病毒血症期,且有相应的中毒症状,不同血清型的病毒所引起临床症状轻重不同;在肾综合征出血热患者几乎所有脏器组织中均能检出汉坦病毒抗原,尤其是肾综合征出血热基本病变部位血管内皮细胞中,而且有抗原分布的细胞往往发生病变;体外培养的正常人骨髓细胞和血管内皮细胞,在排除细胞免疫和体液免疫作用的情况下,感染汉坦病毒后,出现细胞膜和细胞器的损害。

2. 免疫损伤作用

(1)免疫复合物引起的损伤(Ⅲ型变态反应):本病患者早期血清补体下降,血循环中存在特异性免疫复合物。近年来发现用免疫组化方法证明患者皮肤小血管壁、肾小球基底膜、肾小管和肾间质血管均有特异性免疫复合物沉积,同时有补体裂解片段,故认为免疫复合物是本病血管和肾脏损害的主要原因。

(2)其他免疫反应

1)变态反应:汉坦病毒侵入人体后可引起机体一系列免疫应答。本病早期特异性 IgE 抗体升高,其上升水平与肥大细胞脱颗粒阳性率呈正相关,提示存在Ⅰ型变态反应;患者血小板存在免疫复合物,电镜观察肾组织除颗粒状 IgG 沉着外,肾小管基底膜存在线状 IgG 沉积,提示临床上血小板的减少和肾小管的损害与Ⅲ型及Ⅱ型变态反应有关;电镜观察发现淋巴细胞攻击肾小管上皮细胞,认为病毒可以通过细胞毒 T 细胞的介导损伤机体细胞,提示存在Ⅳ型变态反应。至于以上存在的Ⅰ、Ⅱ、Ⅲ、Ⅳ型变态反应在本病发病机制中的地位尚有待进一步研究。

2)细胞免疫反应:多数报告肾综合征出血热患者急性期外周血 CD8+ 细胞明显升高,CD4/CD8 比值下降或倒置,抑制性 T 细胞(TS)功能低下,细胞毒 T 淋巴细胞(CTL)明显升高,且重型患者比轻、中型显著增加,CTL 的功能为分泌细胞毒素诱导细胞凋亡以及直接杀死表面具有抗原的靶细胞导致靶细胞的损伤,说明 CTL 在灭活病毒的同时,也大量损伤了感染汉坦病毒的靶细胞,Araki 等曾报道,在啮齿类宿主,持续病毒感染与缺乏病毒特异性 CD8+ T 细胞有密切关系。在患者的肾脏尸检标本中发现有大量 CD8+ CTL 的积聚。

3)各种细胞因子和介质的作用:汉坦病毒能诱发机体的巨噬细胞和淋巴细胞等释放各种细胞因子和介质,引起临床症状和组织损害。如白细胞介素 1(IL-1)和肿瘤坏死因子

（TNF）能引起发热，一定量的 TNF 和 γ 干扰素是血管渗透性升高的重要因素，能引起休克和器官功能衰竭。此外，血浆内皮素、血栓素 $β_2$、血管紧张素Ⅱ等的升高能显著减少肾血流量和肾小球滤过率，促进肾衰竭的发生。

（二）病理生理

1. 休克　本病病程的第 3～7 天常出现的低血压休克称为原发性休克，少尿期以后发生的休克称为继发性休克。原发性休克发生的原因主要是由于病毒及免疫反应广泛损伤全身小血管与毛细血管，加上血管活性物质的作用，导致血管扩张、血管通透性增加，血浆外渗使血容量下降。此外，由于血浆外渗使血液浓缩，血液黏稠度升高，促进弥散性血管内凝血（DIC）的发生，导致血液循环淤滞，血流受阻，因而使有效循环血量进一步降低。继发性休克的原因主要是大出血，继发感染和多尿期水与电解质补充不足，导致有效循环血量不足。

2. 出血　血管壁的损伤、血小板减少和功能异常，肝素类物质增加和 DIC 导致的凝血机制异常原因。

（1）全身小血管损伤：HFRS 基本病理改变是全身微小血管弥漫性损害，近年研究表明，位于血管内皮细胞和血小板表面的汉坦病毒受体 - 整合素对于维持毛细血管的完整性以及血小板参与血管壁修复等十分重要，此外抗原 - 抗体复合物在血管壁的沉积，以及低血压休克和酸中毒对血管内皮细胞的影响均有可能造成血管壁的病变，导致皮肤黏膜和腔道出血。

（2）血小板减少和功能障碍：HFRS 病程中普遍存在血小板数量减少及功能障碍。其原因可能为：①生成减少：HV 可直接损伤骨髓巨核细胞，使血小板成熟障碍；②消耗增多：大量的血小板在修补血管内皮中消耗；③破坏增加：免疫复合物沉积于血小板表面，激活补体，使血小板破坏增加；④功能障碍：可能与 HV 经血小板表面的病毒受体直接侵害血小板有关，免疫复合物沉积使血小板破坏增加以及尿毒症时胍类及酚类物质抑制血小板第 3 因子释放等也是重要因素。

（3）凝血机制障碍：病程的第 5～7 天约 50% 患者可发生 DIC，主要是病毒损伤血管内皮细胞，导致血管壁基底膜胶原的暴露和广泛组织细胞坏死，释放组织凝血酶，激活血浆Ⅻ因子和Ⅶ因子，启动内源性与外源性凝血系统所致。加上血液浓缩、血流缓慢、代谢性酸中毒以及脂质过氧化损伤，花生四烯酸代谢产物释放炎性介质，均可加重血管内皮和胃肠黏膜损伤，促进 DIC 形成，广泛微血管栓塞、凝血因子大量消耗而出血。DIC 后期继发性纤溶亢进，血中类肝素物质增多，均可加重出血。

3. 急性肾衰竭　主要是由于有效循环血量减少、肾血流量不足，导致肾小球滤过率下降所致；肾素 - 血管紧张素增加、肾小球微血栓形成和抗原抗体复合物引起的基底膜损伤也是肾小球滤过率下降的重要原因。肾小管变性坏死、肾间质出血、水肿压迫和肾小管腔被肾脱落细胞和蛋白凝块阻塞等可进一步加重少尿。

（三）病理解剖

本病病理变化以小血管和肾脏病变最明显，其次为心、肝、脑等脏器。基本病变是小血管（包括小动脉、小静脉和毛细血管）内皮细胞肿胀，变性和坏死。管壁呈不规则收缩和扩张，最后呈纤维素样坏死和崩解，管腔内可有微血栓形成。肾脏肉眼可见肾脂肪囊水肿、出血，肾皮质苍白，肾髓质极度充血并有出血和水肿。镜检见肾小球充血，基底膜增厚，肾近曲小管变性和肾小管受压变窄或堵塞，肾间质炎症反应较轻，主要为淋巴细胞和单核细胞浸润。心脏病变：右心房有特征性的内膜下大片状出血，心肌纤维有不同程度的变性、坏死，部分可断裂。脑垂体前叶显著充血、出血和凝固性坏死，后叶无明显变化。肾上腺皮质和髓质充血、出血，可见皮质坏死以及微血栓。腹膜后胶冻样水肿是本病的特征，系毛细血管静脉端压力升高和血管通透性增加，大量血浆渗漏所致，纵隔亦可出现。肝肿大，可出现肝细胞变性、灶性坏死和融合坏死灶。脾肿大，脾髓质充血、细胞增生、脾小体受压萎缩。脑实质水肿和出血，神经细胞变性，胶质细胞增生。

四、临床表现

潜伏期4～46天，一般为7～14天，以2周多见。典型病例病程中有发热期、低血压休克期、少尿期、多尿期和恢复期的五期经过，但非典型病例明显增加。如轻型病例可出现越期现象，而重症患者则可出现发热期、休克期和少尿期之间的互相重叠。

（一）发热期

主要表现为发热、全身中毒症状、毛细血管损伤和肾损害。患者多起病急，畏寒，发热常在39～40℃之间，热型以弛张型为多，少数呈稽留型或不规则型。热程多数为3～7天，少数达10天以上。一般体温越高，热程越长，则病情越重。少数患者起病时以低热、胃肠不适和呼吸道前驱症状开始。轻型患者热退后症状缓解，重症患者热退后反而加重。

全身中毒症状表现为全身酸痛、头痛、腰痛和眼眶痛。头痛、腰痛、眼眶痛一般称为"三痛"。头痛为脑血管扩张充血所致，腰痛与肾周围组织充血、水肿，以及腹膜后水肿有关，眼眶痛是眼球周围组织水肿所致，重者可伴有眼压升高和视力模糊。多数患者可以出现胃肠中毒症状，如食欲减退、恶心、呕吐或腹痛、腹泻，腹痛剧烈者，腹部有压痛、反跳痛，易误诊为急腹症而手术。此类患者多为肠系膜局部极度充血和水肿所致。腹泻可带黏液和血，易误诊为肠炎或痢疾。部分患者可出现嗜睡、烦躁、谵妄或抽搐等神经精神症状，此类患者多数发展为重型。

毛细血管损害征主要表现为充血、出血和渗出水肿征。皮肤充血潮红主要见于颜面、颈、胸部等部位，重者呈酒醉貌。黏膜充血见于眼结膜、软腭和咽部。皮肤出血多见于腋下及胸背部，常呈搔抓样、条索点状瘀点。黏膜出血常见于软腭，呈针尖样出血点，眼结膜呈片状出血。少数患者有鼻出血、咯血、黑便或血尿。如在病程的第4～6天，腰、臀部或注射部位出现大片瘀斑和腔道大出血可能为DIC所致，是重症表现。渗出水肿征主要表现为球结膜水肿，轻者眼球转动时球结膜有涟漪波，重者球结膜呈水泡样，甚至突出眼裂。部分患者出现眼睑和脸部水肿，亦可出现腹水，一般渗出水肿越重，病情越重。

肾损害主要表现为蛋白尿和镜检可发现管型等。重症患者尿中可排出膜状物，镜检可见透明管型、颗粒管型或蜡样管型。

（二）低血压休克期

一般发生于病程的第4～6天，迟者第8～9天出现。多数患者在发热末期或热退同时出现血压下降，少数在热退后发生。轻型患者可不发生低血压或休克。本期持续时间，短者数小时，长者可达6天以上，一般为1～3天。其持续时间的长短与病情轻重、治疗措施是否及时和正确有关。一般血压开始下降时四肢尚温暖。当血容量继续下降则出现脸色苍白、四肢厥冷、脉搏细弱或不能触及、尿量减少等。当大脑供血不足时，可出现烦躁、谵妄、神志恍惚。少数顽固性休克患者，由于长期组织血流灌注不良，而出现发绀，并促使DIC、脑水肿、急性呼吸窘迫综合征（acute respiratory distress syndrome，ARDS）和急性肾衰竭的发生。

（三）少尿期

常继低血压休克期而出现,亦可与低血压休克期重叠或由发热期直接进入本期。与低血压休克期重叠的少尿应和肾前性少尿相鉴别。一般认为 24 小时尿量少于 400ml 为少尿,少于 100ml 为无尿,少数患者无明显少尿而存在氮质血症,称为无少尿型肾功能不全,这是肾小球受损而肾小管受损不严重所致。

少尿期一般发生于病程的第 5~8 天,持续时间短者 1 天,长者 10 余天,一般为 2~5 天。少尿期的主要表现为尿毒症,酸中毒和水、电解质紊乱,严重患者可出现高血容量综合征和肺水肿。临床表现为厌食、恶心、呕吐、腹胀和腹泻等,常有顽固性呃逆,可出现头晕、头痛、烦躁、嗜睡、谵妄,甚至昏迷和抽搐等症状。一些患者出血现象加重,表现为皮肤瘀斑增加、鼻出血、便血、呕血、咯血、血尿或阴道出血,少数患者可出现颅内出血或其他内脏出血。酸中毒表现为呼吸增快或库斯莫尔(Kussmaul)呼吸。水钠滞留,使组织水肿加重,可出现腹水和高血容量综合征,后者表现为体表静脉充盈,收缩压增高,脉压增大而使脉搏洪大,脸部胀满和心率增快。电解质紊乱主要表现为高血钾、低血钠和低血钙,少数亦可发生低血钾和高血镁,高血钾和低血钾均能引起心律失常,低血钠表现为头昏、倦怠,严重者可有视力模糊和脑水肿。低血钙可引起手足搐搦。本期病情轻重与少尿持续时间和氮质血症的高低相平行。

（四）多尿期

此期为新生的肾小管重吸收功能尚未完善,加上尿素氮等滞留物质引起高渗性利尿作用,使尿量明显增加。多数患者少尿期后进入此期,少数患者可由发热期或低血压休克期转入此期。多尿期一般出现在病程的第 9~14 天,持续时间短者 1 天,长者可达数月之久。根据尿量和氮质血症情况可分以下三期。

1. 移行期 每天尿量由 400ml 增至 2 000ml,此期虽尿量增加,但血尿素氮(BUN)和肌酐等反而升高,症状加重,不少患者因并发症而死于此期,宜特别注意观察病情。

2. 多尿早期 每天尿量超过 2 000ml,氮质血症未见改善,症状仍重。

3. 多尿后期 尿量每天超过 3 000ml,并逐日增加,氮质血症逐步下降,精神食欲逐日好转,此期每天尿量可达 4 000~8 000ml,少数可达 15 000ml 以上。此期若水和电解质补充不足或继发感染,可发生继发性休克,亦可发生低血钠、低血钾等症状。

（五）恢复期

经多尿期后,尿量恢复为 2 000ml 以下,精神、食欲基本恢复,一般尚需 1~3 个月体力才能完全恢复。少数患者可遗留高血压、肾功能障碍、心肌劳损和垂体功能减退等症状。

临床分型:根据发热高低、中毒症状轻重和出血、休克、肾功能损害严重程度的不同,临床上可分为以下五型。

1. 轻型 体温 39℃以下,中毒症状轻,除出血点外无其他出血现象,肾损害轻,无休克和少尿。

2. 中型 体温 39~40℃,中毒症状较重,有明显球结膜水肿,病程中收缩压低于 90mmHg 或脉压小于 30mmHg,有明显出血和少尿期,尿蛋白(+++)。

3. 重型 体温 >40℃,中毒症状及渗出体征严重,可出现中毒性精神症状,并出现休克,有皮肤瘀斑和腔道出血,休克和肾损害严重,少尿持续 5 天以内或无尿 2 天以内。

4. 危重型 在重型基础上合并出现以下情况之一者:难治性休克;有重要脏器出血;少尿超出 5 天或无尿 2 天以上,BUN 超出 42.84mmol/L(120mg/dl);出现心衰、肺水肿;出现脑水肿、脑出血或脑疝等中枢神经系统合并症；继发严重感染。

5. 非典型　发热 38℃ 以下，皮肤黏膜可有散在出血点，尿蛋白（±），血、尿特异性抗原或抗体阳性者。

五、实验室检查

（一）血常规

病程的第 1～2 天白细胞计数多属正常，第 3 天后逐渐升高，可达（15～30）×10⁹/L，少数重型患者可达（50～100）×10⁹/L，早期中性粒细胞增多，核左移，有中毒颗粒，重症患者可见幼稚细胞呈类白血病反应。病程的第 4～5 天后，淋巴细胞增多，并出现较多的异型淋巴细胞。由于血浆外渗，血液浓缩，所以从发热后期开始至低血压休克期，血红蛋白和红细胞数均升高，血小板从病程的第 2 天起开始减少，并可见异型血小板。

（二）尿常规

病程的第 2 天可出现尿蛋白，第 4～6 天尿蛋白常达（+++）～（++++），突然出现大量尿蛋白对诊断很有帮助。部分病例尿中出现膜状物，这是大量尿蛋白与红细胞和脱落上皮细胞相混合的凝聚物。镜检可见红细胞、白细胞和管型，此外尿沉渣中可发现巨大的融合细胞，这是汉坦病毒的包膜糖蛋白在酸性条件下引起泌尿系脱落细胞的融合，这些融合细胞中能检出汉坦病毒抗原。

（三）血液生化检查

BUN 及肌酐在低血压休克期、少数患者在发热后期开始升高，移行期末达高峰，多尿后期开始下降。发热期血气分析以呼吸性碱中毒多见，休克期和少尿期以代谢性酸中毒为主。血钠、氯、钙在本病各期中多数降低，而磷、镁等则增高。血钾在少尿期升高，但亦有少数患者少尿期出现低血钾。肝功能检查可见转氨酶升高、胆红素升高。

（四）凝血功能检查

发热期开始血小板减少，其黏附、凝聚和释放功能降低，若出现 DIC，血小板常减少至 50×10⁹/L 以下，DIC 的高凝期出现凝血时间缩短，消耗性低凝期则纤维蛋白原降低，凝血酶原时间延长和凝血酶时间延长，进入纤溶亢进期则出现纤维蛋白降解物（FDP）升高。

（五）免疫学检查

1. 特异性抗体检测　在病程的第 2 天即能检出特异性 IgM 抗体，1∶20 为阳性。IgG 抗体 1∶40 为阳性，1 周后滴度上升 4 倍或以上有诊断价值。

2. 特异性抗原检测　常用免疫荧光法或酶联免疫吸附试验（ELISA），胶体金法则更为敏感。早期患者的血清及周围血中性粒细胞、单核细胞、淋巴细胞和尿沉渣细胞均可检出汉坦病毒抗原。

（六）分子生物学方法

应用巢式 RT-PCR 方法可以检出汉坦病毒的 RNA，敏感性较高，具有诊断价值。

（七）病毒分离

将发热期患者的血清、血细胞和尿液等接种 Vero-E6 细胞或 A549 细胞中可分离汉坦病毒。

（八）其他检查

心电图可出现窦性心动过缓、传导阻滞等心律失常和心肌受损表现，此外高血钾时出现 T 波高尖，低血钾时出现 U 波等。部分患者眼压增高，若明显增高者常为重症。脑水肿患者可见视神经乳头水肿。胸部 X 线约 30% 患者有肺水肿表现,约 20% 患者出现胸腔积液和胸膜反应。

六、并发症

(一)腔道出血

腔道出血以呕血、便血最为常见,咯血、腹腔出血、鼻出血和阴道出血等均较常见。

(二)中枢神经系统并发症

中枢神经系统并发症包括由汉坦病毒侵犯中枢神经而引起的脑炎和脑膜炎,因休克、凝血机制异常、电解质紊乱和高血容量综合征等引起的脑水肿,高血压脑病和颅内出血等,CT 颅脑检查有助于以上诊断。

(三)肺水肿

1. 急性呼吸窘迫综合征(acute respiratory distress syndrome,ARDS) 由于肺毛细血管损伤,通透性增高使肺间质大量渗液,此外肺内微小血管的血栓形成和肺泡表面活性物质生成减少均能促成 ARDS,可表现为呼吸急促,出现发绀,肺部可闻及支气管呼吸音和干湿啰音,X 线表现为双侧斑点状或片状阴影,呈毛玻璃样。血气分析动脉氧分压降低至 60mmHg 以下,常见于休克期和少尿期。新近美国报道发生在新墨西哥州等地的汉坦病毒感染,以 ARDS 为主要表现,常于发病 2~6 天内因呼吸窘迫导致急性呼吸衰竭而死亡,病死率高达 67%。

2. 心源性肺水肿 可由肺毛细血管受损,肺泡内大量渗液所致,亦可由高血容量或心肌受损所引起。

(四)其他

包括继发性感染、自发性肾破裂、心肌损害和肝损害等。

七、诊断

诊断依据主要依靠临床特征性症状和体征,结合实验室检查,参考流行病学资料进行诊断。

(一)流行病学资料

流行病学资料包括发病季节,病前 2 个月内进入疫区并有与鼠类或其他宿主动物接触史。

(二)临床特征

临床特征包括早期三种主要表现和病程的五期经过,前者为发热中毒症状,充血、出血、外渗征和肾损害。患者热退后症状反而加重。典型病例有发热期、低血压休克期、少尿期、多尿期和恢复期。不典型者可越期或前三期之间重叠。

(三)实验室检查

实验室检查包括血液浓缩、血红蛋白和红细胞增高、白细胞计数增高、血小板减少。尿蛋白大量出现和尿中带膜状物有助于诊断。血清、血细胞和尿中检出汉坦病毒抗原和血清中检出特异性 IgM 抗体可以明确诊断。特异性 IgG 抗体需双份血清效价升高 4 倍以上者才有诊断意义。反转录 - 聚合酶链反应(RT-PCR)检测汉坦病毒的 RNA 有助于早期和非典型患者的诊断。

八、鉴别诊断

典型病例诊断并不困难,不典型病例应注意鉴别诊断。

（一）发热期应与下列疾病鉴别

1. 上呼吸道感染 / 流行性感冒　多有受凉史或流感接触史，或正值流感流行期。上呼吸道症状较突出，全身疾病随热退而明显好转。除咽红外，少有其他阳性体征。

2. 流行性脑脊髓膜炎　多流行于冬、春季，儿童多见，具有脑膜炎特有症状与体征如头痛显著，可有喷射性呕吐，脑膜刺激征阳性；皮肤瘀点以下身为主，血象呈细菌感染相，脑脊液呈化脓性脑膜炎改变。

3. 流行性斑疹伤寒　多发于卫生条件不良者，以发热伴头痛最为突出，自然热程多长于 2 周，可有一过性低血压，但无渗出体征。多于病程的第 5 天出皮疹，皮疹数量较多。肾损轻，仅有一过性蛋白尿。外斐反应（Weil-Felix reaction）OX$_{19}$ 效价 1∶160 以上，或双份血清效价递增 4 倍以上可确诊斑疹伤寒。高发于夏、秋季的地方性斑疹伤寒与本病表现相似，也应注意鉴别。流行性斑疹伤寒与地方性斑疹伤寒这两种斑疹伤寒的出血热 IgM 抗体检测应为阴性。

4. 伤寒　发热期长，多无低血压，少见出血及尿量变化，中毒症状以面色苍白、表情淡漠、相对缓脉为主。白细胞正常或减少，尤以嗜酸性粒细胞减少为著。肥达反应（Widal reaction），"O" 与 "H" 抗体效价递增有诊断价值，而 ELISA 测特异性 IgM 抗体诊断价值更大。血或骨髓培养出伤寒杆菌可确诊。

5. 钩端螺旋体病　多发于夏、秋季节，有疫水接触史，高热、乏力显著，同时伴腓肠肌压痛和全身淋巴结肿大，异型淋巴细胞少见。显微镜检查出钩端螺旋体或培养阳性可确诊。

6. 败血症　常有原发病灶，寒战高热，全身中毒症状重，但无渗出体征。血象呈细菌感染相，异型淋巴细胞少见。血培养阳性可确诊。

（二）低血压休克期应与下列疾病鉴别

1. 急性中毒性菌痢　好发于夏秋季，儿童多发，多有不洁饮食史。起病急骤，以高热、畏寒、精神萎靡或惊厥为主，可迅即出现中毒性休克、呼吸衰竭或昏迷。肛拭或诊断性灌肠采集粪便标本检测有助于诊断。而出血热病程进展较缓慢，罕见 24 小时即发生休克者，且出血倾向和肾损害更为明显。

2. 休克型肺炎　多有受凉史，病初有咳嗽、咳痰、胸痛、气急等呼吸道症状，多于病程的第 2～3 天即发生低血压休克，无明显渗出体征，也无异型淋巴细胞增高、血小板减低和严重蛋白尿。若能行 X 线胸部检查有助确诊。

出血倾向严重者应与急性白血病、过敏性和血小板减少性紫癜等进行鉴别。肾损害为主的肾综合征出血热应与肾脏疾病如原发性急性肾小球肾炎、急性肾盂肾炎等相鉴别。少数有剧烈腹痛伴明显腹膜刺激征者应排除外科急腹症。

九、预后

本病病死率与临床类型、治疗迟早及措施是否正确相关。近年来通过早期诊断和治疗措施的改进，目前病死率由 10% 下降为 3%～5% 以下。

十、治疗

本病治疗以综合疗法为主，早期应用抗病毒治疗，中晚期则针对病理生理进行对症治疗。"三早一就"仍然是本病治疗原则，即早发现、早期休息、早期治疗和就近治疗。治疗中要注意防治休克、肾衰竭和出血。

（一）发热期

治疗原则：抗病毒、减轻外渗、改善中毒症状和预防 DIC。

1. 抗病毒　可早期给予利巴韦林（病毒唑）800～1 200mg（成人）或 15～30mg/kg（儿童）溶于葡萄糖液内，每天 1 次或分 2 次静脉滴注，疗程为 3～5 天；也可选用 α 干扰素 300 万～500 万 U 肌内注射，每天 1 次，疗程同上。抗病毒治疗宜早期进行，最好在起病 3～5 天内用药；进入少尿期后病毒血症多已消退，抗病毒治疗为时已晚。

2. 减轻外渗　应早期卧床休息，为降低血管通透性可给予芦丁、维生素 C 等，每天输注平衡盐溶液或葡萄糖盐水 1 000ml 左右。高热、大汗或呕吐、腹泻者可适当增加。

3. 改善中毒症状　高热以物理降温为主，忌用强烈发汗退热药，以防大汗而进一步丧失血容量，中毒症状重者可给予地塞米松 5～10mg 静脉滴注，呕吐频繁者给予甲氧氯普胺 10mg 肌内注射。

4. 预防 DIC　适当给予低分子右旋糖酐或丹参注射液静脉滴注，以降低血液黏滞性。高热、中毒症状和渗出征严重者，应定期检查凝血时间，处于高凝状态时可给予小剂量肝素抗凝，一般用量 0.5～1ml/kg，6～12 小时 1 次缓慢静脉注射。

（二）低血压休克期

治疗原则：积极补充血容量、注意纠正酸中毒和改善微循环。

1. 补充血容量　宜早期、快速和适量，争取 4 小时内血压稳定。液体应晶胶结合，以平衡盐液为主，切忌单纯输入葡萄糖液。平衡盐液所含电解质、酸碱度和渗透压与人体细胞外液相似。临床上对休克较重患者，常用双渗平衡盐液（即每升各种电解质含量加 1 倍）能达到快速补充血容量的目的。这是由于输入高渗液体后能使外渗于组织的体液回流血管内达到快速扩容作用。胶体溶液常用低分子右旋糖酐、甘露醇、血浆和白蛋白。10% 低分子右旋糖酐每天输入量不宜超过 1 000ml，否则易引起出血。由于本期存在血液浓缩，因而不宜应用全血。补充血容量期间应密切观察血压变化，血压正常后输液仍需维持 24 小时以上。

2. 纠正酸中毒　主要用 5% 碳酸氢钠溶液，可根据二氧化碳结合力（CO_2CP）结果分次补充或每次 60～100ml，根据病情每天给予 1～4 次，5% 碳酸氢钠溶液渗透压为血浆的 4 倍，既能纠酸亦有扩容作用。

3. 血管活性药和糖皮质激素的应用　经补液、纠酸后，血红蛋白已恢复正常，但血压仍不稳定者可应用血管活性药物如多巴胺 100～200mg/L 微量泵。山莨菪碱（654-2）具有扩张微血管、解除血管痉挛作用，可酌情应用。也可同时用地塞米松 10～20mg 静脉滴注。

（三）少尿期

治疗原则为"稳、促、导、透"，即稳定机体内环境、促进利尿、导泻和透析治疗。

1. 稳定内环境　由于部分患者少尿期与休克期重叠，因此少尿早期需与休克所致肾前性少尿相鉴别，若尿比重 >1.20，尿钠 <40mmol/L，尿尿素氮与血尿素氮之比 >10：1，应考虑肾前性少尿。可输注电解质溶液 500～1 000ml，并观察尿量是否增加，亦可用 20% 甘露醇 100～125ml 静脉滴注，观察 3 小时，若尿量不超过 100ml，则为肾实质损害所致少尿，此时宜严格控制输入量。每天补液量为前一天尿量和呕吐量再加 500～700ml。纠正酸中毒应根据 CO_2CP 检测结果，用 5% 碳酸氢钠溶液纠正。减少蛋白分解，控制氮质血症，可给予高碳水化合物、高维生素和低蛋白饮食，不能进食者每天输入葡萄糖 200～300g。必要时可加入适量胰岛素。

2. 促进利尿　本病少尿原因之一是肾间质水肿压迫肾小管，因此少尿初期可应用 20%

甘露醇 125ml 静脉滴注,以减轻肾间质水肿,用后若利尿效果明显者可重复应用 1 次,若效果不明显,应停止应用。常用利尿药物为呋塞米,可从小剂量开始,逐步加大剂量至每次 100～300mg,静脉注射。效果不明显时尚可适当加大剂量,4～6 小时重复 1 次。亦可应用血管扩张剂如酚妥拉明 10mg 或山莨菪碱 10～20mg 静脉滴注,每天 2～3 次。

3. 透析疗法　可应用血液透析、持续性肾脏替代治疗(continuous renal replacement therapy, CRRT)或腹膜透析。透析疗法的适应证:少尿持续 4 天以上或无尿 24 小时以上,或出现下列情况者:①明显氮质血症,血 BUN>28.56mmol/L,有严重尿毒症表现者;②高分解状态,每天 BUN 升高>7.14mmol/L;③血钾>6mmol/L,心电图有高耸 T 波的高钾表现;④高血容量综合征。由于本病水肿主要由于血管损伤,血浆外渗所致,与慢性肾炎肾功能不全所致水肿机制不同。若在透析治疗中进行超滤,应注意超滤总量与超滤速度不宜过大过快,以免在透析过程中发生低血压。对于血压或血流动力学不稳定、心力衰竭或呼吸衰竭等不宜搬动的重危患者,CRRT 应为首选。为避免和减少因透析时血液肝素化导致的出血,应尽量选用无肝素透析或应用小分子量肝素。

4. 导泻　为预防高血容量综合征和高血钾,可以进行导泻。但必须是无消化道出血者。常用甘露醇 25g,亦可用 50% 硫酸镁 40ml 或大黄 10～30g 煎水,每天 2～3 次口服。

(四)多尿期

治疗原则:移行期和多尿早期的治疗同少尿期,多尿后期主要是维持水和电解质平衡,防治继发感染。

1. 维持水与电解质平衡　给予半流质和含钾食物,水分补充以口服为主,不能进食者可以静脉补充。

2. 防治继发感染　由于免疫功能下降,易发生呼吸道和泌尿系感染,若发生感染应及时诊断和治疗,忌用对肾脏有毒性作用的抗生素。

(五)恢复期

治疗原则为补充营养,逐步恢复工作,出院后应休息 1～2 个月,定期复查肾功能、血压和垂体功能,如有异常应及时治疗。

(六)并发症治疗

1. 消化道出血　应注意病因治疗,如为 DIC 消耗性低凝血期,宜补充凝血因子和血小板。如为 DIC 纤溶亢进期,可应用 6- 氨基己酸或对羧基苄氨静脉滴注。肝素类物质增高所致出血,则用鱼精蛋白或甲苯胺蓝静脉滴注。

2. 中枢神经系统并发症　出现抽搐时应用地西泮或戊巴比妥钠静脉注射,脑水肿或颅内出血所致颅内高压应用甘露醇静脉滴注。

3. ARDS　可应用大剂量肾上腺皮质激素地塞米松 20～30mg 每 8 小时 1 次静脉注射,此外应限制入水量和进行高频通气,或用呼吸机进行呼气末人工终末正压呼吸。

4. 心源性肺水肿　应控制输液速度或停止输液,并用强心药去乙酰毛花苷、镇静药地西泮及扩张血管和利尿药物,还可进行导泻或透析治疗。

5. 自发性肾破裂　进行手术缝合。

十一、预防

由于新疫区不断扩大,因此应做好鼠密度、鼠带病毒率、易感人群监测工作。应用药物、机械等方法灭鼠,一般认为灭鼠后 Ⅱ 型病毒的发病率能较好地控制和下降。另外,卫生方面,防止鼠类排泄物污染食品,不用手接触鼠类及其排泄物,动物实验时要防止被实验鼠咬伤。疫苗注射方面:目前我国研制的沙鼠肾细胞灭活疫苗(Ⅰ型),金地鼠肾细胞灭活疫苗(Ⅱ型)和乳鼠脑纯化汉坦病毒灭活疫苗(Ⅰ型),这些单价疫苗已在流行区使用,88%～94%能产生中和抗体,但持续3～6个月后明显下降,1年后需加强注射。有发热、严重疾病和过敏者禁用。近年研制的南沙鼠肾原代细胞、金地鼠肾细胞和 Vero-E6 细胞制备的纯化精制双价(含Ⅰ型和Ⅱ型)也在应用中,不仅副反应轻,且仅需注射2针即可取得良好的保护效果。其他的新型疫苗如减毒活疫苗、重组痘苗疫苗(VACV)、基因工程疫苗和 DNA 疫苗等国内外正在研究中。

第三章

流行性脑脊髓膜炎

重点：流行性脑脊髓膜炎的定义、病原学、流行病学、临床表现、诊断、治疗原则。
难点：流行性脑脊髓膜炎的病理生理、鉴别诊断、预防。

流行性脑脊髓膜炎（meningococcal meningitis）简称为流脑，是由脑膜炎奈瑟菌（*Neisseria meningitidis*，Nm）引起的急性化脓性脑膜炎。其主要临床表现是突发高热、剧烈头痛、频繁呕吐，皮肤黏膜瘀点及脑膜刺激征，严重者可有脓毒性休克和脑实质损害，常可危及生命。部分患者暴发起病，可迅速致死。

一、病原学

脑膜炎奈瑟菌（又称脑膜炎球菌）属奈瑟菌属，革兰氏染色阴性，呈肾形双球菌，$0.6 \sim 0.8\mu m$ 大小。常呈凹面相对，成对排列或呈四联菌排列。有荚膜，无芽孢，不活动。为专性需氧菌，在普通培养基上本菌不易生长，在巧克力或血培养基，以及卵黄培养基上生长良好。

脑膜炎奈瑟菌具下列主要抗原：血清群特异性荚膜多糖、主要外膜蛋白、脂寡糖及菌毛抗原等。按表面特异性荚膜多糖抗原之不同分为 A、B、C、D、X、Y、Z、29E、W135、H、I、K、L 13 个亚群（90% 以上为 A、B、C 3 个亚群）。A 群可导致全球性大流行，B 和 C 群可引起地区性流行，C 群毒力较强，可导致暴发型流脑。本菌对干燥、湿热、寒冷、阳光、紫外线及一般消毒剂均极敏感，在体外易自溶而死亡。

在全球范围内脑膜炎奈瑟菌对磺胺类药物的耐药情况比较严重，1983 年以后发现青霉素对其最低抑菌浓度有所升高。尚无对氯霉素耐药报道。

二、流行病学

（一）传染源

带菌者和流脑患者是本病的传染源。人是本菌唯一的天然宿主。本病隐性感染率高，流行期间人群带菌率高达 50%，感染后细菌寄生于正常人鼻咽部，无症状不易被发现，而患者经治疗后细菌很快消失，因此，带菌者作为传染源的意义更重要。

（二）传播途径

病原菌主要经咳嗽、打喷嚏借飞沫由呼吸道直接传播。因本菌在外界生活力极弱，故间接传播的机会较少，但密切接触如同睡、怀抱、接吻等对 2 岁以下婴幼儿的发病有重要意义。

（三）人群易感性

人群普遍易感，本病隐性感染率高。人群感染后仅约 1% 出现典型临床表现。新生儿自母体获得杀菌抗体而很少发病，在 6 月龄～2 岁时抗体降到最低水平，以后因隐性感染而逐渐获得免疫力。因此，以 5 岁以下儿童尤其是 6 月龄~2 岁的婴幼儿的发病率最高。人感染后产生持久免疫力；各群间有交叉免疫，但不持久。

（四）流行特征

本病遍布全球，流行具有明显的地区性、季节性和周期性。在温带地区可出现地方性流行，全年经常有散发病例出现，但在冬、春季节会出现发病高峰。我国曾先后发生多次全国性大流行，流行菌株以 A 群为主。自 1985 年开展 A 群疫苗接种之后，发病率持续下降，未再出现全国性大流行。近几年有上升趋势，尤其是 B 群和 C 群有增多的趋势，在个别省份先后发生了 C 群引起的局部流行。

三、发病机制与病理

（一）发病机制

病原菌自鼻咽部侵入人体，脑膜炎奈瑟菌的不同菌株的侵袭力不同。最终是否发病以及病情的轻重取决于细菌和宿主间的相互作用。

细菌释放的内毒素是本病致病的重要因素。内毒素引起全身的施瓦茨曼反应（Schwartzman reaction），激活补体，血清炎症介质明显增加，产生循环障碍和休克。脑膜炎奈瑟菌内毒素较其他内毒素更易激活凝血系统，因此在休克早期便出现 DIC 及继发性纤溶亢进，进一步加重微循环障碍、出血和休克，最终造成多器官功能衰竭。

细菌侵犯脑膜，进入脑脊液，释放内毒素等引起脑膜和脊髓膜化脓性炎症及颅内压升高，出现惊厥、昏迷等症状。严重脑水肿时形成脑疝，可迅速致死。

（二）病理解剖

败血症期主要病变是血管内皮损害，血管壁炎症、坏死和血栓形成，血管周围出血。皮肤黏膜局灶性出血，肺、心、胃肠道及肾上腺皮质亦可有广泛出血。也常见心肌炎和肺水肿。脑膜炎期主要病变部位在软脑膜和蛛网膜，表现为血管充血、出血、炎症和水肿；大量纤维蛋白、中性粒细胞及血浆外渗，引起脑脊液混浊。颅底部由于化脓性炎症的直接侵袭和炎症后粘连引起脑神经损害。暴发型脑膜脑炎病变主要在脑实质，引起脑组织坏死、充血、出血及水肿，严重者出现脑疝，天幕裂孔疝及枕骨大孔疝。

四、临床表现

潜伏期一般为 1~2 天，最短 1 天，最长 7 天。按病情可分为以下四型。

（一）普通型

普通型约占发病者的 90%。按发病过程可分为以下四期。

1. 前驱期（上呼吸道感染期）　主要表现为上呼吸道感染症状，如低热、鼻塞、咽痛等，持续 1~2 天，但因发病急，进展快，此期常被忽视。

2. 败血症期　多数起病后迅速出现此期表现，高热、寒战、体温迅速升高达 40℃ 以上，伴明显的全身中毒症状，头痛及全身痛，精神极度萎靡。幼儿常表现哭闹、拒食、烦躁不安、皮肤感觉过敏和惊厥。70%~90% 以上的患者皮肤黏膜出现瘀点，初呈鲜红色，迅速增多、扩大，常见于四肢、软腭、眼结膜及臀等部位，严重者出血疹可迅速扩大，中央呈紫黑色坏死或水疱。本期持续 1~2 天后进入脑膜炎期。

3. 脑膜炎期　除败血症期高热及中毒症状外，同时伴有剧烈头痛、喷射性呕吐、烦躁不安，以及颈项强直、克氏征和布氏征阳性等脑膜刺激征，重者谵妄、抽搐及意识障碍。有些婴儿脑膜刺激征缺如，前囟未闭者可隆起，对诊断有很大意义，应注意呕吐、失水等也可造成前囟下陷。本期经治疗通常在2~5天内进入恢复期。

4. 恢复期 经治疗体温逐渐下降至正常，意识及精神状态改善，皮肤瘀点，瘀斑吸收或结痂愈合。神经系统检查均恢复正常。病程中约有10%的患者可出现口周疱疹。患者一般在1~3周内痊愈。

由免疫复合物反应引起的表现，多见于病后7~14天，以关节炎较明显，可同时出现发热，亦可伴有心包炎。

（二）暴发型

少数患者起病急骤，病情变化迅速，病势凶险，如不及时治疗可于24小时内危及生命，病死率高。儿童多见，又可分为以下三型。

1. 休克型 严重中毒症状，急起寒战、高热、严重者体温不升，伴头痛、呕吐，短时间内出现瘀点、瘀斑，可迅速增多融合成片。24小时内迅速出现循环衰竭，面色苍白，唇周与肢端发绀，皮肤发花，四肢厥冷，脉搏细速，呼吸急促。若抢救不及时，病情可急速恶化，周围循环衰竭症状加重，血压显著下降，尿量减少，昏迷。

2. 脑膜脑炎型 主要表现为脑膜及脑实质损伤，常于1~2天内出现严重的神经系统症状，患者高热、头痛、呕吐、意识障碍，可迅速出现昏迷。颅内压增高，脑膜刺激征阳性，可有惊厥，锥体束征阳性，严重者可发生脑疝。

3. 混合型 可先后或同时出现休克型和脑膜脑炎型的症状。

（三）轻型

多见于流脑流行后期，病变轻微，临床表现为低热，轻微头痛及咽痛等上呼吸道症状，可见少数出血点。脑脊液多无明显变化，皮肤出血点及咽拭子培养可有脑膜炎奈瑟菌生长。

（四）慢性型

不多见，成人患者较多，病程可迁延数周甚至数月。常表现为间歇性发冷、发热，每次发热历时12小时后缓解，相隔1~4天再次发作。每次发作后常成批出现皮疹，亦可出现瘀点。常伴关节痛、脾大、血液白细胞增多，血液培养可为阳性。

五、实验室检查

（一）血象

白细胞总数明显增加，一般在（10~20）×10^9/L以上，中性粒细胞升高在80%~90%以上。并发DIC者血小板减少。

（二）脑脊液检查

脑脊液检查是确诊的重要方法。病初或休克型患者，脑脊液多无改变，应12~24小时后复查。典型的脑膜炎期，颅内压力增高，脑脊液外观呈浑浊米汤样或脓样；白细胞数明显增高至10×10^9/L以上，以多核细胞为主；糖及氯化物明显减少，蛋白含量升高。须强调的是临床上表现为脑膜炎时脑脊液检查应是影像学检查之前的选择。

（三）细菌学检查

细菌学检查是确诊的重要手段。应注意标本及时送检、保暖、及时检查。

1. 涂片 皮肤瘀点处的组织液或离心沉淀后的脑脊液做涂片染色。阳性率为60%~80%。瘀点涂片简便易行，应用抗生素早期亦可获得阳性结果，是早期诊断的重要方法。

2. 细菌培养 取瘀斑组织液、血或脑脊液进行培养。应在使用抗菌药物前收集标本。

如有脑膜炎奈瑟菌生长,应做药物敏感性试验。

（四）血清免疫学检查

常用对流免疫电泳法、乳胶凝集试验、反向间接血凝试验、ELISA 等进行脑膜炎奈瑟菌抗原检测,主要用于早期诊断,阳性率在 90% 以上。

（五）其他

脑膜炎奈瑟菌的 DNA 特异性片段检测、鲎试验等。

六、并发症及后遗症

早期抗菌药物治疗,并发症及后遗症均已极少见。并发症包括继发感染或病灶迁移引起的中耳炎、化脓性关节炎、心内膜炎、心包炎、肺炎、眼病等。后遗症是因脑及周围组织粘连引起的脑积水、硬脑膜下积液、肢端坏死等,也可有瘫痪、癫痫和精神障碍等。

七、诊断

（一）疑似病例

1. 有流脑流行病学史。冬、春季节发病(2～4 月份为流行高峰),1 周内有流脑患者密切接触史,或当地有本病发生或流行;既往未接种过流脑菌苗。

2. 临床表现及脑脊液检查符合化脓性脑膜炎的表现。

（二）临床诊断病例

1. 有流脑流行病学史。

2. 临床表现及脑脊液检查符合化脓性脑膜炎表现,伴有皮肤黏膜瘀点、瘀斑。或虽无化脓性脑膜炎表现,但在感染中毒性休克表现的同时伴有迅速增多的皮肤黏膜瘀点、瘀斑。

（三）确诊病例

在临床诊断病例的基础上,细菌学或流脑特异性血清免疫学检查阳性。

八、鉴别诊断

从国内发表的流脑误诊病例报道来看,流脑误诊为其他疾病的,前 3 位分别为上呼吸道感染、其他原因的败血症、各种原因的紫癜。而其他疾病误诊为流脑的,前 3 位分别为:其他细菌所致的化脓性脑膜炎、结核性脑膜炎、脑脓肿。还应与流行性乙型脑炎、其他病毒性脑膜炎和脑炎鉴别。

1. 其他细菌引起的化脓性脑膜炎、败血症或感染性休克

(1)肺炎链球菌感染多见于成年人,大多继发于肺炎、中耳炎和颅脑外伤。

(2)流感嗜血杆菌感染多见于婴幼儿。

(3)金黄色葡萄球菌引起的多继发于皮肤感染。

(4)铜绿假单胞菌脑膜炎常继发于腰穿、麻醉、造影或手术后。

(5)革兰氏阴性杆菌感染易发生于颅脑手术后。

此外,上述细菌感染均无明显季节性,以散发为主,无皮肤瘀点、瘀斑。确诊有赖于细菌学检查。

2. 结核性脑膜炎　多有结核病史或密切接触史,起病缓慢,病程较长,有低热、盗汗、消瘦等症状,神经系统症状出现晚,无瘀点、瘀斑,脑脊液以单核细胞为主,蛋白质增加,糖和氯化物减少;脑脊液涂片可检查抗酸染色阳性杆菌。

九、预后

本病普通型如及时诊断，合理治疗则预后良好，多能治愈，并发症和后遗症少见。暴发型病死率较高，其中脑膜脑炎型及混合型预后更差。小于 1 岁的婴幼儿及老年人预后差。如能早期诊断，及时予以综合治疗，病死率可显著下降。

十、治疗

（一）普通型

1. 病原治疗　一旦高度怀疑流脑，应在 30 分钟内给予抗菌治疗。尽早期、足量应用细菌敏感并能透过血脑屏障的抗菌药物。常选用以下抗菌药物。

（1）青霉素：目前青霉素对脑膜炎奈瑟菌仍为一种高度敏感的杀菌药物，国内偶有耐药报道。虽然青霉素不易透过血脑屏障，即使在脑膜炎时也仅为血中的 10%～30%，但加大剂量能在脑脊液中达到治疗有效浓度。成人剂量为 800 万 U，每 8 小时 1 次。儿童剂量为 20 万～40 万 U/kg。分 3 次加入 5% 葡萄糖液内静脉滴注，1 个疗程为 5～7 天。

（2）头孢菌素：第三代头孢菌素对脑膜炎奈瑟菌抗菌活性强，易透过血脑屏障，且毒性低。头孢噻肟钠：成人 2g，儿童 50mg/kg，每 6 小时静脉滴注 1 次，1 个疗程为 5～7 天；头孢曲松：成人 2g，儿童 50～100mg/kg，每 12 小时静脉滴注 1 次，1 个疗程为 5～7 天。

（3）氯霉素：较易透过血脑屏障，脑脊液浓度为血浓度的 30%～50%，除对脑膜炎奈瑟菌有良好的抗菌活性外，对肺炎链球菌和流感嗜血杆菌也敏感，但需警惕其对骨髓造血功能的抑制，故用于不能使用青霉素的患者。成人剂量为 2～3g，分两次给予，儿童剂量为 50mg/kg，分 3～4 次给予，加入葡萄糖液内静脉滴注，1 个疗程为 5～7 天。

近年来脑膜炎奈瑟菌已出现耐药菌株，应引起注意。疑耐药菌存在，应在体温正常后 3～5 天，症状、体征消失，复查脑脊液正常后停药。

2. 一般对症治疗　强调早期诊断，就地住院隔离治疗，密切监护，是本病治疗的基础。做好护理，预防并发症。保证足够液体量、热量及电解质。高热时可用物理降温和药物降温；颅内高压时予 20% 甘露醇 1～2g/kg，快速静脉滴注，根据病情 4～6 小时 1 次，可重复使用，应用过程中应注意其对肾脏的损害。

（二）暴发型流脑的治疗

1. 休克型治疗

（1）尽早应用抗菌药物：可联合用药，用法同前。

（2）迅速纠正休克：①扩充血容量及纠正酸中毒治疗：最初 1 小时内成年人 1 000ml，儿童 10～20ml/kg，快速静脉滴注。输注液体为 5% 碳酸氢钠液 5ml/kg 和低分子右旋糖酐液。此后酌情使用晶体液和胶体液，24 小时输入液量 2 000～3 000ml 之间，儿童为 50～80ml/kg，其中含钠液体应占 1/2 左右，补液量应视具体情况。原则为"先盐后糖、先快后慢"。用 5% 碳酸氢钠液纠正酸中毒。②血管活性药物应用：在扩充血容量和纠正酸中毒基础上，使用血管活性药物。常用药物为莨菪类，首选不良反应较小的山莨菪碱（654-2），每次 0.3～0.5mg/kg，重者可用 1mg/kg，隔 10～15 分钟静脉注射 1 次，见面色转红，四肢温暖，血压上升后，减少剂量，延长给药时间，一般需维持 6 小时，待病情稳定后逐渐停药。阿托品可替代山莨菪碱。

（3）DIC 的治疗：高度怀疑有 DIC 宜尽早应用肝素，剂量为 0.5～1.0mg/kg，以后可 4～6 小时重复 1 次。应用肝素时，监测凝血时间，要求凝血时间维持在正常值的 2.5～3 倍为宜。

多数患者应用 1～2 次即可见效而停用。高凝状态纠正后，应输入新鲜血液、血浆及应用维生素 K_1，以补充被消耗的凝血因子。

（4）肾上腺皮质激素的使用：适应证为毒血症症状明显的患者。地塞米松，成人每天 10～20mg，儿童 0.2～0.5mg/（kg•d），分 1～2 次静脉滴注；或用氢化可的松，成人每天 300～500mg，儿童 8～10mg/（kg•d）。一般不超过 3 天。

（5）保护重要脏器功能：注意心、肾功能，根据情况对症治疗。

2. 脑膜脑炎型的治疗

（1）抗菌药物的应用：用法同前。

（2）防治脑水肿、脑疝：治疗关键是及早发现脑水肿，积极脱水治疗，预防脑疝。可用甘露醇治疗，用法同前，此外还可使用白蛋白、甘油果糖、呋塞米、糖皮质激素等药物治疗。

（3）防治呼吸衰竭：在积极治疗脑水肿的同时，保持呼吸道通畅，必要时气管插管，使用呼吸机治疗。

3. 混合型的治疗　此型患者病情复杂严重，应积极治疗休克，又要注重脑水肿的治疗。因此应在积极抗感染治疗的同时，针对具体病情，有所侧重，两者兼顾。

十一、预防

（一）管理传染源

早期发现患者就地隔离治疗，隔离至症状消失后 3 天，一般不少于病后 7 天。密切观察接触者，应医学观察 7 天。

（二）切断传播途径

搞好环境卫生，保持室内通风。流行期间加强卫生宣教，应避免大型集会或集体活动，不要携带婴儿到公共场所，外出应戴口罩。

（三）保护易感人群

疫苗预防以 15 岁以下儿童为主要对象，新兵入伍及免疫缺陷者均应注射。国内多年来应用脑膜炎球菌 A 群流脑多糖疫苗，保护率达 90% 以上。近年由于 C 群流行，我国已开始接种 A+C 群流脑多糖疫苗，也有很高的保护率。

药物预防：对密切接触者，除作医学观察外，可用磺胺甲噁唑进行药物预防，剂量均为成人每天 2g，儿童 50～100mg/kg，连用 3 天。另外，头孢曲松、氧氟沙星等也能起到良好的预防作用。

第四章
流行性乙型脑炎

重点：流行性乙型脑炎的定义、流行病学、临床表现、实验室检查、诊断依据、治疗原则。
难点：流行性乙型脑炎的发病机制、临床表现、鉴别诊断及预防。

流行性乙型脑炎（epidemic encephalitis B）简称乙脑，又称日本脑炎（Japanese encephalitis），是由乙型脑炎病毒（*Japanese encephalitis virus*，JEV）引起的以脑实质炎症为主要病变的中枢神经系统急性传染病。本病经蚊传播，常流行于夏、秋季，主要分布于亚洲。临床上以高热、意识障碍、抽搐、病理反射及脑膜刺激征为特征，病死率高，部分病例可留有严重后遗症。

一、病原学

乙脑病毒属虫媒病毒（*Arborvirus*）乙组的黄病毒科（*Flaviviridae*），直径 40～50nm，呈球形，有包膜，其基因为含 10 976 碱基对的单股正链 RNA，RNA 包被于单股多肽的核衣壳蛋白中组成病毒颗粒的核心。包膜中镶嵌有糖基化蛋白（E 蛋白）和非糖基化蛋白（M 蛋白）。其中 E 蛋白是病毒的主要抗原成分，由它形成的表面抗原决定簇，具有血凝活性和中和活性，同时还与多种重要的生物学活性密切相关。

乙脑病毒易被常用消毒剂所杀灭，不耐热，100℃ 2 分钟或 56℃ 30 分钟即可灭活，对低温和干燥抵抗力较强，用冰冻干燥法在 4℃冰箱中可保存数年。乙脑病毒为嗜神经病毒，在细胞质内繁殖，能在乳鼠脑组织内传代，亦能在鸡胚、猴肾细胞和 Hela 细胞中生长繁殖。在蚊体内繁殖的适宜温度为 25～30℃。

乙脑病毒的抗原性稳定，较少变异。人与动物感染乙脑病毒后，可产生特异性的中和抗体、补体结合抗体及血凝抑制抗体，对这些特异性抗体的检测有助于临床诊断和流行病学调查。

二、流行病学

（一）传染源

乙脑是人畜共患的自然疫源性疾病，人与许多动物（如猪、牛、马、羊、鸡、鸭、鹅等）都可成为本病的传染源。人被乙脑病毒感染后，可出现短暂的病毒血症，但病毒数量少、持续时间短，所以人不是本病的主要传染源。动物中的家畜、家禽和鸟类均可感染乙脑病毒，特别是猪的感染率高，仔猪经过一个流行季节几乎 100% 受到感染，感染后血中病毒数量多，病毒血症期长，加上猪的饲养面广，更新率快，因此猪是本病的主要传染源。病毒通常在蚊 - 猪 - 蚊等动物间循环。一般在人类乙脑流行前 1～2 个月，先在家畜、家禽中流行，故检测猪的乙脑病毒感染率可预测当年在人群中的流行趋势。亦有报道从蝙蝠中分离出乙脑病毒，认为蝙蝠可作为本病的传染源和长期储存宿主。

（二）传播途径

乙脑主要通过蚊叮咬而传播。库蚊、伊蚊和按蚊的某些蚊种都能传播本病，而三带喙库蚊是主要传播媒介。三带喙库蚊在我国分布广泛，是最重要的蚊种之一，对人畜危害大。近年来，我国北方及云南先后从三带喙库蚊中分离到数十株乙脑病毒，是带病毒率最高的蚊种。家畜的圈里，这种蚊最多，当它们叮咬感染乙脑病毒的动物尤其是猪后，病毒进入蚊体内迅速繁殖，然后移行至唾液腺，并在唾液中保持较高浓度，经叮咬将病毒传给人和动物。由于蚊可携带病毒越冬，并且可经卵传代，所以蚊不仅为传播媒介，也是长期储存宿主。此外，被感染的候鸟、蠛蠓、蝙蝠也是乙脑病毒越冬宿主。

（三）人群易感性

人对乙脑病毒普遍易感，感染后多数呈隐性感染，显性与隐性感染之比为 1∶（300～2 000）。感染后可获得较持久的免疫力。病例主要集中在 10 岁以下儿童，以 2～6 岁组发病率最高，大多数成人因隐性感染而获得免疫力，婴儿可从母体获得抗体而具有保护作用。近年来由于儿童和青少年广泛接种疫苗，成人和老年人的发病率则相对增加。

（四）流行特征

东南亚和西太平洋地区是乙脑的主要流行区，我国除东北、青海、新疆及西藏外均有本病流行，发病农村高于城市。随着疫苗的广泛接种，我国的乙脑发病率已逐年下降。某些国家如日本等的乙脑流行正在被消灭，但近年来也出现了一些新的流行区，并引起了暴发流行。

乙脑在热带地区全年均可发生，在亚热带和温带地区有严格的季节性，80%～90% 的病例集中在 7～9 月份，这主要与蚊繁殖、气温和雨量等因素有关。本病集中发病少，呈高度散发性，家庭成员中很少有多人同时发病者。

三、发病机制与病理

带有乙脑病毒的蚊叮咬人后，病毒进入人体内，先在单核 - 吞噬细胞系统内繁殖，随后进入血液循环，形成病毒血症。感染病毒后是否发病及引起疾病的严重程度一方面取决于感染病毒的数量及毒力，而更重要的则是取决于人体的免疫力。当被感染者机体免疫力强时，只形成短暂的病毒血症，病毒很快被清除，不侵入中枢神经系统，临床上表现为隐性感染或轻型病例，并可获得终身免疫力。当被感染者免疫力弱，而感染的病毒数量大且毒力强，则病毒可侵入中枢神经系统，引起脑实质病变。脑寄生虫病、癫痫、高血压、脑血管病和脑外伤等可使血 - 脑脊液屏障功能降低，使病毒更易侵入中枢神经系统。

乙脑脑组织的损伤机制与病毒对神经组织的直接侵袭有关，致神经细胞坏死、胶质细胞增生及炎性细胞浸润。细胞凋亡现象是乙脑病毒导致神经细胞死亡的普遍机制，此外在脑炎发病时，神经组织中大量一氧化氮（NO）产生所诱发的脂质过氧化是引起脑组织损伤的一个重要因素。脑损伤的另一机制则与免疫损伤有关，当体液免疫诱导出的特异性 IgM 与病毒抗原结合后，就会沉积在脑实质和血管壁上，激活补体及细胞免疫，引起免疫攻击，导致血管壁破坏，附壁血栓形成，脑组织供血障碍和坏死。免疫反应的强烈程度与病情的轻重及预后密切相关。

乙脑的病变范围较广，可累及整个中枢神经系统灰质，但以大脑皮层及基底核、丘脑最为严重,脊髓的病变最轻,肉眼可见软脑膜充血、水肿、出血,镜检可出现以下病变。

1. 神经细胞变性、坏死　乙脑病毒在神经元内增殖,形成病毒包涵体,可见细胞肿胀、细胞质空泡形成、尼氏体消失、核偏位,神经元坏死(核固缩、溶解、消失),周围有大量的炎性细胞和少量胶质细胞环绕。

2. 软化灶形成　灶性神经细胞的坏死、液化形成镂空筛网状软化灶,对本病的诊断具有一定的特征性。

3. 血管变化和炎症反应　血管高度扩张充血,管腔内血流明显淤滞、血管周围间隙增宽,脑组织水肿。在脑实质中,灶性炎症细胞浸润以淋巴细胞、单核细胞和浆细胞为主,多以变性坏死的神经元为中心;在脑间质中,浸润的炎性细胞围绕血管周围间隙形成血管套。

4. 胶质细胞增生　小胶质细胞(属于单核吞噬细胞系统)增生明显,形成小胶质细胞结节,该结节多位于小血管旁或坏死的神经细胞附近。在亚急性和病程较长的病例中,可见星形胶质细胞增生和胶质瘢痕形成。

四、临床表现

潜伏期为4~21天,一般为10~14天。

(一)典型的临床表现

可分为以下四期。

1. 初期　为病初的1~3天,相当于病毒血症期。起病急,体温在1~2天内上升至39~40℃,伴有精神萎靡、嗜睡、食欲缺乏,大儿童可诉有头痛,婴幼儿可出现腹泻,高热持续不退,此期神经系统症状及体征常不明显而易误诊为上呼吸道感染。少数患者可出现神志淡漠,易激惹或颈项强直。

2. 极期　病程的第4~10天,除初期症状加重外,突出表现为脑实质受损的症状。

(1)高热:体温常高达40℃,一般持续7~10天,重型者可达3周以上。体温越高,热程越长,病情越重。

(2)意识障碍:表现为嗜睡、谵妄、昏迷、定向力障碍等。神志不清最早可见于病程的第1~2天,但多发生于第3~8天,通常持续1周左右,重型者可长达1个月以上。昏迷的深浅、持续时间的长短与病情的严重程度和预后呈正相关。

(3)惊厥或抽搐:发生率为40%~60%,是病情严重的表现,主要系高热、脑实质炎症及脑水肿所致。表现为先出现面部、眼肌、口唇的小抽搐,随后肢体抽搐、强直性痉挛,可发生于单肢、双肢或四肢,重型者可发生全身强直性抽搐,历时数分钟至数十分钟不等,均伴有意识障碍。长时间或频繁抽搐,可导致发绀、脑缺氧和脑水肿,甚至呼吸暂停。

(4)呼吸衰竭:主要为中枢性呼吸衰竭,多见于重型患者,由于脑实质炎症、缺氧、脑水肿、颅内高压、脑疝和低血钠脑病等所致,其中以脑实质病变,尤其是延髓呼吸中枢病变为主要原因。表现为呼吸节律不规则及幅度不均,如呼吸表浅、双吸气、叹息样呼吸、潮式呼吸等,最后呼吸停止。此外,因脊髓病变导致呼吸肌瘫痪可发生周围性呼吸衰竭。脑疝患者除前述呼吸异常外,尚有其他的临床表现。小脑幕切迹疝(颞叶疝)表现为患侧瞳孔先变小,随病情进展而逐渐散大,患侧上眼睑下垂、眼球外斜,病变对侧肢体的肌力减弱或麻痹,病理征阳性;由于脑干受压,可出现生命体征异常。而枕骨大孔疝(小脑扁桃体疝)的生命体征紊乱出现较早,意识障碍出现较晚。因脑干缺氧,瞳孔可忽大忽小,由于位于延髓的呼吸中枢受损严重,患者早期可突发呼吸骤停而死亡。

高热、抽搐和呼吸衰竭是乙脑极期的严重表现，三者互相影响，呼吸衰竭为引起死亡的主要原因。

（5）其他神经系统症状和体征：多在病程的 10 天内出现，第 2 周后就很少出现新的神经系统表现。常有浅反射消失或减弱，深反射先亢进后消失，病理征阳性。还可出现脑膜刺激征，但婴幼儿多无脑膜刺激征而有前囟隆起。由于自主神经受累，深昏迷者可有膀胱和直肠麻痹，表现为大小便失禁或尿潴留。昏迷患者尚可有肢体强直性瘫痪，偏瘫较单瘫多见，或者全瘫，伴有肌张力增高。

（6）循环衰竭：少见，常与呼吸衰竭同时出现，表现为血压下降、脉搏细速、休克和胃肠道出血。产生原因多为心功能不全、有效循环血量减少、消化道失血、脑水肿和脑疝等。

3. 恢复期 患者体温逐渐下降，神经系统症状和体征日趋好转，一般患者于 2 周左右可完全恢复，但重型患者需 1～6 个月才能逐渐恢复。此阶段的表现可有持续性低热、多汗、失眠、痴呆、失语、流涎、吞咽困难、颜面瘫痪、肢体强直性瘫痪或不自主运动，以及癫痫样发作等。经积极治疗大多数患者能恢复，如半年后上述症状仍不能恢复，称为后遗症。

4. 后遗症期 有 5%～20% 的重型乙脑患者留有后遗症，主要有失语、肢体瘫痪、意识障碍、精神失常及痴呆等，经积极治疗后可有不同程度的恢复。癫痫后遗症有时可持续终生。

（二）临床分型

1. 轻型 体温在 39℃ 以下，神志清楚，可有轻度嗜睡，无抽搐，头痛及呕吐不严重，脑膜刺激征不明显。1 周左右可恢复。

2. 普通型 体温在 39～40℃ 之间，有意识障碍如昏睡或浅昏迷，头痛、呕吐、脑膜刺激征明显，偶有抽搐，病理征可阳性。病程为 7～14 天，多无恢复期症状。

3. 重型 体温持续在 40℃ 以上，昏迷，反复或持续抽搐，瞳孔缩小，浅反射消失，深反射先亢进后消失，病理征阳性，常有神经系统定位症状和体征，可有肢体瘫痪和呼吸衰竭。病程多在 2 周以上，常有恢复期症状，部分患者留有不同程度后遗症。

4. 极重型（暴发型） 起病急骤，体温于 1～2 天内升至 40℃ 以上，反复或持续性强烈抽搐，伴深度昏迷，迅速出现中枢性呼吸衰竭及脑疝，病死率高，多在极期中死亡，幸存者常留有严重后遗症。

流行期间以轻型和普通型多见。

五、实验室检查

（一）血象

白细胞总数增高，一般在 $(10～20) \times 10^9/L$，个别甚至更高，中性粒细胞在 80% 以上。部分患者血象始终正常。

（二）脑脊液

压力增高，外观无色透明或微混。白细胞数多在 $(50～500) \times 10^6/L$，少数可 $>1\,000 \times 10^6/L$，早期以中性粒细胞为主，随后则淋巴细胞增多。脑脊液中白细胞数不反映病情严重程度。免疫功能严重受损者（感染 HIV/AIDS、应用糖皮质激素、应用免疫抑制剂、淋巴网状细胞恶性疾病、接受化疗等的患者），白细胞数可始终不升高。蛋白轻度增高，糖正常或偏高，氯化物基本正常。部分病例在病初脑脊液检查正常，故如有疑诊，可重复脑脊液检查。

（三）血清学检查

1. 特异性 IgM 抗体测定 该抗体在病后 3～4 天即可出现，脑脊液中最早在病程第 2

天即可检测到,2周时达高峰,可作为早期诊断指标。检测的方法有 ELISA、间接免疫荧光法、2-巯基乙醇(2-ME)耐性试验等。

2. 补体结合试验　补体结合抗体为 IgG 抗体,具有较高的特异性,多在发病后2周出现,5～6周达高峰,抗体水平可维持1年以上,不能用于早期诊断,主要用于回顾性诊断或流行病学调查。

3. 血凝抑制试验　血凝抑制抗体出现较早,一般在病后第4～5天出现,2周时达高峰,抗体水平可维持1年以上。该试验阳性率高于补体结合试验,操作简便,可用于临床诊断及流行病学调查。由于乙脑病毒的血凝素抗原与同属病毒即登革热病毒和黄热病病毒等有弱的交叉反应,故可出现假阳性。

（四）病原学检查

1. 病毒分离　由于乙脑病毒主要存在于脑组织中,血及脑脊液中不易分离出病毒,在病程第1周内死亡病例的脑组织中可分离到病毒。

2. 病毒抗原或核酸的检测　在组织、血液或其他体液中通过直接免疫荧光或聚合酶链反应(PCR)可检测到乙脑病毒抗原或特异性核酸。

六、并发症

约 10% 的乙脑患者发生不同并发症,其中以支气管肺炎最常见,多因患者昏迷呼吸道分泌物难以排出或因机械通气发生呼吸机相关肺炎。其次因支气管分泌物堵塞发生肺不张、败血症、尿路感染、压疮等也可发生,重型患者可因应激性胃黏膜病变致上消化道大出血。

七、诊断

（一）流行病学资料
严格的季节性(夏秋季),10岁以下儿童多见,但近年来成人病例有增加趋势。

（二）临床特点
起病急,高热、头痛、呕吐,意识障碍,抽搐,病理反射及脑膜刺激征阳性等。

（三）实验室检查
血象白细胞及中性粒细胞比例增高;脑脊液检查呈无菌性脑膜炎改变;对乙脑诊断主要是依赖血清或脑脊液中的抗体检测、病原分离等。乙脑患者病毒血症期短,血清和脑脊液中病毒分离阳性率低,所以临床早期诊断多使用 ELISA 检测特异性 IgM 抗体。发病4～7天就可进行血清学检查,特异性 IgM 抗体阳性可助确诊。另外,如恢复期血清中抗乙脑病毒 IgG 抗体或中和抗体滴度比急性期升高4倍以上者,或急性期抗乙脑病毒 IgM/IgG 抗体阴性,而恢复期阳性者;或检测到乙脑病毒抗原、特异性核酸者均可确诊。

八、鉴别诊断

（一）中毒性菌痢
乙脑与中毒性菌痢均多见于夏、秋季,且10岁以下儿童的发病率高,故需特别鉴别。后者起病较乙脑更急,常于发病24小时内出现高热、抽搐、昏迷和感染性休克,一般无脑膜刺激征,脑脊液多正常。作肛拭子或生理盐水灌肠镜检粪便,可见大量脓、白细胞。

（二）化脓性脑膜炎
化脓性脑膜炎的中枢神经系统表现与乙脑相似,但多以脑膜炎的表现为主,脑实质病变的表现不突出,脑脊液呈细菌性脑膜炎改变,涂片和培养可找到细菌。其中流脑多见于冬、春季,大多有皮肤、黏膜瘀点,其他细菌所致者多有原发病灶。

(三)结核性脑膜炎

结核性脑膜炎无季节性。常有结核病史,起病较缓,病程长,脑膜刺激征较明显,而脑实质病变表现较轻。脑脊液蛋白明显增高,氯化物明显下降,糖降低,脑脊液薄膜涂片或培养可检出结核分枝杆菌。必要时可行胸部X线和眼底检查以发现结核病灶。

(四)其他病毒性脑炎

其他病毒性脑炎可由单纯疱疹病毒、肠道病毒、腮腺炎病毒等引起,临床表现相似,确诊有赖于血清学检查和病毒分离。森林脑炎与流行性乙型脑炎表现相似,应注意鉴别。

九、预后

轻型和普通型大多可顺利恢复,重型和暴发型患者的病死率可高达20%以上,主要为中枢性呼吸衰竭所致,存活者可留有不同程度的后遗症。

十、治疗

目前尚无特效的抗病毒治疗药物,早期可试用利巴韦林、干扰素等。应采取积极的对症和支持治疗,维持体内水和电解质的平衡,密切观察病情变化,重点处理好高热、抽搐、控制脑水肿和呼吸衰竭等危重症状,降低病死率和减少后遗症的发生。

(一)一般治疗

患者应隔离于有防蚊和降温设施的病房,室温控制在30℃以下。注意口腔和皮肤清洁,昏迷患者应定时翻身、侧卧、拍背、吸痰,以防止肺部感染和压疮的发生。昏迷、抽搐患者应设栏以防坠床。重型患者应静脉输液,但不宜过多,以免加重脑水肿。一般成人每天补液1 500~2 000ml,儿童每天补液50~80ml/kg,并酌情补充钾盐,纠正酸中毒。昏迷者可采用鼻饲饮食。

(二)对症治疗

高热、抽搐及呼吸衰竭是危及患者生命的三大主要症状,且互为因果,形成恶性循环。高热增加耗氧量,加重脑水肿和神经细胞病变,使抽搐加重;抽搐又加重缺氧,导致呼吸衰竭并进一步加重脑组织病变,使体温升高。因而及时控制高热、抽搐及呼吸衰竭是抢救乙脑患者的关键。

1. 高热 应以物理降温为主,药物降温为辅,同时降低室温,使肛温保持在38℃左右。具体措施如下。

(1)物理降温:包括冰敷额部、枕部和体表大血管部位,如腋下、颈部及腹股沟等处,用30%~50%乙醇或温水擦浴,冷盐水灌肠等。降温不宜过快、过猛,禁用冰水擦浴,以免引起寒战和虚脱。

(2)药物降温:适当应用退热药,应防止用药过量致大量出汗而引起循环衰竭。

(3)亚冬眠疗法:适用于持续高热伴反复抽搐者,具有降温、镇静、止痉作用。以氯丙嗪和异丙嗪每次各0.5~1ml/kg,肌内注射,每4~6小时1次,疗程一般为3~5天。因为该类药物可抑制呼吸中枢及咳嗽反射,故用药过程中应保持呼吸道通畅,密切观察生命体征变化。

2. 抽搐 应祛除病因及镇静解痉。

（1）因高热所致者，以降温为主。

（2）因脑水肿所致者，应加强脱水治疗，可用 20% 甘露醇静脉滴注或推注（20～30 分钟内），每次 1～2g/kg，根据病情可每 4～6 小时重复使用，必要时可加用 50% 葡萄糖、呋塞米、肾上腺皮质激素静脉注射。

（3）因脑实质病变引起的抽搐，可使用镇静剂。常用的镇静剂有地西泮，成人每次 10～20mg，儿童每次 0.1～0.3mg/kg（每次不超过 10mg），肌内注射或缓慢静脉注射；还可用水合氯醛鼻饲或灌肠，成人每次 1～2g，儿童每次 60～80mg/kg（每次不超过 1g）；亦可采用亚冬眠疗法。巴比妥钠可用于预防抽搐，成人每次 0.1～0.2g，儿童每次 5～8mg/kg。

3. 呼吸衰竭 应根据引起的病因进行相应的治疗。

（1）氧疗：可通过增加吸入氧浓度来纠正患者的缺氧状态，可选用鼻导管或面罩给氧。

（2）因脑水肿所致者应加强脱水治疗。

（3）因呼吸道分泌物阻塞者应定时吸痰、翻身拍背，必要时可用化痰药物（α-糜蛋白酶、盐酸氨溴索等）和糖皮质激素雾化吸入，并可适当加入抗生素防治细菌感染；对于有严重排痰障碍者可考虑用纤维支气管镜吸痰。经上述处理无效，病情危重者，可采用气管插管或气管切开建立人工气道。呼吸机是维持有效呼吸功能，保证呼吸衰竭抢救成功，减少后遗症的重要措施之一，因而必要时应适当放宽气管切开的指征。

（4）中枢性呼吸衰竭时可使用呼吸兴奋剂，首选洛贝林，成人每次 3～6mg，儿童每次 0.15～0.2mg/kg，肌内注射或静脉滴注；亦可选用尼可刹米，成人每次 0.375～0.75g，儿童每次 5～10mg/kg，肌内注射或静脉滴注；其他如盐酸哌甲酯、二甲弗林等可交替或联合使用。

（5）改善微循环：使用血管扩张剂可改善脑微循环、减轻脑水肿、解除脑血管痉挛和兴奋呼吸中枢。可用东莨菪碱，成人每次 0.3～0.5mg，儿童每次 0.02～0.03mg/kg；或山莨菪碱（654-2），成人每次 20mg，儿童每次 0.5～1mg/kg，加入葡萄糖液中静脉注射，10～30 分钟重复 1 次，一般用 1～5 天；此外，还可使用阿托品、酚妥拉明等。纳洛酮是特异性的吗啡受体拮抗剂，对退热、止痉、神志转清、纠正呼吸衰竭等方面有较好的作用，可早期应用。

4. 循环衰竭 可根据情况补充血容量，应用升压药物、强心药、利尿药等，并注意维持水及电解质的平衡。

5. 肾上腺皮质激素的使用 目前对激素的使用还没有统一的意见。有人认为激素有抗炎、退热、降低毛细血管通透性和渗出，降低颅内压、防治脑水肿等作用。也有人认为它抑制机体的免疫功能，增加继发感染机会，且疗效不显著，不主张常规使用。临床上可根据具体情况在重型患者的抢救中酌情使用。

（三）恢复期及后遗症治疗

应加强护理，防止压疮和继发感染的发生；进行语言、智力、吞咽和肢体的功能锻炼，还可结合理疗、针灸、推拿按摩、高压氧、中药等治疗。

十一、预防

乙脑的预防应采取以防蚊、灭蚊及预防接种为主的综合措施。

（一）控制传染源

及时隔离和治疗患者，患者隔离至体温正常。但主要的传染源是家畜，尤其是未经过流行季节的幼猪，故应搞好饲养场所的环境卫生，人畜居地分开；近年来应用疫苗免疫幼猪，以减少猪群的病毒血症，从而控制人群中乙脑的流行。

（二）切断传播途径

防蚊和灭蚊是预防乙脑病毒传播的重要措施。应消灭蚊孳生地，灭越冬蚊和早春蚊，重点做好牲畜棚（特别是猪圈）等场所的灭蚊工作，减少人群感染机会，使用蚊帐、蚊香，涂擦驱蚊剂等措施防止被蚊叮咬。

（三）保护易感人群

预防接种是保护易感人群的根本措施。我国已经有十几个省份将乙脑疫苗纳入了计划免疫。目前我国使用的是地鼠肾细胞灭活和减毒活疫苗，保护率可达 60%～90%。接种对象为 10 岁以下的儿童和从非流行区进入流行区的人员，一般接种 2 次，间隔 7～10 天，第二年加强注射 1 次，连续 3 次加强后不必再注射，可获得较持久的免疫力。疫苗接种应在流行前 1 个月完成。接种时应注意不能与伤寒三联菌苗同时注射，以免引起过敏反应；有中枢神经系统疾病和慢性乙醇中毒者禁用。我国目前大规模生产的减毒活疫苗价格低廉，不良反应少，抗体产生率高。近年来一些新型疫苗如基因工程亚单位疫苗、合成肽疫苗以及核酸疫苗等尚在研究当中。

第五章
流行性感冒

重点：流行性感冒的定义、病原学、流行病学、诊断、治疗原则。
难点：流行性感冒的发病机制、临床表现、鉴别诊断、预防。

流行性感冒（influenza）（简称"流感"）是由流行性感冒病毒（简称"流感病毒"）引起的急性呼吸道传染病。起病急，高热、头痛、乏力、眼结膜炎和全身肌肉酸痛等中毒症状明显，而呼吸道卡他症状轻微。主要通过接触及空气飞沫传播。发病有季节性，北方常在冬春季，而南方全年可以流行，由于变异率高，人群普遍易感。发病率高，在全世界包括中国已引起多次暴发流行，严重危害人类生命安全。

一、病原学

流感病毒属正黏液病毒科，为 RNA 病毒。病毒表面有一层脂质包膜，膜上有糖蛋白突起，由血凝素和神经氨酸酶构成。根据核蛋白抗原性不同，可将流感病毒分为甲、乙、丙三型，再根据血凝素（H）和神经氨酸酶（N）抗原性的差异将甲型流感病毒分为不同亚型。抗原变异是流感病毒独特的最显著的特征。甲型流感病毒极易发生变异，主要是血凝素 H 和神经氨酸酶 N 的变异。甲型流感病毒 H 有 15 种，N 有 9 种。根据抗原变异的大小，人体的原免疫力对变异的新病毒可完全无效或部分无效，从而引起流感流行。乙型流感病毒也易发生变异，丙型流感病毒一般不发生变异。

甲型流感病毒常引起大流行，病情较重；乙型和丙型流感病毒引起流行和散发，病情相对较轻。由于流感病毒抗原性变化较快，人类无法获得持久的免疫力。流感大流行时无明显季节性，散发流行以冬、春季较多。患者以小儿与青年较多见。

二、流行病学

（一）传染源

主要为流感患者，其次为隐匿性感染者。症状出现前 2 天到症状出现后大约 1 周均可传播流感病毒，儿童达 10 天或更长时间。以病初 2～3 天的传染性最强。患者以儿童和青少年多见。

（二）传播途径

主要经飞沫传播，也可通过接触被污染的手、日常用具等间接传播。

（三）人群易感性

人群普遍易感，感染后对同一亚型会获得一定程度的免疫力，但不同亚型间无交叉免疫。

（四）流行特征

流感病毒传入人群后，具有较强传染性，且抗原极易发生变异，加之以呼吸道传播为主，极易引起流行和大流行。流感大流行时无明显季节性。流行往往突然发生，迅速蔓延，于 2～3 周内病例数达高峰，一次流行可持续 6～8 周。发病率较高，流行过程持续时间较短。一般流感流行在我国北方重于南方。流感在人群蔓延的速度和广度与人口密度有关。流行后人群重新获得一定的免疫力。乙型流感与甲型相似，亦可引起流行。而丙型流感多为散发感染。

三、发病机制和病理

流感病毒主要通过空气中的病毒颗粒人 - 人传播。流感病毒侵入呼吸道的纤毛柱状上皮细胞内进行复制，借神经氨酸酶的作用从细胞释放，再侵入其他柱状上皮细胞引起变性、坏死与脱落。并发肺炎时肺充血、水肿，肺泡内含有纤维蛋白和渗出液，呈现支气管肺炎改变。

四、临床表现

分为单纯型、胃肠型、肺炎型和中毒型。潜伏期 1～3 天。有明显的流行和暴发。急性起病，出现畏寒、高热、头痛、头晕、全身酸痛、乏力等中毒症状。鼻咽部症状较轻，可有食欲减退。胃肠型者伴有腹痛、腹胀、呕吐和腹泻等消化道症状，儿童多于成人。肺炎型者表现为肺炎，甚至呼吸衰竭。中毒型者有全身毒血症表现，严重者可致休克、弥散性血管内凝血、循环衰竭，直至死亡。

五、实验室检查

外周血象：白细胞总数正常或减低，淋巴细胞相对增加。

病原学检查：鼻咽分泌物或口腔含漱液可用于分离流感病毒。患者呼吸道上皮细胞查流感病毒抗原阳性。标本经敏感细胞过夜增殖 1 代后查流感病毒抗原阳性。

血清学检查：疾病初期和恢复期双份血清抗流感病毒抗体滴度升高 4 倍或以上，有助于回顾性诊断。快速血清病毒 PCR 检查有助于早期诊断流感。

需要结合疾病流行情况进行判断，并考虑到病毒抗原检测的假阳性和假阴性。

六、诊断与鉴别诊断

（一）诊断

当未出现流感流行时，散发病例不易诊断，甚至在有典型流感样症状时，亦难确诊。流感流行时，临床较易诊断。特别是短时间内出现较多数量的相似患者，呼吸道症状轻微而全身中毒症状较重，再结合发病季节等流行病学资料，可基本判定流感。确诊需要病原学和血清学检查。

（二）鉴别诊断

1. 普通感冒　普通感冒为病毒感染引起，俗称"伤风"，起病较急，主要表现为鼻部症状，如喷嚏、鼻塞、流清水样鼻涕，也可表现为咳嗽、咽干、咽痒或烧灼感甚至鼻后滴漏感。严重者有发热、轻度畏寒和头痛等。体检可见鼻腔黏膜充血、水肿、有分泌物，咽部可为轻度充血。一般 5～7 天痊愈，伴发并发症者可致病程迁延。多数白细胞计数正常或偏低，合并细菌感染者可有白细胞计数与中性粒细胞增多。

2. 急性病毒性咽炎和喉炎 临床表现为咽痒和灼热感,咽痛不明显。咳嗽少见。急性喉炎多为流感病毒、副流感病毒及腺病毒等引起,临床表现明显声嘶、讲话困难、可有发热、咽痛或咳嗽,咳嗽又使咽痛加重。体检可见喉部充血、水肿,局部淋巴结轻度肿大和触痛,有时可闻及喉部的喘息声。与流感咽部症状相似。

3. 病毒性脑炎 可由单纯疱疹病毒、肠道病毒、腮腺炎病毒等引起,高热、剧烈头痛、恶心呕吐等临床表现与流感相似,病毒性脑炎全身症状较流感症状轻;确诊有赖于血清学检查和病毒分离。

4. 病毒性肺炎 病毒性肺炎是由上呼吸道感染向下蔓延所致的肺部炎症。免疫功能正常或抑制的个体均可罹患。好发于病毒疾病流行季节,症状通常较轻。起病较急,发热、头痛、全身酸痛、倦怠等全身症状突出,常在急性流感症状尚未消退时即出现咳嗽少痰、咳白色黏液痰、咽痛等呼吸道症状。小儿与老人易发生重症肺炎。胸部 X 线可见磨玻璃状阴影,小片浸润或广泛浸润或实变。

七、治疗

流行性感冒的治疗要点如下。

(一)隔离

应对疑似和确诊患者进行隔离,保持房间通风,使患者充分休息。

(二)对症治疗

可应用解热药、缓解鼻黏膜充血药、止咳祛痰药等。

(三)抗病毒治疗

应在发病 48 小时内使用。神经氨酸酶抑制剂类药物能抑制流感病毒复制,降低致病性,减轻症状,缩短病程,减少并发症。此类药毒性低,较少耐药且耐受性好,是目前治疗流感最好的药物。奥司他韦(oseltamivir)成人剂量每次 75mg,每天 2 次,连用 5 天,对流感病毒和禽流感病毒 H5N1 和 H9N2 有抑制作用。扎那米韦(zanamivir)每次 5mg,每天 2次,连用 5 天,可用于成年患者和 12 岁以上青少年患者。局部抗病毒喷雾应用后药物在上呼吸道积聚,可抑制病毒复制与释放,无全身不良反应。另外,离子通道 M 阻滞剂金刚烷胺(amantadine)和金刚乙胺(rimantadine)可抑制禽流感病毒株的复制,早期应用可阻止病情发展、减轻病情、改善预后。金刚烷胺成人剂量每天 100~200mg,分 2 次口服,疗程为 5天,但副作用较多,包括中枢神经系统和胃肠道副作用,肾功能受损者酌减剂量,有癫痫病史者、新生儿和 1 岁以下婴儿忌用。但大多数分离到的禽流感病毒(H5N1)对金刚烷胺、金刚乙胺有较强的耐药性。

(四)支持治疗和预防并发症

注意休息、多饮水、增加营养,给易于消化的饮食。纠正水、电解质紊乱。密切观察、监测并预防并发症。呼吸衰竭时给予呼吸支持治疗。在有继发细菌感染时及时使用抗生素。

八、预后

与病毒毒力,自身免疫状况有关。年老体弱者易患肺炎性流感且病死率较高。单纯型流感预后较好。自身免疫状况好的患者经过休息可实现自愈。一般不会复发,但患者有可能再次感染。

九、预防措施

每年接种流感疫苗能够降低流感的发生率。流感病毒以其高突变率而闻名；流感病毒进化妨碍免疫系统保护机体免受新型病毒变种感染。因此，针对新的流行病毒每年均需研发新的流感疫苗。疫苗的保护效力在很大程度上取决于疫苗所含病毒株与暴发中所流行病毒间的关系（"合适"或"匹配"的接近程度）。每年接种流感疫苗是一项预防流感的重要公共卫生措施。

第四篇 ▶

急 性 中 毒

第一章
概　述

....

重点：急性中毒的救治原则、常用治疗手段。

基本掌握：急性中毒的病因、临床表现、诊断要点及鉴别诊断。

....

毒物突然进入人体并达到一定累积量，短时间内引起组织和器官功能性或器质性改变，导致暂时性或持久性的病理变化，甚至危及生命的过程，称为急性中毒。急性中毒救治成功与否取决于两个因素：①及时与正确的诊断，即确定引起中毒的毒物及其数量；②恰当的救治措施。

一、诊断思路

急性中毒虽是急诊医学科的常见病之一，但相对于其他常见病和多发病来讲，仍属于相对少见疾病。且急性中毒具有社会事件性质，往往毒物作用迅速、危及范围大、涉及社会不稳定因素多，较短时间内可导致多人同时中毒，病因若不能及时确定，可能引起事态扩大。有一些毒物中毒机制不清，临床所知甚少，加之毒物种类繁多、中毒途径的不确定性和临床表现的复杂性，急性中毒的诊断有时异常困难。目前，急性中毒的诊断主要根据毒物接触史和有关中毒临床表现，仅仅期望实验室快速毒物分析明确诊断是不现实的，也是临床检测技术难以做到的。毒物接触史多为主观描述，当毒物接触史不明以及罕见毒物中毒时常常发生漏诊和误诊。

毒物在机体的存在以及毒物对人体的特殊影响，可通过实验室检查加以证实，也可通过环境调查了解毒物的存在及暴露情况。毒物接触史不明时要综合分析患者的临床表现特点，为急性中毒的诊断和排除寻找依据。以下情况要考虑急性中毒：①在相同地域和时间内有相似临床表现的群体发病；②不明原因突然出现恶心、呕吐、头昏，或继发惊厥、抽搐、呼吸困难、发绀、昏迷、休克，甚至呼吸、心搏骤停等一项或多项表现者；③不明原因的多部位出血；④不明原因的酸中毒；⑤难以解释的精神、意识改变，尤其精神、心理疾患患者，突然出现意识障碍；⑥既往体健，发病突然，存在全身反应—临床缓解—靶脏器损害的三期特征，用常规疾病难以解释；⑦原因不明的贫血、白细胞减少、血小板减少、周围神经麻痹、肝病、肾病患者也要考虑到中毒的可能性；⑧不明原因死亡。

1. 采集中毒病史　采集详尽的中毒病史是诊断的首要环节。对生产性中毒者应重点询问职业史、工种、生产过程、接触的毒物种类和数量、中毒途径及同伴发病情况。对非生产性中毒者，要了解中毒者的生活、精神状态、本人或家人经常服用的药物。对中毒者都要询问中毒的主要症状、发病过程及初步处理，用过的治疗药物与剂量，对治疗的反应等。

采集中毒病史还包括：了解中毒环境，收集中毒者身边可能盛放毒物的容器、药袋及剩余毒物。群体中毒时，询问现场情况，核实毒物的种类、中毒的途径等。

2. 临床检查与诊断 临床检查可以在询问病史前或同时进行。毒物中毒常有其特殊的临床表现，可称为毒物的"指纹"。在紧急情况下，根据中毒患者的临床表现和简要中毒病史，即可作出初步诊断，采取相应的治疗。临床常见毒物中毒可见一些特殊临床表现：如呼气或呕吐物有蒜臭味——有机磷毒物，磷、砷化合物；酒味——乙醇及其他醇类化合物；皮肤黏膜樱桃红——氰化物、一氧化碳；神志嗜睡或者昏迷——镇静催眠药、抗抑郁药、醇类、阿片类、有机磷毒物；抽搐惊厥——毒鼠强、氟乙酰胺、有机磷毒物等。

常见毒物（药物）中毒的临床综合表现：①阿片类药：三联征——中枢抑制、瞳孔缩小、呼吸抑制；次要表现为低温和心动过缓。②拟胆碱药：恶心、呕吐、流涎、多痰、多汗、肌颤、无力、抽搐，也可有心动过缓、缩瞳或扩瞳和呼吸衰竭。③抗胆碱药：躁动、谵妄、瞳孔扩大、口干、皮肤干燥潮红、高热、尿潴留，也可有惊厥、心律不齐、横纹肌溶解等。

3. 实验室及影像学检查

（1）毒物检查：通过容器、剩余毒物、可疑食物和水、毒空气检测毒物。从中毒患者呕吐物、洗胃液、血、尿检查毒物或其分解产物，如百草枯中毒时血或尿中毒物浓度检测，敌百虫中毒者尿中可检出三氯乙醇。

（2）特异性化验检查：有机磷中毒时血液胆碱酯酶活性减低。一氧化碳中毒时血中碳氧血红蛋白含量增高。亚硝酸盐中毒时血中高铁血红蛋白增高。

（3）非特异性化验检查：根据临床情况进行辅助检查，如血气分析、血常规、血糖、肾功、肝功、凝血全套、大便潜血、心电图、X线检查、CT、MRI等，从而了解各脏器的功能及并发症情况。

4. 急性中毒诊断注意事项

（1）急性中毒的诊断要科学、客观、严谨，尤其涉及法律、职业病诊断、有较大影响事件等，通常需要其他学科专家协助及提供诊断依据，有时需要现场调查、流行病学调查，甚至尸体病理解剖检查及毒理学试验等。

（2）是否为混合或复合中毒。急性中毒患者可能存在同一类的两种或以上毒物接触，或存在有不同种类的多个毒物接触。此时，还应注意毒物的联合作用。

（3）患者有无基础疾病，以及急性中毒对基础疾病的影响和可能的并发症。

（4）毒物接触史是急性中毒临床诊断的基石，必须仔细询问、认真甄别，力争明确接触方式、吸收剂量，结合临床表现，综合分析判断。

（5）幼儿由于毒物代谢发育不成熟，中毒后多表现严重，容易出现并发症。

（6）毒物检测分析是急性中毒的客观诊断方法，也可以帮助评估病情和判断预后。当诊断急性中毒或疑为急性中毒时，应常规留取剩余的毒物或可能含毒的标本，如剩余食物、呕吐物、胃内容物及洗胃液、血液、尿液、粪便等，在合适的条件下保存，在需要时送往具备条件的实验室进行检测。

（7）毒物检测结果必须和临床诊断结合，客观分析毒物检测的临床意义。

（8）急性中毒的诊断原则上应包括中毒途径、毒物通用名和中毒程度及并发症。

5. 急性中毒的鉴别诊断 在进行急性中毒诊断的同时，必须做好鉴别诊断，而鉴别诊断常常被临床忽略。主要是病因鉴别诊断要与有相似表现的疾病相鉴别，例如昏迷者应与脑出血、蛛网膜下腔出血、脑外伤、低血糖、糖尿病酮症、脑膜脑炎、电解质紊乱、癫痫等相鉴别；要与有相似临床表现的其他中毒相鉴别，例如急性氟乙酰胺、毒鼠强中毒，都以抽搐为主要症状。单一品种中毒、混合中毒或复合中毒也应鉴别;也应注意中毒原因,例如,是职业性还是生活性,是误服、自杀抑或谋杀等,以便正确处理。必要时请相关专业进行流行病学调查或现场调查,尤其职业性或环境污染所致的急性中毒,对确立诊断极为重要,充分利用辅助检查和实验室检测指标,为鉴别诊断提供依据,如血中碳氧血红蛋白、高铁血红蛋白、全血胆碱酯酶活性测定可为有关中毒的诊断提供依据。

二、救治原则

急性中毒的救治关键是阻止毒物继续作用于人体和维持中毒者生命稳定,包括清除未被吸收的毒物、促进毒物的排除、特异性抗毒治疗以及对症支持治疗。

中毒患者进入急诊科时,应根据病情进行下列处理:①立即中断暴露毒物;②稳定生命体征:濒死或心跳呼吸停止的患者首先心肺复苏处理,维持患者血压、脉搏、呼吸和血氧饱和度;③清除体内尚未吸收的毒物:例如催吐、洗胃、导泻等;④促进已吸收入血的毒物排出;⑤及时使用特殊解毒药物:例如氟马西尼可拮抗苯二氮䓬类药物中毒,亚甲蓝用于亚硝酸盐中毒等。

三、常用治疗手段

(一)立即中断暴露毒物

1. 呼吸道吸入或皮肤接触中毒时,要立即将患者抬离中毒现场,转移到空气新鲜的地方,脱去污染的衣服,可用清水、肥皂水等彻底清洗皮肤和毛发,尤其注意皮肤皱褶及其他容易遗漏的部位,包括腋下、指甲缝、腘窝、会阴部和头皮,必要时可反复冲洗。冲洗液一般可采用自来水,忌用热水,不强调用中和剂,切勿因等待配制中和剂而贻误时间。

2. 眼内溅入毒物,需用干净清水彻底冲洗至少15分钟,一般不用化学拮抗药;不具备冲洗条件时可将面部浸入脸盆清水内,拉开眼睑,摆动头部,以达到清除作用。即刻进行冲洗的重要性要大于将患者转运至医院,最好是在中毒现场就完成。

3. 伤口中的毒物常用生理盐水、高锰酸钾溶液等清洗,必要时局部消毒清创处理。

(二)稳定生命体征、脏器功能支持治疗

濒死或心跳呼吸停止的患者首先心肺复苏处理,维持患者血压、脉搏、呼吸和血氧饱和度。一般内科对症支持疗法包括给氧、抑酸、补液、维持水电解质酸碱平衡、抗感染、抗休克、防治脑水肿、保肝、呼吸机辅助呼吸等。

(三)清除进入体内尚未被机体吸收的毒物

1. **催吐**　对神志清醒合作的中毒患者,只要胃内尚存留有毒物,就应催吐。催吐是排除胃内毒物的方法之一,与洗胃结合进行可加强清除中毒物的效果。

常用催吐方法:①机械催吐:用压舌板或手指探触腭咽弓和咽后壁使中毒者呕吐,吐前可令其先喝适量温水。②饮水催吐:口服4%温盐水200～300ml,或1:2 000高锰酸钾200～300ml催吐。③口服吐根糖浆15～20ml,以少量水送服,15～30分钟后发生呕吐。口服吐根糖浆过量可致中毒,如服后不吐可用机械催吐法令其吐出或胃管吸出。④注射阿扑吗啡:皮下注射3～5mg,限用于成人。

催吐的禁忌证:①腐蚀性毒物中毒;②惊厥、昏迷、肺水肿、严重心血管疾病及食管静脉曲张者;③孕妇慎用;④严重心脏病、休克、肺水肿的患者;⑤最近有上消化道出血或食管-胃底静脉曲张病史的患者。

2. 洗胃　经口中毒时只要胃内毒物尚未完全排空，即可用洗胃法清除毒物。洗胃进行得越早效果越好，一般在服毒后 6 小时以内有效，但有些中毒可长时间滞留在胃，即使超过 6 小时，仍有洗胃必要。对昏迷患者，洗胃须仔细操作，防止吸入性肺炎。洗胃时一般选用粗胃管从口或鼻腔插入 50cm 左右，抽出胃内容物（可留作毒物分析），然后使患者取左侧卧位及头低位以避免洗胃液误入气管内，再选用温开水或清水洗胃，每次注入 300～500ml，直至回收洗胃液澄清为止。对已知毒物种类，可按其理化性质选用针对性洗胃液，如百草枯中毒时用含吸附剂活性炭的溶液洗胃，1∶5 000 高锰酸钾溶液可破坏生物碱，吞服强酸时可用镁乳、氢氧化铝凝胶中和等，但不过多强调，以免为配制洗胃液而耽误洗胃时间。洗胃时间不宜过长，一般在半小时内完成。洗胃时必须同时进行其他抢救治疗措施，如特效解毒剂的早期应用。

洗胃的禁忌证：①口服强酸、强碱及其他腐蚀剂者；②食管与胃出血、穿孔者，如食管静脉曲张、近期胃肠外科手术等；③呼吸、循环衰竭者。

3. 导泻　应用泻药的目的是清除进入肠道的毒物。一般不用油类泻药以防促进脂溶性毒物吸收。常用药物有 25% 硫酸钠 50ml、50% 硫酸镁 50ml、20% 甘露醇 100ml，口服或由胃管灌入。镁离子对中枢神经系统有抑制作用，肾功能不全或昏迷患者不宜使用硫酸镁。

4. 灌肠　除腐蚀性毒物中毒外，对经直肠吸收的毒物最为适用，也适用于口服中毒超过 6 小时，导泻无效者及抑制肠蠕动的毒物（巴比妥类、颠茄类、阿片类）中毒者。灌肠方法为 1% 温肥皂水 500ml 连续多次灌肠。

5. 肠灌洗　全肠灌洗是一种相对较新的胃肠道毒物清除方法，尤其用于口服重金属中毒、缓释药物、肠溶药物中毒以及消化道藏毒品，经口或胃管快速注大量聚乙二醇溶液，从而产生液性粪便。可多次注入直至大便流出物变清为止。聚乙二醇不吸收也不会造成患者水和电解质的紊乱。

6. 吸附剂的应用

（1）活性炭具有颗粒小含大量小孔、表面积大的特点，有强有力的吸附作用，可吸附很多毒物，如常用的巴比妥类、吗啡类、三环类抗抑药等，对阻止毒物吸收有效。用量为成人 30～50g，儿童减量，置于水中成混悬液，口服或胃管灌入，而后再吸出，可反复多次，也可在洗胃后应用。

（2）以 15%～30% 漂白土、7% 皂土溶液吸附百草枯。

（3）褐藻酸钠对锶等金属有特殊亲和力，能与 ^{90}Sr 络合，阻止锶的吸收。用法为口服 20% 褐藻酸钠糖浆。

7. "沉淀"疗法　采用药物使胃肠内的毒物成为不溶性物质，以阻止其继续吸收。如硫酸钠作用于氯化钡、碳酸钡，使成为不溶性的硫酸钡；普鲁士蓝用于铊化合物，铊可置换普鲁士蓝的钾，形成不溶的铊盐；氟化物如氢氟酸等吸收后，可给予葡萄糖酸钙，使钙与氟化物结合成不溶性氟化钙，且可纠正中毒所致的低钙血症；葡萄糖酸钙也可和乙二醇、草酸结合成草酸钙，阻止其吸收。

（四）促进已吸收入血的毒物排出

1. 强化利尿　大量输液加用利尿剂，用以排除主要分布于细胞外液、与蛋白结合少、主要经肾由尿排除的毒物或代谢产物。利尿剂与控制尿液 pH 相结合可增加毒物的离子化，减少肾小管的再吸收，加速毒物排出。

（1）碱性利尿：静脉滴注 5% 碳酸氢钠使尿液 pH 达到 7.5～9.0，对苯巴比妥、阿司匹林、磺胺排泄效果好。

（2）酸性利尿：静脉滴注维生素 C 使尿液 pH 达到 5.0～6.0，对苯丙胺类、奎宁、奎尼丁有效。

（3）强化利尿的禁忌证：心肾功能不全、低钾、急性呼吸窘迫综合征。

2. 血液透析 血液透析适用于可透析的毒物中毒，即分子量在 350Da 以下、水溶性、蛋白结合率低、在体内分布比较均匀的毒物，可经透析液排出体外。

适应证：①摄入大量可透析的毒物；②血药浓度高，已达致死量；③临床症状重，一般治疗无效；④有肝、肾功能损害；⑤已发生严重并发症。

可透析性毒物常见于镇静催眠药、抗抑郁药、醇类、解热镇痛药、抗生素类等。

3. 血液灌流 血液灌流适用于不可透析的毒物中毒，对分子量大、非水溶性、蛋白结合率高的毒物中毒，比血液透析效果好。适应证与血液透析相同。血液灌流可清除的毒物有镇静催眠药、解热镇痛药、抗抑郁药、某些毒蕈毒素、百草枯、有机磷杀虫剂等。

4. 血浆置换 血浆置换可以在短时间内连续从患者体内除去含有毒物的血浆，输入等量的置换液，方法简便安全。理论上本法对存在于血浆中的任何毒物均可清除，但实际应用于与血浆蛋白结合牢固、不能以血液透析或血液灌流清除的毒物。

（五）及时使用特殊解毒药物

针对中毒毒物使用特效解毒剂：如：①阿托品、盐酸戊乙奎醚：拮抗 M 胆碱受体，解除毒蕈碱样中毒症状。适应证为有机磷杀虫剂中毒、氨基甲酸酯类农药中毒。②氯解磷定：胆碱酯酶复活剂，恢复血清胆碱酯酶的活性。适应证为有机磷杀虫剂中毒。③维生素 K_1：适应证为抗凝血类杀鼠剂中毒。④纳洛酮：为阿片受体拮抗剂，可全面逆转阿片类药的作用。适应证为阿片类药中毒及乙醇或甲醇中毒。⑤氟马西尼：是苯二氮䓬（BDZ）受体特异性拮抗剂，能与 BDZ 类药竞争受体结合部位，从而逆转或减轻其中枢抑制作用。用于拮抗苯二氮䓬类药物中毒。⑥亚甲蓝：为还原氧化剂，适应证为亚硝酸盐中毒（用小剂量）和氰化物中毒（用大剂量）。⑦普鲁士蓝：对急、慢性铊中毒有明显疗效。⑧亚硝酸异戊酯与亚硝酸钠：是高铁血红蛋白形成剂，用于治疗氰化物中毒。⑨依地酸钙钠：是氨基多羧酸类金属络合剂，用于治疗铅中毒，亦可治疗镉、锰、铬、镍、钴和铜中毒。⑩二巯丁二钠（DMSA-Na）与二巯丁二酸（DMSA）：是金属络合剂，治疗砷、汞、锑化合物中毒。

四、预防

1. 加强防毒宣传 在农村、城市、厂矿结合实际情况，因地制宜地进行防毒宣传，向当地群众讲解中毒的预防和急救知识。

2. 加强毒物管理 严格遵守有关毒物管理、防护和使用规定，加强毒物保管。

3. 预防化学性食物中毒 使用特殊的食品前，要了解有无毒性，不易辨认有无毒性的蕈类，不食用。

4. 防止误食毒物或用药过量 盛放药物或化学物品的容器要加标签。医院、家庭和托幼机构，消毒液和杀虫药要严加管理。家庭用药应加锁保管，远离儿童。

第二章
急性一氧化碳中毒

重点：急性一氧化碳中毒的中毒机制、临床表现、诊断要点、急救原则。
难点：急性一氧化碳中毒的发病机制。

在生产和生活中，含碳物质不完全燃烧可产生一氧化碳（carbon monoxide，CO）。CO是无色、无味和无刺激性的气体，吸入过量的 CO 引起的中毒称急性一氧化碳中毒，俗称煤气中毒。当空气中的 CO 浓度达到 0.01% 时，有引起中毒危险；浓度达到 0.5%～1% 时，1～2 小时即可使人昏倒并快速死亡；浓度达到 12.5% 时，有爆炸可能。

一、病因

1. 职业性中毒　在炼钢、炼焦和烧窑等生产过程中，如炉门、窑门关闭不严，煤气管道漏气或煤矿瓦斯爆炸产生大量 CO，会导致吸入性中毒。

2. 生活性中毒　在日常生活中 CO 中毒最常见的原因是家庭中煤炉取暖以及煤气泄漏。煤炉产生的气体中含 CO 量可高达 6%～30%，应用时不注意防护可发生中毒。若每天吸烟一包，可使血液中碳氧血红蛋白浓度上升至 5%～6%，故连续大量吸烟也可导致 CO 中毒。

二、发病机制

CO 经呼吸道被吸收后经肺毛细血管膜迅速弥散，与血液中红细胞的血红蛋白结合，形成稳定的碳氧血红蛋白（carboxyhemoglobin，COHb）。COHb 影响了氧与血红蛋白的结合及正常解离，特别是 CO 与血红蛋白的亲和力比氧与血红蛋白的亲和力大 200～300 倍，而COHb 的解离是氧合血红蛋白解离速度的 1/3 600。因此，CO 以极大的优势与氧争夺血红蛋白，结合成为不易分离的 COHb，严重地影响了红细胞的血红蛋白结合氧并随血液循环输送氧的作用，使机体、器官、组织发生急性缺氧。此外，CO 与还原型细胞色素氧化酶二价铁结合，抑制细胞色素氧化酶活性，影响细胞呼吸和氧化过程，阻碍组织细胞对氧的利用。

CO 中毒时易影响体内血管吻合支少且代谢旺盛的器官，如大脑和心脏最容易受损害。脑内小血管迅速麻痹、扩张，脑内三磷酸腺苷在无氧情况下迅速耗尽，钠泵运转失常，钠离子蓄积于细胞内而诱发脑细胞水肿。脑血液循环障碍可致脑血栓形成、脑皮质和基底节局灶性的缺血性坏死以及广泛脱髓鞘改变，致使部分患者发生迟发性脑病。

三、临床表现

（一）急性中毒

正常人血液中 COHb 含量可达 5%～10%。急性 CO 中毒的临床表现主要以中枢神经系统损害为主的多器官功能障碍,其与血液中 COHb 浓度有密切关系,同时也与患者本身的身体健康状况有关,如有无心、脑血管疾病及中毒时体力活动等情况有关。根据中毒程度可分为 3 级。

1. 轻度中毒 中毒时间短,血液中 COHb 浓度为 10%~20%。患者可能出现剧烈头痛、头晕、四肢无力、恶心、呕吐等不适,甚至出现轻、中度意识障碍,但无昏迷,脱离中毒环境吸入新鲜空气或氧疗后,症状很快消失,一般不留后遗症。

2. 中度中毒 中毒时间稍长,血液中 COHb 浓度为 30%~40%,患者出现意识障碍,浅到中度昏迷,可合并胸闷、气短、呼吸困难、运动失调等不适。皮肤和黏膜呈现一氧化碳中毒特有的樱桃红色。如抢救及时,氧疗后患者可恢复正常且无明显并发症。

3. 重度中毒 发现时间过晚,吸入 CO 过多,或在短时间内吸入高浓度的 CO,血液中 COHb 浓度大于 50%。患者可呈深昏迷或去大脑皮层状态,如出现意识障碍并合并下列任一表现者(脑水肿、休克或严重心肌损害、肺水肿、呼吸衰竭、上消化道出血、脑局灶损害)即为重度中毒。一般昏迷时间越长,预后越严重,常留有痴呆、记忆力和理解力减退、肢体瘫痪等后遗症。

（二）一氧化碳中毒迟发性脑病

有 3%~40% 严重一氧化碳中毒患者在意识恢复后,经 2~60 天的"假愈期",出现下列临床表现之一称为 CO 中毒迟发性脑病:①精神意识障碍:呈现痴呆木僵、谵妄或去皮质状态;②锥体外系神经障碍:由于基底神经节和苍白球损害,出现帕金森综合征(表情淡漠、四肢肌张力增高、静止性震颤);③锥体系神经损害:如偏瘫、病理反射阳性或小便失禁等;④大脑皮质局灶性功能障碍:如失语、失明、不能站立及继发性癫痫;⑤脑神经及周围神经损害:如视神经萎缩、听神经损害及周围神经病变等。多数为亚急性起病,急性中毒后 2 周左右症状达高峰,约 25% 患者遗留永久性神经功能障碍。

四、诊断依据

临床可根据 CO 接触史,急性发生的中枢神经损害的症状和体征,结合及时血液 COHb 测定的结果,可作出急性 CO 中毒诊断。病史询问有困难时,应与脑血管意外、脑膜脑炎、糖尿病酮症酸中毒等相鉴别。血中 COHb 测定有确定诊断价值,但 COHb 含量与临床症状间可不完全呈平行关系。

五、治疗原则

（一）立即中断 CO 吸入

迅速将患者转移至空气新鲜处,终止 CO 持续吸入。松开衣领、注意保暖,保持呼吸道通畅。

（二）氧疗

1. 吸氧 中毒者给予吸氧治疗,如鼻导管和面罩吸氧。吸入新鲜空气时,CO 由 COHb 释放出半量约需 4 小时;吸入纯氧时可缩短至 30~40 分钟;吸入 3 个大气压的纯氧可缩短至 20 分钟。

2. 高压氧舱治疗 患者在超大气压的条件下用 100% 氧气进行治疗,可使 COHb 半衰期缩短,能增加血液中物理溶解氧,提高总体氧含量,促进氧释放和加速 CO 排出,可迅速纠正组织缺氧,缩短昏迷时间和病程,预防 CO 中毒引发的迟发性脑病。

（三）重要器官功能支持

有严重冠心病基础的患者，COHb 浓度超过 20% 时有心搏骤停的风险，应密切进行心电监测。无高压氧舱治疗指征的 CO 中毒患者推荐给予 100% 氧治疗，直至症状消失及 COHb 浓度降至 10% 以下；有心肺基础疾病的患者，建议 100% 氧疗至 COHb 浓度降至 2% 以下。

（四）防治脑水肿

CO 急性中毒后 2～4 小时即可出现脑水肿，在 24～48 小时发展到高峰，可持续多天。在积极纠正缺氧的同时给予高渗脱水剂、利尿剂及糖皮质激素等药物，以防治脑水肿，促进血液循环，维持呼吸循环功能，并予对症治疗和支持治疗。

（五）治疗并发症和后遗症

保持呼吸道通畅，必要时行气管插管或气管切开。定时翻身以防坠积性肺炎和压疮。给予足够营养能量支持，必要时鼻饲。

六、预防

1. 加强预防 CO 中毒的宣传。应广泛宣传室内用煤火时应有安全设置（如烟囱、小通气窗、风斗等），说明 CO 中毒可能发生的症状和急救常识，尤其强调对小婴儿的危害和严重性。

2. 厂矿工作人员应认真执行安全操作规程，加强矿井下空气中 CO 浓度的监测和报警。进入高浓度 CO 环境时，要戴好防毒面具。

3. 开车时，不要让发动机长时间空转；车在停驶时，不要过久地开放空调机；即使是在行驶中，也应经常打开车窗，让车内外空气产生对流。感觉不适即停车休息；驾驶或乘坐空调车如感到头晕、发沉、四肢无力时，应及时开窗呼吸新鲜空气。

4. 在可能产生 CO 的地方安装一氧化碳报警器。CO 报警器是专门用来检测空气中 CO 浓度的装置，能在 CO 浓度超标的时候及时报警，有的还可以强行打开窗户或排气扇，使人们远离 CO 的侵害。

第三章
急性有机磷杀虫剂中毒

重点: 急性有机磷杀虫剂中毒的中毒机制、临床表现、诊断要点、急救原则。
难点: 急性有机磷杀虫剂中毒的急救原则。

急性有机磷杀虫剂中毒是指有机磷杀虫剂(organophosphorus insecticide,OPI)进入体内抑制乙酰胆碱酯酶(acetylcholinesterase,AChE)活性,引起体内生理效应部位乙酰胆碱(acetylcholine,ACh)大量蓄积,出现毒蕈碱样、烟碱样和中枢神经系统等中毒症状和体征。常见品种中甲拌磷、内吸磷、对硫磷具有剧毒,甲基对硫磷、甲胺磷、敌敌畏、久效磷具有较高毒性,乐果、敌百虫具有中等毒性,马拉硫磷、辛硫磷具有低等毒性。

一、病因及中毒途径

1. 职业性中毒 是指在生产过程中包括有机磷杀虫剂的制作和包装过程中,衣服、口罩污染,或手套破损,也可能因生产设备密闭不严实,有机磷杀虫剂泄漏导致手、皮肤以及吸入所引起的中毒;在使用有机磷杀虫剂的过程中,使用人员在喷洒时,药物污染皮肤由皮肤吸收,以及吸入空气中的有机磷杀虫剂所致的中毒。

2. 生活性中毒 此类中毒也是急诊就诊最常见的一类农药中毒,患者往往故意吞服或误服有机磷杀虫剂;部分患者滥用有机磷杀虫剂治疗皮肤病或驱虫也会发生中毒。

根据有机磷杀虫剂的中毒途径又可将急性有机磷杀虫剂中毒分为经消化道吸收、经皮肤黏膜吸收和经呼吸道吸收所致中毒。经消化道吸收所致中毒为急诊科最常见的中毒途径。

二、发病机制

OPI属于有机磷酸酯类化合物,有蒜臭味,易挥发,除美曲膦酯(敌百虫)外,难溶于水,不易溶于多种有机溶剂。在酸性环境中稳定,在碱性环境中易分散失效。敌百虫遇碱能变成毒性更强的敌敌畏。经皮肤、呼吸道、消化道吸收,随血流分布到全身组织器官,在脂肪组织中储存。多种酶参与其在体内代谢转化,如水解磷酸键的酯酶、羧酯水解酶、谷胱甘肽转移酶等。代谢产物与羧酸、巯基、葡糖醛酸、谷胱甘肽等结合失去抑制胆碱酯酶(ChE)的能力,经尿排出。

有机磷酸酯类化合物进入人体后,其磷酸根与胆碱酯酶活性部分紧密结合,形成稳定的磷酰化胆碱酯酶,使其丧失水解乙酰胆碱的能力,致大量乙酰胆碱在生理效应部位积蓄,产生胆碱能神经过度兴奋的表现。有机磷杀虫剂可以形成肝肠循环,再由肠道吸收,抑制新生成的ChE,导致中毒症状迁延,甚至反跳。

某些有机磷可与脑和脊髓中的特异蛋白质神经靶酯酶(NTE)结合,使NTE老化,抑制轴索内 NTE 的活性,使轴浆运输的能量代谢发生障碍,轴索退行性变化,继发脱髓鞘病变,引起迟发性神经毒作用。还可干扰神经轴索内钙离子/钙调蛋白激酶Ⅱ,使神经轴索内钙稳态失衡,导致轴索变性和迟发性神经病。

三、临床表现

(一)急性中毒

急性中毒发病时间和症状与毒物种类、剂量、侵入途径和机体状态密切相关,经口中毒潜伏期 5～10 分钟,经皮肤或呼吸道中毒者,潜伏期长,症状轻。

(1)毒蕈碱样症状:又称 M 样症状,主要是副交感神经末梢过度兴奋,类似毒蕈碱样的症状。平滑肌痉挛表现为瞳孔缩小、腹痛、腹泻;括约肌松弛表现为大小便失禁;腺体分泌增加表现为大汗、流泪和流涎;气道分泌物增多表现为咳嗽、气促、呼吸困难、双肺湿啰音,严重者发生肺水肿。

(2)烟碱样症状:又称 N 样症状,主要是横纹肌神经肌肉接头处乙酰胆碱蓄积过多。表现为肌纤维颤动、全身肌强直性痉挛,也可出现肌力减退或瘫痪、呼吸肌麻痹引起呼吸衰竭。

(3)中枢神经系统症状:血胆碱酯酶浓度明显减低而脑组织胆碱酯酶活力值 >60% 时,通常不出现中毒症状和体征;当脑组织胆碱酯酶活力值 <60% 时,出现头痛、头晕、烦躁不安、抽搐和昏迷,有的发生呼吸、循环衰竭。

(4)局部损害:有些 OPI 接触皮肤后出现过敏性皮炎、水泡或剥脱性皮炎等。

(5)特殊表现:有机磷杀虫剂可抑制心肌胆碱酯酶活性及对心肌直接损害导致中毒性心肌炎,还可以引起中毒性肝炎、中毒性肾炎等,或者导致急性胰腺炎或腮腺炎,横纹肌溶解症。

(二)中间型综合征

中间型综合征(intermediate syndrome,IMS)多发生在急性胆碱能危象好转或消失后 1～4 天,以肢体近端肌肉、第Ⅲ、Ⅶ、Ⅸ、Ⅹ对脑神经支配的肌肉以及呼吸肌的无力和麻痹为突出表现的综合征。

IMS 一般持续 2～3 天,个别长达 1 个月。肌力恢复顺序分别为脑神经支配的肌肉、呼吸肌和肢体近端肌肉及屈颈肌。

(三)迟发性多发性周围神经病变

迟发性多发性周围神经病变(organophosphate induced delayed polyneuropathy,OPIDP)是指急性重度和中度 OPI 中毒患者症状好转或消失后 2～3 周开始出现感觉和运动型多发性神经病变,主要累及肢体末端,症状为烧灼、疼痛、麻木以及下肢无力、瘫痪、四肢肌肉萎缩等。肌电图提示:失神经电位和运动神经传导速度明显减慢。

四、诊断

1. 诊断依据 包括:① OPI 暴露史;② OPI 相关中毒症状及体征;③全血胆碱酯酶活力不同程度降低;④血、胃内容物 OPI 及其代谢产物检测。

2. 急性中毒诊断分级

(1)轻度中毒:仅有 M 样症状和轻度中枢神经系统症状,胆碱酯酶活力 70%～50%。

(2)中度中毒:M 样症状加重,出现肌束震颤等 N 样症状,胆碱酯酶活力 50%～30%。

(3)重度中毒:具有 M、N 样症状,并伴有肺水肿、抽搐、昏迷、呼吸肌麻痹和脑水肿,胆碱酯酶活力 30% 以下。

五、治疗原则

（一）立即中断毒物暴露

立即将患者撤离中毒现场，彻底清除未吸收入血的毒物，用清水、2%～5% 碳酸氢钠溶液清洗污染的皮肤，如果毒物污染眼睛，可用生理盐水或 2% 碳酸氢钠溶液冲洗眼部，然后滴 1% 阿托品 1～2 滴。口服中毒者用清水、2% 碳酸氢钠溶液（敌百虫忌用）或 1∶5 000 高锰酸钾溶液（对硫磷、马拉硫磷、乐果、内吸磷中毒忌用）反复洗胃，直至洗出液与灌入液颜色相同，无杀虫药的蒜臭味为止。首次洗胃后保留胃管，3～4 小时可重复洗胃。后用甘露醇或硫酸镁导泻。依据病情尽快给予血液净化治疗（血液灌流、血液透析及血浆置换）。

（二）稳定生命体征、脏器功能支持与护理

OPI 中毒常死于肺水肿、呼吸肌麻痹和呼吸中枢衰竭。对上述患者要采取复苏措施：保持呼吸道通畅，给氧，必要时机械通气，心搏骤停时，行体外心脏按压复苏等。对于重症急性中毒者要注意心、肝、肾功能的变化。若出现循环衰竭应酌情应用升压药，若有呼吸衰竭时也应及时予以纠正。还要注意防治肺水肿或脑水肿，纠正电解质及酸碱失衡。适当予以抗生素预防肺部、尿路等脏器感染。加强危重患者的护理，注意保温，防止发生压疮。

（三）清除体内尚未吸收的毒物

1. 催吐 对于神志清醒合作的中毒患者，只要胃内尚存留有毒物，可给予催吐。

2. 洗胃 只要胃内毒物尚未完全排空，即可用洗胃法清除毒物。一般在服毒后 6 小时以内有效。

3. 导泻 应用泻药的目的是清除进入肠道的毒物。

4. 吸附剂的应用 活性炭具有颗粒小含大量小孔、表面积大的特点，有强有力的吸附作用，可吸附很多毒物，可在洗胃后应用。

（四）促进已吸收入血的毒物排出

1. 强化利尿 大量输液加用利尿剂，用以加速排出主要分布于细胞外液、与蛋白结合少、主要经肾由尿排除的毒物或代谢产物。

2. 血液透析 适用于可透析的毒物中毒，即分子量在 350Da 以下、水溶性、蛋白结合率低、在体内分布比较均匀的毒物，可经透析液排出体外。

3. 血液灌流 血液灌流适用于不可透析的毒物中毒，对分子量大、非水溶性、蛋白结合率高的毒物中毒，比血液透析效果好。

（五）及时使用特殊解毒药物

1. 胆碱受体阻断剂 阿托品和山莨菪碱等作用于外周 M 受体，能缓解 M 样症状，对 N 受体无明显作用。根据病情足量、反复静推阿托品直到患者 M 样症状缓解，出现"阿托品化"。阿托品化指征为：瞳孔扩大、口干、皮肤干燥、颜面潮红、心率快和肺湿啰音消失。此时应减少阿托品剂量直到症状消失、胆碱酯酶恢复到正常 60% 以上停用。

2. 胆碱酯酶复活药 作用于外周 N_2 受体，对抗外周 N 胆碱受体活性，能有效解除烟碱样毒性作用，对 M 样症状和中枢性呼吸抑制作用无明显影响。

（1）氯解磷定：复能作用强，毒性小，水溶性大，可用静脉注射和肌内注射，是临床上首选解毒药。用药原则：早期、联合、足量、反复，与胆碱受体阻断剂联合，尽快达到"阿托品化"并维持个体化原则。

（2）碘解磷定：复能作用差，毒性小，水溶性小，仅能静脉注射。临床上次选的解毒药。

（3）双复磷：重活化作用强，毒性大，水溶性大，能静脉注射和肌内注射。

胆碱酶复能药对甲拌磷、对硫磷等中毒疗效好，对敌敌畏、敌百虫中毒疗效差，对乐果和马拉硫磷中毒疗效不明显。双复磷对敌敌畏和敌百虫中毒疗效较碘解磷定好。

六、预防

对于生产和使用 OPI 的人员进行宣传，普及防治中毒常识；在生产和加工过程中，严格执行安全生产制度和操作规程；应用农药时做好安全防护。

第四章
灭鼠药中毒

重点：灭鼠药中毒的临床表现、诊断要点、急救原则。
难点：不同灭鼠药中毒的发病机制。

灭鼠药是指可以杀灭啮齿动物（如鼠类）的化合物。绝大多数灭鼠药在摄入后对人畜产生一定的毒力。根据灭鼠药起效时间，分为三类：急性中毒类是指症状出现时间 <3 小时，死亡高峰往往在 1～3 天，毒性强；亚急性中毒类是指症状出现时间在 12～48 小时，死亡高峰时间在 1～3 天；慢性中毒类是指症状出现 >48 小时，死亡高峰在 5～7 天，此类也是最为广泛应用的灭鼠药。灭鼠药根据作用机制、化学结构，分为 7 类。①抗凝血灭鼠药类：使用最广泛，如敌鼠、杀鼠灵（华法林）、氯鼠酮、溴敌隆等；②痉挛型神经兴奋剂类：如氟乙酰胺、氟乙酸钠、毒鼠强等；③硫脲类：如安妥、抗鼠灵等；④有机磷酸酯类：如毒鼠灵、除毒灵等；⑤氨基甲酸酯类：如灭鼠安、灭鼠腈等；⑥无机化合物类：如磷化锌、硫酸钡、三氧化二砷等；⑦天然植物类：如红海葱、士的宁等。灭鼠多用毒饵法，可因误食中毒，也有自杀、他杀中毒者。

一、毒鼠强

毒鼠强化学名为四亚甲基二砜四胺，是无味、无臭的白色剧毒粉状物，难溶于水、乙醇。毒鼠强是我国最常见的致命性灭鼠药，致死剂量为一次口服 5～12mg（0.1～0.3mg/kg），可经胃肠道、呼吸道吸收，以原形经尿排出。毒鼠强因阻断 γ-氨基丁酸受体而拮抗 γ-氨基丁酸的作用，对中枢神经系统有强烈兴奋作用，特别对脑干有强烈刺激作用，引起阵发性惊厥。此作用为可逆性抑制。在体内可引起二次中毒。绝大多数中毒由误食或自服被毒鼠强污染的食物所致。

急性口服中毒的潜伏期 10～30 分钟，也有个别可达数小时。消化系统表现有恶心、呕吐、上腹部烧灼感、腹部胀痛，严重者发生呕血。神经系统表现为头痛、头晕、口唇麻木、躁狂等，严重中毒者可突然晕倒、癫痫样大发作。循环系统表现有胸闷、心悸感，可有不同程度的窦性心动过缓。个别患者出现肉眼血尿、无尿、血尿素氮、肌酐升高，发生急性肾衰竭。呼吸衰竭是毒鼠强中毒死亡的主要原因。

口服中毒者及时催吐、洗胃，并留置胃管 24 小时，反复洗胃；同时，胃管内灌入药用炭50～100g，并予以 50% 硫酸镁或 20% 甘露醇导泻，以减少毒物吸收，防止二次中毒合并多脏器功能衰竭。以巴比妥类、苯妥英钠或地西泮控制抽搐，保护脑、心、肝、肾等脏器功能。呼吸衰竭发生时，予以气管插管或气管切开，机械呼吸。血液净化治疗在重度毒鼠强中毒治疗中疗效明显。

二、溴鼠隆

溴鼠隆是最常用的一种慢性灭鼠剂,是由华法林衍生而来的,对鼠类动物有剧毒。其主要通过抑制维生素 K 环氧化物还原酶干扰肝脏维生素 K 的生成,阻碍维生素 K 依赖的凝血因子(Ⅱ、Ⅶ、Ⅸ、Ⅹ)合成,导致凝血功能障碍,其代谢产物可直接损伤毛细血管,加重出血。

溴鼠隆中毒作用缓慢、半衰期长至 16～22 天,抗凝血效应是华法林的 100 余倍,又被称为"超级华法林"。绝大多数为食源性中毒,也可经皮肤接触、呼吸道吸入。早期仅有恶心、呕吐、腹痛、食欲缺乏等表现;逐渐出现皮下广泛出血点、血尿、鼻和牙龈出血、便血,心、脑等重要脏器出血。实验室检查:PT、APTT 延长,凝血因子(Ⅱ、Ⅶ、Ⅸ、Ⅹ)降低。

口服中毒者立即清水洗胃、催吐、导泻。胃管注入活性炭 50～100g 吸附毒物。PT 显著延长者:维生素 K_1 5～10mg 肌内注射(成人或大于 12 岁儿童);1～5mg 肌内注射(小于 12 岁儿童)。已有出血患者:初始剂量为维生素 K_1 10～20mg(成人或大于 12 岁儿童),5mg(小于 12 岁儿童),稀释后缓慢静脉注射或滴注,根据治疗反应重复。严重出血者同时给予输注新鲜冰冻血浆。

三、磷化锌

磷化锌属无机磷类剧毒杀鼠剂,口服后在胃酸作用下生成磷化氢和氯化锌。磷化氢通过抑制细胞色素氧化酶,使神经内细胞呼吸功能障碍;氯化锌对胃黏膜的刺激和腐蚀作用导致胃出血、溃疡。两者可对心、肝、肾、肺等多脏器产生损害,发生多脏器功能衰竭。

磷化锌中毒轻者出现胸闷、咳嗽、鼻咽发干和灼痛;重者出现惊厥、肌肉抽动、呕吐物有大蒜味;严重者可出现肺水肿、脑水肿、昏迷、休克。

在治疗方面:皮肤接触者应立即更换衣服,清洗皮肤。吸入中毒者立即转移患者,移至空气新鲜处。口服者应:①立即洗胃,不推荐高锰酸钾洗胃。②用硫酸钠或石蜡油导泻,禁用硫酸镁、蓖麻油以及其他油类。目前尚无磷化锌中毒的特效解毒药,临床主要以对症支持治疗为主。

第五章
急性百草枯中毒

重点:急性百草枯中毒的临床表现、诊断要点、急救原则。
难点:百草枯中毒的发病机制。

百草枯是一种全球使用的高效能非选择性接触型除草剂。急性百草枯中毒是指口服吸收后表现为进行性弥漫性肺纤维化,最终死于呼吸衰竭。该品无特效解毒药,我国 2016 年 7 月 1 日起全面停止百草枯水剂在国内的销售和使用。成人口服致死量为 2～6g。

一、发病机制

口服百草枯接触部位会出现腐蚀性损伤,吸收后迅速分布全身组织器官,0.5～4 小时血浓度达高峰。肺组织及骨骼肌浓度最高。百草枯在人体内很少降解,24 小时有 50%～70% 以原形经肾排出。实验发现,静脉注射百草枯后 6 小时,80%～90% 经肾排出,24 小时后几乎完全排出,百草枯还可透过血脑屏障引起脑损伤。

百草枯中毒机制尚不清楚,主要参与体内细胞氧化还原反应,形成大量活性氧自由基及过氧化物离子,引起组织过氧化,导致多器官功能不全或死亡。因肺组织对百草枯的主动摄取和蓄积特性,损伤破坏严重,服毒者 4～15 天出现不可逆性肺纤维化和呼吸衰竭,最终死于顽固性低氧血症。

二、临床表现

中毒患者的临床表现与毒物摄入途径、速度、量以及身体基础健康状态有关。

1. 局部损伤　接触部位皮肤会出现红斑、糜烂、溃疡和坏死。口服中毒者,口腔黏膜、食管黏膜会出现灼伤及溃烂。污染眼部时,可灼伤眼结膜或角膜,吸入者可出现鼻出血。

2. 呼吸系统　吞入百草枯后主要损伤肺组织,在 2～4 天患者逐渐出现咳嗽、呼吸急促,也可出现纵隔气肿和气胸。肺损伤患者多于 2～3 周死于弥漫性肺纤维化所致的呼吸衰竭。大量口服者在 24 小时内往往发生肺水肿、肺出血,数天内死于急性呼吸窘迫综合征。中毒后可迅速出现发绀和昏迷,死亡较快。X 线肺部检查:早期可无异常,后出现弥漫性斑片状或网状阴影。CT 检查:早期(<7 天)主要表现为双肺纹理增多增粗、双肺胸膜下区分布为主的磨玻璃密度增高影;中期(7～14 天)以双肺广泛分布的磨玻璃样改变为主,同时伴肺纤维化、肺实变、双侧胸腔积液及心包积液;晚期(>14 天)主要表现为双侧胸膜下间质纤维化。胸部 CT 表现轻重与口服百草枯剂量相关。偶有发生食管破裂、纵隔气肿、皮下气肿和气胸的报道。

3. 消化系统　口服百草枯患者服药后会出现胸骨后烧灼感、恶心、呕吐、胃肠穿孔和出血。1～3 天内肝损伤和肝坏死。

4. 泌尿系统 可出现尿频、尿急、尿痛等膀胱刺激症状及尿常规异常，甚至发生急性肾损伤。

5. 其他 可发生中毒性心肌炎、精神神经症状（抽搐、昏迷等），个别患者发生高铁血红蛋白血症、溶血性贫血。

三、诊断

根据百草枯接触史（以消化道摄入为主，偶有皮肤黏膜沾染或吸入），肺部的典型症状及血液、尿液百草枯浓度测定诊断。中毒程度分级目前尚无国家标准，参考服毒量分为：①轻型：摄入量小于 20mg/kg，除消化道症状外，其他症状不明显，多数患者能完全恢复；②中、重型：摄入量为 20～40mg/kg，常出现多系统受累表现，1～4 天出现肝肾损害，数天至 2 周出现肺损伤，多在 2～3 周患者死于呼吸衰竭；③暴发型：摄入量大于 40mg/kg，常 1～4 天死于多器官功能衰竭。

四、治疗原则

（一）对症支持治疗

1. 保持呼吸道通畅，监测血氧饱和度或动脉血气。轻至中度低氧血症不宜吸氧，吸氧会加速氧自由基形成，增强百草枯毒性，增加病死率。但当患者 PaO_2 小于 40mmHg 时，可给予吸氧，维持 PaO_2 大于 70mmHg。严重呼吸衰竭的患者，给予机械通气效果也并不理想。

2. 维持有效血容量，器官功能支持，必要时血液透析治疗。

（二）减少毒物吸收

1. 清除毒物 即刻脱去百草枯污染的衣物，肥皂水冲洗污染的皮肤。

2. 催吐和洗胃 口服中毒者，立即刺激咽喉部催吐，用清水或碱性液体充分洗胃，服毒在 1 小时之内者，用活性炭（100g）吸附性洗胃。

3. 导泻 洗胃后可给予甘露醇、硫酸镁或大黄导泻。

（三）增加毒物的排出

1. 加强利尿 充分补液后，可用呋塞米利尿。

2. 血液净化 应尽早在 2～4 小时内进行。首先选用血液灌流，其百草枯清除率可达到血液透析的 5～7 倍。

（四）其他治疗

1. 百草枯竞争剂 普萘洛尔（10～20mg，口服，3 次 /d）可促使与肺组织结合的百草枯释放。

2. 抗氧化剂 如应用大量维生素 C 或维生素 E，乙酰半胱氨酸等，可清除体内自由基，减轻百草枯急性肺损伤作用，促进肺泡表面活性物质生成。

3. 免疫抑制药 早期应用大剂量的甲泼尼松、地塞米松。

五、预防

百草枯预防胜于治疗。百草枯应该集中管理，盛装百草枯的容器应有警告标识，以防误服，使用前应进行安全防护教育，未用完的百草枯溶液，要及时回收；家庭百草枯溶液应加强保管，避免儿童、幼儿误服和高危人群接触；加强培训，使基层医务人员熟悉急性百草枯中毒的早期诊治。

第六章
急性有机毒物中毒

重点：急性有机毒物中毒（甲醇、乙醇）的临床表现、诊断要点、急救原则。

难点：急性有机毒物中毒（甲醇、乙醇）的发病机制。

一、急性甲醇中毒

甲醇（methyl alcohol）亦称木醇、木精，是无色透明、略有酒精气味的液体，易挥发，其相对分子质量为32，易溶于水及有机溶剂。主要用于甲醛、醋酸、塑料、防冻剂等生产，亦用作有机溶剂。甲醇可经人体的呼吸道、消化道或皮肤吸收导致急性甲醇中毒。甲醇是工业酒精的主要成分之一。摄入甲醇5～10ml就可引起中毒，30ml可致死。

（一）病因

1. 职业中毒　主要见于甲醇的生产、搬运和以甲醇为原料或溶剂的工业。在用甲醇制造甲醛或生产纤维素、摄影胶片、防冻液和变性剂等接触甲醇岗位，如通风不良或发生意外事故，可在短期内吸入高浓度甲醇，引起急性或亚急性中毒。此外，在包装或搬运时，如容器破裂或泄漏，可经皮肤吸收大量甲醇而引起中毒。

2. 经口中毒　多数为误服甲醇污染的酒类或饮料所致，部分为企图自杀者。人口服中毒最低剂量约为100mg/kg，经口摄入0.3～1g/kg可致死。

3. 甲醇中毒的剂量　甲醇的参考中毒量5～10ml（4～8g），甲醇参考致死量30ml（约24g），但有少至5ml，多到250ml致死的报道。甲醇中毒多因饮甲醇含量过高的酒引起。近年来国内假酒造成的急性甲醇中毒事件屡有发生。假酒多系用甲醇或含甲醇很高的工业酒精勾兑而成。

（二）发病机制

1. 甲醇的代谢　口服摄入的甲醇在胃肠道吸收迅速，血清甲醇浓度在30～60分钟后即达高峰。甲醇吸收后随血液迅速分布于机体各组织中，含量与该组织的含水量成正比。人摄入的甲醇主要经肝脏代谢，其余部分可经胃肠、肺或肾脏排出体外。甲醇在肝内醇脱氢酶（alcohol dehydrogenase，ADH）的作用下转变为甲醛，甲醛很快在醛脱氢酶作用下代谢为甲酸，甲酸与人体内四氢叶酸在10-甲酰四氢叶酸合成酶催化下生成10-甲酰四氢叶酸，之后经10-甲酰四氢叶酸脱氢酶代谢为CO_2和水。

2. 中毒机制　其主要毒性机制有：①对神经系统有麻醉作用；②与生物膜表面形成氢键，并与巯基作用，导致线粒体、细胞生物膜破坏；③引起蛋白质和核酸变性、聚合、碎裂；④经脱氢酶作用，代谢为甲醛、甲酸，抑制氧化酶系统，引起需氧代谢障碍，体内乳酸及其他有机酸积聚，引起酸中毒；⑤甲醇及其代谢产物——甲醛、甲酸在眼房水和眼组织内含量较高,影响视网膜和视神经细胞线粒体功能,抑制细胞色素氧化酶和氧化磷酸化过程,致代谢障碍,易引起视网膜细胞、视神经损害及视神经脱髓鞘。

（三）临床表现

急性甲醇中毒临床表现主要有 3 个方面:神经系统损害、眼部损害和代谢性酸中毒。

1. 神经系统损害 可见神经精神的多种表现,如头痛头晕、步态不稳、不同程度的意识障碍、抽搐、癫痫样发作以及癔症样精神异常、周围神经损害及自主神经功能紊乱。

2. 眼部损害 轻者表现中毒性弱视,如视物模糊,眼痛,视力下降;重者视力严重障碍以至失明。由于视神经受损视传导通路障碍,临床可见瞳孔散大,对光反射减弱或消失,此为临床诊断特征性指征之一,且与病情预后密切相关。

3. 代谢性酸中毒 主要依据 CO_2 结合力及血气分析的测定和呼吸改变等临床表现判断。

以上三个方面的临床损害并非平行或依次出现,而是在初发症状后多以某个系统损害为突出表现,伴有不同程度的其他系统损害。

（四）辅助检查

1. 血气分析 pH 降低、剩余碱（BE）降低、标准碳酸氢根（SB）降低。

2. 血、尿 甲醇和甲酸浓度增高。潜伏期内血甲醇超过 1.6mmol/L（5mg/dl）,血甲酸超过 7.6mg/dl,尿甲酸超过 200mg/dl,对诊断有价值。

3. 视觉诱发电位（VEP）检查 对诊断视神经早期损伤有帮助。

4. CT 检查 严重中毒者颅脑 CT 检查可见白质和基底节密度减低及豆状核病变。

5. 心电图 可见 ST-T 改变、室性期前收缩等。另外可见白细胞计数增高,肝、肾功能异常,个别患者可见肌红蛋白尿。

（五）诊断与鉴别诊断

急性甲醇中毒的早期诊断尤为重要,中毒发作的潜伏期一般为 6～36 小时,最短 30 分钟,也有长达 4 天者。甲醇中毒根据接触史、临床表现、实验室及眼底检查,排除类似疾病即可作出诊断。对怀疑急性甲醇中毒病例,应尽早测定血液中甲醇及甲醛浓度,若有残余酒液应及时测定其中的甲醇含量,对早期呕吐者亦可测定呕吐物中的甲醇含量,并及时通知当地工商、质监部门及卫生疾控中心。

该病主要与引起昏迷的疾病相鉴别,如镇静催眠药中毒、一氧化碳中毒、脑血管意外、糖尿病昏迷、颅脑外伤等。

（六）治疗原则

甲醇中毒的治疗包括清除毒物、呼吸循环支持治疗、对症治疗、纠正代谢性酸中毒、特效解毒剂和血液透析治疗。

1. 支持和对症治疗 主要包括:①保持呼吸道通畅,危重患者床旁应置有呼吸机,以备突发呼吸骤停时用;②积极防治脑水肿;③有意识模糊、蒙眬状态或嗜睡等轻度意识障碍者可给予纳洛酮;④有癫痫样发作者可用苯妥英钠;⑤纠正水与电解质平衡失调;⑥适当增加营养,补充多种维生素;⑦用纱布或眼罩遮盖双眼,避免光线直接刺激。

2. 纠正酸中毒 根据血气分析或 CO_2 结合力测定及临床表现,及早给予碳酸氢钠溶液。

3. 使用解毒剂 甲醇急性中毒的特效解毒剂涉及乙醇和甲吡唑。目前我国药品管理部门没有批准在临床应用的乙醇静脉给药制剂,且医疗机构普遍不具备血清中乙醇浓度的检测手段;甲吡唑目前未经我国药品管理部门批准进口并应用于临床,且价格昂贵。

4. 血液透析 具备下列情况之一就需要进行血液透析治疗:①代谢性酸中毒（pH 为

7.25～7.30）；②出现视力、眼底、精神异常；③积极支持治疗病情仍然继续恶化者；④肾衰竭；⑤常规治疗不能纠正的电解质紊乱；⑥血清甲醇浓度大于 500mg/L。通过临床观察表明，只要临床上出现代谢性酸中毒，视盘、视网膜水肿，或神经系统症状较重，即使是轻度中毒，也应早期进行血液透析以清除体内甲醇及其氧化产物，并且在血液透析预充液中增加碳酸氢钠的比例，以更快地纠正血液 pH，较滴注碳酸氢钠效果更佳。甲醇中毒的预后尤其是永久性视力损害或死亡与酸中毒的严重程度及甲酸浓度有关，而不是血清甲醇浓度。

5. 激素应用 在急性化学中毒中，糖皮质激素作为减轻发病或增强机体应激能力的药物经常使用，但剂量较低。然而，甲醇中毒主要是影响神经系统和视神经，因此早期、足量、短程给予激素甲泼尼龙 1 000～2 000mg/d 冲击治疗，2～3 天后减量或改用泼尼松维持。

二、急性乙醇中毒

乙醇又称酒精，为无色、易挥发、易燃液体，成人半数致死量（LD_{50}）为 5～8g/kg，易溶于水，能与大多数有机溶剂相溶。乙醇中毒是一种受环境和遗传因素共同影响的毒性反应，系指饮酒所致的精神和机体障碍。一次饮入过量酒精可引起神经精神症状，这种开始兴奋继而抑制的状态称为急性乙醇中毒（acute ethanol poisoning）或称急性酒精中毒（acute alcohol poisoning）。

（一）病因

工业上乙醇是重要的溶剂。酒是含乙醇的饮品，谷类或水果发酵制成的酒含乙醇浓度较低，常以容量浓度（L/L）计，啤酒为 3%～5%，黄酒 12%～15%，葡萄酒 10%～25%；蒸馏形成的烈性酒，如白酒、白兰地、威士忌等含乙醇 40%～60%。酒是人们经常食用的饮料，大量饮用含乙醇高的烈性酒易引起中毒。大量研究表明压力可提高饮酒量。在经济、工作以及婚姻的压力下，人们易酗酒而导致乙醇中毒。

（二）发病机制

1. 乙醇的代谢 正常情况下，乙醇摄入后 75%～80% 由十二指肠及空肠吸收，10%～20% 在胃内吸收，仅 2%～10% 从呼吸道、尿液和汗腺以原型排出。胃肠道吸收的乙醇 90%～98% 由门静脉入血液循环，约 80% 在肝脏被乙醇脱氢酶（ADH）和过氧化氢酶氧化成乙醛；约 20% 通过微粒体乙醇氧化酶转化为乙醛，再由乙醛脱氢酶（aldehyde dehydrogenase，ALDH）氧化为乙酸，最后通过三羧酸循环生成二氧化碳和水。过量酒精进入人体超过肝脏氧化代谢能力，即在体内蓄积，易通过血脑屏障进入大脑，作用于大脑神经细胞膜上的某些酶，影响细胞功能。

血中乙醇浓度可直接反映全身的浓度。乙醇清除率为 2.2mmol/（kg·h）[100mg/（kg·h）]，成人每小时可清除乙醇 7g（100% 乙醇 9ml）。虽然对血中乙醇浓度升高程度的耐受性个体差异较大，但血液乙醇致死浓度并无差异。大多数成人致死量为一次饮酒相当于纯酒精 250～500ml。

2. 中毒机制 乙醇具有脂溶性，可迅速透过大脑神经细胞膜，并作用于膜上的某些酶而影响细胞功能。乙醇对中枢神经系统的抑制作用，随着剂量的增加，由大脑皮质向下，通过边缘系统、小脑、网状结构到延髓。小剂量出现兴奋作用，这是由于乙醇作用于大脑细胞突触后膜苯二氮䓬 -GABA 受体，从而抑制 GABA 对脑的抑制作用。血中乙醇浓度增高，作用于小脑，引起共济失调，作用于网状结构，引起昏睡和昏迷。

乙醇代谢产物乙醛对肝脏有直接毒性作用，作用于线粒体、微管及质膜等引起肝脏细胞退变;与各种蛋白质结合,形成乙醛复合体,引起肝细胞变性、坏死。乙醛代谢产物乙酸通过黄嘌呤氧化酶转化为超氧化物,导致脂质过氧化,破坏细胞膜脂质,促进肝损伤。乙醇和乙醛可直接损伤胃黏膜,导致胃黏膜糜烂出血。乙醇在肝细胞内代谢生成大量还原型烟酰胺腺嘌呤二核苷酸(NADH),使之与氧化型的比值(NADH/NAD)增高达正常的 $2\sim3$ 倍。相继发生乳酸增高、酮体蓄积导致的代谢性酸中毒以及糖异生受阻所致低血糖。

（三）临床表现

一次大量饮酒中毒可引起中枢神经系统抑制,症状与饮酒量和血乙醇浓度以及个人耐受性有关,临床上分为三期。

1. 兴奋期　血乙醇浓度达到 11mmol/L（50mg/dl）即感头痛、欣快、兴奋。血乙醇浓度超过 16mmol/L（75mg/dl）,健谈、饶舌、情绪不稳定、自负、易激怒,可有粗鲁行为或攻击行动,也可能沉默、孤僻。

2. 共济失调期　血乙醇浓度达到 33mmol/L（150mg/dl）,肌肉运动不协调、行动笨拙、言语含糊不清、视力模糊、复视、步态不稳,出现明显共济失调。

3. 昏迷期　血乙醇浓度升至 54mmol/L（250mg/dl）,患者进入昏迷期,表现昏睡、瞳孔散大、体温降低。血乙醇超过 87mmol/L（400mg/dl）,患者陷入深昏迷,心率快、血压下降,呼吸慢而有鼾音,可出现呼吸、循环麻痹而危及生命。酒醒醒后可有头痛、头晕、无力、恶心、震颤等症状。

上述临床表现见于对酒精尚无耐受性者。如已有耐受性,症状可能较轻。此外,重症患者可发生并发症,如酸碱平衡失常、电解质紊乱、低血糖症、肺炎和急性肌病等。

（四）辅助检查

1. 血清乙醇浓度　乙醇中毒时呼出气中乙醇浓度与血清乙醇浓度相当。

2. 动脉血气分析　乙醇中毒时可见轻度代谢性酸中毒。

3. 血清电解质浓度　乙醇中毒时均可见低血钾、低血镁和低血钙。

4. 血浆葡萄糖浓度　乙醇中毒时可抑制肝糖原的合成出现低血糖症。

5. 肝功能检查　乙醇中毒时可有转氨酶升高等肝损害表现。

6. 心电图检查　乙醇中毒时可见心律失常和心肌损害。

（五）诊断与鉴别诊断

饮酒史结合临床表现,如急性酒精中毒的中枢神经抑制症状,呼气酒味;血清或呼出气中乙醇浓度测定可以作出诊断。鉴别诊断包括:主要与引起昏迷的疾病相鉴别,如镇静催眠药中毒、一氧化碳中毒、脑血管意外、糖尿病昏迷、颅脑外伤等。

（六）治疗原则

1. 轻症患者无须治疗,兴奋躁动的患者必要时加以约束。

2. 昏迷患者的治疗重点是维持生命脏器的功能。

（1）维持气道通畅,供氧充足,必要时人工呼吸,气管插管。

（2）维持循环功能,注意血压、脉搏,静脉输入 5% 葡萄糖盐水溶液。

（3）心电图监测心律失常和心肌损害。

（4）保暖,维持正常体温。

（5）维持水、电解质、酸碱平衡,血镁低时补镁。治疗 Wernicke 脑病,可肌内注射维生素 B_1 100mg。

（6）促醒、保护大脑功能,纳洛酮能有效缓解酒精对中枢神经系统的抑制作用。可给予

0.6mg 静脉注射，同时在 5% 葡萄糖溶液中加入 0.8mg 缓慢静脉滴注。

3. 严重急性中毒时可用血液透析促使体内乙醇排出。指征有：对于饮酒在 1 000ml 以上或血乙醇含量＞108mmol/L（500mg/dl），伴酸中毒或同时服用甲醇或其他可疑药物时。

在以上治疗基础之上给予静脉注射 50% 葡萄糖 100ml，肌内注射维生素 B_1、维生素 B_6 各 100mg，以加速乙醇在体内氧化。对烦躁不安或过度兴奋者，可用小剂量地西泮，避免用吗啡、氯丙嗪、苯巴比妥类镇静药。

治疗期间严密观察患者在用药时的生理反应，及时调整治疗方案，预防并发症的发生。另外，对于合并心脑血管疾病，糖尿病等高危人群需要提高重视，制定相应的紧急治疗方案，加强对各种风险因素的预防工作。

（七）预后

急性酒精中毒多数预后良好。若有心、肺、肝、肾病变者，昏迷长达 10 小时以上，或血中乙醇浓度＞87mmol/L（400mg/dl）者，预后较差。酒后开车发生车祸可招致死亡。

（八）预防

1. 开展反对酗酒的宣传教育。

2. 实行酒类专卖制度，以低度酒代替高度酒。

3. 创造替代条件，加强文娱体育活动。

4. 早期发现嗜酒者，早期戒酒，进行相关并发症的治疗及康复治疗。

第七章
急性镇静催眠药中毒

重点：急性镇静催眠药中毒的临床表现、诊断要点、急救原则。
难点：急性镇静催眠药中毒的发病机制、鉴别诊断。

镇静催眠药是中枢神经系统抑制药，具有镇静、催眠作用，过大剂量可麻醉全身，包括延髓。一次大剂量服用可引起急性镇静催眠药中毒（acute sedative-hypnotic poisoning）。长期滥用催眠药可引起耐药性和依赖性而导致慢性中毒。突然停药或减量可引起戒断综合征。

一、分类

20 世纪 60 年代前常用的镇静催眠药是巴比妥类，随后由苯二氮䓬类药物取代。当前镇静催眠药主要分为 4 类。

1. 苯二氮䓬类

（1）长效类（半衰期 > 30 小时）：氯氮䓬（chlordiazepoxide）、地西泮（diazepam）、氟西泮（flurazepam）。

（2）中效类（半衰期 6～30 小时）：阿普唑仑、奥沙西泮（oxazepam）、替马西泮。

（3）短效类（半衰期 < 6 小时）：三唑仑（triazolam）。

2. 巴比妥类

（1）长效类（作用时间 6～8 小时）：巴比妥和苯巴比妥。

（2）中效类（作用时间 3～6 小时）：戊巴比妥、异戊巴比妥、布他比妥。

（3）短效类（作用时间 2～3 小时）：司可巴比妥、硫喷妥钠。

3. 非巴比妥非苯二氮䓬类（中效至短效） 水合氯醛、格鲁米特（glutethimide，导眠能）、甲喹酮（methaqualone，安眠酮）、甲丙氨酯（meprobamate，眠尔通）。

4. 吩噻嗪类（抗精神病药） 抗精神病药（antipsychotics）是指能治疗各类精神病及各种精神症状的药物，又称强安定剂或神经阻滞剂。按药物侧链结构不同可分为 3 类：①脂肪族：例如氯丙嗪（chlorpromazine）；②哌啶类：如硫利达嗪（甲硫达嗪）；③哌嗪类：如奋乃静、氟奋乃静和三氟拉嗪。

二、发病机制

1. 药物代谢动力学 镇静催眠药均具有脂溶性，其吸收、分布、蛋白结合、代谢、排出以及起效时间和作用时间都与药物的脂溶性有关。脂溶性强的药物易通过血脑屏障，作用于中枢神经系统，起效快，作用时间短，称为短效药。

2. 中毒机制

（1）苯二氮䓬类：中枢神经抑制作用与增强 γ- 氨基丁酸（GABA）能神经的功能有关。在神经突触后膜表面有由苯二氮䓬类受体、GABA 受体和氯离子通道组成的大分子复合物。苯二氮䓬类药物与 GABA 受体结合后，可加强 GABA 与 GABA 受体结合的亲和力，使与 GABA 受体偶联的氯离子通道开放而增强 GABA 对突触后的抑制功能。除抑制中枢神经系统外，亦可抑制心血管系统，老年人对本类药物敏感性增高。

（2）巴比妥类：对 GABA 能神经有与苯二氮䓬类药物相似的作用，但由于两者在中枢神经系统的分布有所不同，作用也有所不同。苯二氮䓬类药物主要选择性作用于边缘系统，影响情绪和记忆力。巴比妥类分布广泛，通过抑制丙酮酸氧化酶系统从而抑制中枢神经系统，但主要作用于网状结构上行激活系统而引起意识障碍。巴比妥类药物对中枢神经系统的抑制有剂量 - 效应关系，随着剂量的增加，由镇静、催眠到麻醉，大剂量巴比妥类药物可抑制延髓呼吸中枢，导致呼吸衰竭，亦可抑制血管运动中枢，导致外周血管扩张出现休克。

（3）非巴比妥非苯二氮䓬类：该类镇静催眠药物对中枢神经系统的作用与巴比妥类相似。

（4）吩噻嗪类：主要作用于网状结构，能减轻焦虑紧张、幻觉妄想和病理性思维等精神症状。这类作用是药物抑制中枢神经系统多巴胺受体，减少邻苯二酚氨生成所致。该类药物还能抑制脑干血管运动和呕吐反射，阻断 α 肾上腺素能受体，抗组胺及抗胆碱能等作用。

吩噻嗪类药物临床用途较广，其中氯丙嗪使用最广泛。本组药物口服后肠道吸收很不稳定，有抑制肠蠕动作用，在肠内常可滞留很长时间，吸收后分布于全身组织，以脑及肺组织中含量最多，主要经肝代谢，大部分以葡糖醛酸盐或硫氧化合物形式排泄。药物排泄时间较长，半衰期达 10～20 小时，作用持续数天。

3. 耐受性、依赖性和戒断综合征 各种镇静催眠药均可产生耐受性和依赖性，因而都可引起戒断综合征，发生机制尚未完全阐明。长期服用苯二氮䓬类药物使苯二氮䓬类受体减少，是发生耐受的原因之一。长期服用苯二氮䓬类药物突然停药时，苯二氮䓬类受体密度上调而出现戒断综合征。巴比妥类、非巴比妥类发生耐受性、依赖性和戒断综合征的情况更为严重。

三、临床表现

1. 急性中毒

（1）巴比妥类药物中毒：一次口服大剂量巴比妥类药物，引起中枢神经系统抑制，症状严重程度与剂量有关。

1）轻度中毒：嗜睡、情绪不稳定、注意力不集中、记忆力减退、共济失调、发音含糊不清、步态不稳和眼球震颤。

2）重度中毒：进行性中枢神经系统抑制，由嗜睡到深昏迷。呼吸抑制由呼吸浅而慢到呼吸停止。可出现低血压或休克、肌张力下降、腱反射消失、大疱样皮损等表现。长期昏迷患者可并发肺炎、肺水肿、脑水肿和肾衰竭。

（2）苯二氮䓬类药物中毒：中枢神经系统抑制较轻，主要症状是嗜睡、头晕、眩晕、乏力、言语含糊不清、意识模糊和共济失调。很少出现严重的症状如长时间深度昏迷和呼吸抑制等。如果出现，应考虑同时服用了其他镇静催眠药或酒等因素。

（3）非巴比妥非苯二氮䓬类中毒：其症状虽与巴比妥类中毒相似，但有其自身特点。

1）水合氯醛中毒：呼出气体有梨样气味，初期瞳孔缩小，后期扩大，可有心律失常、肺水肿、肝肾功能损伤和昏迷等。

2）格鲁米特中毒：意识障碍有周期性波动。循环系统抑制作用突出，出现低血压、休克等表现，有抗胆碱能神经症状，如瞳孔散大等。

3）甲喹酮中毒：可有明显的呼吸抑制，出现锥体束征（如肌阵挛、抽搐，甚至癫痫发作等）。

4）甲丙氨酯中毒：与巴比妥类药物中毒相似，常有血压下降。

（4）吩噻嗪类中毒：最常见的为锥体外系反应，临床表现有以下3类：帕金森综合征；静坐不能；急性肌张力障碍反应，例如斜颈、吞咽困难和牙关紧闭等。对氯丙嗪类药物过敏的患者，即使是治疗剂量也有引起剥脱性皮炎、粒细胞缺乏症及胆汁淤积性肝炎而死亡者。一般认为当一次性剂量达 2～4g 时，可有急性中毒反应。由于这类药物有明显抗胆碱能作用，患者常有心动过速、高温及肠蠕动减少；对 α 肾上腺素能受体的阻断作用导致血管扩张及血压降低。由于药物具有奎尼丁样膜稳定及心肌抑制作用，中毒患者有心律失常、心电图 PR 及 Q-T 间期延长，ST 段和 T 波变化。一次过量也可有锥体外系症状，中毒后有昏迷和呼吸抑制；全身抽搐少见。

2. 戒断综合征　长期服用大剂量镇静催眠药患者，突然停药或迅速减少药量时，可发生戒断综合征。主要表现为自主神经兴奋性增高和轻重度神经精神异常。

（1）轻症：最后一次服药后 1 天内或数天内出现焦虑、易激动、失眠、头痛、厌食、无力和震颤。2～3 天后达到高峰，可有恶心、呕吐和肌肉痉挛。

（2）重症：突然停药后 1～2 天出现痫性发作（部分患者也可在停药后 7～8 天出现），有时出现幻觉、妄想、定向力丧失、高热和谵妄，数天至 3 周内恢复，患者用药量多为治疗量 5 倍以上，时间超过 1 个月。用药量大、时间长而骤然停药者症状严重。滥用巴比妥类者停药后发病较多、较早，且症状较重，出现癫痫样发作及轻躁狂状态者较多。滥用苯二氮䓬类者停药后发病较晚，原因可能与中间代谢产物排出较慢有关，症状较轻，以焦虑和失眠为主。

四、诊断与鉴别诊断

1. 诊断　有服用大量镇静催眠药史，出现意识障碍、呼吸抑制及血压下降。胃液、血液、尿液中检出镇静催眠药或其代谢产物。当长期滥用镇静催眠药突然停药或急速减量后出现震颤、焦虑、失眠、谵妄、精神病性症状和癫痫样发作可诊断为戒断综合征。

2. 鉴别诊断　急性中毒与其他可意识障碍的疾病相鉴别，了解有无原发性高血压、癫痫、糖尿病、肝病、肾病等既往史，以及一氧化碳、酒精、有机溶剂等毒物接触史。检查有无头部外伤、发热、脑膜刺激征、偏瘫、发绀等。结合必要的实验室检查可作出鉴别诊断。

五、治疗

1. 急性中毒的治疗

（1）维持昏迷患者重要器官功能

1）保持气道通畅：深昏迷患者应予气管插管保护气道，并保证氧供和有效的通气。

2）维持血压：急性中毒出现低血压多由于血管扩张所致，应输液补充血容量，如无效，可考虑给予适量多巴胺［10～20μg/（kg•min）作为参考剂量］。

3）心电监护：如出现心律失常，酌情给予抗心律失常药。

4）促进意识恢复：病因未明的急性意识障碍患者，可考虑给予葡萄糖、维生素 B_1 和纳洛酮。

（2）清除毒物

1）洗胃。

2）活性炭：对吸附各种镇静催眠药有效。巴比妥类中毒时可考虑使用多剂活性炭。

3）碱化尿液与利尿：用呋塞米利尿和碱化尿液治疗，只对长效巴比妥类中毒有效，对吩噻嗪类中毒无效。

4）血液净化：血液透析、血液灌流可促进苯巴比妥和吩噻嗪类药物清除，危重患者可考虑应用，尤其是合并心力衰竭和肾衰竭、酸碱失衡和电解质异常、病情进行性恶化患者。苯巴比妥类药物蛋白结合率高，推荐选择血液灌流。血液净化治疗对苯二氮䓬类中毒作用有限。

（3）特效解毒疗法：巴比妥类和吩噻嗪类药物中毒无特效解毒药。氟马西尼（flumazenil）是苯二氮䓬类拮抗剂，能通过竞争性抑制苯二氮䓬类受体而阻断苯二氮䓬类药物的中枢神经系统作用。用法：0.2mg 静脉注射 60 秒，如无反应，再给 0.3mg，如仍然无反应，则每隔 1 分钟给予 0.5mg，最大剂量可达 2mg。或者以每小时 0.1～0.4mg 静脉滴注至患者清醒为止。此药禁用于已合用可致癫痫发作药物，特别是三环类抗抑郁药的患者；不用于对苯二氮䓬类已有躯体性依赖性和为控制癫痫而用苯二氮䓬类药物的患者，亦不用于颅内压升高者。

（4）对症治疗：多数镇静催眠类药物中毒以对症支持治疗为主，特别是吩噻嗪类药物中毒。吩噻嗪类药物中毒出现低血压时，应积极补充血容量，以维持血压。必要时可考虑去甲肾上腺素或盐酸脱氧肾上腺素等 α 受体激动剂。具有 β 受体激动作用的升压药物如肾上腺素、异丙肾上腺素及多巴胺，即使小剂量也应避免使用，否则可加重低血压（因周围 β 受体激动有血管扩张作用）。

（5）专科会诊：应请精神科专科医师会诊。

2. 戒断综合征　治疗原则是用足量镇静催眠药控制戒断症状，稳定后逐渐减少药量以至停药。具体方法是将原用短效药换成长效药如地西泮或苯巴比妥。可用同类药，也可调换成另一类药物。地西泮 10～20mg 或苯巴比妥 1.7mg/kg，每小时 1 次，肌内注射，直至戒断症状消失。然后以其总量为一天量，分为 3～4 次口服，待情况稳定 2 天后，逐渐减少剂量。在减药时，每次给药前观察患者病情，如未出现眼球震颤、共济失调、言语含糊不清，即可减少 5%～10%。一般在 10～15 天内可减完，停药。如有谵妄，可静脉注射地西泮使患者安静。

六、预后

轻度中毒无须治疗即可恢复。中度中毒经精心护理和适当治疗，在 24～48 小时内可恢复。重度中毒患者可能需要 3～5 天才能恢复意识。其病死率低于 5%。

七、预防

镇静催眠类药物的处方、使用和保管应严加控制，特别是对情绪不稳定和精神不正常者应慎重用药。要防止药物的依赖性。长期服用大量镇静催眠药者，包括长期服用苯巴比妥的癫痫患者，不能突然停药，应逐渐减量后停药。

第八章
急性毒品中毒

重点：急性毒品中毒的临床表现、诊断要点、急救原则。
难点：急性毒品中毒的发病机制。

一、概述

毒品（narcotics）是指国家规定管制的能使人成瘾的麻醉（镇痛）药（narcotic analgesics）和精神药（psychotropic drugs），其具有药物依赖性（drug dependence）、危害性和非法性。毒品是一个相对概念，临床上用作治疗目的即为药品，滥用（abuse 或 misuse）即为毒品。我国的毒品不包括烟草和酒类等成瘾物质。短时间内滥用、误用或故意使用大量毒品超过耐受量产生相应临床表现时称为急性毒品中毒（acute narcotics poisoning）。急性毒品中毒者常死于呼吸或循环衰竭，有时发生意外死亡。全球有 200 多个国家和地区存在毒品滥用。2015 年，世界吸毒人口约 2.5 亿人，吸食的毒品主要有大麻、苯丙胺类、海洛因、可卡因和氯胺酮等。急性毒品中毒多见于吸者，截至 2020 年底，我国现有吸毒人数为 180.1 万，具有低龄化和人群多样化特征，吸食的毒品主要为海洛因和苯丙胺类毒品，其中滥用阿片类毒品占 40.8%，57.2% 为滥用合成毒品。

二、毒品分类

我国将毒品分为麻醉（镇痛）药和精神药两类。本文重点介绍常见毒品。

1. 麻醉（镇痛）药

（1）阿片类：阿片（鸦片，opium）是由未成熟的罂粟蒴果浆汁风干获取的干燥物，具有强烈镇痛、止咳、止泻、麻醉、镇静和催眠等作用。阿片含有 20 余种生物碱（如吗啡、可待因、蒂巴因和罂粟碱等），其中蒂巴因与吗啡和可待因作用相反，改变其化学结构后能形成具有强大镇痛作用的埃托啡。罂粟碱不作用于体内阿片受体。阿片类镇痛药（opioid analgesics）包括天然阿片制剂（natural opiates）、半合成阿片制剂（表 4-1）和人工合成阿片制剂（表 4-2），能作用于体内阿片受体，产生镇痛作用。

（2）可卡因类：包括可卡因、古柯叶和古柯膏等。可卡因（化学名苯甲酰甲基芽子碱，benzoylmethylecgonine）为古柯叶中提取的。

（3）大麻类：滥用最多的是印度大麻，主要含有的精神活性物质依次为 Δ^9- 四氢大麻酚（delta-9-tetrahydrocannabinol，Δ^9-THC）、大麻二酚、大麻酚及其相应的酸。大麻类包括大麻叶、大麻树脂和大麻油等。

表 4-1　天然、半合成阿片制剂

天然阿片制剂	氢可酮（hydrocodone）
吗啡（morphine）	二氢可待因（dihydrocodeine）
可待因（codeine）	氢吗啡酮（hydromorphone）
蒂巴因（thebaine）	替吗啡酮（oxymorphone）
半合成阿片制剂	丁丙诺啡（buprenorphine）
海洛因〔heroin〕	埃托啡（etorphine）
羟考酮（oxycodone）	烟酰吗啡（nicomorphine）

表 4-2　人工合成阿片制剂

美沙酮（methadone）	非那佐辛（phenazocine）
哌替啶（pethidine）	曲马多（tramadol）
芬太尼（fentanyl）	洛哌丁胺（loperamide）
阿芬太尼（alfentanil）	罗通定（rotundine）
舒芬太尼（sufentanil）	布桂嗪（bucinnazine）
雷米芬太尼（remifentanil）	二氢埃托啡（dihydroetorphine）
卡芬太尼（carfentanil）	阿法罗定（alphaprodine）
喷他佐辛（pentazocine）	丙氧芬（propoxyphene）

2. 精神药

（1）中枢抑制药：镇静催眠药和抗焦虑药中毒。

（2）中枢兴奋药：滥用的有苯丙胺（amphetamine，AA）及其衍生物，如甲基苯丙胺（meth-amphetamine，MA）、3，4- 亚甲二氧基苯丙胺（3，4-methylene-dioxyamphetamine，MDA）和 3，4- 亚甲二氧基甲基苯丙胺（3，4-methylene-dioxy methamphetamine，MDMA）等。

（3）致幻药：包括麦角二乙胺（lysergide）、苯环己哌啶（phenylcyclohexidine，PCP）、西洛西宾和麦司卡林等。氯胺酮（ketamine）俗称 K 粉，是 PCP 衍生物，属于一类精神药品。

三、中毒原因

绝大多数毒品中毒为滥用引起。滥用方式包括口服、吸入（如鼻吸、烟吸或烫吸）、注射（如皮下、肌内、静脉或动脉）或黏膜摩擦（如口腔、鼻腔或直肠）。有时误食、误用或故意大量使用也可以中毒。毒品中毒也包括治疗用药过量或频繁用药超过人体耐受所致。使用毒品者伴以下情况时易发生中毒：①严重肝、肾疾病；②严重肺部疾病；③胃排空延迟；④严重甲状腺或肾上腺皮质功能减退；⑤阿片类与酒精或镇静催眠药同时服用时；⑥体质衰弱老年人。滥用中毒者绝大多数为青少年。

四、中毒机制

1. 麻醉药

（1）阿片类药：阿片类药进入人体途径不同，其毒性作用起始时间也不同。口服 1～2 小时、鼻腔黏膜吸入 10～15 分钟、静脉注射 10 分钟、肌内注射 30 分钟或皮下注射约 90 分钟发生作用。阿片类药物作用时间取决于肝脏代谢速度,约 90% 以无活性代谢物经尿排出,小部分以原形经尿排出,或经胆汁、胃液随粪便排出。一次用药后,24 小时绝大部分排出体外,48 小时后尿中几乎测不出。脂溶性阿片类药(如吗啡、海洛因、丙氧芬、芬太尼和丁丙诺啡)进入血液后很快分布于体内组织,包括胎盘组织,贮存于脂肪组织,多次给药可延长作用时间。在体内,吗啡在肝脏与葡糖醛酸结合或脱甲基形成去甲基吗啡;海洛因与阿片受体亲和力低,较吗啡亲脂性大,易透过血脑屏障,血中半衰期 3~9 分钟,经体内酯酶水解成 6- 单乙酰吗啡,45 分钟代谢为吗啡在脑内起作用;去甲哌替啶为哌替啶活性代谢产物,神经毒性强,易致抽搐。

体内阿片受体主要有 $\mu(\mu_1、\mu_2)$、κ 和 δ 三类,集中在痛觉传导通路及相关区域(导水管周围灰质、蓝斑、边缘系统和中缝大核)。此外,还分布于感觉神经末梢、肥大细胞和胃肠道。阿片类受体的遗传变异能解释个体间对内源或外源性阿片类物质反应的某些差异。阿片受体介导阿片类药的药理效应。成年人与儿童体内阿片受体数目相似。阿片类药分为阿片受体激动药和部分激动药。激动药主要激动 μ 受体,包括吗啡、哌替啶、美沙酮、芬太尼和可待因等;部分激动药主要激动 κ 受体,对 μ 受体有不同程度拮抗作用,此类药有喷他佐辛、丁丙诺啡和布托啡诺等。进入体内的阿片类药通过激活中枢神经系统内阿片受体起作用,产生镇痛、镇静、抑制呼吸、致幻或欣快等作用。长期应用者易产生药物依赖性。阿片依赖性或戒断综合征可能具有共同发病机制,主要是摄入的阿片类药与阿片受体结合,使内源性阿片样物质(内啡肽)生成受抑制,停用阿片类药后,内啡肽不能很快生成补充,即会出现戒断综合征。

通常成年人阿片的口服致死量为 2~5g;吗啡肌内注射急性中毒量为 60mg,致死量为 250~300mg。首次应用者,口服 120mg 阿片或肌内注射吗啡 30mg 以上即可中毒,药物依赖者 24 小时静脉注射硫酸吗啡 5g 也可不出现中毒;可待因中毒剂量 200mg,致死量 800mg;海洛因中毒量为 50~100mg,致死量为 750~1 200mg;哌替啶致死剂量为 1.0g。

(2)可卡因类:是一种脂溶性物质,为古老的局麻药,有很强的中枢兴奋作用。通过黏膜吸收后迅速进入血液循环,容易透过血脑屏障,有中枢兴奋和拟交感神经作用,通过使脑内 5- 羟色胺(5-HT)和多巴胺转运体失活产生作用。滥用者常有很强的精神依赖性,反复大量应用还会产生生理依赖性,断药后可出现戒断症状,但成瘾性较吗啡和海洛因小。急性中毒剂量个体差异较大,中毒剂量为 20mg,致死量为 1 200mg。有时给予 70kg 的成年人纯可卡因 70mg 即可立刻死亡。急性可卡因中毒引起多巴胺、肾上腺素、去甲肾上腺素和 5-HT 释放,这些神经递质作用于不同受体亚型而产生多种效应,其中肾上腺素和去甲肾上腺素能分别引起心率增快、心肌收缩力增加和血压升高。可卡因对心肌细胞 Na^+ 通道的阻滞作用类似于 I a 类抗心律失常药,急性中毒时偶见心脏传导异常。大剂量中毒时抑制呼吸中枢,静脉注射中毒可使心脏停搏。

(3)大麻类:作用机制尚不清楚,急性中毒时与酒精作用相似,产生神经、精神、呼吸和循环系统损害。长期应用产生精神依赖性,而非生理依赖性。

2. 精神药

(1)苯丙胺类:AA 是一种非儿茶酚胺的拟交感神经胺,分子量低,吸收后易透过血脑屏障。主要作用机制是促进脑内儿茶酚胺递质(多巴胺和去甲肾上腺素)释放,减少抑制性神经递质 5-HT 的含量,产生神经兴奋和欣快感。急性中毒剂量个体差异很大。健康成年人口服致死量为 20~25mg/kg。MA 毒性是 AA 的 2 倍,静脉注射 10mg 数分钟可出现急性中毒，有时 2mg 即可中毒；吸毒者静脉注射 30～50mg、耐药者静脉注射 1 000mg 以上才能发生中毒。

（2）氯胺酮：为新的非巴比妥类静脉麻醉药，静脉给药后首先进入脑组织发挥麻醉作用。绝大部分在肝内代谢转化为去甲氯胺酮，然后进一步代谢为具有活性的脱氢去甲氯胺酮。此外，在肝内尚可与葡糖醛酸结合。进入体内的氯胺酮小量原形和绝大部分代谢物通过肾脏排泄。氯胺酮为中枢兴奋性氨基酸递质 N- 甲基 -D- 天冬氨酸（N-methyl-D-aspartate，NMDA）受体特异性阻断药，选择性阻断痛觉冲动向丘脑 - 新皮质传导，产生镇痛作用，对脑干和边缘系统有兴奋作用，能使意识与感觉分离。对交感神经有兴奋作用，快速大剂量给药时抑制呼吸；尚有拮抗 μ 受体和激动 κ 受体作用。

五、诊断

通常根据滥用相关毒品史、临床表现、实验室检查及解毒药试验诊断，同时吸食几种毒品中毒者诊断较为困难。

1. 用药或吸食史　麻醉类药治疗中毒者病史较清楚。滥用中毒者不易询问出病史，经查体可发现应用毒品的痕迹，如经口鼻烫吸者可见鼻中隔溃疡或穿孔，静脉注射者，皮肤可见注射痕迹。

精神药品滥用常见于经常出入特殊社交和娱乐场所的青年人。

2. 急性中毒临床表现

（1）麻醉药

1）阿片类中毒：常出现昏迷、呼吸抑制和瞳孔缩小（miosis）"三联征"。吗啡中毒时"三联征"典型，并伴有发绀和血压降低；海洛因中毒尚可出现非心源性肺水肿；哌替啶中毒时可出现抽搐、惊厥或谵妄、心动过速及瞳孔扩大；芬太尼中毒常引起胸壁肌强直；美沙酮中毒出现失明及下肢瘫痪。急性阿片类中毒者，大多数 12 小时内死于呼吸衰竭，存活 48 小时以上者预后较好。此外，阿片类中毒昏迷者尚可出现横纹肌溶解、肌红蛋白尿、急性肾损伤。

2）可卡因中毒：急性重症中毒时，表现为奇痒难忍、肢体震颤、肌肉抽搐、癫痫大发作、体温和血压升高、瞳孔扩大、心率增快、呼吸急促和反射亢进等。

3）大麻中毒：一次大量吸食会引起急性中毒，表现为精神和行为异常，如高热性谵妄、惊恐、躁动不安、意识障碍或昏迷。有的出现短暂抑郁状态，悲观绝望，有自杀念头。检查可发现球结膜充血、心率增快和血压升高等。

（2）精神药

1）苯丙胺类中毒：表现为精神兴奋、动作多、焦虑、紧张、幻觉和神志混乱等；严重者出汗、颜面潮红、瞳孔扩大、血压升高、心动过速或室性心律失常、呼吸增强，高热、震颤、肌肉抽搐、惊厥或昏迷，也可发生高血压伴颅内出血，常见死亡原因为 DIC、循环衰竭或肝肾衰竭。

2）氯胺酮中毒：表现为神经精神症状，如精神错乱、语言含糊不清、幻觉，高热及谵妄、肌颤和木僵等。

六、实验室检查

1. 毒物检测　口服中毒时，留取胃内容物、呕吐物或尿液、血液进行毒物定性检查，有条件时测定血药浓度协助诊断。

（1）尿液检查：怀疑海洛因中毒时，可在4小时后留尿检查毒物。应用高效液相色谱法可检测尿液AA及代谢产物。尿液检出氯胺酮及其代谢产物也可协助诊断。

（2）血液检测

1）吗啡：治疗剂量的血药浓度为0.01～0.07mg/L，中毒的血药浓度为0.1～1.0mg/L，致死的血药浓度＞4.0mg/L。

2）美沙酮：治疗剂量的血药浓度为0.48～0.85mg/L，中毒血药浓度为2.0mg/L，致死血药浓度为74.0mg/L。

3）苯丙胺：中毒血药浓度为0.5mg/L，致死血药浓度＞2.0mg/L。

2. 其他检查

（1）动脉血气分析：严重麻醉药类中毒者表现低氧血症和呼吸性酸中毒。

（2）血液生化检查：血糖、电解质和肝肾功能检查。

七、鉴别诊断

阿片类镇痛药中毒患者出现谵妄时，可能同时使用其他精神药物或合并脑疾病所致。瞳孔缩小患者应鉴别有无镇静催眠药、吩噻嗪、OPI、可乐定中毒或脑桥出血。海洛因常掺杂其他药（如奎宁、咖啡因或地西泮等），中毒表现不典型时，应考虑到掺杂药物的影响。阿片类物质戒断综合征患者无认知改变，出现认知改变者，应寻找其他可能原因。

八、诊断性治疗

如怀疑某种毒品中毒时，给予相应解毒药后观察疗效有助于诊断。如怀疑吗啡中毒，静脉给予纳洛酮后可迅速缓解。

九、治疗

1. 复苏支持治疗 毒品中毒合并呼吸循环衰竭时，首先应进行复苏治疗。

（1）呼吸支持：呼吸衰竭者应采取以下措施：①保持呼吸道通畅，必要时行气管插管或气管切开。②应用中枢兴奋药安钠咖（苯甲酸钠咖啡因）、尼可刹米。禁用士的宁或印防己毒素，因其能协同吗啡引起或加重惊厥。③机械通气，应用呼气末正压（PEEP）能有效纠正海洛因或美沙酮中毒的非心源性肺水肿。禁用氨茶碱。

（2）循环支持：血压降低者，取头低足高位，静脉输液，必要时应用血管活性药。丙氧芬诱发的心律失常避免用Ⅰa类抗心律失常药。可卡因中毒引起的室性心律失常应用拉贝洛尔或苯妥英钠治疗。

（3）纠正代谢紊乱：伴有低血糖、酸中毒和电解质紊乱者应给予相应处理。

2. 清除毒物

（1）催吐：神志清楚者禁用阿扑吗啡催吐，以防加重毒性。

（2）洗胃：摄入致命剂量毒品时，1小时内洗胃，先用0.02%～0.05%高锰酸钾溶液洗胃，后用50%硫酸镁导泻。

（3）活性炭吸附：应用活性炭混悬液吸附未吸收的毒物。丙氧芬过量或中毒时，由于存在肠肝循环，多次活性炭疗效较好。

3. 解毒药

（1）纳洛酮（naloxone）：可静脉、肌内、皮下注射或气管内给药。阿片类中毒者，静脉注射 2mg。阿片依赖中毒者 3～10 分钟重复，非依赖性中毒者 2～3 分钟重复应用，总剂量达 15～20mg 仍无效时，应注意合并非阿片类毒品（如巴比妥等）中毒、头部外伤、其他中枢神经系统疾病或严重脑缺氧。长效阿片类（如美沙酮）或强效阿片类（如芬太尼）中毒时，需静脉输注纳洛酮。纳洛酮对吗啡的拮抗作用是烯丙吗啡的 30 倍。1mg 纳洛酮能对抗静脉 25mg 海洛因的作用。

纳洛酮对芬太尼中毒肌肉强直有效，但不能拮抗哌替啶中毒引起的癫痫发作和惊厥，对海洛因、美沙酮中毒的非心源性肺水肿无效。

（2）纳美芬（nalmefene）：治疗吗啡中毒优于纳洛酮。静脉注射 0.1～0.5mg，2～3 分钟渐增剂量，最大剂量每次 1.6mg。

（3）烯丙吗啡（nalorphine，纳洛芬）：化学结构与吗啡相似，对吗啡有直接拮抗作用。用于吗啡及其衍生物或其他镇痛药急性中毒的治疗。5～10mg，肌内注射或静脉注射，必要时每 20 分钟重复，总量不超过 40mg。

（4）左洛啡烷（levallorphan，烯丙左吗南）：为阿片类拮抗药，能逆转阿片类中毒引起的呼吸抑制。对于非阿片类中枢抑制药（如乙醇等）中毒的呼吸抑制非但不能逆转，反而加重病情。首次 1～2mg 静脉注射，继而 5～15 分钟注射 0.5mg，连用 1～2 次。

（5）纳曲酮（naltrexone）：与纳洛酮结构相似，与阿片受体亲和力强，与 μ 受体亲和力是纳洛酮的 3.6 倍，作用强度是纳洛酮的 2 倍、烯丙吗啡的 17 倍。口服吸收迅速，半衰期 4～10 小时，作用持续 24 小时，主要代谢物和原形由肾脏排出。适用于阿片类中毒的解毒和预防复吸，推荐用量 50mg/d。

4. 对症治疗措施

（1）高热：应用物理降温，如酒精擦浴、冰袋或冰帽等。

（2）惊厥：精神类毒品中毒惊厥者可应用硫喷妥钠或地西泮。

（3）胸壁肌肉强直：应用肌肉松弛药。

（4）支持治疗：严重营养不良者应给予营养支持治疗。

十、预防

1. 加强对麻醉镇痛药和精神药品的管理，专人负责保管。

2. 严格掌握适应证、用药剂量和时间，避免滥用和误用。

3. 肝、肾或肺功能障碍患者应避免使用，危重症或年老体弱者应用时减量。

4. 用作治疗药时，勿与有呼吸抑制作用的药物合用。

5. 纳洛酮治疗有效的阿片类物质中毒患者应留院观察，以防止其作用消退后再次出现阿片类中毒。

第九章
刺激性气体中毒

重点：刺激性气体中毒的临床表现、诊断要点、急救原则。
难点：常见刺激性气体及刺激性气体分类。

刺激性气体（irritant gases）是指对眼、呼吸道黏膜和皮肤具有刺激作用的一类有害气体，在化学工业生产中最常见。此类气体多具有腐蚀性。吸入刺激性气体后，轻者表现为上呼吸道刺激或支气管炎症状，重者产生中毒性肺炎或中毒性肺水肿，且可发展为急性呼吸窘迫综合征（acute respiratory distress syndrome，ARDS）。损害的严重程度主要取决于吸入气体的理化特性、浓度及吸入时间的长短。

一、种类

常见的刺激性气体有：①酸类：无机酸，如硫酸、硝酸、盐酸、氢氟酸；有机酸，如甲酸、醋酸、丙酸、乙二酸、丙烯酸等。②成酸氧化物：二氧化硫、三氧化硫、二氧化氮、四氧化二氮等。③氨及胺：氨、甲胺、乙胺、丙烯胺等。④光气。⑤卤代烃类：八氟异丁烯、氟光气、聚四氟乙烯裂解气、溴甲烷、氯化苦等。⑥酯类：硫酸二甲酯、醋酸甲酯等。⑦醛类：甲醛、乙醛、丙烯醛等。⑧醚类：氯甲甲醚等。⑨金属与类金属化合物烟尘：羰基镍、氧化镉等。

按刺激性气体的化学特性可分为：①高水溶性刺激性气体，如氯气、氨气、二氧化硫等。这类毒物在水中的溶解度大，在眼和上呼吸道的潮湿组织表面很快溶解，形成酸或碱类物质，产生速发的、强烈的刺激作用。临床表现主要为刺激症状。如大量吸入出现肺水肿时常无潜伏期。②低水溶性刺激性气体，如氮氧化物、光气、硫酸二甲酯、有机氟裂解气、羰基镍等。因溶解度小，对上呼吸道的刺激作用较小，气体吸入量就相对增多，且易进入呼吸道深部，因而引起中毒性肺炎、肺水肿的可能性大，发病有一定的潜伏期。潜伏期随吸入毒物的量、毒物浓度及接触时间增加而缩短，但与溶解度成反比。

二、临床类型

（一）中毒性呼吸道炎症

大多由水溶性较高的刺激性气体引起。吸入后立即出现黏膜刺激症状。临床表现有鼻炎、咽炎、声门水肿，以及气管、支气管炎等症状。长期反复吸入低浓度刺激性气体可引起慢性鼻炎、支气管炎、支气管哮喘或慢性阻塞性肺疾病。

（二）中毒性肺炎

刺激性气体进入呼吸道深部，易引起肺实质的炎症反应。中毒性肺炎的症状除上呼吸道刺激症状外，主要表现为胸闷、胸痛、气急、剧咳、咳痰，有时痰中带有血丝。白细胞总数和中性粒细胞比例均增高，2～3天内可恢复正常，如白细胞持续增高，则有继发细菌感染的可能。X线征象可有局部片状阴影和密度不高的点状阴影，肺纹理增粗，边缘不整，上肺野较为清晰。

（三）中毒性肺水肿及ARDS

刺激性气体吸入引起呼吸系统症状中，以中毒性肺水肿及ARDS最为严重。ARDS往往是由肺水肿发展而来。吸入水溶性小的刺激性气体后，即刻黏膜刺激症状较轻，仅有呛咳、胸闷及恶心，阳性体征很少，仅咽部及眼结膜充血，肺部偶闻干啰音。脱离接触后上述症状可明显减轻或基本消失（假愈期），但经数小时至数十小时后，病情突然加重，出现胸闷、咳嗽加重，且有呼吸困难、发绀、烦躁、咯粉红色泡沫痰，两肺可闻及弥漫性湿啰音。部分患者呼吸困难呈进行性加剧，进而演变为ARDS，如不及时抢救，可因呼吸循环衰竭而危及生命。吸入水溶性大的刺激性气体后，则立即出现明显的眼和上呼吸道黏膜刺激症状，随即出现肺水肿的症状和体征，进而可发展为ARDS。危重患者可并发喉头水肿、纵隔气肿、气胸、肺不张。X线胸片符合肺水肿和ARDS改变。

三、诊断

根据刺激性气体吸入史、临床表现、实验室检查及影像学检查，一般不难诊断。但疑似与职业因素有关，应由具有职业病诊断资质的医疗机构具有职业病诊断资质的医生依据国家职业病诊断标准集体讨论后作出诊断。

四、治疗

立即脱离刺激性气体环境。对呈酸性气体可用5%碳酸氢钠溶液雾化吸入，呈碱性气体用3%硼酸溶液雾化吸入，起到中和作用，以减轻呼吸道刺激症状。如咳嗽频繁，并有气急、胸闷等症状，可用0.5%异丙基肾上腺素1ml和地塞米松2mg，加水至3ml雾化吸入，需要时应用解痉、祛痰、抗感染药物。吸入水溶性小的刺激性气体后，即使当时临床表现轻微，亦应卧床休息，保持安静、密切观察72小时。有气急、胸闷等症状时，均应给予氧疗，一般用鼻导管吸入，氧流量5～6L/min。肺水肿时吸入有机硅消泡剂（二甲基硅酮），以清除气道水泡，增加氧气吸入。发生ARDS时，按照ARDS进行治疗。

第十章
急性汽油中毒

重点：急性汽油中毒的临床表现、诊断要点、急救原则。
难点：急性汽油中毒的发病机制。

汽油是性质不一的烃类化合物的混合物，主要成分为 $C_5 \sim C_{12}$ 脂肪烃和环烷烃类，以及一定量芳香烃。系无色或淡黄色液体，易挥发、易燃、有芳香气味。

一、作用机制

汽油主要以气体形式经呼吸道吸入，经皮肤吸收较少，也可因液体吸入肺或误服经消化道吸收。进入体内的汽油大部分以原形从肺排出，小部分经氧化后与葡糖醛酸结合，经肾排出。汽油毒性取决于其化学成分和物理性质，含不饱和烃、芳香烃及硫化物多，其毒性较大，挥发性大，危害性也大。汽油是良好的脂肪溶剂，其中毒的主要机制是去脂作用，使细胞内类脂质平衡发生障碍，致脑功能活动受损，大脑皮质的抑制功能失常，从而出现一系列的神经系统中毒症状。汽油低浓度引起人体条件反射的改变，高浓度可致人体呼吸中枢的麻痹。对皮肤黏膜有一定刺激作用。

二、临床表现

1. 口服中毒 可有恶心、呕吐、胃部烧灼感，同时有腹痛、腹泻及消化道出血征象，以及排尿疼痛等。如有大量吸收，则可出现嗜睡、皮肤青紫、呼吸浅表、心跳快速、脉搏细弱、蛋白尿等。

2. 吸入中毒 急性轻度中毒表现为头晕、乏力、恶心、呕吐、酒醉感等轻度麻痹状态。蒸气可引起流泪、咳嗽、眼结膜充血等黏膜刺激症状。急性重度中毒表现为谵妄、昏迷、抽搐或肌肉痉挛，少数可引起脑水肿、精神异常或中枢性高热，头颅 CT 可显示脑白质区密度减低，也可伴有肝大、肝功能异常，个别有多发性周围神经炎病变。因吸入量等不同，可致支气管炎、肺炎，甚至肺水肿及渗出性胸膜炎。肺炎以右下肺叶多见。X 线检查，数小时后可见与肺门相连等炎症性浸润阴影。

三、诊断要点

1. 根据吸入汽油蒸气、口服汽油及皮肤接触汽油的病史。
2. 出现神经系统损害、呼吸系统、消化系统及皮肤损害为主的临床表现。
3. 排除其他疾病或药物中毒。

四、治疗

首先终止接触毒物并清除未被吸收的毒物，迅速将患者移至新鲜空气处，脱去污染衣物，给氧，用肥皂水清洗污染的皮肤。误服者洗胃应多加小心，防止汽油误吸入肺内，可先用石蜡油注入胃中，使其溶解后将油抽出，再用温水反复洗胃直至无汽油味为止，如无石蜡油也可选用其他植物油如橄榄油等。然后注入或口服 10% 药用碳混悬液，以吸附剩余毒物，最后用硫酸镁等导泻。发生吸入性肺炎时可行支气管镜灌洗以清除肺内汽油，早期给予短程肾上腺糖皮质激素抗炎治疗。防治脑水肿，当发生中毒性脑病时可行高压氧治疗。

第十一章
急性亚硝酸盐中毒

重点：急性亚硝酸盐中毒的临床表现、诊断要点、急救原则。
难点：急性亚硝酸盐中毒的发病机制。

急性亚硝酸盐中毒是指由于误食亚硝酸盐或含亚硝酸盐、硝酸盐的食物，或者饮用亚硝酸盐含量高的井水、蒸锅水而引起的以组织缺氧为主要表现的急性中毒。亚硝酸盐毒性很大，成人摄入 0.2～0.5g 即可引起中毒，1～3g 可致死，小儿摄入 0.1g 即引起急性中毒，甚至死亡。

亚硝酸盐为白色的粉末或结晶，外观与食盐类似，味稍苦或微咸涩，主要以亚硝酸钠或亚硝酸钾存在，易溶于水。因其与肉制品中的肌红蛋白结合而具有防腐、成色、护色的作用，故食品加工业常将其作为防腐剂和发色剂；亚硝酸盐可抑制肉毒梭菌的产生，可提高食用肉制品的安全性。亚硝酸盐是一种在肉制品生产加工中允许使用的食品添加剂，但若超过食品安全国家标准规定的剂量，易引起中毒。亚硝酸盐与食品蛋白质中的胺类化合物结合生成亚硝胺和亚硝酰胺，在胃肠道酸性条件下转化为亚硝胺，亚硝胺有强烈的致癌作用，长期大量食用含亚硝酸盐的食物存在远期致癌风险；亚硝胺还能通过胎盘屏障进入胎儿体内，对胎儿有致畸作用。

我国多地区开展的流行病学调查表明：亚硝酸盐急性中毒的发病率与性别、年龄无关，也无明显的季节性和地域分布。中毒场所以集体食堂、酒店餐饮业居多，中毒食物以肉类及其制品（如腌制咸菜）居首位，中毒原因主要是亚硝酸盐的误食误用。潜伏期及病情严重程度与摄入量有关，最短 1.5 分钟，一般 1～3 小时，偶有长达 20 小时。有研究认为，中毒食物中的亚硝酸盐含量平均超过标准值的 212 倍。

一、病因

常因误食亚硝酸盐而导致中毒，误将亚硝酸盐当食盐、白糖、食用碱等使用。食用含亚硝酸盐过量的食品（超标使用亚硝酸盐作食品添加剂）。有些新鲜蔬菜，如白菜、芹菜、菠菜、韭菜、莴苣、萝卜等，含有较多的硝酸盐或亚硝酸盐，这类蔬菜若糜烂变质、腌制不透（腌制的第 2～4 天亚硝酸盐含量增加，1～2 周达高峰）或烹调后放置过久，硝酸盐易在还原菌作用下形成亚硝酸盐，摄入过多易引起中毒。另外，长期食用含亚硝酸盐的苦井水可发生中毒。

二、发病机制

亚硝酸盐具有强氧化性，使正常的血红蛋白（Fe^{2+}）氧化为失去携氧运输能力的高铁血红蛋白（Fe^{3+}）。一般高铁血红蛋白量超过血红蛋白总量的 1% 时称为高铁血红蛋白血症；达总量的 10% 时，皮肤、黏膜出现发绀，引起全身组织器官缺氧；达总量的 20%～30% 时出现缺氧症状、头痛、疲乏无力；达总量的 50%～60% 时出现心动过速、呼吸浅快、轻度呼吸困难；大于 60% 时可出现反应迟钝，意识障碍、呼吸、循环衰竭，甚至引起死亡。脑组织细胞对缺氧最敏感，故中枢神经系统最先受累，大脑皮质处于保护性抑制状态，患者出现头痛、头晕、反应迟钝、嗜睡甚至昏迷等表现。若缺氧时间较长，可致循环、呼吸衰竭和中枢神经系统的严重损害。亚硝酸盐还可松弛血管平滑肌致血压降低。

三、临床表现

食入富含硝酸盐的食物时，胃肠道内硝酸盐还原菌（以沙门菌和大肠埃希菌为主）大量繁殖，硝酸盐在其硝基还原作用下转化成亚硝酸盐，机体不能及时将大量的亚硝酸盐分解为氨排出体外，进入血液引起亚硝酸盐中毒，称为肠源性青紫症。儿童胃肠功能紊乱或免疫力低下时较易出现，多为散发性。全身皮肤黏膜发绀表现最明显，以口唇及四肢末梢为著。轻者表现为头痛、心慌、恶心、呕吐、腹痛、腹胀等；重者尚有口唇青紫、面色发绀呼吸困难、心律不齐、血压下降，出现休克等表现；极重者伴有抽搐、心力衰竭、呼吸衰竭、肺水肿、脑水肿、昏迷等多脏器功能衰竭的表现。

四、辅助检查

实验室检查可见高铁血红蛋白量显著高于正常，尿亚硝酸盐定性检测阳性。心电图可表现为窦性心动过速；伴有心肌损害时心肌酶偏高。

五、诊断

详细询问病史，结合临床表现、相关实验室检查，尤其是不能用基础疾病或者缺氧解释的皮肤黏膜发绀可疑性较大。高铁血红蛋白鉴定实验：取 5ml 静脉血在空气中用力振荡 15 分钟，若始终呈深棕色不变色（正常情况下血红蛋白与氧结合变为猩红色），可排除由呼吸循环衰竭引起的缺氧性发绀，考虑为高铁血红蛋白血症。剩余食物或呕吐物、血液毒物分析，血高铁血红蛋白鉴定试验和尿亚硝酸盐定性检查阳性且除外泌尿系统感染可确诊。

六、鉴别诊断

硝酸盐中毒除与急性胃肠炎、肠梗阻、冠状动脉性心脏病、肺栓塞、CO 中毒相鉴别外，尚需与以下疾病相鉴别。

1. 杀虫脒中毒　杀虫脒是一种有机氮类农业杀虫剂，中毒后引起高铁血红蛋白血症。杀虫脒中毒伴有其他典型症状：出血性膀胱炎（尿频、尿急、血尿），瞳孔散大，病情急重，病死率高，患者有明确的杀虫脒服用史或接触史。

2. 硫化血红蛋白血症　正常人血液中不含硫化血红蛋白，当血液中硫化血红蛋白含量达到 4% 以上或超过 5g/L 时可出现发绀。有些人服用非那西丁或磺胺类等药物后可出现硫化血红蛋白血症，可伴有溶血。硫化血红蛋白形成后在体内外都不能再恢复为血红蛋白，缺乏有效的治疗措施。因此，当亚甲蓝治疗无效时，要考虑到硫化血红蛋白血症的可能。

七、治疗

治疗原则为高流量氧气吸入、建立静脉通道、洗胃、催吐、导泻、使用解毒剂、吸痰、扩容、对症支持处理,注意保暖,密切监测生命体征变化。

1. 氧气吸入 氧流量 4～6L/min,必要时行高压氧疗。高压氧疗尤为适用于严重缺氧伴急性肺水肿、脑水肿、昏迷等患者。高浓度氧可提高血氧张力、提高血氧弥散速度、增加缺血区的血流量、改善微循环血流动力学功能,进而改善脏器缺氧,降低颅内压,减轻肺、脑水肿,阻断缺氧 - 水肿的恶性循环,改善缺血缺氧状态,促进侧支循环建立,增加有效弥散面积。其次,血氧分压的增加可加速置换出与高铁血红蛋白结合的亚硝酸盐,恢复亚铁血红蛋白的携氧能力。

2. 解毒剂应用 亚甲蓝是亚硝酸盐中毒的特效解毒药,每次 1～2mg/kg,葡萄糖液 20ml 稀释后,静脉缓慢注射,30～60 分钟后症状不见好转可重复注射 1 次。维生素 C 有较强的还原作用,可阻断体内亚硝酸盐的合成,与亚甲蓝协同作为治疗亚硝酸盐中毒的一线用药,1～5g 加入 5% 葡萄糖 500ml 中持续静脉滴注。轻度中毒者也可口服维生素 C。高渗葡萄糖可提高血浆渗透压,增强解毒功能,为人体增加热量,增强亚甲蓝的作用,还有短暂的利尿作用。重型患者可同时联合肌内注射辅酶 A 50U,1～2 次 /d,增强亚甲蓝的还原性。

亚甲蓝随浓度的改变,表现出氧化和还原的双重特性。低浓度(1～2mg/kg)亚甲蓝在还原型辅酶 I 脱氢酶(NADPH)的作用下使高铁血红蛋白转化为亚铁血红蛋白,恢复其携氧能力。高浓度亚甲蓝(5～10mg/kg)反而使亚铁血红蛋白转化为高铁血红蛋白。使用亚甲蓝前 10～20 分钟内 SpO_2 下降,1～2 小时内基本恢复正常。可能是由于大量亚甲蓝进入体内,NADPH 相对较少,氧化型亚甲蓝量增多,血红蛋白被氧化为高铁血红蛋白。故应小剂量、慢速给药,避免加重缺氧反应。此外,尚需密切观察患者应用亚甲蓝后球结膜、面色、口唇、四肢末端、尿液颜色变化,若呈蓝色应立即停药。亚甲蓝液体呈蓝色澄明状,经肾脏完全代谢排出需 3～5 天,反复大剂量应用亚甲蓝易引起体内蓄积中毒,出现皮肤黏膜及尿液呈蓝色、尿路刺激征、谵妄、兴奋、抽搐、溶血、黄疸、休克等不良严重反应。溶血性贫血、葡糖 -6- 磷酸脱氢酶缺乏症(G-6-PD)者慎用,严重肾功能不全者禁用,另外亚甲蓝对血管有强刺激性,输注时避免药液外渗引起组织坏死。

八、预防

相关职能部门应加强《中华人民共和国食品安全法》及相关知识的宣传,普及公众对亚硝酸盐的认识及改善不良生活习惯,加强亚硝酸盐生产、销售等环节的监管力度。

第五篇 ▶

理 化 损 伤

第一章

淹 溺

重点：淹溺的诊断、临床表现、治疗及预后预防。
难点：淹溺的发病机制。

一、定义

人体浸没于水或其他液体后，反射性引起喉痉挛和/或呼吸障碍，发生窒息性缺氧的临床死亡状态称淹溺（drowning）。突然浸没至少低于体温 5℃ 的水后出现心脏停搏或猝死为淹没综合征。淹没后综合征指淹没一段时间恢复后因肺泡毛细血管内皮损伤和渗漏引起肺部炎症反应、肺泡表面活性物质减少或灭活出现的呼吸窘迫，是 ARDS 的一种类型。

二、流行病学

淹溺常发生在夏季，多见于沿海国家和地区。在我国，淹溺已成为伤害致死的第三位原因，常见于儿童和青少年，是 14 岁以下儿童首位致死原因。男性淹溺约为女性的 3 倍。全球每年约有 500 000 以上的人死于淹溺。

三、病因和发病机制

（一）病因

淹溺常见于水上运动（游泳、划船意外等）、跳水（头颈或脊髓损伤）或潜水员因癫痫、心脏病或心律失常、低血糖发作引起神志丧失者；下水前饮酒或服用损害脑功能药物及水中运动时间较长过度疲劳者；也可见于水灾、交通意外或投水自杀者等。

（二）发病机制

人体溺水后数秒钟内本能地屏气（<1 分钟），引起潜水反射（呼吸暂停、心动过缓和外周血管剧烈收缩），保证心脏和大脑血供。不能屏气后，出现非自发性吸气，水进入气道引起反射性咳嗽，有时出现喉痉挛。气道液体增多时导致严重呼吸障碍、缺氧、高碳酸血症和代谢性酸中毒。脑缺氧严重时，喉痉挛消失，发生窒息和昏迷，继而出现心动过速、心动过缓及无脉性电活动，最终心脏停搏。通常，淹溺过程从溺水到心脏停搏约为数秒到数分钟。

根据浸没介质不同，分为淡水淹溺和海水淹溺。

1. 淡水淹溺（freshwater drowning） 约 90% 淹溺者发生于淡水，其中 50% 在游泳池。淡水（江河、湖泊或池塘）较血浆或其他体液渗透压低。浸没后，通过呼吸道或胃肠道进入体内的淡水迅速吸收到血液循环，使血容量增加。严重病例引起溶血，出现高钾血症和血红蛋白尿。淡水吸入最重要的临床意义是肺损伤，肺泡表面活性物质灭活，肺顺应性下降、肺泡塌陷萎缩、呼吸膜破坏、肺泡容积急剧减小，发生通气血流比例失调。即使迅速复苏，仍不能终止急性肺损伤过程，出现广泛肺水肿或微小肺泡不张。此外，肺泡内液体也妨碍正常气体交换，氧合作用发生障碍。

2. 海水淹溺（saltwater drowning） 海水含钠量为血浆的 3 倍以上。因此，吸入的海水较淡水在肺泡内停留时间长，并能使血液中的水进入肺泡腔，产生肺水肿、肺内分流，减少气体交换，发生低氧血症。此外，海水引起肺泡上皮及肺毛细血管内皮细胞损伤，通透性增加，促使肺水肿发生。尽管淡水和海水渗透梯度不同，但是溺水吸入两者后，产生肺损伤的程度相似，都可引起肺顺应性降低、肺水肿、肺内分流、低氧血症和混合性酸中毒。

吸入 1～3ml/kg 淡水或海水即能破坏肺泡表面活性物质，导致肺泡塌陷、肺不张、非心源性肺水肿、肺内分流和通气/血流灌注比例失调。吸入淡水与海水淹溺后电解质失衡、溶血和液体腔隙转移的发病机制不同。大多数淹溺者猝死原因是严重心律失常。冰水淹溺迅速致死的原因常为心动过缓或心脏停搏。患者突然接触冷水刺激迷走神经导致 Q-T 间期延长及儿茶酚胺大量释放，发生心室颤动或心脏停搏和意识丧失。身体及淹溺介质间温差越大，淹没综合征患者预后越差。如果入水前用冷水润湿脸部和头部可能会有一定预防作用。淹溺引起的低体温有时可延长救治患者的时间，提高存活机会。因为低体温可降低大脑氧耗，延迟细胞缺氧和 ATP 消耗。体温由 37℃降至 20℃的过程中，每降低 1℃，大脑氧耗率约减少 5%。严重脑缺氧者，还可促使神经源性肺水肿发生。

四、病理

尸检发现，大多数淹溺者吸入水量 <4ml/kg。溺死者双肺含水量多、重量明显增加，有不同程度出血、水肿、肺泡壁破裂。约 70% 溺死者呼吸道有误吸的呕吐物、泥沙或水生植物。继发溺死者肺泡上皮细胞脱落、出血、透明膜形成和急性炎性渗出。尚可见急性肾小管坏死性病变。

五、分类及诊断

淹溺的后果可以分为非病态、病态和死亡，其过程是连续的。根据淹溺时间的长短、有无头部及颅内损伤及心脏是否停搏等淹溺可分为近乎淹溺、近乎溺死和溺死。

诊断淹溺时，要注意淹溺时间长短、有无头部及颅内损伤及心脏停搏等。跳水或潜水淹溺者可伴有头或颈椎损伤。

六、临床表现

淹溺者可出现神志丧失、呼吸停止或大动脉搏动消失，处于临床死亡状态。近乎淹溺患者临床表现个体差异较大，与溺水持续时间长短、吸水量多少、吸入介质性质和器官损伤严重程度有关。

1. 近乎淹溺者可有头痛或视觉障碍、剧烈咳嗽、胸痛、呼吸困难和咯粉红色泡沫样痰等症状。溺入海水者，口渴感明显，最初数小时可有寒战和发热。

2. 淹溺者体征有口腔和鼻腔内充满泡沫或泥污、皮肤发绀、颜面肿胀、球结膜充血和肌张力增加、腹部膨隆及四肢厥冷；肺脏可出现呼吸表浅、急促或停止，可闻及干、湿啰音；心脏可出现心律失常、心音微弱或心搏停止。精神和神志状态改变包括烦躁不安、抽搐、昏睡和昏迷。

七、实验室和其他检查

1. 血和尿液检查　可发现外周血白细胞计数轻度增高。淡水淹溺者可出现血钾升高，血和尿液检查可出现游离血红蛋白。海水淹溺者可出现高钠血症或高氯血症。严重者可出现弥散性血管内凝血（disseminated intravascular coagulation，DIC）。

2. 心电图检查　可出现窦性心动过速、非特异性 ST 段和 T 波改变、室性心律失常或完全性心脏传导阻滞等。

3. 动脉血气检查　约 75% 的淹溺者伴有严重的混合性酸中毒，几乎所有患者伴有不同程度的低氧血症。

4. X 线检查　淹溺后数小时可出现肺浸润和肺水肿，胸片显示斑片状浸润影。较早进行胸部 X 线检查可能会低估肺损伤严重性。通常在淹溺者住院 12～24 小时进行 X 线检查可通过肺脏影像学变化判断病灶吸收好转或病情进展恶化。疑有颈椎损伤时，应进行颈椎 X 线检查。

5. CT 检查　早期脑部 CT 检查无明显益处。

6. 磁共振检查　脑磁共振能预测患者神经系统预后，淹溺 3～4 天后检查对判断预后价值较为理想。

八、治疗

（一）院前急救

1. 现场急救

（1）尽快将溺水者从水中救出。迅速游至溺水者附近，从其后方前进，用左手握其右手或拖住头部用仰泳方式拖向岸边，也可从其背部抓住腋窝推出。

（2）救出水后，采取头低俯卧位行体位引流，立即清除口鼻内的污泥、污物、分泌物及其他异物，拍打背部促使气道液体排出，保持呼吸道通畅。牙关紧闭者按捏两侧面颊用力启开。疑有气道异物阻塞的患者，可予腹部冲击法排出异物。

（3）头置于侧位时口腔中的水即能流出。大多数溺水者并非喝大量的水而窒息，而是因气管呛入少量的水呈"假死"状态。所以"让患者吐水"没什么实际意义。

（4）如需"控水"，溺水者应取俯卧位，用衣物将其腹部垫高或横放在救护人员屈曲的膝上（救护人员一腿屈膝），让溺水者的头尽量低垂，轻轻拍打其背部，使进入呼吸道和胃中的水迅速排出，然后帮助其平卧，头侧向一边，开始进一步抢救。

2. 心肺复苏

（1）呼吸微弱或已停止，脉搏微弱或消失时，立即现场施行心肺复苏（CPR）。进行口对口人工呼吸的时间要长，不要轻易放弃。复苏期间注意避免误吸。患者转送过程中，不应停止心肺复苏，并可给予吸氧和保暖。

（2）溺水时与常规心肺复苏的 CAB 顺序有所不同，应按照 ABC 的顺序进行施救。为迅速缓解溺水者缺氧情况，应首先开放气道，然后给予 5 次通气，每次吹气 1 秒左右，并能看到胸廓的有效起伏，之后再进行有效的胸外按压。

（3）水上救生员救出的淹溺者中仅有 5% 需行 CPR。经旁观者救出的淹溺者约 30% 需行 CPR。只有经过专门训练的救援者才能在水中进行 CPR。

（二）院内处理

1. 氧疗 吸入高浓度氧或高压氧治疗，根据病情采用机械通气。对溺水者应监测动脉血气。清醒患者可使用面罩或鼻罩持续气道正压吸氧。严重或进行性呼吸窘迫、缺乏气道反射保护、合并头胸部损伤的患者应行气管插管。$PaCO_2$ 超过 50mmHg，行气管插管和机械通气。经高流量吸氧后血氧饱和度低于 90% 或 PaO_2 低于 60mmHg 者须行气道正压通气。

2. 复温 体温过低者，可采用体外或体内复温措施，使中心体温至少达到 30～35℃。

3. 脑复苏 有颅内压升高或昏迷者，应用呼吸机增加通气，使 $PaCO_2$ 保持在 25～30mmHg。同时，静脉输注甘露醇降低颅内压，缓解脑水肿。可经验性应用纳洛酮治疗。

4. 抗生素治疗 用于污水淹溺、有感染体征或脓毒症的淹溺者。

5. 处理并发症 对合并惊厥、低血压、心律失常、肺水肿、ARDS、应激性溃疡伴出血、电解质和酸碱平衡失常者进行相应处理。

九、预后

淹溺所致肺损伤和脑缺氧严重程度与吸水量、淹溺时间有关，与吸入淡水或海水性质无关。治疗 1 小时恢复神志的淹溺者预后好。由水中救出后到自主呼吸恢复时间越短则预后越好。约 20% 淹溺者恢复后遗留不同程度脑功能障碍、中枢性四肢瘫痪、锥体外系综合征，以及外周神经或肌肉损伤。有时，持续昏迷、血流动力学不稳定和瞳孔散大的淹溺者也可恢复正常神经功能。近年来，淹溺病死率明显降低。

十、预防

1. 对从事水上作业者，定期进行严格健康检查。

2. 有慢性或潜在疾病者不宜从事水上活动。

3. 酒精能损害判断能力和自我保护能力，下水作业前不要饮酒。

4. 进行游泳、水上自救互救知识和技能训练；水上作业时应备用救生器材。

5. 避免在情况复杂的自然水域游泳或在浅水区跳水、潜泳。

6. 下水前要做好充分准备活动，不宜在水温较低的水域游泳。

第二章

烧 伤 救 治

重点：热力烧伤的诊断、急救治疗原则、救治注意事项。电烧伤的临床表现、治疗原则。化学烧伤的治疗原则。

难点：化学烧伤致伤物质的性质。

烧伤可根据引起烧伤的原因不同，分为热力烧伤、电烧伤和化学烧伤。烧伤是急诊常见的意外伤害，烧伤的面积及深度决定预后，轻微烧伤预后良好，可不留瘢痕，大面积烧伤病情危重，常危及生命。

◀ 第一节　热 力 烧 伤 ▶

指由高温的气体、液体、固体、火焰、激光等所引起的组织损害，为狭义上的烧伤（临床上也有将热液、蒸气所致的烧伤称之为烫伤）。

（一）伤情判断

判断伤情最基本的要素是烧伤面积和深度，同时还应考虑全身情况如休克、重度吸入性损伤和较重的复合伤。

1. 烧伤面积的估算　烧伤面积是指皮肤烧伤区域占全身体表面积的百分数。为便于记忆，将体表面积划分为 11 个 9% 的等份，另加 1%，构成 100% 的总体表面积，即头颈部 =1×9%；躯干 =3×9%；双上肢 =2×9%；双下肢 =5×9%+1%，共为 11×9%+1%（会阴部）。

估算面积时，女性和儿童有所差别。一般成年女性的臀部和双足各占 6%，儿童头大，下肢小，可按下述方法计算：头颈部面积 =[9+（12－年龄）]%，双下肢面积 =[46－（12－年龄）]%。

此外，不论性别、年龄，患者并指的掌面约占体表面积 1%，如医者的手掌大小与患者相近，可用医者手掌估算，此法可辅助九分法（表 5-1），测算小面积烧伤较便捷。

2. 烧伤深度的判定　一般采用三度四分法（表 5-2），即将烧伤深度分为 I 度、浅 II 度、深 II 度、III 度。一般将 I 度和浅 II 度烧伤称浅度烧伤，深 II 度和 III 度烧伤称深度烧伤。

对烧伤深度的估计，目前也有"四度五分法"，与三度四分法的不同之处在于将三度四分法 III 度烧伤中损伤达深筋膜以下的烧伤，称为 IV 度烧伤。

3. 烧伤严重程度分度　对于烧伤的严重程度，主要根据烧伤面积、深度、是否合并并发症进行判断，临床上沿用烧伤伤情分类。

轻度烧伤：II 度烧伤面积 10% 以下。

中度烧伤：II 度烧伤面积 11%～30%，或有 III 度烧伤但面积不足 10%。

表5-1 烧伤面积估算

部位			占成人体表面积 /%			占儿童体表面积 /%
头颈	发部	3	9×1	(9%)		9+(12-年龄)
	面部	3				
	颈部	3				
双上肢	双上臂	7	9×2	(18%)		9×2
	双前臂	6				
	双手	5				
躯干	躯干前	13	9×3	(27%)		9×3
	躯干后	13				
	会阴	1				
双下肢	双臀	5	9×5+1	(46%)		9×5+1-(12-年龄)
	双大腿	21				
	双小腿	13				
	双足	7				

表5-2 烧伤深度判定

烧伤分度		累及组织	水泡	疼痛	色素或瘢痕	愈合时间
浅度烧伤	Ⅰ度	表皮浅层	无	烧灼感	短期内色素沉着,无瘢痕	3~7天
	浅Ⅱ度	表皮生发层和真皮乳头层	有	水泡皮剥脱,创面潮湿,疼痛明显	有色素沉着,一般无瘢痕	1~2周
深度烧伤	深Ⅱ度	真皮乳头层以下,但仍残留部分网状层	有	去疱皮后,创面微湿,红白相间,痛觉较迟钝	有色素沉着及常伴瘢痕形成	3~4周
	Ⅲ度	全层皮肤,甚至深达肌肉、骨骼、内脏器官,形成焦痂	无	创面蜡白或焦黄,甚至炭化,无渗液,发凉,无痛觉,可见粗大栓塞的树枝状血管(真皮下血管丛栓塞)	明显瘢痕形成,常造成畸形	创面修复常需植皮,因常合并严重感染及其他并发症,愈合时间不定

重度烧伤:烧伤总面积31%~50%,或Ⅲ度烧伤面积11%~20%;或Ⅱ度、Ⅲ度烧伤面积虽不到上述百分比,但全身情况较重,或已合并休克、复合伤、严重吸入性损伤和化学中毒等严重并发症。

特重烧伤:烧伤总面积50%以上;或Ⅲ度烧伤20%以上;全身情况严重。

4. 吸入性损伤 又称"呼吸道烧伤"。火灾中,除热力损伤外,燃烧的烟雾中还含有大量的化学物质如 CO、氰化物等,导致下呼吸道局部腐蚀或全身中毒。合并重度吸入伤可使烧伤病死率增加20%~40%。

吸入性损伤的诊断依据:①于密闭环境发生的烧伤;②面、颈和前胸部烧伤,特别口、鼻周围深度烧伤;③鼻毛烧焦,口唇肿胀,口腔、口咽部红肿有水泡或黏膜发白;④刺激性咳嗽,痰中有炭屑;⑤声嘶、吞咽困难或疼痛;⑥呼吸困难和／或哮鸣;⑦纤维支气管镜检查发现气道黏膜充血、水肿,黏膜苍白、坏死、剥脱等,是诊断吸入性损伤最直接和准确的方法。

(二)急救治疗原则

小面积浅度烧伤按外科原则,及时给予清创、保护创面,大多能自行愈合。大面积深度烧伤的全身反应重、并发症多、病死率和伤残率高,治疗原则是:①早期及时补液,迅速纠正休克,维持呼吸道通畅;②使用有效抗生素,及时有效地防治全身性感染;③尽早切除深度烧伤组织,行自体或异体皮移植覆盖,促进创面修复,减少感染来源;④积极治疗严重吸入性损伤,采取有效措施防治脏器功能障碍;⑤实施早期救治与功能恢复重建一体化理念,早期重视心理、外观和功能的康复。

1. 现场急救、转送 现场抢救应尽快祛除致伤原因,脱离现场和对危及生命的情况采取救治措施。

(1)迅速祛除致伤原因及创面处理:①对于小面积烧伤,特别是四肢烧伤,方法是将烧伤创面在自来水下淋洗或浸入水中(水温一般为 5～20℃),或用冷水浸湿的毛巾、纱垫等敷于创面,一般至冷疗停止后不再有剧痛为止,多需 0.5～1 小时;②在火灾现场,应尽快扑灭火焰、脱去着火或沸液浸渍的衣服,劝止患者衣服着火时站立或奔跑呼叫,以防增加头面部烧伤或吸入性损伤;③迅速离开密闭和通风不良的现场,及时冷疗防止热力继续作用于创面使其加深,并可减轻疼痛、减少渗出和水肿,越早效果越好。

在脱去烧烫过的衣物时,切忌粗暴剥脱,以免造成水泡脱皮,在烧伤现场,创面只求不再污染和损伤,可用干净敷料或布织物保护伤处避免再污染和损伤,避免用有色药物涂抹,避免增加对烧伤深度判定的困难,初步处理后立即送往医院治疗。

(2)初步评估伤情及现场急救:如有大出血、窒息、开放性气胸、骨折、严重中毒等危及生命的情况,在确定环境安全后,应迅速组织抢救,出现心搏呼吸骤停时,立即行心肺复苏;烧伤常伴有呼吸道灼伤(烟雾、热力),特别要注意有无呼吸道吸入性损伤,应保持呼吸道通畅,必要时气管切开;严重口渴、烦躁不安者常提示低血容量性休克,需迅速建立静脉通道,快速补液抗休克,若现场不具备输液条件,可口服含盐饮料,补液同时防止水中毒。

(3)转送严重烧伤患者:早期应避免长途转送,烧伤面积较大者,如不能在伤后 1～2 小时内送至附近医院,应就近在所在的医疗单位抗休克和气管切开,待休克控制后再转送,转送途中建立静脉通路,保持呼吸道通畅。

2. 入院后急诊治疗

(1)轻度烧伤:主要是处理创面,包括剃净创面周围毛发、清洁健康皮肤、去除异物。

Ⅰ度烧伤创面无须处理,可外敷清凉药物。

小面积浅Ⅱ度烧伤,水泡完整者,应予保存;水泡大者,可用消毒空针抽去水泡液,然后消毒并包扎。如水泡已经破裂,可用无菌纱布、油性敷料包扎。如创面无感染,无须经常换药。面颈部与会阴部烧伤可予以暴露。

如果是关节部位的Ⅱ度烧伤或Ⅲ度烧伤,必须用夹板固定关节,关节活动可使损伤加重。按需要应用止痛剂和镇静剂。酌情使用破伤风抗毒素。

(2)中度以上烧伤:严重烧伤应运送至拥有烧伤专科的医院,急诊救治需烧伤科医师参与治疗,处理要点:①吸氧、呼吸支持、建立输液通道、留置尿管,观察每小时尿量、尿比重、尿 pH,注意有无血红蛋白尿、肌红蛋白尿;②估算烧伤面积、深度,评估病情;③液体复苏、抗休克;④创面及全身抗感染;⑤创面处理;⑥防治其他脏器并发症。其中和病死率高度相关的是液体复苏和抗感染治疗的完成度。

液体复苏原则：先晶后胶，先盐后糖，晶体∶胶体约为 2∶1，个体化补液。

补液是防治烧伤休克最重要的措施。常根据患者的烧伤面积和体重按下述公式计算补液量：伤后第 1 个 24 小时补液量：成人每 1% Ⅱ度、Ⅲ度烧伤面积，每千克体重补充胶体液 0.5ml 和晶体液 1ml；广泛深度烧伤者与小儿烧伤其比例可改为 1∶1，另加基础液体量 2 000ml。伤后前 8 小时内输入一半，后 16 小时补入另一半。伤后第 2 个 24 小时补液量：胶体及晶体均为第 1 个 24 小时实际输入量的一半，5% 葡萄糖溶液补充水分 2 000ml（小儿另按年龄、体重计算）。上述补液公式，只是估计量，应仔细观察患者尿量［应达 1ml/（kg•h）］、精神状态（安静，无烦躁不安）、皮肤黏膜色泽、血压和心率（心跳有力，脉率在 120 次 /min 以下，收缩压维持在 90mmHg 以上、脉压维持在 20mmHg 以上）、血液浓缩等指标，有条件者可监测肺动脉压、肺动脉楔压、中心静脉压和心排出量，随时调整输液的量与质。

举例：一烧伤面积 60%、体重 50kg 的患者，第 1 个 24 小时补液总量为 $60 \times 50 \times 15 + 2\,000 = 6\,500$ml，其中胶体为 $60 \times 50 \times 0.5 = 1\,500$ml，晶体液为 $60 \times 50 \times 1 = 3\,000$ml，基础液体量为 2 000ml，伤后前 8 小时内输入总量的一半即 3 250ml，后 16 小时补入总量的另一半 3 250ml。第 2 个 24 小时，胶体减半为 750ml，晶体液减半为 1 500ml，基础液体量仍为 2 000ml，于 24 小时内均匀补入。紧急抢救无法及时获得血浆时，可以使用低分子量的血浆代用品以暂时扩张血容量和溶质性利尿，但用量不宜超过 1 000ml，并尽快以血浆取代。晶体液、胶体液和基础液体量应交替输入。

烧伤后因各种原因未予及时补液或补液不足，入院时已有明显休克的延迟复苏患者需要的补液量往往多于及时补液治疗者。可在有创血流动力学指标严密监测下，按以下公式进行快速补液：伤后第 1 个 24 小时补液成人每 1% Ⅱ度、Ⅲ度烧伤面积每千克体重补充胶体液和晶体液各 1.3ml，另加基础液体量 2 000ml。入院后 8 小时内输入一半，后 16 小时补入另一半。第 2 个 24 小时，成人每 1%Ⅱ度、Ⅲ度烧伤面积每千克体重补充胶体液和电解质液各 0.5ml，另加基础液体量 2 000ml（小儿另按年龄、体重计算），于 24 小时内均匀补入。

延迟复苏患者第 1 个 24 小时需要的液体量多，补液速度快，此时应非常慎重，特别是幼儿。应在严密监护下进行，防止发生补液过多过快所致的并发症。

此外，广泛深度烧伤者，常伴有较严重的酸中毒和血红蛋白尿，为纠正酸中毒和避免血红蛋白降解产物在肾小管的沉积，在输液成分中可增配 1.25% 碳酸氢钠。此外，严重烧伤后早期出现的心肌损害和心功能降低也参与了烧伤休克的发生和发展，因此在按上述补液公式进行"容量补充"的同时，还可给予心肌保护。

烧伤全身性感染是烧伤救治中的突出问题，若感染未能有效控制，可能会因严重脓毒症后继发全身多脏器功能衰竭，导致死亡。

（三）救治注意事项

1. 积极纠正休克 防治组织器官缺血缺氧损害、维护机体的防御功能，保护肠黏膜屏障，对防止感染有重要意义。

2. 正确处理创面 烧伤创面特别是深度烧伤创面是主要感染源，对深度烧伤创面进行早期切痂、削痂植皮，是防治全身性感染的关键措施。

3. 合理应用抗生素 抗生素的选择应针对致病菌，贵在病菌侵入伊始及时用药。因此，应反复细菌培养以掌握创面的菌群动态及其药敏情况，一旦发生感染，及早有针对性地用药。一般烧伤创面的病菌常为多菌种，耐药性较其他病区为高，病区内应避免交叉感染。

对严重患者并发全身性感染时,可联合应用一种第三代头孢菌素和一种氨基糖苷类抗生素,静脉滴注,待创面细菌培养及药敏结果回报后再予调整。需要注意的是,感染症状控制后,应及时停药,不能留待体温完全正常,因烧伤创面未修复前,一定程度的体温升高是不可避免的,未及时停用抗生素容易导致体内菌群失调或二重感染(如真菌感染)。

4. 其他综合措施 包括营养支持、水与电解质紊乱的纠正、脏器功能的保护等。营养支持可根据情况应用肠内或肠外营养,尽早应用肠内营养,促进肠黏膜屏障的修复,减少肠内细菌移位。

5. 防治其他脏器并发症

(1)肺部并发症:肺部并发症居烧伤后各类并发症之首,多发生于伤后2周内,与吸入性肺损伤、休克、全身性感染等相关。肺部感染与肺水肿占多数,肺不张次之。首先应针对主要病因进行预防,其次是早期诊断与治疗。存在致病因素或临床有不明原因的呼吸、心跳增快时,应仔细进行胸部检查。必要时行胸部CT和动脉血气分析。加强呼吸道管理及对症处理,选用有效抗生素等。

(2)心功能不全:烧伤后心功能不全,可在伤后很快发生,也可发生在烧伤后期。近来发现,严重烧伤早期,由于应激使心脏局部肾素-血管紧张素和内皮素等释放引起心肌缺血缺氧,在因毛血管通透性增加导致有效循环血容量显著减少之前,即可出现心肌损害及心功能减弱,是诱发或加重休克,导致缺血缺氧的重要因素之一,这一现象被称为"休克心"。心功能不全多发生于严重休克或感染时,主要因缺血缺氧和失控性炎症反应造成心肌损害。因此,在烧伤抗休克的同时,常规给予心肌保护。充分抗休克和防治全身性严重感染,是防治心功能不全的关键。

(3)肾功能不全:主要原因为休克和全身性感染,少数因化学烧伤中毒所致。因休克所致肾功能不全多为少尿型,早期应迅速补充血容量,适当增加输液量,及早应用利尿剂以增加尿量,碱化尿液。如已发生急性肾衰竭,应及早按少尿型肾衰竭治疗。因感染所致肾功能不全多为非少尿型,其特点为:肾小球滤过率随全身性感染的加重而逐渐下降,内生肌酐清除率降低,血尿素氮和肌酐增高;肾小管对电解质调节功能一般尚能保持正常,但严重者对钠、氯重吸收亢进,可出现高钠高氯血症,血清钾正常或偏低;尿量正常或偏多,比重多不低;全身性感染控制后,肾功能障碍多可恢复。

(4)烧伤应激性溃疡:早期除偶有腹部隐痛和黑便外,其他症状甚少,多在发生大出血或穿孔后被发现。出血和穿孔时间多在伤后1~3周。在防治方面,首先是避免发生严重休克和脓毒症。对严重烧伤,常规给予质子泵抑制剂以保护胃黏膜,并给予H_2受体拮抗剂等。一般出血量不大时,可先采用保守治疗。如果出血难以控制或并发穿孔,应采取手术治疗,但有时不易确定出血部位。

(5)脑水肿:发生原因除烧伤的全身影响致广泛充血水肿外,尚可因缺氧、酸中毒、补液过多(尤其是水分过多)、中毒(CO、苯、汽油中毒等)、代谢紊乱(尿毒症、低钠血症、血氨增高等)、严重感染、头面部严重烧伤、肾功能不全、复合脑外伤等引起。尤多见于休克期小儿。早期症状为恶心、呕吐、嗜睡、舌后坠、鼾声或反应迟钝,有的表现为兴奋或烦躁不安,甚至出现精神症状。小儿则有高热、抽搐,严重者发生心律失常、呼吸不规则或骤停、昏迷,或因脑疝而突然死亡。应警惕其发生,注意控制输液量,必要时及早应用利尿剂及脱水剂,保持呼吸道通畅。脑水肿多在输液已达一定量或休克趋平稳时发生,尿量有时偏多,比重偏低,有高热(尤其是小儿),血压上升或偏高,血清钠降低等,可资鉴别。如已发生脑水肿,处理方法同一般非烧伤者,重点是祛除病因。

6. 创面处理 包括烧伤清创术、创面覆盖物应用、环状焦痂切开减压术、植皮术等,当创面污染重或有深度烧伤时应注射破伤风抗毒血清。

7. 康复训练 尽量减少瘢痕和关节挛缩,进行功能康复。

第二节 电 烧 伤

因电引起的烧伤有两类,由电火花引起的烧伤称为电弧烧伤,其性质和处理类同火焰烧伤;由电流通过人体所引起的烧伤称为电接触烧伤。其严重程度取决于电流强度和性质(交流或直流、频率)、电压、接触部位的电阻、接触时间长短和电流在体内径路等因素。本部分着重介绍后者。

(一)损伤机制

电接触烧伤有较多特性。因电流 = 电压 / 电阻,电压越高,电流强度越大;电流导入人体后,因不同组织的电阻不同(依大小顺序为骨、脂肪、皮肤、肌腱、肌肉、血管和神经),局部损害程度有所不同。如骨骼的电阻大,局部产生的热能也大,所以在骨骼周围可出现"套袖式"坏死。体表的电阻又因皮肤的厚薄和干湿情况而异。如手掌、足掌因角质层厚,电阻也高;皮肤潮湿、出汗时,因电阻低,电流易通过,迅速沿电阻低的血管运行,全身性损害重;反之皮肤干燥者,局部因电阻高,损害也较重,但全身性损害相对减轻。"入口"处邻近的血管易受损害,血管进行性栓塞常引起相关组织的进行性坏死和继发性血管破裂出血。电流通过肢体时,可引发强烈挛缩,关节屈面常形成电流短路,所以在肘、腋、膝、股等处可出现"跳跃式"深度烧伤。此外,交流电对心脏损害较大,如果电流通过脑、心等重要器官,后果较重。

(二)临床表现

1. 全身性损害(电损伤) 轻者恶心、心悸、头晕或短暂的意识障碍;重者昏迷,呼吸、心搏骤停,但如及时抢救多可恢复。电休克恢复后,患者在短期内尚可遗留头晕、心悸、耳鸣、眼花、听觉或视力障碍等,但多能自行恢复。少数患者以后可发生白内障,多见于电流通过头部者。

2. 局部损害(电烧伤) 电流通过人体有"入口"和"出口",入口处较出口处重。入口处常炭化,形成裂口或洞穴,烧伤常深达肌肉、肌腱、骨骼,损伤范围常外小内大;没有明显的坏死层面;局部渗出较一般烧伤重,包括筋膜腔内水肿;由于邻近血管的损害,经常出现进行性坏死,伤后坏死范围可扩大数倍。

(三)治疗

1. 现场急救 使患者迅速脱离电源,用干木棒、干竹竿等不导电的物体将电源拨开,或立即关电闸等。如患者呼吸、心跳已停止,即应行口对口人工呼吸和胸外心脏按压等复苏措施。电击后 24 小时内心律失常发生率较高,故复苏后仍应注意心电监护。

2. 液体复苏 早期补液量应多于一般烧伤。对深部组织损伤应充分估计,由于肌肉和红细胞的广泛损害,释放大量的血红蛋白和肌红蛋白,在组织灌注不足,代谢性酸中毒情况下,血红蛋白和肌红蛋白易沉积于肾小管,导致急性肾衰竭。为此,对于此类患者在多补充液体的同时,应补充碳酸氢钠以碱化尿液;还可用甘露醇利尿,每小时尿量应高于一般烧伤的标准。

3. 创面处理 清创时应注意切开减张,包括筋膜切开减压。尽管高压电烧伤早期坏死范围不确定,仍应尽早做较彻底的探查,切除坏死组织,包括可疑的组织(肌肉颜色改变,切割时收缩性减弱），当组织缺损多，肌腱、神经、血管、骨骼已暴露者，在彻底清创后，应用皮瓣修复。对坏死范围难以确定者，可以异体皮或异种皮暂时覆盖 2～3 天，然后再行探查，继续清创，创造条件植皮。在观察过程中，应密切注意继发性出血。床旁常备止血带与止血包，因这类患者可在静卧或熟睡时，血管突然破裂，大量出血而致休克，遇此情况，应找到破裂血管，在其近心端高位健康血管处结扎。

4. 预防感染　早期全身应用较大剂量的抗生素。因深部组织坏死，局部缺血缺氧，应特别警惕厌氧菌感染，伤口应暴露，以过氧化氢溶液冲洗、湿敷，同时注射破伤风抗毒素。

◀ 第三节　化 学 烧 伤 ▶

可导致烧伤的化学物质不下数千种。化学烧伤的特点是有些化学物质在接触人体后，除直接损伤外，还可继续侵入或被吸收，导致局部进行性损害或全身性中毒。损害程度除与化学物质的性质有关外，还取决于剂量、浓度和接触时间的长短。处理时应了解致伤物质的性质，采取相应的措施。

（一）酸烧伤

常见的是硫酸、硝酸和盐酸烧伤，均可使组织脱水，组织蛋白沉淀、凝固，故一般无水泡，迅速成痂，痂皮保护性地阻止酸性溶液继续向深部组织侵蚀。硫酸烧伤后呈深棕色，硝酸者为黄褐色，盐酸者为黄蓝色。一般烧伤越深，痂的颜色越深，质地越硬，痂内陷也越深。早期感染较轻，浅Ⅱ度多可痂下愈合；深度烧伤脱痂较迟，脱痂后肉芽创面愈合较慢，因而瘢痕增生常较一般烧伤明显。创面处理同一般烧伤。

氢氟酸因能溶解脂肪和使骨质脱钙从而继续向周围和深部侵蚀，可深及骨骼。早期用大量清水冲洗或浸泡后，可用饱和氯化钙或 25% 硫酸镁溶液浸泡，或 10% 氨水纱布湿敷或浸泡，也可局部注射 5%～10% 葡萄糖酸钙（0.5ml/cm²），以缓解疼痛和减轻进行性损害。

（二）碱烧伤

以氢氧化钠、氨、石灰及电石烧伤较常见。强碱可使组织细胞脱水并皂化脂肪，碱离子还可与蛋白结合、形成可溶性蛋白，向深部组织穿透，若早期处理不及时，创面可继续扩大或加深，并引起剧痛。

碱性烧伤创面呈黏滑或皂状焦痂，色潮红，有小水泡，创面较深。焦痂或坏死组织脱落后，创面凹陷，边缘潜行，常不易愈合。强碱烧伤后急救时要尽早冲洗，时间至少 30 分钟。一般不主张用中和剂。如创面 pH 达 7 以上，可用 2% 硼酸湿敷创面，再冲洗。冲洗后最好采用暴露疗法，以便观察创面变化，深度烧伤应尽早切痂植皮。其余处理同一般烧伤。

（三）磷烧伤

除因皮肤上的磷接触空气自燃引起烧伤外，还由于磷燃烧氧化后生成五氧化二磷，对细胞有脱水和夺氧作用；磷遇水则形成磷酸，造成磷酸烧伤，使创面继续加深；此外磷还是细胞质毒物，吸收后能引起肝、肾、心、肺等脏器损害。急救时应将伤处浸入水中，以隔绝氧气，切忌暴露于空气中，以免继续燃烧。应在水下移除磷粒，用 1% 硫酸铜涂布，可形成无毒性的磷化铜，便于识别和移除。但必须控制硫酸铜的浓度不超过 1%，如浓度过高，反可招致铜中毒。忌用油脂类敷料，因磷易溶于油脂，更易被皮肤吸收；可用 3%～5% 碳酸氢钠湿敷包扎。对深度磷烧伤，应尽早切痂植皮，受侵犯的肌肉应广泛切除。如肌肉受侵范围较广或侵及骨骼，必要时可考虑截肢，以防严重或致死性磷中毒。

第三章

中 暑

重点：中暑的分类、诊断要点与处理原则。

难点：中暑的发病机制和病理生理。

中暑（heat illness）是由高温高湿环境所致的机体体温调节中枢障碍、汗腺功能衰竭及水、电解质过量丢失而引发的疾病，根据发病机制和临床表现不同，可分为热痉挛、热衰竭和热射病。中暑在炎热夏季发病率较高。近年，随着人们物质、文化水平的提高、生活条件的改善及劳动保护措施的改善，职业性中暑明显减少，但在局部地区仍不时有中暑病例出现。

（一）病因及其相关因素

1. 高温气候 这是最主要的原因，通常气温超过34℃时就有可能发生中暑，特别是在热浪中更易发生。我国南方地区夏季常受海洋暖气流影响而形成热浪，尤其是长江中下游的两湖盆地，7月份平均气温可达33～34℃，并有持续时间长、湿度大、风速低的特点。中暑大多数集中在7月份左右，其高峰在7月中、下旬和8月上旬（占91.6%）。一天当中10:00—18:00发病人数最多。

2. 高湿 如果环境湿度高及通风不良，即使气温不太高也可发生中暑。

3. 体力劳动强度 在同一环境下，劳动强度及劳动持续时间与中暑发生率有明显的正相关关系。

4. 个体因素 有热适应者发病率低。国内曾有报道，在夏季坑道作业730人中，26人中暑，其中新兵（6.7%）多于老兵（2%），未经训练者多于受训者，北方高于南方。

5. 年龄与性别 一般男性高于女性，因为女性体内脂肪含量较多，体重较轻，而体表面积与体重比值大有利于体表与周围环境热交换。老年和小孩中暑发生率高，因为老年人在高温环境中不能有效地增加心排血量和减少外周血管阻力，致循环障碍而导致中暑，且老年人多伴有慢性疾病。小孩则是出汗反应能力差的缘故。

6. 种族差异 非白种人是白种人的3～6倍，黑种人中暑危险性大于白种人。

7. 其他

（1）出汗功能受阻碍：先天性汗腺缺乏、汗腺损伤、皮肤广泛受损（如大面积烧伤、硬皮症等）、过敏性疾病及使用阿托品类等药物。

（2）循环功能不全：患有心血管疾病者因心血管调节反应迟钝或婴幼儿反应不健全等，均可妨碍散热机制。

（3）热适应障碍：患有各种慢性疾病、肥胖、营养不良、年老体弱、孕产妇、过度疲劳、缺少体育锻炼、睡眠不足、饮酒、脱水等均可干扰机体热适应的产生而诱发中暑。

（二）发病机制和病理生理

1. 中暑发病机制 正常人的体温一般恒定在37℃左右，这是在下丘脑体温调节中枢的作用下机体产热与散热平衡的结果。而一旦产热与散热的动态平衡被打破，就可因体内热量蓄积而引起中暑。

人体产热主要来自体内氧化代谢过程中产生的基础热量以及肌肉收缩活动产生的热量。据研究，人体每千克体重积蓄3.89J（0.93cal）热量，就足以使体温提高1℃。通常在室温（15～25℃）下，人体散热主要靠辐射（60%），其次是蒸发（25%）和对流（12%），少量为传导（3%）。但当环境温度超过皮肤温度时，人体散热只能靠出汗以及皮肤和肺泡表面的蒸发。每蒸发1g水，可散发2.4kJ（0.58kcal）热量。热流由体中心到体表，主要通过血液循环，特别是皮肤层内的外周血管作用，使得机体的产热由体内向皮肤表面传送，又通过辐射、对流、传导和蒸发的热交换，实现热流由皮肤表面向环境发散。如果机体产热大于散热或散热受阻，则体内就有过量热蓄积，引起器官功能和组织的损害。

热痉挛（heat cramp）的发病机制较明确，一般认为是由于大量出汗而致氯化钠的过量损失引起。一个工作日的最高生理限度出汗量为6L，但在高温中劳动者的出汗量可达10L以上。汗中含氯化钠为0.3%～0.5%，大量出汗可使水和盐过多丢失，导致肌肉痉挛并引起疼痛。

热衰竭（heat exhaustion）患者的体内并无过度热蓄积，而是心血管功能不能适应的一种表现。人体对热环境不适应引起周围血管扩张、循环血量不足，发生晕厥；热衰竭可伴有过多的出汗、失水和失盐。

热射病（heat stroke）是由于体温调节功能的衰竭而引起高热。对出汗的研究表明，在最大的热负荷中，开始时有高速度的出汗，但此种出汗速度不能无限期地维持，当出汗速度减慢时，体温突然上升，这种现象称为汗衰竭（sweat fatigue）。有人认为这是热射病发病的重要因素。并认为体温升高又能抑制出汗。电镜检查显示热射病患者的汗腺有显著的细胞脱水和变性。尤其是与水、盐分泌有关的基底细胞层。出汗衰竭后，如能用其他方法有效地降低体温，则经一段时间的休息后，出汗功能又可以恢复。年轻健康者因体力劳动产生大量的热，尽管这类患者的散热功能是完整的，但热负荷的增加超过了机体散热的能力，以致热在体内积聚而使体温上升。

热直接作用于细胞膜或细胞内结构，分子间结构有改变，线粒体可有变性。病理解剖的主要变化是广泛的细胞变性或坏死，全身各器官有多发性大小不等的出血和淤血。由于广泛的细胞坏死，临床上可有多种血清酶的升高，包括ALT、AST、LDH、磷酸肌酸激酶（CPK）等，它们的释放可来自肝脏、骨骼肌、心肌、肾脏、肺等。

2. 高温对人体各系统的影响

（1）体温调节：当环境温度接近或超过皮肤温度时，主要通过蒸发来维持体热平衡。高温环境下，辐射和对流附加热作用于体表，刺激皮肤、黏膜温热感受器，传入冲动到下丘脑体温调节中枢，而下丘脑是主要的发汗中枢，故高温时，机体受环境温度和体内产热的共同作用，出汗速度显著增加，加强散热。

（2）水盐代谢：高温时机体为了散热而代偿性大量出汗，汗液为低渗溶液，故大量出汗者可致高渗性脱水，血浆渗透压升高；另外汗液中含有氯化钠，如未及时补充造成细胞外Na^+浓度降低，影响水分在体内潴留，导致细胞外液容量减少，血液浓缩，加重心、肾负担，最终导致循环衰竭与热痉挛。当然，补液不当也会造成水电解质失衡。

（3）心血管系统：当体温从37℃向42℃升高时，心排血量成倍增加，氧耗量增加40%；当体温到达42℃时，心排血量突然减少，耗氧量亦很快下降。心肌可见有小块坏死和组织内出血。临床上，大脑皮层兴奋，交感神经兴奋而副交感神经相对抑制，肾上腺素、去甲肾上腺素、多巴胺等儿茶酚胺类物质大量释放，从而导致心率增快、心肌收缩力增强、心排血量增加，心肌氧耗量也相应增多。另外，高温时大量出汗，血容量减少，皮肤血管扩张，故血压较平时要低。

（4）消化系统：内脏血流量减少，消化功能减弱，胃肠运动受抑制，胃液分泌减少、酸度降低，胰腺分泌功能也减弱，食欲下降。肝脏常有受损，活检可见有肝小叶中心性坏死，广泛淤胆、淤血。

（5）泌尿系统：大量出汗使循环血量减少、肾动脉压降低，尿量、肾小球滤过率及肾脏对尿素等的清除率明显低于平常。肾血流减少、失水失盐、高热时需氧量增加均可导致肾缺氧，严重时发生急性肾功能衰竭。几乎所有的热射病患者均有不同程度的肾损害，肾小管的轻度变性直至坏死，多数为可逆性；有的尚伴有肾小球基底膜增厚和间质纤维化。

（6）其他：由于高热，组织耗氧量大大增加，伴发休克可致持续性无氧代谢，从而血液内乳酸盐和丙酮酸盐增加，而受损的肝脏又无力加以清除，再加上肾脏的损害，可以产生严重的代谢性酸中毒。此外，高热时呼吸增快、过度换气可致呼吸性碱中毒。

（三）临床分型及其表现

1. 先兆中暑　高温环境下出现头晕、头胀、四肢无力、胸闷、多汗、思想涣散、动作不协调等症状，体温正常或稍有升高。患者尚能坚持工作、生活。

2. 轻症中暑　除有先兆的症状外，出现面色潮红，大量出汗、脉搏增快，体温＞38.5℃等。无神志改变及休克表现。

3. 重症中暑　分别出现热痉挛、热衰竭及热射病表现，但在临床上三者常同时存在，难以严格区分。

（1）热痉挛：特点为短暂的、间歇的、剧烈的痉挛性疼痛，往往发生在剧烈运动时或以后。痉挛以四肢、咀嚼肌、腹肌为多见，呈对称性，时发时愈，轻时不影响工作，重时疼痛难忍。体温多正常。胃肠道平滑肌痉挛时有急腹症样表现。多发生于运动员或新兵在烈日下训练时。实验室检查可有血 Na^+、Cl^- 降低的改变。

（2）热衰竭：又称热虚脱或热衰弱，这可能是最常见的一种重度中暑。多见于老年人及热适应欠佳者。在发病之前常有软弱、疲劳、口渴、头痛、厌食、恶心呕吐、眩晕等症状出现。急性发病期，患者面色灰白，皮肤湿冷、瞳孔扩大，血压低，脉搏快。这种表现与典型的血管迷走神经反射相似。实验室检查可见血液浓缩，低 Na^+、低 K^+ 血症。与热痉挛的区别主要为全身症状明显，且无明显脱水表现，尿量及汗量正常。

（3）热射病：热射病是由于暴露于热环境和／或剧烈运动所致的机体产热与散热失衡，以核心温度升高＞40℃和中枢神经系统异常为特征，如精神状态改变、抽搐或昏迷，并伴有多器官损害的危及生命的临床综合征。根据发病原因和易感人群的不同，热射病分为经典型热射病（classic heat stroke，CHS）和劳力型热射病（exertional heat stroke，EHS）。

CHS 主要由于被动暴露于热环境引起机体产热与散热失衡而发病。CHS 常见于年幼者、孕妇和年老体衰者，或者有慢性基础疾病或免疫功能受损的个体。EHS 主要由于高强度体力活动引起机体产热与散热失衡而发病。EHS 常见于夏季剧烈运动的健康青年人，比如在夏季参训的官兵、运动员、消防员、建筑工人等。尽管 EHS 在高温高湿环境中更容易发生,但环境条件并非必需。

CHS 致热原主要来自外部环境(如热浪),见于年老、年幼、体弱和有慢性疾病的患者,一般为逐渐起病。前驱症状不易被发现,1~2 天症状加重,出现意识模糊、谵妄、昏迷等,体温升高达 40~42℃,常伴有大小便失禁、心力衰竭、肾衰竭等表现。

EHS 见于健康年轻人(如部队官兵、运动员、消防队员、建筑工人等),在高温高湿环境下进行高强度训练或从事重体力劳动一段时间后突感全身不适,如极度疲劳、持续头痛、运动不协调、行为不当、判断力受损、面色潮红或苍白、恶心、呕吐、晕厥等,可伴有大量出汗或无汗,继而体温迅速升高达 40℃以上,出现谵妄、癫痫发作、意识水平下降和昏迷等中枢神经系统严重受损表现。也有患者缺乏先兆表现而在运动中突然晕倒或意识丧失而发病。

(四)辅助检查

中暑缺乏特异性的辅助检查依据,实验室检查可见血白细胞增多,肝肾功能指标、心肌酶谱、水电解质、酸碱平衡异常等。由于全身性广泛出血及凝血异常是热射病普遍的变化,而且病情愈重,凝血障碍愈显著,因此针对严重热射病患者应给予凝血功能的相关检查。心电图可呈现多种心律失常和 S-T 改变。尽管头颅 CT 检查对中暑诊断意义不大,但致命性热射病最突出的变化是在脑部,有弥散性点状出血。在数小时内死亡者有脑水肿和出血,故头颅 CT 检查有助于热射病的辅助诊断和鉴别诊断。

(五)诊断与鉴别诊断

根据发病季节、高温环境和临床表现一般不难诊断,但老年人中暑表现可不典型,应予重视。热射病应与脑血管意外、乙型脑炎、癫痫、中毒性菌痢、低血容量性休克、低血糖昏迷、败血症、高热昏迷、肝昏迷、尿毒症昏迷等鉴别;热痉挛腹痛时应作急腹症的鉴别诊断。

(六)急救与监测

1. 现场处理 先兆中暑及轻症中暑一般脱离高温环境、口服凉盐水和休息后 30 分钟到数小时症状缓解。重症中暑者迅速转移到阴凉通风或带空调的房间,神志清醒时可口服清凉含盐饮料。神志不清者可用湿冷毛巾放于前额、腋下及腹股沟等处,或去衣、冷水擦浴以暂时降温。应在现场快速建立静脉通路给予液体复苏,输注液体首选含钠液体(如生理盐水或林格液),在补液的同时可补充丢失的盐分。同时注意气道保护,控制抽搐,并积极送往医院。

2. 医院急救 轻度中暑、热痉挛及热衰竭神志清醒者,置于空调房间,对症处理,必要时留观数小时。热射病预后不佳,病死率达 5%~30%,必须紧急处理。

(1)降温

1)物理降温:头部降温可用头置电子冰帽、橡皮冰帽、白铁冰槽等措施;传统的全身降温措施是将患者浸浴在 4℃水中不断擦拭全身皮肤,待肛温降至 38.5℃时停止浸浴,转移到 25℃环境中观察。但这种方法执行起来不方便,已很少为医务人员采用。现在各大医院抢救室中均有空调,在空调室中进行抢救,再结合电风扇、冰毯的应用不失为一简单有效的方法。具体操作是:将患者置于空调室内,卧于冰毯上或全身敷以冷水浸湿的大毛巾,不断洒冰水、放冰块,用毛巾摩擦皮肤以助皮肤血管扩张,再配合电风扇吹风。同时监测肛温,当肛温下降到 38℃时停止降温,核心温度管理的目标是维持直肠温度在 37.0~38.5℃。

2)药物降温:①氯丙嗪有调节体温中枢、扩张血管、松弛肌肉、降低氧耗的功能,常用于协助物理降温。25~50mg 加入 500ml 溶液中静滴 1~2 小时,用药过程中应监测血压,血压下降时应慢滴或停药,血压明显下降时需用升压药。异丙嗪 25~50mg 可与氯丙嗪合用。

②地塞米松降温作用较快，还可维持血压和防止休克。无合并溃疡病及严重感染时可 10mg 静脉注射，根据病情半小时后可重复 1 次。③纳洛酮为阿片受体拮抗剂，在抢救重度中暑时有明显的降温、促醒、升压等效应，可静脉注射 0.4～1.2mg，半小时到 1 小时重复应用 1 次。

（2）确保良好的呼吸、循环：保持患者呼吸道通畅，并给予吸氧；多数热射病患者需尽早进行气管插管，有创机械通气是大多数患者的呼吸支持方式。合理应用升压药、补充血容量、纠正酸中毒、应用强心药等是治疗中暑并发严重休克和循环衰竭的基本措施。

（3）对症支持治疗：谵妄、兴奋、烦躁不安时可注射地西泮 10～30mg。横纹肌溶解及急性肾损伤患者尽早行血液净化治疗，维持水电解质及酸碱平衡。弥散性血管内凝血时可考虑使用肝素，积极补充凝血因子、冷沉淀及血小板。脑损伤可给予有效镇痛镇静，甘露醇脱水脑保护治疗。对中暑患者要认真护理，防止肺部感染及褥疮发生，加强营养供给，一般情况稳定者建议早期肠内营养。

（4）监测与并发症防治

1）生命体征监测：对中暑患者生命体征的监测非常重要，特别是体温和血压的监测。先兆中暑和轻症中暑患者无须特别处理，但不能忽视生命体征的监测，一旦体温剧增或血压下降，应立即进行抢救。体温监测中，推荐使用对肛温的连续监测。

2）重要脏器功能监测：重度中暑可能会发展为多器官功能衰竭，而一旦发生难以挽回生命。因此对重症患者进行严密监测非常必要。及早防治各种严重并发症如休克、脑水肿、呼吸循环衰竭、水电解质和酸碱平衡紊乱等。有条件时入住监护病房进行抢救，在对生命体征进行监护的同时，定期抽血检测肝、心、肾、肺、血液等组织器官的相应指标，必要时进行中心静脉压、肺动脉压、肺小动脉楔压等有创监测。

第四章

动物咬蜇伤

重点：毒蛇咬伤、蜂蜇伤、犬咬伤的临床表现、诊断、治疗原则及预防。

难点：蛇毒的分类及致病机制、蜂蜇伤的中毒机制。

◀ 第一节 毒 蛇 咬 伤 ▶

一、概述

毒蛇咬伤（venomous snake bite）中毒是指毒蛇咬伤引起的局部损伤和蛇毒吸收所引起的全身中毒（intoxication）症状。世界上蛇的种类有近 3 500 种，毒蛇不足 10%。我国现有蛇类近 200 种，其中毒蛇有 50 多种，隶属于 4 科 25 属，对人畜生命危害较大的毒蛇主要有 10 余种，包括眼镜蛇科的眼镜蛇、眼镜王蛇、金环蛇、银环蛇；海蛇科的海蛇；蝰蛇科的蝰蛇及蝮亚科的蝮蛇、尖吻蝮（五步蛇）、竹叶青、烙铁头（龟壳花蛇）等。其分布以沿海到平原、丘陵和山区为主，海拔在 1 000m 以上的山区较少，海拔在 4 000m 以上的高山地区基本上没有蛇类分布。长江以南分布以眼镜蛇科为主，蝮蛇南北方均常见，海蛇科主要分布在沿海地区。喜爱在丘陵、山坡、山涧、溪边、坟地、田野、村边、灌木丛、小河边、塘池、石块堆、草丛中、菜地等地活动或休息。

毒蛇咬伤是我国南方农村、山区危害性较大的一种病害，也是军队平时野营训练、营地生活中常见的意外伤害，城市毒蛇咬伤近年出现增加趋势。受伤者大多是农民、渔民、野外工作或从事毒蛇研究的工作人员。炎热的季节是属于冷血动物的蛇最活跃的时候，因此，蛇咬伤多发生在 4～10 月之间，咬伤部位主要是四肢。全世界每年有数十万人被毒蛇咬伤，我国统计资料显示，每年毒蛇咬伤患者达 10 万人次，其中 73% 为中青年；蛇咬伤死病死率为 5%～10%，有剧毒的眼镜王蛇的咬伤病死率高达 90% 以上；蛇咬伤致肢体功能残疾者占 25%～30%。国内有报道，运用抗蛇毒血清及综合治疗毒蛇咬伤的治愈率为 98.4%，病死率为 1.6%，致残率为 0.5%。

二、蛇毒的分类

毒蛇毒腺分泌的蛇毒（snake venom）呈半透明黏稠状液体，微酸性，是由蛋白质、多肽类、金属离子和多种酶组成的混合物。其主要成分包含神经毒（neurotoxic）、心脏毒（cardiotoxic）、细胞毒（cytotoxic）和血液毒（hematotoxic）等。毒蛇咬人后，由毒腺分泌的蛇毒经排毒导管、毒牙通过伤口注入人体组织，沿淋巴及血液循环扩散至全身，引起中毒症状。如果咬中血管,毒液直接入血,症状出现得又快又猛。蛇毒可在人体内分布于各个组织,肾脏最多,经过肝脏分解后由肾脏排泄,毒素的作用可以持续数天,72 小时后大部分可被排出。这也是临床上排除毒蛇咬伤是否威胁生命的可靠时限。

眼镜蛇科和海蛇科蛇毒可以阻断突触前和 / 或突触后神经肌肉传导,引起肌肉弛缓性瘫痪,产生神经肌肉毒作用。α- 环蛇毒是突触后神经毒,因高浓度的筒箭毒碱对该毒素组分的效应有部分对抗作用,因此认为该组分是作用于突触后膜的乙酰胆碱受体,阻断神经肌肉接头受体。并可以与运动终板的乙酰胆碱受体结合,从而抑制乙酰胆碱效应。海蛇咬伤后产生大量肌球蛋白和钾离子,造成肌肉损害,引起中毒症状。

蛇毒中一些成分可以激活凝血因子X、V。尖吻蝮蛇毒中有组分具有类似凝血酶作用,可促进血液凝固,大量凝血因子消耗可以触发和加重弥散性血管内凝血(DIC)。蝮蛇毒组分还含有一种纤维蛋白水解酶,可裂解纤维蛋白,引起凝血障碍。蝰蛇和眼镜蛇蛇毒中磷脂酶 A_2 有血液毒作用,能破坏红细胞,引起溶血。

蝰蛇科和响尾蛇科的毒液组分含有蛋白水解酶和低分子多肽,造成局部血管壁的损伤、水肿、出血和坏死。磷脂酶 A_2 能水解卵磷脂的酯键,释放溶血卵磷脂,后者使损伤组织释放组胺、5- 羟色胺和缓激肽,造成伤口局部组织的水肿、炎症反应和疼痛。透明质酸酶能裂解酸性黏多糖,降低了结缔组织强度,损害毛细血管内皮细胞,引起血管壁通透性改变,使血浆和红细胞外渗,促进蛇毒扩散。许多蛇毒含有金属蛋白酶,引起咬伤部位组织损伤和肌肉、骨骼坏死。

根据临床表现,上述毒素在临床上被归入血液循环毒、神经毒、混合毒三大类。

三、临床表现

不同类型蛇咬伤,临床表现不同。部分咬伤后,只有局部咬痕,不出现中毒症状,此种情况称为"干咬";部分咬伤较深会同时出现副毒牙痕迹,部分甚至存留毒牙,需立即拔除。

蛇咬伤后所排出的上述混合毒素比例不同,临床表现也不同。毒蛇咬伤后,全身中毒症状出现的快慢和严重程度主要与吸收的蛇毒组分分子量大小有关。海蛇科蛇毒分子小,咬伤后迅速进入血循环,出现症状快。蝰蛇毒分子大,吸收慢,症状出现较晚。另外,中毒症状还与蛇大小、咬伤部位、注入蛇毒量、受伤者体表面积、健康状况、易感性和现场伤口处置情况相关。

(一)局部表现

咬伤伤口处出现剧痛、麻木、肿胀和出血。在被毒蛇咬伤后,被咬伤处局部多数在 4～6 小时出现瘀斑、水泡或出血性水泡,并有大量液体渗出。12 小时后,出现组织、皮肤坏死。但在严重中毒时,上述症状可在 10～30 分钟就出现。若不治疗,水肿发展迅速并可在数小时内累及整个肢体;可出现区域性淋巴管炎和淋巴结肿大、触痛并伴有受伤部位表面体温升高。眼镜蛇咬伤后,局部反应较轻,仅有轻度麻木、疼痛和出血。海蛇咬伤部位可无疼痛和水肿。

血循毒对局部咬伤处作用明显,故血液循环毒为主的毒蛇咬伤开始就出现较重的局部症状,神经毒为主的毒蛇咬伤开始局部症状相对较轻。

(二)全身表现

1. 血循毒型　血循毒是对血液循环毒的简称,常见于蝰蛇、竹叶青、尖吻蝮蛇及烙铁头等毒蛇咬伤。毒素对全身血管内皮细胞有很大的破坏作用,破坏组织及红细胞、白细胞,严重时造成溶血,损害心肌,造成循环障碍。血液毒可引起口渴、恶心、全身酸痛、咽喉痛、寒战、发热、全身出血,休克或昏迷等症状。血循毒可损害凝血系统和心血管系统。发病较急,局部伤情变化快、渐进性加重,肿胀发展快;迅速出现全身中毒症状。患者口中有异样金属味道,烦躁不安、发热、谵妄;气短、胸闷、呼吸困难,呼吸功能衰竭;全身广泛性出血,伤肢皮下广泛出血形成散在性大块瘀斑,严重者可蔓及躯干,继而口腔、牙龈、鼻、眼结膜出血。病情进展会出现如血尿、鼻出血、咯血、呕血和便血等。存在溶血的患者可出现贫血,巩膜和皮肤黄染。心脏散在出血常造成心功能紊乱,出现心律不齐,传导阻滞,血压持续下降。同时可以出现失血过多的表现:包括口渴、表情淡漠或烦躁不安、面色苍白、手足厥冷及脉细数。严重失血者可出现瞳孔散大,休克以至昏迷。因出血、溶血可导致肾脏损害,出现蛋白尿、管型尿及血红蛋白尿,进一步出现少尿、无尿,发生急性肾衰竭。此外,由于颅内出血,患者可出现惊厥、昏迷及死亡。临床上患者多因急性肾衰竭和急性循环衰竭导致死亡,如能及时抢救,大多可度过危险期,但恢复一般较慢。此外,妊娠、月经期妇女被咬伤者,易引起流产或早产,子宫出血不止,故对妊娠期和经期妇女被咬伤者,更应特别重视。

2. 神经毒型 可损害外周神经和中枢神经系统,常见于银环蛇、金环蛇和海蛇咬伤所引起。临床特点是蛇毒吸收快,局部症状不明显,仅有痒、麻木感。容易被忽视,一旦出现全身中毒症状,则病情危重。对人危害较大的是对外周神经中的神经肌肉起阻断作用,引起横纹肌麻痹。咬伤后1~3小时开始出现症状,表现为眼睑下垂、复视;累及呼吸肌,引起呼吸肌麻痹而导致呼吸停止。作用于中枢神经系统的蛇毒可引起全身发麻、头颈发硬、张口困难、呼吸困难,甚至休克、昏迷等症状。

3. 混合毒型 见于眼镜蛇、眼镜王蛇、蝮蛇等咬伤,对人体危害极大,发病急,蛇毒全身及局部症状重,具有神经毒型与血循毒型中毒的混合症状。伤肢肿胀迅速扩散;头晕、视物模糊、复视、眼睑下垂、全身肌肉疼痛无力、牙关紧闭、语言障碍、吞咽困难、颈项强直;心动过速、心律失常、循环情况不稳;呼吸困难、呼吸麻痹;血红蛋白尿或肌红蛋白尿,少尿或无尿;严重者可有惊厥、昏迷、休克等。

四、实验室和其他检查

采用 ELISA 可以检测到患者伤口渗液、血清和尿液中特异蛇毒抗原。中性粒细胞可增多至$(20\sim30)\times10^9$/L,可出现血小板减少。严重患者可出现血红蛋白降低,凝血酶原时间(PT)和部分凝血活酶时间(APTT)延长,血纤维蛋白及纤维蛋白原减少,纤维蛋白降解产物(FDP)增加等。生化指标可见到肝肾功能受损、心肌损伤等异常表现。

五、诊断

有与蛇接触史,毒蛇咬伤局部多有两个牙痕(少数情况下为1个或者3个牙痕),伴有伤口局部和全身的表现。有条件者进行实验室检查,确定蛇毒中毒和种类,并与虫咬伤鉴别。确定蛇咬伤后,判断咬伤蛇的种类,是否有毒。无毒蛇与有毒蛇咬伤症状的鉴别见表5-3。

表 5-3 无毒蛇与有毒蛇咬伤症状的鉴别表

表现	无毒蛇咬伤	有毒蛇咬伤
局部疼痛	疼痛不明显	剧烈、灼热、疼痛明显加剧(神经毒除外)
伤口出血	出血少或不出血,无瘀斑或血疱	常出血不止,周围皮肤有瘀斑或血疱(神经毒蛇除外)
肿胀的发展	无肿胀或稍肿,无扩大	肿胀严重,迅速扩展(神经毒蛇除外)
淋巴结	不肿大,无触痛	附近淋巴结肿大,触痛
组织坏死	伤口有时感染,无坏死	局部皮肤发紫,坏死甚至溃疡(神经毒蛇除外)
全身症状	精神紧张、可出现虚脱,无其他症状	头晕,视物模糊,复视,疲倦,胸闷,腹痛,广泛内外出血,休克,昏迷,甚至器官衰竭

六、治疗

蛇咬伤后,一时无法确定是否为毒蛇咬伤情况下,均需按毒蛇咬伤原则处理,需送急诊科观察治疗。病情危重患者,应收住重症监护治疗病房。

（一）伤口处置

1. 制动 毒蛇咬伤后,为减少毒素吸收,患者要保持安静,不要惊慌和剧烈活动,患肢位置低于心脏位置。

2. 捆扎近心端 伤口局部使用宽弹力绷带绷扎,以阻断表浅静脉和淋巴管循环,缠绕的绷带下面应该能够放入一个手指,因为动脉血流受阻有可能增加组织坏死。也可用其他代用品捆扎。捆扎时间超过 45 分钟后,可放松 1～2 分钟换部位捆扎。接受抗蛇毒血清或伤口治疗时,方可取下捆扎物品。

3. 清创和排毒 毒蛇咬伤后,要立即切开排毒,切开深度到皮肤全层,不宜过深。无吸引器时,可由周围向伤口挤压 20～30 分钟,可排出 40%～60% 表浅毒素。咬伤 5 分钟内的伤口局部使用负压吸引装置,在咬伤部位产生 750mmHg 压力,使用 30 分钟能吸出部分毒素。用口吸吮,有可能因为口腔内吸收而产生中毒症状,尤其是在口腔黏膜或牙龈有损伤时。使用 1∶5 000 高锰酸钾溶液、净水或盐水冲洗伤口,或用 2% 过氧化氢溶液洗涤伤口后,盖上敷料。切开蝰蛇、尖吻蝮蛇伤口可以形成切口严重的出血风险,不建议切开。

4. 利多卡因局部封闭 伤口剧烈疼痛患者,可用 10ml 浓度为 1%～5% 的利多卡因局部封闭。

5. 破坏毒素 根据局部反应范围大小,用胰蛋白酶 2 000～5 000U 加 0.25%～0.5% 普鲁卡因或蒸馏水稀释后,做局部环形封闭。胰蛋白酶可以分解各种蛋白质或肽类毒素,应及时应用,重症患者可以重复局部注射。也可以在受伤当时采用烧灼法或低温法破坏浅表蛇毒。烧灼法:用火柴直接爆燃灼烧伤口,可反复多次,破坏蛇毒。低温法:局部降温减慢毒素吸收,适当消肿止痛。

6. 预防破伤风 毒蛇口腔内常污染破伤风梭菌,因此患者不管是否接受过免疫接种,均需要接受破伤风抗毒素 1 500U 或破伤风免疫球蛋白治疗进行预防。

（二）对症治疗

1. 补液 出现低血压或休克患者,需要迅速静脉输注氯化钠或葡萄糖生理盐水,维持血压。必要时可输入白蛋白或血浆代用品,尽快恢复血容量。即使未出现明显血流动力学改变者,也可静脉输注 10% 葡萄糖或生理盐水,每天 500～1 500ml。

2. 抗感染 蛇咬伤后约 3% 会继发感染,伤口愈合时间较长,早期经过扩创处理,应常规使用青霉素,80 万 U,肌内注射,每 6～12 小时 1 次。如合并其他感染可根据情况选用抗生素。对肾脏有损害的药物如卡那霉素、链霉素或磺胺类药应慎用或不用。如果一周后伤口无坏死,不伴全身情况,局部换药处理即可。

3. 糖皮质激素 糖皮质激素对机体有一定的保护作用,可减少蛇毒反应。可采用地塞米松 10～20mg 或者氢化可的松 100～400mg,加入液体静脉输注 3～5 天。

（三）应用抗蛇毒血清

对抗蛇毒血清(antivenin)的研究已有 100 多年的历史,目前已有 60 多种蛇毒有了抗蛇毒血清,现有单价、双价和多价的制品近百种。20 世纪 60 年代以后,我国陆续成功研制了抗眼镜蛇毒血清、抗蝮蛇毒血清、抗银环蛇毒血清、抗五步蛇毒血清,得到明确的临床疗效。

大约 75% 患者需要接受抗蛇毒血清治疗。毒蛇咬伤后,应用越早越好,最好是在 4 小时内。24 小时内者均可应用,中毒严重者在 72 小时后应用仍有效。多价抗蛇毒血清(antivenin crotalidae polyvalent)可用于治疗各种毒蛇咬伤。能确定毒蛇种类者,应用单价抗蛇毒血清治疗,其特异性强。

1. 局部应用 对明确的上述毒蛇咬伤且反应又非常严重时,可用抗毒血清稀释局部封闭使用。

2. 静脉应用 用前先做皮肤试验,取 0.1ml 抗蛇毒血清加 1.9ml 生理盐水稀释 20 倍,在前臂掌侧皮内注射 0.1ml,经 20～30 分钟,注射部位如皮丘在 2cm 以内,且皮丘周围无红晕及蜘蛛足者为阴性,可静脉滴注。皮试阳性或阳性可疑者,应采取脱敏注射法。因为皮肤试验存在着 10%～36% 假阴性,即使阴性者也需要密切观察病情变化。

单价抗蛇毒血清有较高的过敏发生率,有时这种过敏反应较毒蛇咬伤危险还高。多价抗蛇毒血清急性过敏发生率是 23%～56%。延迟型血清反应发生率也很高。

3. 抗蛇毒血清的过敏处理 立即应用地塞米松 20～40mg,加入生理盐水 20ml 中静脉注射;或应用氢化可的松琥珀酸钠 100～200mg 或氢化可的松 100～200mg 加入生理盐水 40ml 中静脉注射。

抗蛇毒血清治疗可以明确发生变态反应和血清病的危险;然而对于生命或肢体受到威胁的患者来说,其潜在的益处还是重于使用的风险。

（四）重症加强治疗

对于伤口局部肿胀发展速度快,伴有弥散性血管内凝血、呼吸肌麻痹、急性肾衰竭患者应立即收住重症加强治疗病房,进行严密观察、监护和积极复苏措施,保护、支持和恢复重要器官功能。例如,呼吸肌麻痹患者应用呼吸机支持;急性肾衰竭患者,根据情况进行早期血液透析、血浆置换等对于恢复肾功能、维持血液正常凝血功能等有肯定效果。

（五）中医治疗

蛇药种类较多,例如群生蛇药、上海蛇药、云南蛇药、广东蛇药、福建蛇药、季德胜蛇药等。中药往往既可外用,也可口服,两者结合应用效果较好。

（六）常见严重并发症处理

1. 神经毒类毒蛇咬伤致呼吸停止的抢救 被神经毒类的毒蛇咬伤,易致外周性呼吸麻痹,这种神经阻断是可逆的,只要有效的维持与恢复呼吸功能,大多数能恢复自主呼吸。凡被神经毒类的毒蛇咬伤者,都应做好气管插管及使用机械通气的准备,按呼吸衰竭、心肺复苏处置,详见相关章节。

2. 严重凝血功能障碍　目前已知我国的蝰蛇、五步蛇、蝮蛇、竹叶青蛇、烙铁头蛇等毒蛇可引起严重凝血功能障碍，如弥散性血管内凝血（DIC），而以五步蛇、蝰蛇的发生率最高。主要临床表现是出血、微循环障碍、溶血和休克。出血是最突出的表现，伤口切开后常渗血不止，全身皮肤、黏膜出现紫癜、瘀斑，消化道、呼吸道出血，便血、尿血，甚至失血性休克，颅内出血等。治疗方法如下：当在高凝期可考虑静脉给予低剂量肝素，在消耗性低凝期可使用新鲜血浆以补充凝血因子，或用血小板成分给予补充。同时要进行血液透析、血浆置换等综合治疗才能见效，同时配合使用抗生素，选用广谱，且对肾、肝功能损害小者。

3. 预防血栓和骨质破坏　血循毒还可造成全身不同部位的血栓。对于轻度和重度蛇咬伤的患者，除进行常规治疗外，进行 48～72 小时的液体扩容治疗，可增加尿量利于肾脏排毒，还可以稀释血液预防血栓形成。对于血循毒为主的蛇毒往往组织毒也很严重，伤后局部软组织坏死，愈合时间很长，要警惕骨质破坏，软组织缺损、粘连导致的功能障碍。一旦出现可请相关专科会诊协助诊治。

对于失去早期处置机会的危重患者，要密切监护严重并发症，其病情可在数小时之内发生明显恶化，尽早全身支持，给予相应的加强治疗。危重患者的早期透析、血浆置换对于减轻心脏毒性、改善肾功能等有肯定的效果，往往是逆转危重蛇咬伤的关键步骤，如病情需要，要及时采用。

七、预后

早期应用抗蛇毒血清治疗，蛇毒咬伤的病死率明显降低。严重的神经毒性中毒导致呼吸肌麻痹、呼吸衰竭是早期死亡原因。血循毒作用出现 DIC、急性肾功能不全、低血容量性休克者预后不良；死亡的主要原因是急性肾功能不全、DIC 和多器官功能障碍。发生致命性低血压或休克者只占 7%。在四肢功能部位咬伤的患者，毒蛇伤口愈合时间较长，处置不当会增加致残风险，有 1%～5% 患者会留下肢体功能残疾。只有局部症状，而无全身症状患者，血循毒型蛇咬伤者需要在医院观察至少 12 小时。神经毒性毒蛇咬伤者，需要观察至少 24 小时，在确认肢体局部症状没有向近端进展、全身中毒症状和实验室凝血功能异常没有进行性加重时方可出院。

八、预防与自救

预防与自救十分重要，主要是针对毒蛇接触人群。农民、渔民、野外工作人员、野外旅游者和毒蛇研究人员进行宣传教育，了解毒蛇的生活习惯；应该远离毒蛇穴居地；不要在蛇经常出没的水域游泳；通过毒蛇活动区时应该穿防护高靴、戴防护手套；行进间要打草惊蛇；要学会毒蛇咬伤后的自救互救方法和技术，对伤口进行迅速正确的处置会影响毒蛇咬伤的预后。

◀ 第二节　蜂 蜇 伤 ▶

一、概述

蜂蜇伤，即蜂尾部毒刺刺入人体皮肤后，将排泄的毒液注入人体而引起的人体局部或全身反应和相关症状。蜂毒成分较为复杂，主要包括酶类、肽类和非肽类物质，蜂蜇伤后可发生过敏性休克及多脏器功能损害,危及患者生命,病死率高。在我国,蜂蜇伤的分布有地区性、季节性差异,山区、林区高发,夏秋季高发。早期急救治疗对蜂蜇伤有极其关键作用。

二、中毒机制

1. 酶磷脂酶 A_2(PLA_2) 是钙依赖性酶,是蜂毒中引起过敏反应最主要的变应原,PLA_2 通过水解膜磷脂导致脂质双层完整性的破坏。细胞膜破坏过程中会产生一些具有广泛细胞毒性或激活免疫反应的物质如溶血磷脂酸 A(LPA)、溶血卵磷脂等。事实上单独 PLA_2 并不具有细胞毒性,而当蜂毒肽存在时,PLA_2 具有强烈的促溶血效应,这是患者发生溶血和横纹肌溶解的潜在因素;且二者均是神经肌肉阻断剂,可引起呼吸麻痹。PLA_2 在 IgE 介导的过敏反应中发挥重要作用。尽管蜂毒毒素中溶血卵磷脂(PLB)含量较低,亦能够水解磷脂1、2 位上的酰基,引起溶血反应。透明质酸酶是蜂毒中第二常见的过敏原,它通过破坏细胞外基质促使蜂毒毒素通过细胞间隙引起细胞膜发生强烈改变。此外水解的透明质酸片段由于具有强烈的促炎、促血管生成效应,较快引起全身系统性病变。

2. 多肽 蜂毒肽是一种螺旋疏水性多肽,可改变细胞通透性引起细胞破裂;也可影响神经元功能并促进其释放诱导疼痛的物质引起患者疼痛,且具有心脏毒性作用。大剂量蜂毒肽引起心肌痉挛及心血管损伤,这是多蜂蜇伤后的重要死因之一。体外实验发现蜂毒肽和磷脂酶 A_2 均能增加血凝时间。蜂毒明肽作为最小的神经毒素,通过阻断钙依赖性钾通道发挥作用。

3. 生物胺 蜜蜂毒素中产生效应的生物胺主要包括组织胺、多巴胺和去甲肾上腺素,这些成分引起血管收缩并使局部疼痛的时间延长、程度增强;黄蜂毒素中组织胺、血清素(5-HT)以及乙酰胆碱等在影响神经元和引发剧烈疼痛时起到关键作用。

三、临床表现

1. 局部表现 蜇伤部位红肿,中央可见小黑点,多为刺伤点或毒刺存留部位,周围可有丹毒或荨麻疹样皮肤改变。

2. 全身症状 被少数蜂蜇,一般全身症状不明显。但被群蜂多处蜇伤时症状严重,可产生大面积肿胀,偶可引起组织坏死,重者出现恶心、无力、发热等全身症状,甚至出现过敏性休克或急性肾损伤、昏迷、抽搐,发生 DIC、心脏和呼吸肌麻痹等,可致死亡。

四、诊断依据

需要结合病史即能确诊,无须特殊鉴别。

五、治疗

(一)普通蜂蜇伤的处理方法

1. 清除毒素

(1)首先检查有无滞留于皮肤内的毒刺,发现后立即小心拔除。方法是用胶布粘贴后揭起或用镊子将刺拔出。如扎入毒刺还附有毒腺囊,则不能用镊子夹取,以免挤入毒液而使反应加重,只能用尖细的刀尖或针头挑出毒腺囊及毒刺。

(2)可选用肥皂水、5%~10% 碳酸氢钠溶液洗敷伤口。被黄蜂蜇伤可涂擦 1% 醋酸溶液。拔出毒刺后的皮肤用 2.5% 碘酊涂擦 2~4 次。

2. 伤口处理　可于患处周围用 2% 利多卡因和地塞米松注射液,以 1∶1 的比例皮下注射 1 次;局部放置冰袋冷敷。季德胜蛇药 6~8 片研碎,温水 10ml 化开,搅拌为糊状,涂擦针刺处,每天 10 次以上,直至肿消痛止。四肢被蜇伤应减少患处活动,以减少毒素吸收。

3. 药物治疗

(1)迅速建立静脉通道并保持通畅。

(2)药物治疗原则:使用输注甲泼尼龙琥珀酸钠抗过敏;输注 5% 碳酸氢钠碱化中和尿液;输注质子泵抑制剂保护胃部;输注还原性谷胱甘肽保护肝脏。适当使用止痛、镇静剂。同时还应进行抗感染、营养心肌、预防并发症等对症相关治疗。

(二)严重蜂蜇伤的处理办法

有全身症状者,根据病情予以不同处理。症状轻者对症治疗,10% 葡萄糖酸钙静脉注射,或口服蛇药;有过敏反应者,应迅速用肾上腺皮质激素、抗组织胺药;发生血红蛋白尿者,应用碱性药物碱化尿液,并适当补液量以增大尿量,如有少尿或无尿,则按急性肾损伤处理,必要时行血液净化治疗;对休克者要积极抢救;对群蜂蜇伤或伤口感染者,应加用抗菌药物。

六、防护

郊外游玩或去野外工作人员,应注意个人防护,要穿长袖长裤外出。如果遇到蜂群应尽快躲避,千万不要用手拍打和驱赶,不要乱捅蜂巢。一旦招惹到蜂群,要立即保护好身体,尤其做好头面部保护,对过敏体质者,一定要尽快就医,以免危及生命。

◀ 第三节　狂　犬　病 ▶

一、概述

犬咬伤是指犬齿咬合、切割人体组织导致的皮肤破损、组织撕裂、出血和感染等损伤。被患狂犬病的动物咬伤后,患病动物唾液中携带的狂犬病病毒,可以引发狂犬病。近几年狂犬病一直居我国 40 种法定报告传染病死亡数前列,对我国人民群众的身心健康和社会安定造成了危害,犬咬伤是主要原因。犬咬伤后局部出现咬伤瘀点,周围红肿疼痛,甚至出现烦躁、怕风、恐水、畏光、痉挛抽搐等,终至肌瘫痪、昏迷、循环衰竭而死亡。本病早期诊断,一般预后良好。

二、临床表现

狂犬病严重者潜伏期多在 3 个月左右。典型病例临床过程有潜伏、前驱期、兴奋期、麻痹期、昏迷期、死亡等几个阶段。病程一般不超过 6 天。初起精神不振,微热头痛,食欲缺乏等,继则心中常有恐惧,对声、光、风、痛较敏感,早已愈合的伤口有麻、痒、痛及蚁行感;1~2 天后闻声则惊,轻微刺激即可引起抽搐,烦躁,口渴而不能饮水,极度恐水,闻水、见水、谈到饮水,都能引起咽喉痉挛,且多汗流涎,排尿排便困难;后期下肢瘫痪,恐惧消失,痉挛停止,但表情冷漠,口不能闭,气息低微,继而昏迷,预后不良。

三、诊断依据

1. 有明确的动物咬伤史。
2. 咬伤瘀点，周围红肿疼痛以及全身症状。

四、实验室检查

发生咬伤相关感染时，不一定出现白细胞增多和血清炎症指标升高。应从咬伤的感染伤口中留取培养物，以明确感染微生物并指导抗生素治疗。必要时行影像学检查以评估异物（例如嵌入牙齿）、骨折或关节破坏的证据。临床表现疑似浅表感染时，X 线平片检查可帮助确定伤口深度，以及有无邻近的深部软组织、关节或骨骼感染。此外，床旁超声可以发现脓肿，并指导引流。如果怀疑深部感染，MRI 检查是最佳检查手段。

五、治疗

1. 应彻底清洗伤口，并立即接种狂犬病疫苗与免疫球蛋白。
2. 适当处理伤口对预防动物咬伤者发生感染最为重要。咬伤伤口的处理包括：控制出血（应直接压迫活动性出血伤口）。用肥皂水、聚维酮碘或其他抗菌液清洁伤口。给予局部麻醉，然后使用无菌生理盐水冲洗，并清除肉眼可见的碎片，一般避免一期缝合。预防感染，同时肌内注射破伤风抗毒素。
3. 应用狂犬病病毒预防免疫。用人狂犬病免疫球蛋白（20IU/kg）或抗狂犬病马血清（40IU/kg），以 1/2 时在伤口周围浸润注射，其余作肌内注射。同时立即肌内注射人狂犬病疫苗 1 次，于第一次注射后 3 天、7 天、14 天、28 天再行注射，共 5 次，可防止狂犬病。
4. 其他疗法包括严格隔离治疗，保持安静，避光及一切刺激。

六、转归及预后

狂犬病重在预防，早期规范的伤口处理及接种狂犬病疫苗与应用人狂犬病免疫球蛋白非常重要。一旦发病，几乎 100% 死亡，极少有治愈病例报道。

◀ 第四节 蜈 蚣 蜇 伤 ▶

一、概述

蜈蚣蜇伤是蜈蚣蜇人后毒汁注入皮肤所引起的中毒性疾病。局部出现瘀点，周围红肿疼痛，甚或伴全身症状为蜈蚣蜇伤后的临床表现。该虫中国均有分布，以河南、湖北、安徽、江苏、浙江、广东、广西地区较多。本病若及时治疗和处理，病情较轻者，一般预后良好。但部分严重患者可导致休克，昏迷，抽搐，心脏和呼吸麻痹等，可致死亡。

二、临床表现

1. **蜇伤局部** 皮肤出现瘀点，四周红肿。
2. **蜇伤全身表现** 自觉疼痛彻骨和瘙痒，严重者则可有浑身麻木，头痛，眩晕，恶心呕吐，心悸，甚至谵语、抽搐，危及生命。

三、诊断依据

1. 有接触蜈蚣及被蜇伤史。

2. 蜇伤局部及全身症状特点。

四、治疗

1. 伤口用清水或肥皂水彻底清洗,有条件时,可用3%氨水或5%～10%碳酸氢钠溶液冲洗。伤口周围组织以0.25%的普鲁卡因局部封闭,可止痛并防毒液进一步扩散。

2. 六神丸、季德胜蛇药、南通蛇药片等,凉开水或米醋调匀,外涂。苋菜、夏枯草、新鲜桑叶、南瓜叶等,捣烂,外敷。内服季德胜蛇药、南通蛇药片、解毒消炎片、安宫牛黄丸、通窍散等。

3. 伤口局部有坏死感染时,加用抗生素。对蜈蚣蜇伤敏感者,可用抗组胺药和钙剂治疗,严重者静脉输液,内加维生素C及氢化可的松或地塞米松,一旦出现过敏性休克,立即皮下注射肾上腺素治疗。

五、转归及预后

本病若及时治疗和处理,病情较轻者,一般预后良好。但部分严重患者可导致休克,昏迷,抽搐,心脏和呼吸麻痹等,可致死亡。

六、预防

1. 注意环境卫生,清除周围杂草。

2. 野外工作时,应注意防范蜈蚣。

◀ 第五节 蝎 蜇 伤 ▶

一、概述

蝎蜇伤是指被蝎子尾部蜇伤,毒液注入人体所致的局部疼痛,甚或伴寒战高热、恶心呕吐、抽搐等全身症状的中毒性疾病。该虫在中国分布较广,以陕西、甘肃、宁夏较多。穴居,喜栖于岩隙与墙缝中,雨天常潜出,藏于靴、鞋、衣服内,夜出活动。本病若及时治疗和处理,病情较轻者,一般预后良好。但部分严重患者可导致休克、昏迷、抽搐、心脏和呼吸麻痹等,可致死亡。

二、临床表现

1. 发病常在夜间,多为手足暴露部被蜇伤。

2. 皮损为被蜇伤部位大片红肿、瘀斑或水泡。

3. 自觉剧烈疼痛、灼热,严重者出现寒战高热、恶心呕吐、头痛、心悸、抽搐、谵语等中毒症状,甚至死亡。

三、诊断依据

1. 有被蝎子蜇伤病史。
2. 局部及全身症状特点。

四、治疗

1. 尽快在被蜇伤部位的近心端缚扎，吸出毒液，扩大创口，用 1∶5 000 高锰酸钾液或肥皂水冲洗创口。
2. 明矾、米醋，或雄黄、枯矾等，凉开水调，敷患处。
3. 大蜗牛、马齿苋、大青叶等，捣烂，外敷。
4. 内服季德胜蛇药、南通蛇药片、解毒消炎丸、安宫牛黄丸、通窍散等。

五、转归及预后

本病若及时治疗和处理，病情较轻者，一般预后良好。但部分严重患者可导致休克，昏迷，抽搐，心脏和呼吸麻痹等，可致死亡。

六、预防

1. 注意环境卫生，清除周围杂草。
2. 野外工作时，应注意防范蝎子。

◀ 第六节 海 蜇 蜇 伤 ▶

一、概述

海蜇，又称水母。在我国沿海主要有海蜇、黄斑海蜇、棒状海蜇 3 种。海蜇广泛分布于南海、东海、黄海、渤海四大海区内海近岸。黄斑海蜇多分布于福建、广东等南方沿海。棒状海蜇仅分布于厦门一带海区。

我国海域广阔，每年 7～9 月均有相当数量的海蜇蜇伤病例发生，以前主要为捕捞海蜇的渔民，近来沿海旅游地区，在海滨游泳戏水的被蜇伤患者数量不断增加。蜇伤后严重者引起过敏性休克，甚至死亡。

二、病理机制

海蜇的触手上有大量刺胞，刺胞内含有毒液，其成分主要是类蛋白、多肽和多种有毒的酶类，此外还有强麻醉剂、致痛剂、组胺等。当人体接触海蜇触手时，刺胞可刺入皮肤，引起刺胞皮炎。

三、临床表现

海蜇蜇伤后临床表现分为局部症状和全身表现，局部症状表现为蜇伤后皮肤呈红色、褐色或紫色，烧灼样刺痛，瘙痒。全身中毒症状：恶心呕吐、头痛头晕、乏力、关节痛等。严重者引起过敏性休克，甚至死亡。

四、治疗

一旦被海蜇蜇伤，切勿用淡水冲洗，因淡水可促使刺胞释放毒液。应尽快用毛巾、衣服、泥沙擦去黏附在皮肤上毒液，亦可用海水冲洗。有条件者可用酒精或碱性洗液冲洗或喷洒患处，如10%碳酸氢钠等。对皮损面积大，全身反应严重者要及时去医院治疗。

第五章

电击与雷电伤

重点: 电击伤临床表现及治疗。

一、定义

电击伤是指人体与电源或雷电直接接触后电流进入人体，造成机体组织损伤和功能障碍，临床上除表现在电击部位的局部损伤，尚可引起全身性损伤，主要是心血管和中枢神经系统的损伤，严重的可导致心搏呼吸骤停。

二、临床表现

电击伤的伤口特点是电流及强电场致使局部组织细胞膜损伤，逐渐出现组织坏死，与电击伤局部继发性的血管栓塞、破裂，间生态组织继发感染坏死有密切关系。

（一）局部表现

1. 出现延迟性局部组织坏死，伤口不断加深扩大，沿电流经过的区域出现肌肉坏死，骨周围软组织坏死，骨关节损伤外露；严重的可损伤头部，出现肠损伤和肺损伤等。

2. 上肢触电后，常出现腕、肘前以及腋部的损伤，这可能是由于触电时，肌肉受刺激收缩，上肢屈曲状，于手腕、肘前和腋下形成新的短路所致。

（二）全身表现

1. **血管壁损伤**　血液是良导体，电流易于通过，引起血管壁损伤，进而发生血管栓塞、血管破裂，引起继发性的局部组织坏死、肢体坏死。

2. **血红蛋白尿及肌红蛋白尿**　严重时会造成一定程度的肾脏损伤及肌损伤，会出现血红蛋白尿、急肌红蛋白尿。

3. **电性昏迷**　触电后，常伴有短暂性昏迷，占 20%～50%，意识多能恢复。若头部有击伤区，除短暂的昏迷外还可出现神志恍惚、兴奋，CT 检查可发现有局部脑水肿，继之脑软化。发生在非功能区时无定位症状出现，经治疗后可恢复，脑部可无后遗表现。

4. **呼吸暂停、休克、心室纤颤**　危重情况下，如抢救不及时可立即死亡，应立即给予抢救。

5. **并发伤**　如在高空作业时触电，昏迷后跌下，易发生颅脑外伤及骨折。

三、治疗

（一）现场急救

发现患者电击伤时，立即切断电源，或用不导电的物体拨离电源；发现患者雷电伤时，立即将患者移至安全地区，对心搏呼吸骤停者进行心肺复苏；同时拨打 120 立即送往医院。

（二）院内急救

1. 心电监护　监测患者生命体征。

2. 液体复苏　补液量不能根据其表面烧伤面积计算,对深部组织损伤应充分估计。

3. 开放伤口　清创时应注意切开减张。

4. 早期全身应用较大剂量的抗生素(可选青霉素)　因深部组织坏死、供氧障碍,应特别警惕厌氧菌感染,局部应暴露,过氧化氢溶液冲洗、湿敷。注射破伤风抗毒素是绝对指征。

第六章

自杀与勒缢

◀ 第一节　自　杀 ▶

重点：不同类型自杀的救助。

一、定义

自杀是指个体在复杂心理活动作用下，自行采取各种手段结束自己性命的危险行为。

二、自杀情绪的形成

根据精神医学研究报告，自杀的人 70% 有忧郁症，精神疾病者自杀概率更高达 20%。在社会环境及个人因素中的矛盾都是影响自杀的成因。

三、对自杀者的救助

（一）对自缢自杀者的救助

1. 脱开缢套。

2. 抢救　迅速判断患者心搏呼吸是否停止，必要时立即进行心肺复苏。

3. 加强护理　即心肺复苏成功后应注意观察体温、脉搏、呼吸及血压的变化，在其清醒之后应给予心理安慰，防止其再次自杀，同时拨打 120 及时送往医院。

（二）对切刺自杀者的救助

切刺自杀是用刀等锐器自杀。应迅速止血。较大的出血可往伤口内填塞无菌纱布，再将患侧上肢高举过头部，施行加压包扎。四肢较大的出血可用结扎止血带止血。具体可参考第六篇相关内容。

（三）对头部撞击自杀者的急救

条件不允许处理伤口时，要先用无菌纱布覆盖伤口。如需搬运或转送，必须先行固定。立即送至医院。检查瞳孔是不是等大等圆，伤口渗出物中有无脑脊液，脑组织是否膨出，外耳道、鼻腔有无出血或脑脊液流出，颅骨有无凹陷性骨折，有无喷射性呕吐、头痛等颅内压增高症状，有无意识障碍等。遇有开放性骨折，不可将露出伤口的骨端复位，以免造成神经、血管的损伤。

（四）对跳楼自杀者的救助

1. **急救关键**　止血、骨折固定、维持生命体征。

2. 急救方法

（1）查看落下地点有助于判断伤势的严重程度，小树丛、雪地、草坪、车辆、锌皮屋顶甚至路灯等缓冲物都有可能减轻伤势。

（2）查体有无畸形及骨擦音，有骨折可能，应先按骨折包扎处理，以免引起严重后果。

（3）固定骨折部位，防止断裂骨端移动损伤血管神经。

（4）脊椎骨折往往病情严重，应在保持脊柱稳定的情况下，将患者平稳地移至硬板担架。

（五）对触电自杀者的救助

1. 脱离电源　切断电源，不可用手直接接触带电者的身体。

2. 现场抢救　触电者心跳呼吸停止时，应立即进行心肺复苏。心肺复苏成功后立即送往医院。

（六）对溺水自杀者的救助

对溺水自杀者的救助关键在于解除缺氧、恢复呼吸心跳。详细内容参见第五篇第一章"淹溺"。

◀ 第二节　勒　　缢 ▶

重点：勒缢的临床表现及救治。

一、定义

勒缢，可分自缢（上吊）、绞颈与掐颈等。上述情况的发生，会突然阻断受害者呼吸气道与颅内供血，使之呼吸停止，大脑缺血（氧），如不立即解除伤害和急救，可立即导致死亡。

二、死亡原因

其死亡的主要原因，是喉头、气管被勒紧，空气不能进入肺内而导致窒息，以及颈部大血管被压阻，血液不能达到颅内，致大脑与延髓缺血，最终导致患者死亡。

三、症状与体征

1. 自缢者因身体从上至下呈吊挂状，多伴有口内流涎及舌从口内下垂。

2. 颈部可见紧缩物，如绳索、电线、领带等。

3. 呼吸多已停止或极其微弱，心跳、脉搏测不出或停止。

4. 面部先呈青紫（铁青）色，继而变为灰白色。

5. 面部、颈部血管怒张与浮肿。

6. 颈部皮下有瘀血、勒痕或伤痕。

7. 紧缩物解除后，仍可见口角流涎，鼻孔流出黏性液体，眼球充血红肿明显。

四、诊断

一般可通过观察现场，以及症状及体征直接诊断。

五、解救原则与一般方法

救治的关键点在于迅速进行心肺复苏，恢复患者呼吸心跳，改善患者脑缺血。详细内容可参考第一节中对自缢自杀者救助的内容。

六、预后

可通过患者症状及体征判断患者预后。凡被缢者如面色青紫，说明颈静脉受阻，此时如及时解救，预后一般较好，存活希望较大；如面色苍白、双眼紧闭、神志不清或已昏迷不醒，说明勒缢力度大，持续时间较久，颈动脉、颈静脉血流同时受阻，其预后一般较差，但如解救及时，仍有存活的可能性。

第六篇 ▶

常用急救技术

第一章

伤情评估与检伤分类

重点：初步伤情评估的"MARCH"检伤策略，快速创伤评估的实施步骤，检伤分类及后送的基本原则和步骤。

难点：初步伤情评估的实施步骤，快速创伤评估的实施步骤。

◀ 第一节　伤 情 评 估 ▶

对于患者伤情的评估始终贯穿现场急救、早期救治和专科救治中，无论在火线现场急救或者战术后方区救治中，随时对伤情进行快速系统评估有利于危及生命创伤事件的早期发现和优先处理。伤情评估是战场救护的基石。严格的、系统的伤情评估程序是战伤救护的最基本内容，包括以下方面：战场环境评估、初步伤情评估、伤情快速系统评估。

一、战场环境评估

1. 战场评估　战场上对伤员的就地救护，会受到战场环境的影响，首先要判别哪些救援措施需要在战场就地实施，哪些措施转运到安全地域更好。进入交火区后，须迅速识别危险，寻找遮挡和隐蔽，仔细勘查潜在危险。如有必要，在评估和治疗前将伤员转移到安全区域，对于暴露在火力下的伤员要毫不犹豫地转移。战场情况复杂多样，需具体情况具体分析，在整个伤员的转移过程中，需要对敌方进行火力压制，精确设计路线，以确保转运伤员的整条路线和区域都能提供良好的遮挡和隐蔽，不要将自己暴露在敌方的火力下。

要充分考虑救护过程中核生化对战场环境的影响。比如，在化学武器战中，伤员的武器装备可能暴露在化学、生物、放射和核辐射下，救援时只有把这些沾染物洗消彻底后，才能处理伤口和损伤，否则就可能受到沾染而危及生命。

2. 判定受伤机制　判定受伤机制有助于发现隐藏的损伤，而且可能是发现潜在严重伤情的首要线索。在创伤时，躯体在外力作用下可以造成可逆性损伤、不可逆性损伤，甚至死亡。通过判定受伤机制，能够对这种外力造成的损伤有详细的了解。

在战场上，常见的受伤机制包括烧烫伤、枪弹伤、坠落伤、核/生化武器伤和爆炸伤等。

（1）烧烫伤：战场上的烧烫伤主要由爆炸造成。患者可能被冲击至离原始受伤处很远的地方。烧烫伤患者还可能合并内脏损伤、骨折、脊髓损伤等伤情。

（2）枪弹伤：枪弹伤通常都有入口和出口，枪弹造成的损伤包括栓塞、骨折、钝挫伤和贯通伤等。

（3）坠落伤：坠落伤的严重程度取决于坠落的高度、着地的地面情况、首先着地的部位。

坠落的高度超过伤员身高的三倍就要高度怀疑多发伤。

（4）爆炸伤：爆炸伤是战场常见损伤，爆炸可以造成以下伤害：爆炸伤、空洞形成、骨折、贯通伤和钝挫伤等。

（5）核生化武器伤：在面对核生化武器伤时，首先要保证自身安全。在进行环境评估前要确保自己有完备的防护装置。核生化武器除了造成特殊伤害外，也能造成爆炸伤，如：骨折、钝挫伤等。

3. 判定伤员数量　判定完受伤机制后，需要判定伤员数量，必要时呼叫增援。判定伤员数量对估计所需医疗资源和设备的数量非常重要。伤员的数量决定了战位以及如何处置伤情。需要考虑以下问题。

（1）战场火力下对伤员的救护。

（2）伤员伤情复杂性。

（3）规划好时间、装备和医疗救援供给。

在伤员搬运和治疗时要尽可能地寻求帮助，要指导卫生战士参与救治。卫生战士是战斗编队中受过包扎、固定、建立静脉通道训练的非医疗人员。有伤员时卫生战士就开始履行职责，如有必要可组织伤员自救和互救。

完成态势评估，需要遵循以下步骤。

（1）判定需要携带何种级别的装备。

（2）判定现场安全。

（3）判定致伤机制。

（4）判定伤员数量。

（5）判定是否需要援助。

（6）判定是否需要特殊装备。

二、初步伤情评估

初步伤情评估首先是意识状态评估，并给精神状态异常的伤员立即解除武装，其目的是防止伤员误伤自己和战友。然后按照"MARCH"检伤策略进行处置。MARCH代表：M（massive bleeding），大出血；A（airway），气道；R（respiration），呼吸；C（circulation），循环；H（hypothemia），低体温。初步伤情评估的目的是判定有无危及生命的伤情并决定救援顺序。除非有气道阻塞或心跳停止需紧急处置，否则不要中断伤情初步评估。

卫勤人员在接收伤员后，应当在10分钟内作出伤员伤情严重程度的判定。伤情严重程度判定应当在把握伤员的损伤程度、损伤范围、活动能力等整体状况的基础上，参考简易战伤计分法（表6-1）的计分结果进行综合判定。伤势严重程度按照危重伤、重伤、中度伤、轻伤区分。计分12分为轻伤，常规处置；计分10～11分为中度伤，优先处置；计分6～9重伤，紧急处置；计分 <5 分为危重伤，期待处置。伤势严重程度与战伤计分总计分的参照关系如下。

1. 意识水平　评估伤员意识状态的重要性在于其反映了伤员的脑功能。意识状态评估只需几秒，主要依赖反应性和定向力试验。

反应性试验是评估伤员对外界刺激的反应，包括声音刺激和疼痛刺激（捏压伤员的耳垂）。通过以下步骤评定。

（1）预警：当你靠近时，伤员自动睁眼，伤员能感知并对外界环境作出反应。伤员按指令做动作。

表 6-1　简易战伤计分对照表

呼吸频率/(次·min⁻¹)	收缩压/mmHg	GCS 分值	分值
10~29	>90	13~15	4
>29	76~89	9~12	3
6~9	50~75	6~8	2
1~5	<50	4~5	1
0	0	3	0

注:GCS 评分标准:①睁眼动作:自动睁眼4分,呼唤睁眼3分,刺痛睁眼2分,不睁眼1分。②语言反应:回答切题5分,回答不切题4分,答非所问3分,只能发音2分,不能言语1分。③运动反应:按吩咐动作6分,刺痛能定位5分,刺痛能躲避4分,刺痛后肢体能屈曲3分,刺痛后肢体能过度伸展2分,不能活动1分。

（2）对声音刺激的反应:伤员不自动睁眼,但声音刺激时睁眼,且对语言有某种程度的反应。

（3）对疼痛刺激的反应:伤员对语言无反应,但对疼痛刺激表现为呻吟、推挡或躲避。通过捏压耳垂和指甲盖来评定对疼痛的反应性。

（4）无反应:伤员对任何刺激都无反应。

对于有预警和声音刺激反应性的伤员,要接着做定向力评估。定向力评估是通过测定伤员对人物、地点、时间和事件的记忆来评定其意识状态。所提问题包括对长时记忆（名字、地点）、中时记忆（地点、时间）和短时记忆（事件）的评估。如果伤员对所有问题都能准确回答,说明定向力正常,如果不能准确回答所有问题,说明定向力障碍。通常长时记忆和中时记忆丧失比短时记忆丧失的问题更严重。比预警症状轻的伤员,定向力正常被称为预警精神状态。需要在创伤评估中寻找原因。

2. 对危及生命大出血的评估　现代常规武器战争中75%的伤亡事件由爆炸伤和枪弹伤导致,战伤后大量出血是战创伤可预防性死亡的主要原因,其中有超过24%的死亡能够通过有效止血而避免,及时有效的控制出血是降低战伤病死率的关键。外伤出血包括撕裂伤、穿刺伤、离断伤、擦伤、切割伤。受伤类型和受伤的血管种类决定了出血的严重程度和范围。毛细血管伤通常是渗血,静脉伤是流血。动脉出血最初是喷射状,但是当伤员血压降低后,出血经常就变成流出状。直接切入和横断的动脉,断端经常会回缩以减慢出血。相比之下,被斜面切开的动脉不会回缩,常持续性出血。

重伤员失血3分钟就可能出现死亡。不可控出血的体征如下。

（1）伤口出现搏动或持续性出血。

（2）地面上流了一摊血。

（3）衣服被血浸透。

（4）覆盖伤口的绷带或临时绷带无效且逐渐被血液浸透。

（5）手臂或腿部肢体离断。

（6）之前有过大出血,并且伤员现在处于休克状态（即无意识、意识模糊、苍白）。

任何内出血都要尽快处理。内出血的迹象通常不会很快出现（皮肤变色或血肿形成）,所以必须依靠其他体征和症状,通过评估受伤机制（坠落、爆炸伤、贯通伤）作出诊断。除了评估受伤机制,当怀疑有内出血时要警觉发生休克。处理内出血伤的关键是治疗休克,还可能需要外科手术止血。

如果有以下情况要考虑出血严重。

（1）有意义的受伤机制，特别是腹部、胸部受到损伤时。

（2）一般外观很差的伤员。

（3）休克的迹象和症状。

（4）大量失血的特征。

（5）快速的失血。

（6）不可控制的出血。

3. 呼吸评估

（1）呼吸道评估：战斗造成的外伤中，气道可能被松动的牙齿，颌面骨折及组织碎片，凝固的血液，或颈部的创伤阻塞。此外，锐器或钝器伤可能阻塞或使喉部移位，使声带塌陷到气管腔，从而引起气道阻塞。如果牙齿或呕吐物进入了肺部，可能出现间质积液和肺水肿。最终导致肺泡的严重破坏，从而发生低氧血症。误吸异物可能会损伤支气管组织，使病原体更容易进入肺部，还会减弱伤员的通气能力。如果伤员不能说话或意识不清，需要进一步评估呼吸道。一旦发现呼吸道问题，就应停止评估，采用仰头抬颏法或托举下颌法开放气道。气道开放性评估在无反应或意识不清的伤员中尤为重要。如果气道有异物，就用合适的方法清除它。尝试给伤员通气。如果通气不成功，调整头部位置，再次尝试。昏迷伤员容易因舌肌松弛而发生舌后坠导致气道梗阻，可以用鼻咽通气道或口咽通气道解除。如果仍然无法解除，可考虑气管切开或进行环甲膜穿刺。

异物进入上呼吸道可引起轻度（部分）或重度（完全）气道阻塞。由于轻度与重度气道阻塞的处理方法完全不同，因而需要进行快速仔细的评估以确定梗阻的严重程度。

轻度气道阻塞的伤员有意识并且能够通气，但可能会出现不同程度的呼吸窘迫。伤员可能会产生嘈杂的呼吸音和咳嗽。咳嗽时可能出现喘息但不出现发绀。轻度气道阻塞者可以暂不处理，用力咳嗽本身就是去除梗阻异物的最有效手段。尝试移除异物可能导致异物进一步下降到气道下段，造成更为严重的呼吸障碍。密切观察伤员的情况，如果观察到气道阻塞症状加重，应立即进行干预。

重度的气道阻塞，伤员通常会突然无法呼吸、说话、咳嗽。伤员可能捏住他或她的喉咙（窒息的普遍特征），然后开始出现发绀，同时疯狂地、夸张地试图吸入空气。重度气道阻塞有微弱的（甚至没有）咳嗽、出现明显呼吸窘迫、常出现吸气性喘鸣和发绀，此时必须紧急实施环甲膜穿刺或气管切开术。

气道阻塞的体征和症状包括：面部严重受伤、气道中有血液或异物、伤员表示无法呼吸、伤员打鼾或发出"咯咯"的声音。

（2）呼吸通气评估：如果气道是开放的，就进行下一步呼吸通气评估。通气是肋间肌和膈肌的交替性收缩舒张运动引起肺内压力改变的结果。膈肌是参与呼吸运动的主要肌肉，是胸腹腔的分界。

吸气是一个由呼吸肌收缩引起的主动过程。膈肌收缩引起膈肌下降平展，胸腔上下径增加。同时肋间肌收缩，胸骨和肋骨向上向外运动，胸腔前后径增加。从而使得整个胸腔的容积增加。肺通过脏胸膜紧贴于胸壁上，且具有较大的伸缩性，因而肺的容积增大。此时肺内压力降低，气体由压力高的体外进入压力低的肺内，这个过程为负压通气。当内外压力相等时，吸气停止，二氧化碳和氧气在肺泡毛细血管网之间进行交换。与吸气相反，呼气是一个被动的过程，在吸气末，呼吸肌松弛，肺依靠自身弹性反弹自然将气体排出。

对无反应伤员,用看和听的方法评估呼吸。同时还要评估患者呼吸是否困难。浅表呼吸时胸廓快而小地起伏,而深呼吸时胸廓缓慢且大幅度地扩展。如果伤员必须用辅助肌呼吸,则预示着呼吸困难。完整规则的呼吸说明呼吸正常。困难、缓慢、不规则或无呼吸说明呼吸不正常。同时要注意伤员的呼吸频率和质量。

暴露于烟雾或有毒吸入物中会导致呼吸困难,但其他损伤也可能导致呼吸窘迫。

呼吸窘迫的体征包括:呼吸困难、努力吸进或呼出空气、呼吸太弱而无效(每分钟呼吸少于 6 次)、呼吸急促(每分钟大于 20 次)。

呼吸困难的伤员也可能会有穿透性胸部损伤。因此,在现场向医务人员报告呼吸窘迫的发现至关重要。致命性胸部损伤可能导致呼吸窘迫。有两种类型的胸部损伤可能是致命性的:穿透性损伤,如枪伤或弹片伤;钝挫伤,如爆炸或车辆事故。

在 MARCH 的这个阶段,应当翻转伤员以检查胸部及背部外伤情况。如果发现任何孔洞,请勿在这些胸部伤口处填塞入止血敷料或其他敷料。识别伤员有无呼吸窘迫性胸部损伤,因为这种损伤可能致命。

如果呼吸消失,给予两次辅助呼吸后检查脉搏。当发现爆炸或穿刺引发的伤员没有呼吸、脉搏或其他生命指征时,不要尝试心肺复苏(CPR)操作。在战场上,尝试给伤员 CPR 操作带来的不可避免的致死性损伤会造成额外的伤亡率。只有在非创伤性心跳呼吸停止,如体温极低、溺水或电击等情况下才考虑实施 CPR。如脉搏存在,在开放气道后用高浓度氧给予 10～12 次 /min 的正压通气,如条件不允许可仅给予正压通气。

4. 循环评估　循环评估主要涉及脉搏及强度、全身皮肤情况、是否有显性出血。触摸颈动脉和桡动脉搏动,要再次评估呼吸是否能够提供足够的氧气。如果颈动脉搏动存在,观察其频率和强度。如果脉搏少于 60 次 /min,要考虑是否有脊髓休克或脑损伤。如果脉搏高于 120 次 /min,要考虑是否有休克,持续监测和重新评估止血措施的有效性。这些措施包括:止血带使用、伤口填塞止血敷料和 / 或使用加压敷料。

休克的体征和症状包括:呼吸急促、皮肤多汗、湿冷,意识蒙眬、皮肤苍白或灰色。如果伤员皮肤苍白、湿冷,且安静躺卧,要考虑休克的可能。如果患者发绀,在条件允许时,就要考虑呼吸情况,必要时建立高级气道,重新检查伤员呼吸及氧供。

5. 低体温的预防　酸中毒、低体温、凝血障碍是创伤伤员的"死亡三角",大量出血会导致体温过低,而体温过低血液很难凝固,造成继续出血的恶性循环。即使在高温环境下也可能发生。识别低体温的体征非常重要。一些低体温的体征包括:言语不清或胡言乱语、呼吸缓慢、嗜睡以及寒战。

由于大量失血造成的体温过低,可以通过以下方法预防。

(1)保留伤员身上的衣物 / 制服。

(2)如果可能,换掉潮湿的衣服,并使伤员保持干燥。

(3)通过在伤员和地面之间设置隔离物,使伤员脱离地面。如果可能,将伤员举离地面。

注意:与地面接触会增加人体热量的损失。①使用干燥的毯子、雨披衬里、睡袋或任何能够保温的东西。②尽量减少伤员在环境之下的暴露。

三、快速创伤评估

快速创伤评估是通过简要检查以发现致命伤。随后在时间允许时,再进行更详尽的检查。快速检伤可应用于任何有明确致伤机制的伤员,也可用于在初步评估中有异常发现及无反应的伤员。快速创伤检查包括以下部位：评估头部、评估颈部、评估胸部、评估心脏、记录心率、评估腹部、评估骨盆、评估下肢、评估上肢、评估背部。

1. 头部 检视头部是否有明显出血和面部损伤。寻找头部异常。触诊头部有无畸形、压痛、骨擦感。骨擦感通常是骨折后可以感觉到的两个断端相互摩擦而产生的感觉。

头部更详细的检查还包括检查头、面、颅骨、眼、耳、鼻和口唇，观察其是否有充血、擦伤、撕裂伤或钝挫伤。检查眼睛和眼睑，观察是否有肿胀、结节、分泌物，以及眼睑、巩膜、结膜的颜色（如充血或黄疸）。用瞳孔笔检查瞳孔是否等大，及光反应性，还要检查前房是否有异物或出血。看眼周是否有挫伤或变色（熊猫眼）。这些体征通常是脑创伤的表现。

在耳和鼻周检查是否有肿胀、液体分泌物、分泌物或血液结痂。触诊面部、颅骨、眼、耳和鼻，检查是否有触痛、感觉异常、畸形和不稳定。触痛或骨的异常移动通常预示着严重的损伤，易引起上呼吸道梗阻。检查口腔看是否有牙齿松动或异物，这些易阻塞通气道。还需要检查口腔内外是否有撕裂伤、肿胀和出血。注意观察口唇和舌头颜色的异常，如苍白和发绀。苍白通常预示着失血和低灌注，发绀通常预示着氧供不足。

2. 颈部 检视颈部是否有创伤、肿胀或出血征象。检查颈部皮肤是否有皮下气肿、异常凸起或结节。胸骨上切迹在吸气时凹陷、肿胀或擦伤，都提示需要重新考虑采用其他气道辅助措施。气管移位提示有张力性气胸。张力性气胸需要紧急给予减压治疗。颈静脉怒张提示心脏压塞或张力性气胸。伤员呼吸时依靠辅助肌说明氧供不足，需要辅助呼吸。

触诊颈部前后，检查是否有触痛、不稳、捻发音、颈椎突然下降或畸形。听诊气管是否有哮鸣音、气过水声或鼾音。颈部检查完毕后，戴上颈托。

3. 胸部 检查是否有矛盾运动/连枷胸，必要时予以稳固。检查肋间隙的变化。触诊胸部是否有压痛、不稳定或捻发感。检查脊柱和肋骨的对称性及有无压痛。寻找异常呼吸征象，包括吸气时肋骨周围皮肤凹陷或胸骨反常运动（一部分胸廓在吸气抬升时，另一部分下降）。按照从前到后，从一侧到另一侧的顺序按压检查胸部，触诊锁骨和肋软骨的连接情况。

听诊肺和心脏。在锁骨中线听诊双侧肺尖和在腋中线听诊双侧肺底呼吸音并对比双侧情况。一侧肺底呼吸音消失或双侧不对称，就需要叩诊。在胸骨左下边缘或心尖处简短听诊基础心音。

叩诊胸部以发现是否有异常肺部叩诊音。浊音提示肺部积液，但不需马上处理。过清音提示有气胸，气胸可能是由胸部开放性创伤引起，也可能是无明显原因的自发气胸。

张力性气胸若出现以下征象，必须尽快处理。

（1）呼吸音降低或消失。

（2）意识水平下降。

（3）桡动脉搏动消失。

（4）黄疸。

（5）颈静脉怒张。

（6）气管偏移。

（7）肺顺应性降低。

治疗张力性气胸的保守方法是吸氧、正压通气和快速转运。张力性气胸出现以下一个以上失代偿征象时，需要紧急针头穿刺减压。

（1）呼吸窘迫，有捻发音。

（2）桡动脉搏动消失（晚期休克）。

（3）意识水平下降。

4. 腹部　视诊观察腹部是否有擦伤及其他颜色改变、出血、肿胀、包块和大动脉搏动，从感觉最轻的象限开始，四个象限都要触诊到，而且触诊动作尽量轻柔。触诊腹部是否有压痛、反跳痛、板状腹、腹膨隆及搏动性肿块。如果伤员意识清楚能配合，让其自己表述疼痛情况。

5. 骨盆　通过轻轻挤压耻骨联合和髂嵴，触诊检查是否有疼痛、不稳和骨擦感。检查时不能旋转骨盆，以免影响脊柱稳定。用掌根部轻压耻骨联合以检查稳定性。如果发现畸形、骨擦感或触痛，提示可能伤情严重。如果骨盆不稳定或触诊时疼痛，将伤员抬到担架上时，切不可旋转。如果条件允许，用骨盆兜转运，如果没有，在转运过程中一定要保持骨盆的稳定。检查骨盆时的异常征象包括尿失禁和阴茎异常勃起，阴茎的持续勃起是由脊髓损伤造成。骨盆和腹部的一些显性损伤，包括出血或畸形，易引起严重内出血，需要快速转运。

6. 四肢　从上到下检查四肢，寻找是否有挫伤、瘀斑、肿胀、明显的损伤和出血。询问伤员是否有疼痛或触痛。触诊检查是否有疼痛、不稳和骨擦感。

每个肢体都要评估其脉搏、感觉和运动功能。

（1）脉搏：下肢测足背动脉搏动，上肢测桡动脉搏动。

（2）运动功能：评估每个肢体的强度和运动功能。让能配合的伤员晃动手指和脚趾。一侧肢体不能活动，是由骨头、肌肉或神经损伤造成的。几个肢体不能活动，通常预示脑功能异常或脊髓损伤。确认脊柱固定措施完好。

（3）感觉功能：评估每个肢体的感觉功能受损情况。让伤员闭眼感受，轻压其手指或脚趾，让其分辨动作。一侧肢体感觉异常可能是局部神经损伤。几个肢体感觉异常提示脊髓受伤。重新检查确认脊柱固定措施完好后才能抬到担架上。骨盆不稳或双侧股骨骨折者尽可能使用骨盆兜。

7. 背部　把伤员搬到担架上时，检查伤员背部尤为重要。检查背部是否有出血、皮肤颜色改变或开放性伤口，触诊是否有压痛或畸形。确保在整个过程中伤员的脊柱呈一条直线。用另外一只手仔细从颈部到骨盆触诊检查是否有压痛或畸形，寻找明显的损伤，包括挫伤和出血。检查胸椎和腰椎区域是否有骨擦感或中断。

8. 快速创伤评估的步骤　要完成一个完整的快速创伤评估，需遵循以下步骤。

步骤1：检查和触诊颅骨和耳朵，检查眼睛，检查和触诊脸部、鼻和口腔区域。

步骤2：检查和触诊颈部，评估是否气管偏移。

步骤3：检视、触诊和听诊胸部。

步骤4：评估基础心音（心尖或胸骨左下边缘）。

步骤5：检视、触诊腹部。

步骤6：检视、触诊骨盆。

步骤7：检视、触诊下肢，检查脉搏，评估感觉和运动功能。

步骤8：检视、触诊上肢，检查脉搏，评估感觉和运动功能。

步骤9：检查和触诊胸椎区、腰椎区。

对伤员进行系统的评估对于迅速发现并处理紧急致命危险因素是十分重要的。通过判断意识状态及精神状态，评估危及生命的大出血、气道、呼吸及循环情况，从而决定救治先后顺序，并可以发现并消除那些能短时间危及伤员性命的其他致命因素。

四、创伤疼痛的评估治疗

按 WHO 的疼痛分级标准进行评估，将疼痛分为 4 级。

0 级（无疼痛）：0 分，指无痛。

1 级（轻度疼痛）：1～3 分，平卧时无疼痛，翻身、咳嗽时有轻度疼痛，但可以忍受，睡眠不受影响。

2 级（中度疼痛）：4～6 分，静卧时疼痛，翻身、咳嗽时加剧，不能忍受，睡眠受干扰，要求用镇痛药。

3 级（重度疼痛）：7～10 分，静卧时疼痛剧烈，不能忍受，睡眠严重受干扰，需要用镇痛药。

对于战术一线伤员止痛，吗啡是有效的止痛药物（麻醉药），在以下条件下可以给严重受伤、疼痛严重的伤员使用：行动和战斗损伤、创伤性截肢、弹道伤、严重烧伤、挤压伤、长时间后送延迟、减轻预期死亡伤员的疼痛。

战场止痛通常有三种方法：①对于可以耐受中度至重度疼痛的伤员，给予战术战伤救治战斗急救包中的药：口服对乙酰氨基酚胶囊（650mg）1 次 2 片，每 8 小时 1 次；口服美洛昔康（15mg），每天 1 次。②对于中度至重度疼痛，未发生休克或呼吸障碍并且没有发生休克或呼吸障碍风险的伤员，含服 800mg 芬太尼锭剂。③对于中度至重度疼痛，失血性休克、呼吸障碍或有发生休克或呼吸障碍风险的伤员，肌内注射或骨髓腔给予 50mg 氯胺酮或缓慢静脉注射 20mg。对于肌内注射或骨髓腔给药的伤员，视伤情每 30 分钟重复给药 1 次，对于静脉注射者每 20 分钟重复给药 1 次。

止痛的注意事项包括：①给予芬太尼或氯胺酮的伤员需要解除其武装，所有给予阿片类药物或氯胺酮伤员需要密切关注其气道、呼吸和循环。②给予芬太尼锭剂的伤员，15 分钟内重新评估伤员状态，如有必要，可给予第二个锭剂控制重度疼痛，监测呼吸抑制情况。③如果可以成功建立静脉通道，静脉注射 5mg 吗啡，10 分钟后再次评估伤员情况，如有必要可每 10 分钟重复给药 1 次控制重度疼痛，监测呼吸抑制情况。④使用阿片类镇痛药时应静脉或肌内注射 0.4mg 纳洛酮。⑤氯胺酮和芬太尼均可加重创伤性脑损伤症状，如果伤员可以主诉疼痛，说明创伤性脑损伤症状不足以严重到不能使用氯胺酮和芬太尼。⑥眼伤不能作为不能使用氯胺酮的原因，使用氯胺酮对眼部损伤的风险很低。⑦对已经接受过吗啡或含服芬太尼锭剂的伤员再给予氯胺酮是安全的。⑧如果给予阿片类或氯胺酮后伤员出现呼吸抑制，应用无创呼吸机或球囊面罩给予通气支持。⑨对于伴随恶心或呕吐症状的伤员，可每 6 小时静脉或肌内注射 25mg 异丙嗪。

对于严重创伤患者，到达院内后继续使用与院前相同的疼痛评估量表进行疼痛评估。对于严重创伤患者，选择吗啡作为一线止痛剂静脉应用，并根据疼痛管理目标调整剂量。如静脉途径没有建立，可以考虑通过雾化吸入氯胺酮或二醋吗啡。氯胺酮为止痛的二线备选方。使用吗啡止痛时，应严密监测防止发生呼吸抑制，除非已有呼吸支持措施。

五、战斗应激与精神状态评估

战斗应激是战场环境作用于参战人员造成的急剧情绪反应，当这种反应超过人体承受的限度，人的身心受到破坏，就会导致战斗应激性精神疾病的产生。战斗应激包括：不良应激行为、战斗疲劳和创伤后应激障碍。

1. 不良应激行为　不良应激行为主要出现在部队非战争作战行动和轻微作战的冲突场景中。行为障碍可以通过制定应激控制措施来预防。一旦发生严重的不良事件，必须给予惩罚来避免破坏纪律的行为进一步发生。

2. 战斗疲劳　战斗疲劳也被称为战斗应激反应。表现为士兵对任务不满，感觉任务影响自己。最好给予安慰、休息、补觉和恢复信心等干预治疗。出现战斗疲劳的警告信号需要立即引起注意。战斗疲劳包括过度警觉、恐惧、焦虑、易怒、愤怒、暴怒、悲伤、自我怀疑、内疚、躯体应激症状、注意力不集中、粗心大意、丧失信心、丧失希望或者信念、抑郁或者失眠、战斗能力损害、情绪或者行为不稳定、态度冷淡（不能够对危险作出反应）或者静止不动、恐惧或者恐慌性逃跑、筋疲力尽或者情感淡漠、丧失技能和记忆功能（例如言语、视觉、感觉、听觉）、虚弱、瘫痪、幻觉、错觉。

3. 创伤后应激障碍　创伤后应激障碍是经历极端特殊或者痛苦事件后的正常反应。对于经历过一个或者多个恐怖事件后的幸存者来说，痛苦的回忆、焦虑、内疚或噩梦都是正常的反应。只有当这些痛苦的回忆，或者士兵为了逃避这些回忆所做出的行动干扰了自己的工作或个人生活目标时才会导致创伤后应激障碍。

创伤后应激障碍只有等创伤结束后这些行为才能称为创伤后应激障碍。创伤后应激障碍的报警症状包括：不断干扰的痛苦回忆、入睡困难或者噩梦、社会隔离或者退缩、情绪突变或者急性惊恐反应、酗酒。

六、核化生武器伤判定与评估

1. 急性放射病的判定与初步评估　根据人员受照剂量、损伤的临床特点和基本病理改变，分为骨髓型、肠型、脑型3种基本类型。其中，骨髓型急性放射病的伤害严重程度又分为轻度、中度、重度和极重度4种。

（1）轻度急性放射病：照射后4小时内无呕吐，24小时内无皮肤发红或红斑，48小时内淋巴细胞计数无显著的变化。

（2）重度急性放射病：照射后1小时内出现呕吐，照射后2～3小时内皮肤出现严重红斑，48小时内淋巴细胞计数跌幅超过50%。

（3）现场处置基本原则

1）先撤后救：先将伤员撤离现场，然后进行救治。

2）先估后检：先评估人员的受照剂量，然后进行血液检查和检伤分类。

3）前期预防：可能存在内污染者，立即服用阻断吸收和促排药物。

4）救消有序：重度伤员先救治后洗消；轻度伤员先洗消后救治。

防化兵到达现场后，应当在10～30分钟内将伤员全部撤离热区，伤员洗消应当在1小时内完成，伤员及受染人员到达温区后应当立即服用稳定性碘或抗辐射药物。伴有常规武器伤、烧伤、冲击伤的复合伤伤员，经过初期救治和洗消后，应当在3小时内后送至专科救治机构。

2. 化学武器损伤判定与初步评估

（1）化学武器损伤初步评估：当出现批量化学武器损伤伤员时，应根据伤员的行动能力、重要生命体征、防护水平、污染程度对伤员实施检伤分类，决定伤员救治的优先权，对出现危及生命的伤情实施急救。

（2）现场处置的基本原则

1）先分区，后抢救：化学武器袭击后要首先进行污染区划定和危害评估，区分染毒区

（热区）、污染区（温区）、清洁区（冷区），然后从热区中将患者救出。

2）先防护，后进入：人员进入热区抢救伤员时必须先做好自身防护。

3）先洗消，再后送：所有伤员在洗消后才能进行后送。

（3）伤员检伤分类与洗消时限：在批量伤员待洗消时，应分别开辟轻、重伤员洗消通道，伤员按到达时间，根据伤情分类进入相应的洗消通道依次洗消。同时到达的伤员，以伤情重者优先。重伤员洗消耗时较长，洗消人员应充足。

分类洗消站开设应当在 30 分钟内完成。每名伤员检伤分类平均需要 2 分钟，每名伤员初步洗消，轻伤员平均 2 分钟，重伤员平均 5 分钟。

一旦发现化学武器释放，现场官兵应当立即佩戴防护器材。毒剂观察员应当在 5 分钟之内判定毒剂类型。当发生神经性毒剂和全身中毒性毒剂释放时，现场官兵应立即注射抗毒剂。对未使用防护器材或防护器材破损者，抢救人员应立即为其穿戴（更换）个人防护器材。卫生人员应对出现惊厥、呼吸困难、休克等危及生命体征的伤员实施紧急抢救。

◀ 第二节　检伤分类及后送 ▶

一、伤检分类

1. 检伤分类基本原则　检伤分类是通过医学专业知识将伤员分类的方法。主要根据受伤的种类和严重程度、生还的可能性、治疗和转运的优先顺序来分类。检伤分类的作用是合理优化使用医疗资源，使伤员受益最大化。检伤分类可以使伤员的生还概率最大化，还可以使轻伤伤员尽快恢复战斗能力。

检伤分类由高级医务人员负责，无论是何种外伤，都可以由高级医务人员决定是否提供救治和救治顺序。高级医务人员有义务在衡量任务和所有作战单元内士兵的利益轻重后，根据伤员的伤情和可能的预后选择最合适的治疗方式。

在战场上处理多个伤员时，最重要的原则是通过治疗用尽可能短的时间使最多的伤员能够恢复战斗能力，熟练掌握伤员检伤分类的原则才能尽快地为伤员提供至关重要的紧急救治措施，减少由战斗损伤导致的死亡。核辐射伤无法分检。至今没有治疗核辐射伤员的战地经验可借鉴。

卫勤人员在检伤分类时，将伤员区分为紧急处置、优先处置、常规处置 3 种类型，指导伤员处置先后顺序。

（1）紧急处置类伤员：紧急处置伤员的伤情特点。伤情危及生命，不立即处理可能造成脏器切除、眼球摘除和截肢。如大出血或持续性出血的伤员；止血带止血出现肢体失代偿缺血征象的伤员；伴有的伤员；休克伤员；颅脑损伤伴昏迷的伤员；眼球伤伤员；重要脏器损伤、内出血，需要立即进行处理的伤员。

紧急处置伤员的伤情通常十分严重，危及生命，必须立即提供医疗救助来挽救生命，对需紧急处置伤情的救治通常耗时短，医疗资源消耗低。伤员生还的概率很高。当伤情稳定之后，可以先治疗其他紧急伤员，因为救命是第一位的。常见紧急伤情：气道梗阻、胸部创伤伴呼吸困难、张力性气胸、腹部损伤伴休克、严重外出血（如肢体离断）、开放性长骨骨折、失血性休克，以及面颈部及手足会阴部 Ⅱ、Ⅲ 度烧伤且面积大于 20%。在战争中，心肺损伤被认为不是首要需要救治的。

（2）优先处置类伤员：优先处置伤员的伤情特点。伤情不至于立即危及生命，但延迟处置可能造成严重后遗症的伤员。如颅内血肿；血气胸；后硬脑膜、胸腹膜和关节囊损伤伤员；肢体失代偿性缺血征象明显的伤员。

此类批量伤员很少需要立即救助，伤情不至于立即危及生命，但延迟处置可能造成严重后遗症。充足的医疗资源可提高此类伤病员的救治率。主要有以下几类：开放性胸部伤（无呼吸困难）、腹部损伤（无休克表现）、骨折、烧伤（不涉及面颈部及手足会阴部）面积小于20%、颌面部外伤（不伴有呼吸困难）、泌尿系统外伤。

（3）常规处置类伤员：常规处置伤员伤情特点。生命体征基本稳定，可以排队处置。如肢体代偿性缺血者；皮肤擦伤软组织挫伤；闭合性骨折；未扎止血带也无明显出血者；以及其他类型的轻伤伤员。

常规处置类伤员可以行走自救，可以离开现场，约40%属于此类。这类伤员不要求创面清洁，必要时肌内注射破伤风抗毒素。例如以下几种：皮肤擦伤、软组织挫伤、关节扭伤、小于15%的烧伤、闭合性骨折、轻度战斗抑郁、伴有症状的少量辐射伤。

2. 检伤分类步骤

（1）前接伤员检伤分类：在战场上，受伤伤员必须及时撤出火线，如伤员数量较多时，前接伤员检伤分类方法可在战场上作为初步决策的协助方法，是在医疗资源缺乏的情况下做出初步战术紧急救治的推荐技能。

前接伤员检伤分类的步骤如下。

第1步：战场医务人员告知所有伤员，能够走动的请起立，走到指定的区域进行进一步检伤分类。将这些能够走动的分为常规处置类伤员。这种分类方法不适合在没有光线或者光线不足和噪声过大的场合应用。

第2步：按照发现伤员的顺序评估伤员，用摇晃和叫喊的方式，判断伤员意识，对于有意识的伤员，评估伤员的桡动脉搏动和呼吸。如果伤员没有桡动脉搏动，并伴有呼吸功能障碍，则属于紧急处置类伤员，须立即给予挽救生命的救治。如果有桡动脉搏动，没有呼吸功能障碍，则为优先处置类伤员。

第3步：对于意识丧失的伤员，如果有呼吸，注意保持气道开放。如果气道通畅（无论是否需要手法开放气道，放置口咽或鼻咽导气管），有自主呼吸，则分为紧急处置组。如果需要进行食管气管联合插管或者环甲膜穿刺才能维持呼吸，则为紧急处置类伤员。

前接伤员检伤分类是用来初步进行检伤分类的技术。所有伤员都需要反复评估，如果有病情变化，及时按照分类技术重新分类。根据时间、资源，以及转运和个人情况，能观望的伤情可迅速进展为须紧急处理以挽救生命的伤情。

（2）伤员集中救治区检伤分类：基于战场情况以及战场大规模伤亡情况，必须在战术一线医疗区域建立伤检分类、救治，以及稳定区域。初步分检区应当对所有伤员进行流水作业检查，然后伤员应该分区域救治。每个区域需要有清晰的标识和指向。理想状态下，每个区域至少有一位医疗人员负责。为了防止拥堵建议设置单向流程，在分检区不要采取重大治疗，但可以开始补液。

理想的检伤分类区域应该具备：接近接收伤员的区域，如降落区、地面转运站、洗消区，以减少伤员在担架上转运的距离；受污染的伤员准备专门的检伤分类区；在进出检伤分类区和治疗区设立单向流动站；重症区域要光线充足、隐蔽和空间宽敞，方便接送、转移和评估伤员；必须为转运车辆专门设立接送伤员的单向行驶区域；除非出现极端恶劣天气，检伤分类区和简单处理区都露天设置；记录伤员的个人详细信息、接诊记录和检伤分类记录；指定除战场医务人员之外的人员来负责担架转运。

需要紧急处理伤员的区域应该靠近初步检伤分类区。伤员应当尽快被转运到设立好的隐蔽的场所内，如果没有建立好，则将伤员运送到掩体（例如天然洞穴）中，直到找到或者建立更好的隐蔽场所。收治优先处置及常规处置伤员的区域需要较大空间，包含救治所需要的所有设备和医疗用品。每一个区域都需要明显标识，同时标识去往该区域的路径或专人引导。化学性"荧光棒"可作为夜间标识。

（3）遗体处置：死亡是人们最难接受、对人情感伤害最大的事件。在一般情况下，医生被授予宣布患者死亡，并签署死亡证明的权利。在战场上，一旦发现阵亡的战士，就要做现场记录报告，记录阵亡士兵的位置，当战斗结束后，再寻找遗体，并将遗体交给处理太平间事务的部门。

二、伤员后送优先顺序

伤员后送分为紧急后送、优先后送、常规后送和择机后送四种类型。在战术地域，伤员后送的优先顺序参照以下基本条件执行。

1. 紧急后送 伤情危及生命，2 小时内需要紧急外科处置，以及经紧急救治或损伤控制手术后仍需尽快后送至专科救治机构的伤员。

2. 优先后送 4 小时内需要得到进一步救治，否则危及生命，须尽快后送至早期救治或专科救治机构的伤员。

3. 常规后送 24 小时内需要得到进一步救治，否则会产生严重后遗症的伤员。

4. 择机后送 后送时间与存活机会无直接关系，当本级准备接收下一次战斗伤员，需要腾空床位时，伤情稳定但未治愈的伤员。

第二章

体表出血控制技术

重点：体表出血的止血适应证及方法，指压止血法的适应证及方法，旋压式止血带的使用指征、方法及注意事项。

难点：不同部位出血时指压止血法的压迫位置。

火线救援需快速判断出血的程度及出血的部位，运用合适的止血方法进行自救互救。

◀ 第一节　指压止血法 ▶

用手指压住出血的动脉血管上方（近心端），使血管被压闭住止血，是一种应急措施，适用于临时止血，应根据具体情况采用其他有效方法止血。

1. 颞动脉压迫止血法　用于头顶及颞部动脉出血。患者取坐位，救护者采用跪姿，一手固定患者头部，另一手用拇指或示指在耳屏前正对下颌关节处用力压迫。

2. 颌外动脉压迫止血法　用于颜面部的出血。救护者用拇指或示指在下颌角前约 2cm，将动脉血管压于下颌骨上。

3. 颈总动脉压迫止血法　常用于头、颈部出血采用其他止血方法无效时。救护者用拇指在气管外侧、胸锁乳突肌前缘，将伤侧颈动脉向后压于第 5 颈椎上。禁止双侧同时压迫。

4. 锁骨下动脉压迫止血法　用于腋窝、肩部及上肢出血。用拇指在锁骨上凹摸到动脉跳动处，其余四指放在伤员颈后，以拇指向内下方压向第一肋骨。

5. 肱动脉压迫止血法　用于手、前臂及上臂下部的止血。救护者一手将伤员上臂托起、外展、与肩同高，另一手拇指或四指压迫上臂肱二头肌内侧沟中点，将肱动脉压向肱骨。（也可用此方法进行自救）

6. 股动脉压迫止血法　用于下肢大出血时止血。互救时伤员采用平卧位，自救时采用坐位。双手拇指重叠压迫，效果不理想时使用膝关节压迫，压迫点在腹股沟中点内侧偏下方，将股动脉压向耻骨。

7. 桡、尺动脉压迫止血法　用于手部出血止血。在腕部掌面两侧，同时将桡、尺两条动脉压向桡、尺骨。

◀ 第二节　旋压式止血带止血技术 ▶

旋压式止血带（CAT）适用于四肢大出血的急救止血治疗，是一种伤者可以自己单手操作的止血工具，通过加压阻断受伤肢体的动脉血供而起到止血目的。旋压式止血带由两个重要部分组成是尼龙扎带和收紧把手。使用时将尼龙扎带套在受伤肢体创口上部，穿过卡扣然后用力拉紧尼龙扎带，粘住魔术贴，再不断地旋转收紧把手，达到一定压力后便可以止血，随后将胶棒卡在卡槽内固定好。

战场条件有限，建议采取确定性控制出血的方法，对于不能马上明确出血部位的严重四肢创伤，应当及早使用旋压式止血带进行止血。使用 CAT 的原则是"高而紧"，上肢出血 CAT 应尽量绑扎于上臂近心端；下肢出血 CAT 绑扎于大腿的近腹股沟处。CAT 应在 1 分钟内实现止血并在 3 分钟内完成固定。

当脱离了火线交战区域，如果能完全暴露并评估伤口，CAT 的位置应转换在伤口近心端距离伤口边缘 5～10cm 处，不要超过邻近关节，若伤口紧贴肘或者膝关节，则选择关节近端尽量贴近关节处。若一条 CAT 未能完全达到止血效果时，可紧挨 CAT 的近端使用第二条 CAT 实现控制出血。腿部的大出血经常需要使用第二条 CAT。在使用 CAT 后应在 CAT 标签上记录使用止血带的具体时间，并在伤员身体的明显部位进行标记（美军通常是在伤员额头标记字母"T"，我军则使用伤票标记），直到战术后方区域救治阶段再进一步评估伤员病情。对于完全或部分性断肢，无论有无出血，都应使用止血带。

战术后方区救治时使用止血带前仅需要暴露止血带拟使用的位置即可，这样可以节省时间，尽量避免伤者出现低体温。对于不适用止血带的可压迫性出血，建议使用止血敷料和急救绷带。应用 CAT 后需要对 CAT 的止血效果进行评估，最直接的方法就是检查远端的动脉搏动情况，当 CAT 使用有效时 CAT 远端的肢体动脉搏动将消失，鲜红色的搏动性动脉出血将停止，但仍可能存在少许的暗红色静脉血液渗出。

一、旋压式止血带使用指征

据统计，超过 50% 的具有致命创伤的伤员在受伤后 24 小时内死亡，尽可能缩短重症伤员出血时间，可以提高伤员生存率。重伤员失血 3 分钟就可能出现死亡，火线伤员出现以下情况，提示出血可能危及生命，需要立即使用止血带。

1. 伤口出血为搏动性出血或持续流出鲜红色血液。
2. 受伤部位相对于地面有大量血液。
3. 受伤部位衣物被血液浸透。
4. 覆盖伤口的绷带无效且逐渐被血液浸透。
5. 四肢离断伤未进行止血处理。
6. 负伤出血伤员出现休克表现（意识不清、面色苍白）。

二、旋压式止血带使用方法

1. 将止血带套于伤肢。
2. 将止血带置于伤口上方（近心端）5～10cm。
3. 拉紧自粘带。
4. 反向粘紧自粘带。
5. 转动绞棒直至出血停止。
6. 固定夹固定绞棒。
7. 固定带封住自粘带。
8. 记录止血时间。

9. 在伤票上标识使用止血带,提醒下一级救护人员该伤员使用了止血带。

三、旋压式止血带使用注意事项

1. 正确使用 CAT 在 2 小时内不会造成神经、血管、组织的永久性损害,3 小时后缺血组织开始坏死,6 小时后可能导致截肢。除非周围环境条件允许,不要轻易松解需要液体复苏伤员的 CAT。如果已使用 2~6 小时,应当在液体复苏有效后进行 CAT 的转换。

2. 在战场上不要因担心影响组织灌注导致肢体坏死的风险而间断的放松 CAT,这只会导致伤员失血更多,而战场上可用的复苏液体数量有限。

3. 使用 CAT 会给伤员带来巨大的疼痛,应当充分地给予止痛治疗,避免伤员因无法耐受疼痛而自己解开 CAT。

4. 如果 CAT 的使用已经超过 6 个小时,除非在最终救治机构,否则不必再评估是否需要移除 CAT。

四、制作临时止血带

如果没有止血带,建议使用纱布敷料填塞伤口并直接按压,如无法控制出血,考虑使用临时止血带。除了掌握制式止血带的使用方法外,战场医务人员还应该掌握如何运用周围工具制作临时止血带。临时止血带可以作为制式止血带数量不足时的替代止血工具。

最方便制作的临时止血带是血压计袖带,将血压计袖带放气后放置在止血带固定部位,关闭袖带放气开关后,应用充气球囊给血压计袖带充气直到远端动脉搏动消失,保持袖带压力并妥善固定充气球囊。用帆布和硬棍制作的简易止血带是最简单有效的临时止血带,基本结构包括止血条带、绞盘结构和固定垫。

◀ 第三节 止血敷料及加压绷带止血 ▶

对无法使用 CAT 的出血部位,建议应用止血敷料填塞伤口,按压出血部位 3 分钟,延后使用加压绷带加压固定控制出血。

止血敷料包含特殊化学试剂能够促进血液凝固,如果没有止血敷料,可以使用干净的纱布进行伤口填塞并按压,不要对胸部或腹部伤口进行填塞。按压出血伤口是在医疗救援到达前最佳的选择。加压绷带在缠绕时保持张力,注意不要包得太紧,并确保绷带远端组织血供良好可摸到脉搏。

一、止血敷料

止血敷料包括以高分子材料为基材涂覆止血物质的纱布和单独使用的止血材料,兼具止血、吸收渗出液等功能。

1. 目前涂覆于纱布上的止血物质主要有:①黏附剂如壳聚糖。壳聚糖是一种从虾贝类外壳中提取出的阳离子碱性多糖——甲壳几丁质聚合物,可被降解,止血机制是通过黏附组织并与红细胞表面阴离子相互作用导致红细胞聚集,使红细胞黏附于覆盖在伤口的绷带上,最终封闭伤口。壳聚糖还具有抑菌、保湿等作用。②促凝血剂,如高岭土。高岭土是一种分子带负电荷的铝硅酸矿物,涂有高岭土的敷料激活内源性凝血途径并加速血小板聚集和凝血块的形成。由于高岭土主要需要通过激活内源性凝血途径发挥作用,所以当凝血因子大量消耗,其止血功能将大大下降。

2. 单独使用的止血材料主要有:①凝血因子浓缩剂,如沸石。沸石是一种天然硅铝酸盐矿石,具有分子筛吸附功能,在伤口处吸收血液中的水分子,致血小板和凝血因子浓缩促进凝血。掺有沸石的凝血块强度高、抗张力强,与组织黏附牢固。沸石吸水的同时可产热,能增强血小板的凝聚,同时释放的钙离子促进凝血。最初的沸石产热较多对组织可造成损伤,改进后的产品产热量低,用网状织物包裹后更易使用和移除。② XStat,是装有止血海绵颗粒的注射器。止血海绵颗粒用天然木浆和壳聚糖制成。当伤情为低速枪伤造成的伤口窦道时,将海绵颗粒注入伤口,止血海绵遇血会迅速膨胀产生压力压迫出血,壳聚糖黏附并封闭伤口出血。XStat 在我军三代军医背囊已装备,因止血海绵颗粒不能被降解,不能用于胸部、腹部穿透性伤口。XStat 有效的止血时间平均为 4 小时。

填塞止血适用于颈部、臀部或者其他部位较大而深难以加压包扎的伤口,以及实质性脏器的广泛渗血等。先将辅料填塞入伤口内,如仍止不住血,可添加纱布,再用绷带包扎固定。

二、加压绷带

分为普通绷带和弹力绷带。绷带的主要作用是固定敷料,保护已经形成的血凝块,同时还可以对敷料进行加压,协助压迫血管,减少进一步的出血。弹力绷带主要原理是对出血伤口进行均匀加压从而达到止血效果。

敷料和弹力绷带相结合的衍生产品能更方便有效地进行止血包扎。战地绷带是将绷带和敷料结合起来的止血工具,其组成结构主要包括一块无菌的纱布块和与之粘合在一起的绷带共同组成。创伤急救绷带又被称为"以色列绷带",是将弹力绷带、纱布和加压把手结合在一起的止血工具,相比传统的战地绷带,可以对伤口提供更多压迫作用。

第四节 器械钳夹止血

钳夹止血即用血管钳将看得见的出血点进行快速、准确的钳夹止血,如出血点因出血而看不清,可用纱布块压迫一下,待看清楚后再夹。钳夹的组织宜少,以免过多地损伤血管周围的正常组织。表浅的微小血管,单纯的钳夹即可达到止血目的;而较大的出血点,则需在钳夹后用丝线予以结扎。

手持止血钳置于伤员出血部位同侧,止血钳打开,直接夹住出血的血管,出血停止后,用丝线予以结扎,再用急救包止血包扎。战场条件不允许将止血钳留在伤口内。使用此方法损伤组织少,但使用前最好先指压止血,再用止血钳止血。钳夹止血必须在直视下准确操作,防止损伤伴行血管、神经或其他重要组织;做好有效固定,避免搬运途中松脱或撕裂大血管。

第五节 药 物 止 血

氨甲环酸(反 -4- 氨甲基环己烷甲酸,TXA)合成的赖氨酸类似物,是纤溶酶原的竞争性抑制剂。TXA 分布在各器官组织中,半衰期为 120 分钟,用于急性或慢性、局限性或全身性纤维蛋白溶解亢进所致的各种出血。纤溶现象与机体在生理或病理状态下的纤维蛋白分解、血管通透性增加等有关,也与纤溶引起的机体反应、各种出血症状及变态反应等发生发展和治愈相关联。创伤出血激活机体促凝血功能的同时,纤溶功能也相应被激活,TXA可抑制这种纤溶酶的作用,此时抑制纤溶,也就是增强了促凝血,减少出血,降低凝血因子的进一步消耗,改善预后。在伤员转送医院的途中应用首剂氨甲环酸。对于出血或存在大出血风险的伤员,尽早在受伤3小时内使用氨甲环酸,首剂1g负荷剂量(给药时间<10分钟),后续1g输注,持续8小时。

第三章
气道开放与通气

重点：呼吸系统的解剖和生理，气道梗阻的识别，仰头抬颏法与托颌法的适应证和手法，人工气道的种类、适应证、禁忌证及操作方法，简易呼吸器的操作步骤，胸腔穿刺术的适应证、禁忌证及操作方法。

难点：人工气道的种类、适应证、禁忌证及操作方法。

◀ 第一节 呼吸系统的解剖和生理 ▶

一、上呼吸道的解剖

上呼吸道是指声襞以上的呼吸道结构，主要功能是温暖、过滤、湿化经口鼻进入的气体。咽是一个肌性管道，从口鼻部延伸至食管和气管水平。咽包括鼻咽部、口咽部、喉咽部（下咽部）。喉咽部是咽部位置最低的一个门户，前壁有喉口开口于喉腔。

1. 鼻咽部 鼻咽部是由面部骨性结构形成，整个鼻腔由纤毛黏膜覆盖有丰富的血供，任何不恰当的侵入式气道管理设备都可能对鼻腔的创伤，从而引起鼻后腔的大量出血。而这个位置的出血通常用直接压迫的方式不能控制住。

三个鼻甲骨由鼻腔侧壁延伸出，进入鼻腔通道，平行于鼻孔底部。主要功能是加热、过滤和湿化空气。鼻咽部由鼻中隔分为两部分，鼻中隔是由骨和软骨构成的硬性隔板。一般来说鼻中隔位于鼻腔中间，但有的鼻中隔偏向一侧，了解此结构变异，这对于经鼻咽部插管时十分重要。

2. 口咽部 口咽部是口腔的底部门户，是以软硬腭、颊部以及舌部分界。由于成人32颗牙齿位于牙床上，因而十分坚固，很难造成严重的损伤。但是小的创伤也可能造成严重的后果，如骨折或是牙齿脱落有可能造成上呼吸道梗阻或是将牙齿吸入肺内。舌是附着于下颚及舌骨的肌肉。舌骨是一块马蹄形的小骨头，其上有颌、舌、会厌及甲状软骨附着。悬雍垂，为软组织结构，位于口腔的后方，舌底部。

声门开口的上界是会厌，叶子形状的软骨盖可以有效地防止食物和液体在吞咽过程中进入咽部。当吞咽时，咽部的肌肉收缩导致会厌下降，声门上升。声带紧闭，防止吃饭和饮水时发生误吸。

3. 喉 喉是由多个独立的软骨结构形成，是上呼吸道的终止部位。甲状软骨为喉部主要的支撑软骨，由甲状悬韧带固定，位于声门开口的前方。环状软骨位于甲状软骨下方，为喉部的最下方。环状软骨是上呼吸道唯一一个完整的环状结构。在环状软骨和甲状软骨之间为环甲膜，这层薄膜结构几乎无血管供应，仅含有少量的神经。紧急情况下可行环甲膜穿刺术开放气道。由于其侧方和下方毗邻血管供应丰富的甲状腺，因而穿刺时需依靠解剖标志准确定位。

声门，也叫声裂，是位于声带之间的空隙。为成人气道最狭窄处。气道的通畅情况很大一部分取决于足够的肌紧张。声门的两侧边界为声带。休息状态，声带是分开的（即声门是打开的）。用力吸气时，声带完全打开，以减少吸气时的阻力。当气道被刺激后（误吸时），机体的防御反射可以引起喉痉挛，关闭声带，从而关闭气道。这种反射通常持续数秒钟。持续性的喉痉挛可能会因关闭通气危及生命。

二、下气道解剖

下气道的功能是进行氧气与二氧化碳的气体交换。气管指的是所有进入肺部的通气管腔，长度为 10～12cm，由 C 形软骨环组成。气管起始于环状软骨，沿颈部和胸部正中向下延续至第 5 或第 6 胸椎。在隆突处分离成左右主支气管。支气管上皮中有黏液细胞。当受刺激时支气管可扩张或收缩。

右支气管比左支气管短且较直。气管插管较深时一般插管会插入右主支气管。支气管在肺内分成许多小支气管，这些小支气管又分成细支气管。细支气管由平滑肌构成，当受到各种刺激时这些平滑肌可引起细支气管的扩张或收缩。更小的细支气管分成肺泡管并终止于肺泡囊。

表面活性物质附着于肺泡，为一种蛋白样物质，能降低肺泡壁的表面张力，促使肺泡保持扩张状态防止肺不张。当肺部的表面活性物质减少时，可能会导致大肺泡破裂、小肺泡萎缩。

◀ 第二节 气道梗阻的评估 ▶

在战场上气道阻塞时伤员通常会在几分钟之内死亡。所以，必须能够快速识别气道阻塞并立即采取有效措施。

一、气道梗阻常见病因

通常异物的大小、阻塞位置不同，气道阻塞的严重程度也不尽相同。可能表现为窒息、呕吐、喘鸣、呼吸困难、失语（无法说话）和发声困难。对伤员的治疗决策取决于是否还可以有效通气。许多情况可引起气道阻塞，包括舌后坠、喉水肿、喉痉挛和误吸。对于意识丧失的伤员，下颌松弛舌根坠落至咽后壁可阻塞气道。轻度舌后坠引起的气道阻塞会有打鼾样呼吸，这种情况可以使用仰头抬颌法等简单操作来进行纠正。

战斗致伤时气道可能被松动的牙齿、颜面部骨折及组织碎片、凝固的血液，或颈部的创伤阻塞。此外，锐器或钝器伤可能阻塞或使喉部移位，使声带塌陷到气管腔，从而引起气道阻塞。如果牙齿或呕吐物误吸进入了肺部，可能导致间质积液和肺水肿，肺泡严重破坏，从而导致低氧血症。对于无法维持呼吸的伤员，应随时准备吸痰。要假定所有伤员均有胃内容物，均有可能发生误吸，预先采取预防措施。

喉痉挛是由声带痉挛性闭合导致的，可完全阻断气道。喉痉挛的原因包括过敏反应、会厌炎、吸入高温气体、吸入烟雾、吸入有毒物质或误吸，也可能由侵入式的气管插管或是快速拔管所致，尤其在伤员处于半清醒状态时，极容易造成损伤。喉水肿会导致声门变得极其狭窄甚至完全关闭,常见诱因包括会厌炎、过敏反应或吸入性损伤(如上呼吸道灼伤)。

当出现气道阻塞喉痉挛或水肿时,可以使用辅助通气的方法迫使空气通过狭窄的气道。在某些情况下,肌松药可以缓解喉痉挛。喉痉挛症状减轻时不能放松警惕,渡过危险期并不意味着不会再次发生喉痉挛。

二、气道梗阻的识别

异物进入上呼吸道可引起轻度(部分)或重度(完全)气道阻塞。由于轻度与重度的阻塞处理方法完全不同,因而需要进行快速仔细的评估以确定梗阻的严重程度。轻度气道阻塞的伤员有意识并且能够通气,但可能会出现不同程度的呼吸窘迫。伤员可能会产生粗糙呼吸音和咳嗽,咳嗽时可能出现喘息但不出现发绀。

轻度气道阻塞伤员可以暂不处理,用力咳嗽本身就是去除梗阻异物的最有效手段。尝试移除异物可能导致异物进一步下降到气道下段,造成更为严重的呼吸障碍。密切观察伤员的情况,如果观察到气道阻塞症状加重,应立即进行干预。

重度的气道阻塞即窒息,伤员通常会出现突然无法呼吸、说话或咳嗽,然后开始出现发绀。清醒伤员表现为双手捏住喉咙(窒息的普遍特征),同时疯狂地、夸张地试图吸入空气,这需要立即识别并给予急救措施。

◀ 第三节 开放气道的方法 ▶

一、手法开放气道

意识不清的伤员,气道阻塞最常见的原因是舌后坠。解决方法是手动调整伤员的头部,使舌向前,打开气道,方法有仰头抬颏法和托颌法。手法开放气道仅适用于临时急救,如需长时间维持气道通畅应进一步使用气道辅助装置。

1. 仰头抬颏法(head tilt-chin lift) 如伤员无明显头、颈部受伤可使用此法。伤员取仰卧位,急救者站在伤员一侧,将一只手放置伤员前额部用力使头后仰,另一只手示指和中指放置下颏骨部向上抬颏,使下颌角、耳垂连线与地面垂直(图6-1)。

2. 托颌法(jaw thrust) 在怀疑伤员有颈椎受伤时使用。伤员平卧,急救者位于伤员头侧,两手拇指置于伤员口角旁,余四指托住伤员下颌部位,在保证头部和颈部固定的前提下,用力将伤员下颌向上抬起,使下齿高于上齿,避免搬动颈部(图6-2)。

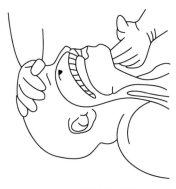

图6-1 仰头抬颏法

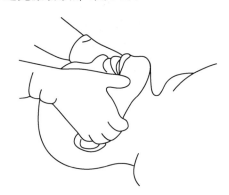

图6-2 托颌法

二、气道辅助工具

如果伤员存在意识障碍,则可能需要人工气道维持气道的通畅。人工气道并不能完全替代恰当的头部姿势,即使已置气道辅助工具,也应维持伤员恰当的头部姿势。

(一)鼻咽导气管

鼻咽导气管是一个橡胶软管,通过鼻腔置于舌后的咽后壁,使空气可通过鼻腔进入下气道。置鼻咽导气管的目的是为氧疗或者需要负压吸引时提供所需的人工气道。与通过口腔的人工气道相比,鼻咽导气管在有咽反射的意识清醒或蒙眬的伤员使用时,更具有耐受性。当伤员存在鼻外伤时,勿使用鼻咽导气管。此时应考虑伤员是否有颅底骨折(如脑脊液鼻漏)、上颚骨骨折或脑组织外露,此情况下置入鼻咽导气管,有可能通过骨折的开口处误插入颅内。

置入鼻咽导气管时应注意动作轻柔,避免造成鼻出血。使用水溶性润滑剂(具有局麻作用的更佳)润滑后,指尖向下轻柔地插入一侧鼻孔。切勿硬插,如遇阻力,试着换另一个鼻孔。

1. 使用鼻咽导气管的注意事项

(1)适应证:咽反射存在的清醒或意识不清伤员,口腔损伤(牙损伤,大面积口腔组织损伤)、抽搐、牙关紧闭者。

(2)禁忌证:颅脑损伤、上颚骨骨折、脑组织外露、脑脊液漏者。

(3)并发症:组织小创伤(鼻出血),这不是移除导气管的指征。

2. 使用鼻咽导气管的操作步骤

(1)将伤员仰卧位躺在硬的地面,固定颈椎。

(2)置入鼻咽导气管前先确认选择尺寸是否合适。测量从鼻尖至耳垂的距离,直径相当于伤员的小指。

(3)用润滑剂润滑鼻咽导气管后,置于较大的鼻孔内,导气管曲度适应鼻腔,斜面朝向鼻中隔(图6-3)。

(4)进入鼻腔后调整插入角度,垂直于面部,轻柔地通过鼻腔,到达咽部,切勿硬插。

(5)如遇阻力,停止操作,移除鼻咽导气管,重新润滑尝试另一侧鼻孔。如果仍有阻力,检查尺寸大小或换用其他人工气道。

(6)置入后,鼻咽导气管的外缘应在鼻孔上,远端开口于咽后壁。

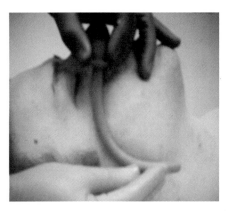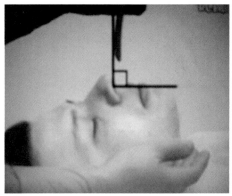

图6-3　鼻咽导气管

（7）如有必要给伤员通气、氧疗。

（8）移除鼻咽导气管时，应缓慢地顺着鼻腔弯曲方向顺势移除。

（二）口咽导气管

口咽导气管是一种弯曲的硬质塑料装置，能够置于舌表面，尖部位于咽后壁。目的是防止舌后坠压迫喉部，使无咽反射伤员的气道开放。也可用于引流、吸痰和分泌物，防止误吸。

口咽导气管的末端置于喉后部可刺激咽后壁，清醒或意识蒙眬的伤员可出现恶心呕吐。因此，口咽导气管应仅用于深度意识丧失、无咽反射的伤员。通过睫毛反射可以评估伤员是否存在咽反射。如果刺激伤员上睫毛，其下眼睑收缩，说明伤员可能存在咽反射。如果置入过程中出现咽反射，应迅速移除口咽导气管，准备负压吸引。

1. 口咽导气使用的注意事项

（1）适应证：适用于无咽反射的意识不清的伤员。

（2）禁忌证：意识清楚的伤员，咽反射存在的伤员。

当咽反射存在时，口咽导气管会导致呕吐和误吸。如果口咽导气管尺寸不合适或置入不正确，反而可导致舌后坠阻塞气道。粗暴地置入口咽导气管会损伤硬腭，导致口腔出血，增加呕吐和误吸的风险。置入口咽导气管前可先用负压吸引，确保口腔无血液或其他液体。

2. 置入口咽导气管的操作步骤

（1）选择合适的规格，通过测量伤员耳垂至口角，或从门齿至下颌角的距离。

（2）将伤员仰卧，平躺在地面。

（3）打开气道。使用仰头抬颏法打开无颈椎损伤风险伤员的气道；使用托颌法打开有可疑颈椎损伤伤员的气道。

（4）用手工或机械的方法维持伤员的气道开放。

（5）用非优势手打开伤员口腔。

（6）观察口腔内部，清理干净口内的液体、异物、松动的牙齿或碎片，必要时负压吸引。

（7）用优势手拿住规格合适的口咽导气管，使其末端指向伤员口腔上方。

（8）沿着口腔顶部将口咽导气管插入，经过悬雍垂或感到有阻力时，便已到达软腭。

（9）轻柔地将口咽导气管旋转180°，使其末端位于舌后部（图6-4）。

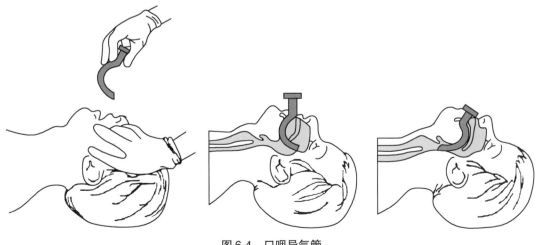

图6-4　口咽导气管

（10）口咽导气管的外缘应在伤员的口唇上。

（11）如果口咽导气管太大（四分之一的长度突出于伤员的口外），则拔出重新选择型号，否则会阻塞气道。

（12）必要时给予吸氧和通气。

（13）密切观察伤员，如出现干呕或恢复意识，则立即移除导气管或选择合适型号。

（14）拔出导气管时，应顺着口腔的自然曲度，切勿旋转。

（15）拔出导气管后有可能出现呕吐，应时刻准备负压吸引。

三、建立高级气道

食管－气管联合导气管

食管 - 气管联合导气管（esophageal-tracheal combitube）是一个食管气管双通道的导气管，是一种介于气道辅助工具（口咽导气管和鼻咽导气管）和气管插管之间的中间产品，主要用于呼吸停止的伤员的气道开放，而且可以盲插，已成功用于严重面部烧伤、创伤，以及上呼吸道出血和呕吐等无法观察声带的复杂气道情况。也可用于颈托固定颈椎的伤员，但是在放置时可能有一定难度。由于双通道的设计，无论管子被插入气管或是食管都可以提供有效的通气（图6-5）。

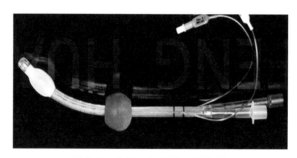

图6-5　食管 - 气管联合导气管

1. 使用食管 - 气管联合导气管的注意事项

（1）适应证：呼吸停止或心跳停止的成人伤员。

（2）禁忌证：存在咽反射，身高小于152cm，有食管疾病或服用了腐蚀性物质（酸或碱）的伤员。

（3）并发症：有咽喉痛、吞咽困难、上呼吸道血肿等风险。通过避免远端和近端的气囊过度膨胀，可避免部分并发症的发生。

2. 使用食管 - 气管联合导气管的操作步骤

（1）检查伤员的上呼吸道是否有气道阻塞。

（2）给予伤员球囊面罩纯氧预通气30秒。

（3）把伤员的头部摆正。

（4）检测两个气囊（白色和蓝色）是否漏气。

（5）沿着咽喉的自然弯曲的方向插入食管 - 气管联合导气管。

（6）用拇指与示指抓住舌头与下颌，将其往上抬（托颌法）。

（7）轻柔并准确地把食管 - 气管联合导气管插入口中，直到管子上面的黑圈位于伤员的牙齿位置为止。

（8）将 1 号气囊（蓝色）用注射器打入 100ml 空气，再将 2 号气囊（白色）打入 15ml 空气。

（9）从 1 号管（蓝色）进行通气。如果听诊是呼吸音而非胃内气过水声，则继续通气。如果听诊时不是呼吸音而是胃内气过水声，则立即从较短的 2 号连接管（白色）进行通气，并再次确认是呼吸音而不是胃内气过水声。如果听诊时既无呼吸音又无胃内气过水声，则考虑食管 - 气管联合导气管插入过深，须抽空 1 号气囊将食管 - 气管导管往外拔 2～3cm，重新给 1 号气囊注入 100ml 空气，且用较长的 1 号导管通气。如果听诊是呼吸音而非胃内气过水声，则继续通气。如果仍未闻及呼吸音，则迅速气囊放气，拔出导管，置入鼻咽导气管或口咽导气管，用球囊面罩高流量辅助通气。

成功置入后，除非插管位置无法维持，伤员不能忍受（开始出现干呕），或伤员呼吸和脉搏恢复，否则不应拔出。

3. 喉管（KING LT-D 喉管）　KING LT-D 是另外一种新型的用于战场急救的高级气道管理装置。其设计目的是保持伤员气道通畅，并协助通气。

操作步骤如下。

（1）采用适当的方法开放伤员气道。

（2）检查 KING LT-D 的气囊，如果气囊完好，则润滑管道。

（3）抬起伤员的下颌，将 KING LT-D 沿伤员口内边缘插入。

（4）确认导管位于舌根后部，旋转导管。

（5）导管底部应与伤员的牙齿对齐。

（6）往气囊内充气。

（7）球囊接入 KING LT-D 辅助通气。

4. 气管插管术　气管插管是将一特制的气管内导管通过口腔或鼻腔，经声门置入气管或支气管内的方法，为呼吸道通畅、通气供氧、呼吸道吸引等提供最佳条件，是保持气道开放的重要措施。但是气管插管操作相对复杂耗时，对操作人员要求高，在战现场救治时根据战情慎重选择。

（1）气管插管的注意事项

1）适应证：上呼吸道损伤、狭窄、阻塞等影响正常通气，呼吸心跳停止抢救，需要有创机械通气。

2）禁忌证：气管插管没有绝对禁忌证。当伤员有下列情况时应慎重操作：喉头水肿或黏膜血肿，急性喉炎，颈椎骨折或脱位，肿瘤压迫或侵犯气管壁、插管可导致肿瘤破裂，面部骨折，会厌炎。

（2）气管插管的操作步骤

1）导管准备：根据伤员年龄、性别选择合适型号导管，置入导丝（确保导丝末端距离气管导管前端开口 1cm）、根据使用喉镜种类予以塑形（以适应喉镜镜片的角度）。

2）体位准备：操作者在伤员头部正上方，伤员平卧体位，使用仰头抬颏法使伤员口轴线、咽轴线和喉轴线尽量呈一直线。观察伤员口腔内分泌物，若痰液或积血较多，给予吸引。

3）置入喉镜：操作者站在伤员头部正上方，打开喉镜后左手持镜，右手打开伤员口唇及上下门齿，左手持喉镜柄，从伤员右侧口角缓慢伸入，边沿伤员的舌背面向下滑行，在将喉镜片逐渐移至口正中部的同时，将舌体略压向左侧。

4）暴露声门：缓慢沿中线向前推进喉镜，暴露悬雍垂（暴露声门的第一标志），观察口咽部，如有分泌物需充分吸引。再沿咽部自然弧度缓慢推进喉镜叶片，使其顶端抵达舌根，稍上提喉镜,看到会厌的游离边缘(暴露声门的第二标志),喉镜插入会厌与舌根之间,向前上方可将会厌挑起,看到杓状软骨间隙(暴露声门的第三标志),然后上提喉镜(注意以左手腕为支撑点,而不能以上门齿作为支撑点),即可看到声门。

5)置入气管导管:操作者右手以握笔状持气管导管从口腔右侧进入,将气管导管前端沿喉镜气管槽插入口腔,对准声门,旋转导管进入气管内 0.5～1cm 后缓慢拔出导丝,然后继续送管直至气囊完全进入声门下 3～4cm 的位置,调整导管深度,一般情况男性伤员插入深度(气管导管前端距离门齿距离)为 22～24cm,女性为 20～22cm,避免插入过深,听诊双侧呼吸音是否对称。

6)判断气管插管位置:气管插管插入后,须立即检查气管插管的位置是否正确、恰当。最常用的方法是听诊法,用简易呼吸器加压送气,先听诊胃部是否有气过水声(如有,说明误插入食管),须防止反复送气听诊造成胃过度充气。如无气过水声,再听诊双肺有无呼吸音、是否对称。

7)固定气管导管:在气管导管插入合适深度后,予气囊充气。如伤员无呼吸或呼吸微弱,可连接简易呼吸器人工通气。放置气管插管固定器,取出喉镜,妥善固定气管导管。

5. 紧急环甲膜切开术　如果无法通过置入食管 - 气管联合导气管、喉管或气管插管建立人工气道,则可考虑建立外科气道——紧急环甲膜切开术。

(1)紧急环甲膜切开术的注意事项

1)适应证:严重颌面部损伤、气道阻塞、气道结构损毁,颌面部、颈椎、头部或软组织损伤。

2)并发症:出血误吸、食管损伤、血肿、气管损伤、声带麻痹和声音嘶哑。

(2)紧急环甲膜切开术的操作步骤

1)收集手术所需物品装备,戴上手套,伤员仰卧,颈部过伸位,将毛毯或卷起的雨披放于伤员颈部及双肩下,以便气道正中位。

2)触摸环甲膜软骨位置,一手指置于甲状软骨向下滑至环状软骨,感受 V 形凹陷。

3)用示指在甲状软骨和环状软骨压间隙压迫并做标记。

4)固定皮肤,消毒。

5)刀片在皮肤标记处垂直进入、横行切开环甲膜,切口约为 2.0cm,不要伤及环状软骨。

6)止血钳撑开环状软骨及周围组织。

7)使用拉钩保持切口开放。

8)插入气管插管或其他管道,确保其位于气道并指向肺部。

9)置管深度不超过 7cm,打入 5～10ml 空气充气囊。

10)检查通气情况并固定管道,连接球囊对气道通气,同时观察胸部及腹部的起伏情况,确定管道位置正确并固定。

11)管道不在正确位置时需抽出气囊中的空气,拔出管道,重新插入并再次确认位置。

12)若管道在正确位置,但伤员不通气,需要使用球囊对管道进行辅助通气,其间保护管道位置。

13)必要时自管道吸痰,建议使用敷料加固管道、保护切口,监测呼吸情况。伤员每次移动后都需重新确认管道位置正确、通气顺畅。

◀ 第四节　简易呼吸器通气 ▶

如果发现伤员呼吸微弱或窒息，开放气道后可以使用球囊面罩通气。球囊面罩也叫简易呼吸器，是进行辅助通气的简易装置，适用于现场急救、呼吸机临时替代、伤员转运等情况。其优点是使用方便、易于携带、可随意调节、无须电源和动力装置，有无氧源均可。使用目的是增加或辅助伤员的通气，改善气体交换功能，纠正低氧血症，缓解缺氧状态，为抢救伤员生命争取时间。

一、结构组成

简易呼吸器由加压面罩、呼吸囊（球体）、储氧袋及吸氧装置组成。阀门包括鸭嘴阀（单向阀）、压力安全阀、出气阀、进气阀（垫片、接头、进气阀座）、储氧阀、储氧安全阀。其中氧气储气阀及氧气储气袋必须与外接氧气组合，如未接氧气时应将两组件取下（图6-6）。

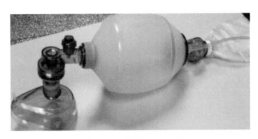

图6-6　简易呼吸器

二、工作原理

1. 挤压球体时，产生正压将进气阀关闭，内部气体强制性推动鸭嘴阀打开，并堵住出气阀，球体内气体即由鸭嘴阀中心送入伤员。

2. 将被挤压的球体松开，鸭嘴阀即刻向上推，并处于闭合状态，以使伤员呼出的气体由出气阀放出。

3. 进气阀受到球体松开所产生的负压，将进气阀打开，储氧袋内的氧气送入球体，直至球体完全恢复到挤压前的状态。

4. 为避免过高的氧气流量及过低挤压次数而造成球体及储氧袋内压力过高，特设计储氧安全阀释放出过高的气体，保持低压氧供应，保障伤员安全。

三、操作步骤

1. 发现伤员呼吸微弱或呼吸暂停时，即取平卧位、去枕头后仰。

2. 清除口腔及鼻腔的分泌物，取下义齿及可见的异物。

3. 准备简易呼吸器，检查各配件性能并连接，开口器，口咽管，吸痰管。

4. 施救者站在伤员头后方，手法打开气道，为防止舌后坠可放入口咽导气管，保持呼吸道通畅。

5. E-C技术。将面罩固定于伤员面部（拇指和示指成C形），同时用其余三指托举下颌骨骨性部分（这三个手指组成E形）。动作要轻柔但不要有漏气，以免影响通气效果。

6．用另一只手规律性地挤压球体送入肺内，成人频率为 10～12 次 /min，儿童 14～20次 /min。潮气量为 400～600ml。

7．施救中应注意伤员是否处于正常通气中。

（1）注意伤员胸部上升与下降是否随着挤压球体而起伏。

（2）经面罩透明部分观察伤员口唇与面部颜色的变化。

（3）经透明盖观察鸭嘴阀是否正常送气。

（4）在呼气时观察面罩内是否呈雾状。

8．施救中随时观察生命体征的变化，抢救成功后，安慰伤员，整理用物。不成功立即行气管插管，必要时接呼吸机辅助呼吸。

四、注意事项

1．使用简易呼吸器容易发生的问题是由于活瓣漏气伤员得不到有效通气，所以要定时检查、测试、维修及保养，保持最佳的备用状态。

2．选择合适的面罩，以取得最佳的效果。面罩固定时不可漏气，同时避免损伤伤员皮肤黏膜。

3．挤压呼吸囊时，压力不可过大，约挤压呼吸囊的 1/3～2/3 为宜，切不可时大时小、时快时慢，以免损伤肺组织，造成呼吸中枢紊乱，影响呼吸功能恢复。吸呼时间比成人一般为（1～1.5）:2。

4．发现伤员有自主呼吸时，应按伤员的呼吸动作加以辅助，以免影响伤员的自主呼吸。

5．对清醒伤员做好心理护理，解释应用呼吸器的目的和意义，缓解紧张情绪，使其主动配合，并边挤压呼吸囊，边指导伤员"吸——""呼——"

6．操作中鸭嘴阀如果受到呕吐物等的污染，应自伤员处移开并取下面罩加以清洗，用力挤压球体数次，将积物清除干净，将鸭嘴阀取下用清水清洗干净。

7．使用后应严格消毒，所有部件保持干燥，检查无损害后，依次组装。简易呼吸器应由专人保养。

第五节　胸腔穿刺术

胸腔穿刺术的目的是明确胸腔内有无气体、血液或其他积液，并明确气胸的压力、积液的性状；抽液和抽气可减轻对肺脏的压迫，促使其膨胀；也可穿刺给药等。在战现场急救中胸腔穿刺术是救治张力性气胸的有效手段。

一、适应证

1．创伤性血、气胸，张力性气胸，自发性气胸等穿刺抽液（气），以减轻肺组织压迫。

2．急性脓胸，抽吸排脓，治疗胸腔感染，并做病原学检查。

3．诊断性穿刺抽液，以确定胸膜腔积液性质。

二、禁忌证

无绝对禁忌证。应用抗凝剂或凝血机制障碍有出血倾向者慎用；血小板计数 $<50 \times 10^9$/L 者，应在操作前先输血小板。穿刺部位有炎症、肿瘤，患有严重肺结核、大咯血为相对禁忌证。

三、操作方法

1. 胸腔抽液时伤员为坐位，面向椅背，两前臂置于椅背上，前额伏于前臂上。不能起床者可半坐卧位，患侧前臂上举抱于枕部。胸腔抽气伤员取仰卧位，手臂抱头，通常在第 2 肋间锁骨中线偏外侧处，或在腋前线第 4~5 肋间。条件允许时可根据 X 线胸片或床旁超声选择最佳进针位置。

2. 胸腔抽液穿刺点选在胸部叩诊实音最明显部位，常取肩胛线或腋后线第 7~8 肋间；也可选腋中线第 6~7 肋间或腋前线第 5 肋间为穿刺点。包裹性积液可结合 X 线或超声检查确定，穿刺点用蘸有甲基紫的棉签在皮肤上做标记。

3. 常规消毒皮肤，戴无菌手套，覆盖消毒洞巾。

4. 用 2% 利多卡因于下一肋骨上缘（腋中线以后穿刺）或肋间隙中央（前胸壁穿刺）的穿刺点自皮至胸膜壁层进行局部浸润麻醉。

5. 术者以左手示指与中指固定穿刺部位皮肤，右手将穿刺针的三通活栓转到与胸腔关闭处，再将穿刺针在麻醉处缓缓刺入，当针尖抵抗感突然消失时，转动三通活栓使其与胸腔相通，进行抽液（气）。助手用止血钳协助固定穿刺针，以防针刺入过深损伤肺组织。

6. 抽液（气）毕拔出穿刺针，覆盖无菌纱布，稍用力压迫穿刺部位片刻，用胶布固定后嘱伤员静卧。

四、注意事项

1. 操作前应向伤员说明穿刺目的，消除顾虑；对精神紧张者，可于术前半小时给地西泮 5mg，或可待因 0.03g 以镇静止痛。

2. 操作中密切观察伤员反应，如有头晕、面色苍白、出汗、心悸、胸部压迫感或剧痛、晕厥等胸膜反应，或出现连续性咳嗽、气短、咳泡沫痰等现象时，立即停止抽液，对症处理。

3. 一次抽液不可过多、过快，诊断性抽液 50~100ml 即可；减压抽液，首次不超过 600ml，以后每次不超过 1 000ml；如为脓胸，每次尽量抽净。抽气速度不宜过快，第一次抽气量以不超过 1 000ml 为宜。检查瘤细胞，至少需要 100ml，并应立即送检，以免细胞自溶。

4. 严格无菌操作，操作中要防止空气进入胸腔，始终保持胸腔负压。

5. 应避免在第 9 肋间以下穿刺，以免穿透膈肌损伤腹腔脏器。

6. 恶性胸腔积液，可在引流胸腔积液后注射抗肿瘤药物或硬化剂诱发化学性胸膜炎，促使脏层与壁层胸膜粘连，闭合胸腔，以防止胸腔积液重新积聚。

第四章
包扎、固定与搬运技术

重点：脊柱损伤搬运的原则及方法，脊柱损伤搬运的具体步骤及急救器具的熟练使用；四肢骨折固定的方法及注意事项；创伤绷带及三角巾包扎方法及注意要点。

难点：脊柱损伤的救治流程及四肢骨折的夹板外固定方法，不同部位三角巾包扎方法。

◀ 第一节 包 扎 ▶

包扎技术可以进一步压迫止血、保护伤口、固定敷料、减少污染、固定骨折与关节、减少疼痛。战现场急救常用的包扎材料有创伤绷带及三角巾，如果现场没有上述常规包扎材料时，也可用身边的衣服、手绢、毛巾等材料进行包扎。创伤绷带及三角巾包扎方法介绍如下。

1. 创伤绷带包扎法 主要用于四肢及手、足部伤口的包扎，以及敷料、夹板的固定等。包括：①环形包扎法：主要用于腕部和颈部（图6-7）；②"8"字形包扎法：用于关节附近（图6-8）；③螺旋形包扎法：主要用于上肢和大腿（图6-9）；④"人"字形包扎法：多用于前臂和小腿等（图6-10）。

2. 三角巾包扎法 依据伤口不同部位，采用不同的三角巾包扎方法。

（1）头顶部伤口：采用帽式包扎法（图6-11）。将三角巾底边折叠约3cm宽，底边正中放在眉间上部，顶尖拉向枕部，底边经耳上向后在枕部交叉并压住顶角，再经耳上绕到额部拉紧打结，顶角向上反折至底边内或用别针固定。

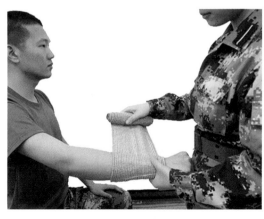

图6-7 环形包扎法

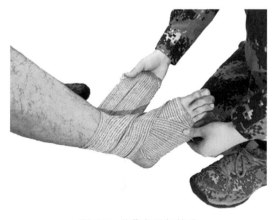

图6-8 "8"字形包扎法

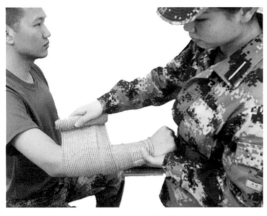

图 6-9 螺旋形包扎法

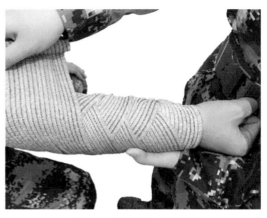

图 6-10 "人"字形包扎法

（2）头顶、面部或枕部伤口：将三角巾顶角打结放在额前，底边中点打结放在枕部。底边两角拉紧包住下颌，再绕至枕骨结节下方打结，称为风帽式包扎法（图 6-12）。

（3）颜面部较大范围的伤口：采用面具式包扎法。将三角巾顶角打结，放在下颌处，上提底边罩住头面，拉紧两底角至后枕部交叉，再绕至前额部打结，包扎好后根据伤情在眼、鼻、口处剪洞。

（4）头、眼、耳处外伤：采用头眼包扎法。三角巾底边打结放在鼻梁上，两底角拉向耳后下，枕后交叉后绕至前额打结，反折顶角向上固定。

（5）一侧眼球受伤：采用单眼包扎法（图 6-13）。将三角巾折叠成 4 指宽的带形，将带子的上 1/3 盖住

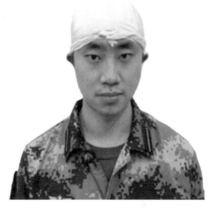

图 6-11 头顶帽式包扎法

伤眼，下 2/3 从耳下至枕部，再经健侧耳上至前额，压住另一端，最后绕经伤耳上、枕部至健侧耳上打结。

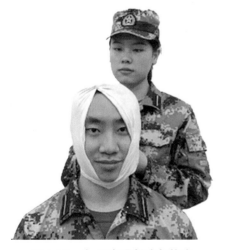

图 6-12 头、耳部风帽式包扎法

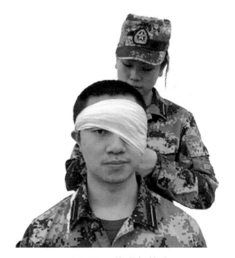

图 6-13 单眼包扎法

（6）双眼损伤：采用双眼包扎法（图 6-14）。先将带子中部压住一眼，下端从耳后到枕部，经对侧耳上至前额，压住上端，反折上端斜向下压住另一眼，再绕至耳后、枕部，至对侧耳上打结。

（7）下颌、耳部、前额或颞部伤口：采用下领带式包扎法（图 6-15）。将带巾经双耳或颞部向上，长端绕顶后在颞部与短端交叉，将两端环绕头部，在对侧颞部打结。

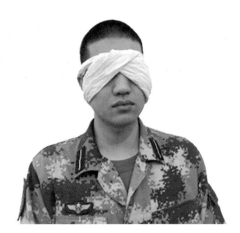

图 6-14　双眼包扎法

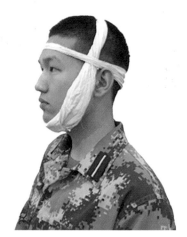

图 6-15　下颌下领带式包扎法

（8）肩部伤口：可用肩部三角巾包扎法的燕尾式包扎法（图 6-16）或衣袖肩部包扎法包扎（图 6-17）。燕尾式包扎法：将三角巾折成燕尾式放在伤侧，向后的角稍大于向前的角，两底角在伤侧腋下打结，两燕尾角于颈部交叉，至健侧腋下打结。

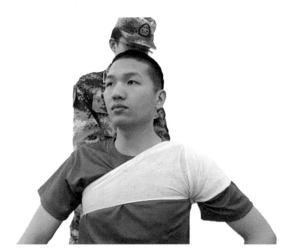

图 6-16　燕尾式包扎法

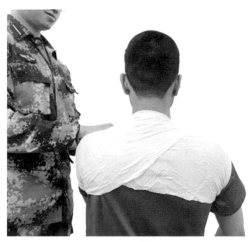

图 6-17　衣袖肩部包扎法

（9）前臂悬吊带：前臂大悬吊带适用于前臂外伤或骨折。将三角巾平展于胸前，顶角与伤肢肘关节平行，屈曲伤肢，提起三角巾下端，两端在颈后打结，顶尖向胸前外折，用别针固定。前臂小悬吊带适用于锁骨、肱骨骨折，肩关节损伤和上臂伤。将三角巾叠成带状，中央放在伤侧前臂的下 1/3，两端在颈后打结，将前臂悬吊于胸前。

（10）胸背部伤口：包括单胸包扎法（图 6-18）、胸背部燕尾式包扎法、胸背部双燕尾式包扎法（图 6-19）。

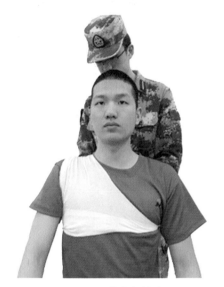

图 6-18 单胸包扎法

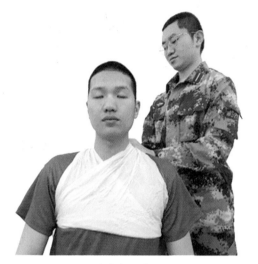

图 6-19 胸背部双燕尾式包扎法

（11）腹部伤口：包括腹部兜式包扎法（图 6-20）、腹部燕尾式包扎法。

（12）臀部伤口：单臀包扎法（图 6-21）。需 2 条三角巾，将一条三角巾盖住伤臀顶角朝上，底边折成 2 指宽在大腿根部绕一周作结；另一条三角巾折成带状压住三角巾顶角，围绕腰部一周作结，最后将三角巾顶角折回，用别针固定。

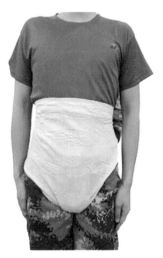

图 6-20 腹部兜式包扎法

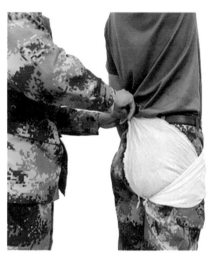

图 6-21 单臀包扎法

（13）四肢肢体包扎法：将三角巾折叠成适当宽度的带状，在伤口部环绕肢体包扎（图 6-22）。

（14）手 / 足部包扎法：将手或足放在三角巾上，与底边垂直，反折三角巾顶角至手或足背，底边缠绕打结（图 6-23）。

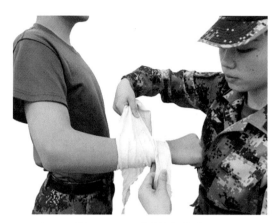

图 6-22　四肢肢体包扎法

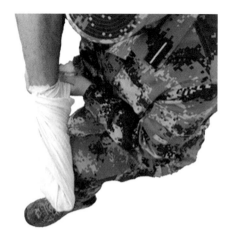

图 6-23　足部包扎法

包扎时应注意以下事项：①迅速暴露伤口并检查，采取急救措施。②有条件者应对伤口妥善处理，如清除伤口周围污染物，局部消毒等。③使用止血带必须包在伤口的近心端，局部给予包布或单衣保护皮肤；在上止血带前应抬高患肢 2～3 分钟，以增加静脉血向心回流；必须注明每一次上止血带的时间，并每隔 1 小时放松止血带一次，每次放松止血带的时间为 1～2 分钟，松开止血带之前应用手压迫动脉干近端；止血带松紧要适宜，以出血停止、远端摸不到脉搏搏动为好。④包扎材料，尤其是直接覆盖伤口的纱布应严格无菌，没有无菌敷料则尽量应用相对清洁的材料，如干净的毛巾、布类等。⑤包扎不能过紧或过松，打结或固定的部位应在肢体的外侧面或前面。

◀ 第二节　固　　定 ▶

对骨折部位应尽早进行临时固定，可以有效防止因骨折断端的移位而损伤血管、神经等重要组织；限制受伤部位的活动，避免再次损伤；便于转运，减轻在搬运与运送过程中增加伤员的痛苦。固定时应注意伤员全身情况，对外露的骨折断端暂不应送回伤口，对畸形的伤部也不必复位，固定要牢靠，松紧要适度。

固定需要使用的材料有：①夹板：常用的有铁丝夹板、木质夹板、塑料制品夹板、充气式夹板、真空夹板等；②辅料：衬垫如棉花、衣物等，固定可用三角巾、绷带等；③颈托、颈围或者器具；④就地取材，如木材、树枝等。

不同的部位有不同的固定方法，现将急救现场常用的固定方法介绍如下。

一、锁骨及肋骨骨折固定

1. 锁骨骨折"8"字固定　将 2 条三角巾叠成 5cm 宽的长带形，分别环绕 2 个肩关节，于肩后方打结；再分别将三角巾的底角拉紧，两肩关节保持后伸，在背部将底角拉紧打结（图 6-24，图 6-25）。

2. 肋骨骨折固定　方法同胸部外伤三角巾包扎。

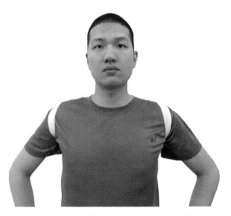

图 6-24　锁骨骨折"8"字固定（前）

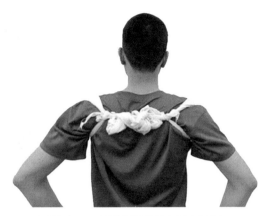

图 6-25　锁骨骨折"8"字固定（后）

二、四肢骨折固定

1. 肱骨骨折固定　用 2 条三角巾和 1 块夹板将伤肢固定，然后用 1 块燕尾式三角巾中间悬吊前臂，使两底角向上绕颈部后打结，最后用 1 条带状三角巾分别经胸背于健侧腋下打结（图 6-26）。

2. 肘关节骨折固定　分为伤后处于伸直位和屈曲位。骨折处于伸直位时，将夹板置于掌侧（自指端至肩关节），可用 1 卷绷带或 2 块三角巾把肘关节固定。骨折处于屈曲位时，将 2 条三角巾叠成宽带形，夹板置于肘关节内侧，分别以三角巾于上臂及前臂固定（图 6-27）。

3. 尺、桡骨骨折固定　夹板置于伤肢下方，用 2 块带状三角巾或绷带把伤肢和夹板固定，再用 1 块燕尾三角巾悬吊伤肢，最后用 1 条带状三角巾的两底边分别绕胸背于健侧腋下打结固定（图 6-28）。

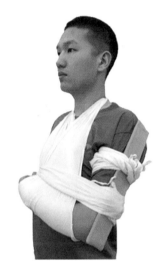

图 6-26　肱骨骨折固定

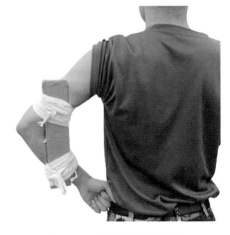

图 6-27　肘关节屈曲位固定

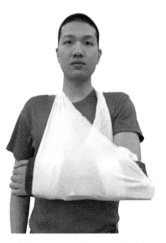

图 6-28　尺、桡骨骨折固定

4. 股骨骨折固定　用 1 块长夹板（长度为伤者的腋下至足跟）放在伤肢侧，另用 1 块短夹板（长度为会阴至足跟）放在伤肢内侧，至少用 4 条带状三角巾，分别在腋下、腰部、大腿根部及膝部环绕伤肢包扎固定（图 6-29）。

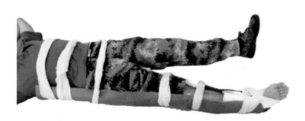

图 6-29　股骨骨折固定

5. 胫、腓骨骨折固定　2 块夹板分别置于小腿内外侧，夹板长度超过膝关节，至少用 3 条带状三角巾固定（图 6-30）。

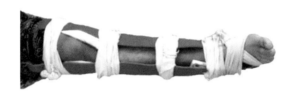

图 6-30　胫、腓骨骨折固定

三、骨盆骨折固定

骨盆骨折可以使用专用的骨盆固定带固定。战现场急救时可以将 1 条带状三角巾的中段放于腰骶部，绕髋前至腹部打结；协助伤者轻度屈膝，膝下垫软垫，另取 2 条带式三角巾于膝部及踝部横行固定。

固定时要注意以下要点：①怀疑脊柱骨折，骨盆骨折，大腿或小腿骨折，应就地固定，切忌随便移动伤者。②固定应力求稳定牢固，采用超关节固定，固定材料的长度应超过固定两端的上、下 2 个关节。③夹板不要直接接触皮肤，应先用毛巾等软物垫在夹板与皮肤之间，尤其在肢体弯曲处等间隙较大的地方，要适当加厚垫衬。④固定要松紧适中。

可能出现的并发症及处理。①固定失效：由于固定过程中，绷带及三角巾固定打结不牢、固定力度不够导致，需重新固定。②皮肤及软组织损伤：由于固定过程中未使用足够的夹板内衬、固定过程中力度过大，导致皮肤受压而引起的继发损伤。注意使用软垫衬（尤其在有骨性突起处），固定过程中包扎力度适中，可有效减少此类并发症。③肢体缺血坏死：固定过紧、时间过长可使受伤的组织缺血加重，严重者可导致肢体缺血坏死。固定后应观察肢体远端血运情况，适当调整固定的松紧程度。④神经损伤：急救固定时要特别注意保护伤处及需固定部位的重要神经组织，避免固定造成神经损伤。可在固定物与皮肤间加软衬垫等避免神经损伤。

第三节　搬　　运

对伤员进行快速搬运可以使伤员及时、迅速、安全地搬离事故现场，避免伤情加重，并迅速送往就近医院进行进一步救治。急救人员在搬运前应考虑伤员伤势，必须在原地检查伤情，必要时需先紧急处理，给予止血、包扎及简单的固定后再搬运。

在搬运伤员时凡可疑存在脊柱、脊髓损伤者，搬运前先固定，搬动时将伤者身体以长轴方向拖动，不可以从侧面横向拖动。搬运过程中严密观察伤员生命体征，维持呼吸通畅，防止窒息，注意保暖。常用的搬运方法介绍如下。

一、徒手搬运法

1. 扶行法　适用于清醒、无骨折、伤势不重、能自行行走的伤员。

2. 背负法　适用于老幼、体轻、清醒的伤员。

3. 拖行法　适用于体型较大的伤者，不能移动、现场又非常危险需要立即离开者。拖行时不要弯曲或者旋转伤员的颈部和背部。

4. 轿杠式　适用于清醒的伤员。

5. 双人拉车式　适用于意识不清的伤员。

二、担架搬运法

使用担架搬运方便省力，适用于病情较重，不宜徒手搬运，又需要转送较远路途的伤员。战现场常用担架有：

1. 四轮担架　可从现场平稳推至急救车、救生艇、飞机舱，或者在医院内转接伤员。

2. 铲式担架　适用于脊柱损伤等不宜随意翻动、搬运的危重伤员。

3. 帆布折叠式担架　适用于一般伤员的搬运，不宜转送脊柱损伤的伤员。

担架搬动时注意事项如下。

（1）急救人员 2～4 人一组，将伤员水平托起，平稳地放在担架上，脚在前，头在后，以便观察。

（2）抬担架的步调、行动要一致，平稳前进，向高处抬时，前面的人要放低，后面的人抬高，以使伤员保持在水平状态，下坡时则相反。

（3）担架员应边走边观察伤员生命体征，如神志、呼吸、脉搏。病情变化时，应立即停止转运，就地抢救，先放脚，再放头。

（4）用汽车搬运时，要固定好担架，防止汽车启动、刹车时造成二次损伤。

三、特殊损伤搬运注意事项

1. 脊柱损伤搬运　具体搬运方法详见下一节内容。

2. 开放性气胸搬运　首先选用无菌敷料严密封堵伤口，并给予可靠固定后搬运，搬运伤员时应取半卧位并斜向伤侧。

3. 颅脑损伤搬运　保持呼吸通畅，头部两侧应用沙袋或者其他物品固定，防止摇动。

4. 颌面部损伤搬运　伤员应采取健侧卧位或者俯卧位，便于口内血液和分泌液向外流，保持呼吸道通畅，防止窒息。

第四节 脊柱损伤的固定和搬运

在战场环境允许的情况下,应对怀疑脊柱损伤伤员进行特殊的固定及搬运方法,以免因搬运造成二次损伤。

一、颈椎骨折固定

首选颈托固定。

1. 伤员平卧,颈椎处于中立位,以双手拇指置于伤者前额,示指置于耳前,其余三指置于头部后方,抱紧伤者头部,避免旋转、过伸及过屈,可沿身体纵轴方向轻度实施牵引。

2. 助手测量颈部高度,根据高度调节颈托大小,协助放置颈托。

3. 如需移动,则需有专人保持此颈椎位置,多人同时搬运,保持"同轴性"移动。置于担架上后,颈部两侧放置沙袋或使用颈椎固定器固定头部。

二、胸椎、腰椎骨折固定

将伤员固定在硬质担架或木板上。

1. 伤员仰卧,多人协作,保持脊柱"同轴性",置于硬质担架上。

2. 以至少4条宽带式三角巾横行固定。

三、担架搬运

担架分为软质担架及硬质担架,脊柱损伤伤员均须用硬质担架搬运(本部分重点介绍脊柱损伤员硬质担架转运)。

1. 头颈部固定锁法

(1)头背锁:伤员俯卧时固定头颈的方法(图6-31)。

(2)头胸锁:伤员仰卧时固定头颈的方法(图6-32)。

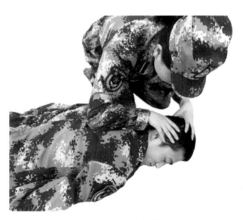 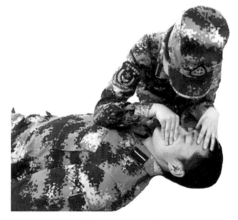

图6-31 头背锁   图6-32 头胸锁

(3)胸背锁:伤员坐位或侧卧时固定头颈的方法(图6-33)。

(4)头锁:伤员仰卧位、上下移动躯体时头颈固定方法,亦可应用于头部牵引(图6-34)。

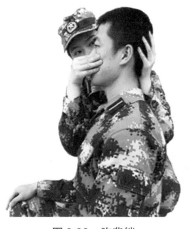

图6-33　胸背锁

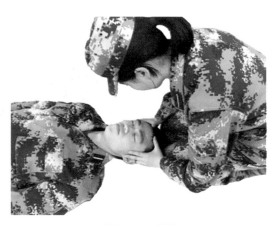

图6-34　头锁

（5）头肩锁：翻转伤员时固定头颈的方法（图6-35）。

（6）双肩锁：伤员仰卧位、左右平移时固定头颈的方法（图6-36）。

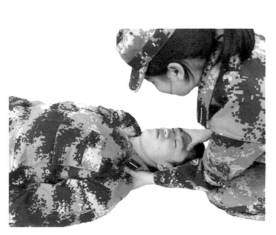

图6-35　头肩锁

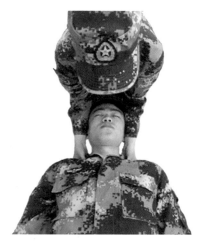

图6-36　双肩锁

2. 颈托固定法　包括颈部测量、头锁牵引、调整颈托、环颈固定（图6-37）。

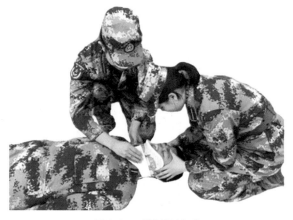

图6-37　颈托固定法

3. 翻转伤员法 头肩锁固定、双人双臂交叉翻转伤者(图6-38,图6-39)。

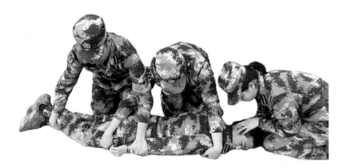

图 6-38 俯卧位翻转法

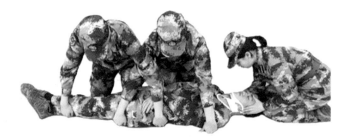

图 6-39 仰卧位翻转法

4. 双臂交叉平推伤员法(图6-40)

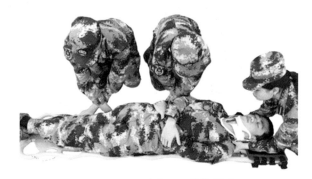

图 6-40 双臂交叉平推伤员法

5. 向上提拉、向下推移伤员法(图6-41)

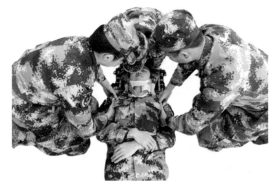

图 6-41 向上提拉、向下推移伤员法

6. 头部固定器使用方法　包括底板固定、摆放伤员、头侧夹持、额颏束带固定（图6-42）。

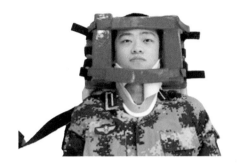

图 6-42　头部固定器使用方法

7. 脊柱板躯干、下肢束带固定法（图6-43）

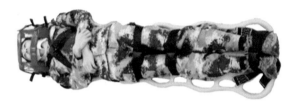

图 6-43　脊柱板躯干、下肢束带固定方法

8. 双手束带固定法（图6-44）

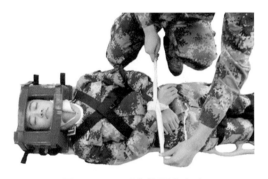

图 6-44　双手束带固定方法

9. 伤员抬起方法　蹲姿、起步（图6-45）。

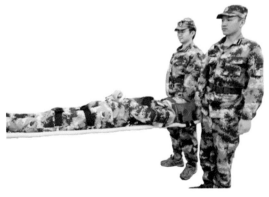

图 6-45　抬起伤者方法

搬运过程中注意以下几点：①有条件时，对重症伤员应使用心电监护仪及血氧饱和度仪监测。②观察伤员面部、口唇及肢端颜色：发现异常立刻查找原因并采取相应措施。③观察呼吸：观察伤员胸部起伏，必要时停车检查。④检查循环：注意观察出血、脉搏、毛细血管充盈、皮肤颜色。⑤观察瞳孔：观测瞳孔大小及双侧对称情况。⑥观察伤员的主要受伤部位：注意局部有无渗血，包扎绷带或三角巾是否松弛脱落，止血带的状态等，发现问题及时处理。⑦发现病情异常（呼吸、心跳停止等），应立即展开抢救，如开放气道（如气管插管等），心肺复苏术，进一步止血、包扎、固定等，待病情稳定后，继续转运。⑧每隔半小时需对伤情再评估一次，重伤员每隔15分钟评估一次。

四、常见的并发症及处理

1. 窒息　根据具体情况采用相应的对策。如改善伤员体位，使伤员呈稳定侧卧位（复原卧位）；清理口腔异物，插入口咽导气管，必要时实施气管插管、球囊人工呼吸或呼吸机辅助通气，还可以酌情使用呼吸兴奋剂。对于现场处理效果不明显的伤员，应争分夺秒送医院，不要在现场或途中停留。预防措施：运送伤员前必须充分开放呼吸道；让伤员采取稳定侧卧位并妥善固定伤员体位；建立通畅的静脉通道；做好呼吸支持的各项准备。

2. 伤员坠地　如搬运过程中出现伤员坠地，立即检查伤员，特别注意查明首先触地的部位，仔细检查伤员有无摔伤，还要检查伤员病情及原有的伤处，并酌情采取重新包扎、固定等措施。预防措施：应根据伤员体重、伤情及自身力量合理设计搬运方案。当伤员体重大时，应合理安排足够的人手，当人员不足时应等待增援，除非情况紧急，不要勉强搬运伤员。妥善固定伤员，特别是对躁动的伤员，应将其牢固固定在担架上，必要时应用镇静剂（呼吸衰竭伤员禁用）。在转运过程中，如果急救者发生疲劳应该立即停止转运，调整、休息后再继续转运。此外，要选择坚固的搬运工具，同时在运送过程中仔细观察路况，及时发现及排除障碍物等。

3. 伤情恶化　转运过程需一定时间，有可能原发病情持续加重，甚至危及生命，转运途中必须仔细观察伤员生命体征的变化，发现异常及时给予相应处理。

第五章
心肺复苏

重点：心搏骤停的常见原因及表现，胸外按压、人工呼吸、电除颤的操作步骤及注意事项，高级心血管生命支持复苏药物的应用及复苏后综合治疗。

难点：心搏骤停典型临床表现与判断，现场心肺复苏的实施步骤。

◀ 第一节 心 搏 骤 停 ▶

心搏骤停（sudden cardiac arrest，SCA）是指各种原因导致心脏射血功能突然停止，随即出现意识丧失、脉搏消失、呼吸停止，经过及时有效的心肺复苏部分患者可获存活。心脏性猝死（sudden cardiac death，SCD）指未能预料的、于突发心脏症状 1 小时内发生的、由心脏原因引起的死亡。心搏骤停不治是心脏性猝死最常见的直接死因。

一、心搏骤停的原因

心搏骤停的原因有多种，常见原因见表 6-2。

表 6-2　心搏骤停的常见原因

分类	原因	疾病或致病因素
心脏	恶性心律失常，心肌损伤	冠心病、心肌病、心脏结构异常、瓣膜功能不全
呼吸	通气不足	中枢神经系统疾病、神经肌肉接头疾病、中毒或代谢性脑病
	上呼吸道梗阻	中枢神经系统疾病、气道异物阻塞、感染、创伤、新生物
	呼吸衰竭	哮喘、慢性阻塞性肺疾病急性加重、肺水肿、肺栓塞
循环	机械性梗阻	张力性气胸、心脏填塞、肺栓塞
	有效循环血量过低	出血、脓毒症、神经源性休克
代谢	电解质紊乱	低 / 高钾血症、低 / 高镁血症、低钙血症
中毒	药物	抗心律失常药、洋地黄类药物、β 受体阻滞剂、钙通道阻滞剂、三环类抗抑郁药
	毒品滥用	可卡因、海洛因
	其他	一氧化碳、氰化物
环境		雷击、触电、低 / 高温、淹溺

二、心搏骤停的表现

心搏骤停的典型"三联征"包括：突发意识丧失、呼吸停止和大动脉搏动消失，临床表现如下。

1. 突然摔倒，意识丧失，面色迅速变为苍白或青紫。
2. 大动脉搏动消失，触摸不到颈、股动脉搏动。
3. 呼吸停止，或叹息样呼吸、继而停止。
4. 双侧瞳孔散大。
5. 可伴有因脑缺氧引起的抽搐和大小便失禁，随即全身松软。
6. 心电图表现：①心室颤动（VF）；②无脉性室性心动过速（VT）；③心室静止；④无脉性电活动（PEA）。

第二节　基础生命支持

基础生命支持（basic life support，BLS）包括开放气道、人工呼吸、胸外按压和电除颤等基本抢救技术方法。被归纳为初级 A、B、C、D 即 A（airway）——开放气道；B（breathing）——人工呼吸、C（circulation）——胸外按压、D（electric defibrillation）——电除颤。BLS 用于发病和 / 或致伤现场，包括对病情判断评估和采用的其他抢救措施，目的是使患者自主循环恢复。现场心肺复苏的步骤如下。

一、检查意识及呼吸

发现突然意识丧失倒地者，急救人员先要确定现场有无威胁患者和急救者安全的因素，如有应及时躲避或脱离危险，否则尽可能不移动患者。通过动作或声音刺激判断患者有无意识，如拍患者肩部并呼叫"你怎么了？"观察患者有无语音或动作反应。对有反应者使其采取自动恢复体位；无反应患者应采取平卧位，立即实施心肺复苏。如怀疑患者有颈椎受伤，翻转患者时应保持头颈部和躯干在一个轴面上，避免脊髓受到损伤。

检查呼吸时，如果可能应尽量暴露胸腹部皮肤，便于直接观察有无胸腹部起伏，时间5～10秒。需要注意将心搏骤停早期的叹息样呼吸（濒死呼吸）视为无效呼吸。当判断无呼吸或仅有叹息样呼吸时，应立即求助急诊医疗服务体系（EMSS），并即开始CPR。

二、求助 EMSS

单人急救者发现患者对刺激无反应，无呼吸或异常呼吸，应拨打急救电话求助 EMSS，之后立刻开始 CPR。拨打急救电话时，急救人员应该向 EMSS 调度员说明发病现场的位置、事情经过、患者人数以及相应的病情、已采取的急救措施等。求助后即刻开始 CPR。如是未经 CPR 培训的现场救助人员，可听从调度员的电话指导后进行 CPR 操作。两个及以上急救人员在场，立刻开始 CPR，同时求助 EMSS。

三、检查脉搏

已有证据表明，急救人员即使花很长时间去检查脉搏，也常难以确定脉搏是否存在，现已不再强调检查脉搏的重要性。如果急救人员在 10 秒内不能明确地触及脉搏,应立即开始胸外按压。

四、胸外按压

胸外按压是通过增加胸腔内压力和 / 或直接按压心脏驱动血流,有效的胸外按压能产生 60～80mmHg 动脉压。心搏骤停最初心电图多表现为心室颤动,电除颤前进行胸外按压,可改善心肌供氧,提高电除颤的成功率,对心室颤动时间 >4 分钟的患者,电击前的胸外按压尤为重要。在电除颤终止心室颤动后的最初阶段,尽管心脏恢复了有节律的心电活动,但心脏常处在无灌注或低灌注状态,电击后立刻胸外按压有助于心律恢复。

高质量的胸外按压,即按压频率为 100～120 次 /min,按压深度为 5～6cm,保证按压后胸廓恢复原状,尽量减少因检查或治疗造成胸外按压中断。

1. **复苏体位**　CPR 时将患者放置仰卧位,平躺在坚实平面上。

2. **按压部位**　在胸骨下 1/3 处,即乳头连线与胸骨交界处(图 6-46)。

3. **按压手法**　急救人员跪在患者身旁,一个手掌根部置于按压部位,另一手掌根部叠放其上,双手指紧扣进行按压;身体稍前倾,使肩、肘、腕于同一轴线上,与患者身体平面垂直(图 6-47)。用上身重力按压,按压与放松时间相同,放松时手掌不离开胸壁。"用力、快速"按压,但不得冲击式按压。

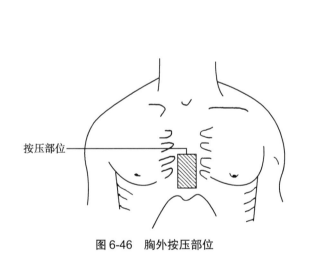

按压部位

图 6-46　胸外按压部位　　　　　图 6-47　胸外按压手法

4. **按压 / 通气比**　目前推荐使用按压 / 通气的比例为 30 : 2,每个周期为 5 组 30 : 2 的 CPR,时间大致 2 分钟。

5. 两人以上 CPR 时,每隔 2 分钟,应交替做 CPR,以免按压者疲劳使按压质量和频率降低。轮换时要求动作快,尽量减少中断按压。

6. 尽量减少因分析心律、检查脉搏和其他治疗措施中断胸外按压的时间,中断胸外按压时间 <10 秒。

五、开放气道与人工通气

患者无意识时,由于舌后坠、软腭阻塞气道,检查呼吸或人工通气前需要开放气道。

1. 开放气道方法　内容详见本书相关内容。

2. 人工通气方法　①口对口呼吸：急救者正常呼吸，用示指和拇指捏住患者鼻翼，用口封罩住患者的口唇部，将气吹入患者口中。②口对鼻呼吸：用于口唇受伤或牙关紧闭者，急救者稍上抬患者下颏使口闭合，用口封罩住患者鼻子，将气体吹入患者鼻中。③口对导管通气：对气管切开患者可通过导管进行人工通气。④口对面罩通气：用面罩封住患者口鼻，通过连接管进行人工通气。

如果现场有简易呼吸器，在有 2 名施救者时应使用简易呼吸器进行通气。无论任何人工方法，急救者每次吹气时间应持续 1 秒，应见胸廓起伏；潮气量为 400～600ml（6～8ml/kg）。

六、电除颤

心搏骤停 80%～90% 由心室颤动所致。在无胸外按压时，心室颤动数分钟内即转为心室静止。单纯 CPR 一般不可能终止心室颤动和恢复有效血流灌注，电除颤是终止心室颤动的有效方法。早期电除颤是决定心搏骤停患者存活的关键，除颤每延迟 1 分钟患者存活率下降 7%～10%。

1. 当院外心搏骤停被目击或发生院内心搏骤停，如有 AED 或人工除颤器在现场，急救人员应立刻进行 CPR 和尽早使用除颤器。

2. 当院外心搏骤停发生时未被急救人员目击，尤其是从呼救至到达现场的时间超过 5 分钟，先行 5 组 CPR（大约 2 分钟），再分析心律实施电除颤。

3. 当心室颤动或无脉性室性心动过速发生时，急救人员应当电除颤 1 次，后立刻进行 5 组的 CPR（大约 2 分钟），之后再检查心律和脉搏，需要的话再行 1 次电除颤。

4.《国际心肺复苏及心血管急救指南 2020》推荐双相波除颤能量 200J，单相波除颤使用 360J。

5. **注意事项**　电极位置为右侧放置于患者右锁骨下区，左侧电极放置于患者左乳头侧腋中线处；电击时要提示在场所有人员不要接触患者身体。

◀ 第三节　高级心血管生命支持 ▶

高级心血管生命支持（advanced cardiovascular life support，ACLS）通常由专业急救人员到达发病现场或在医院内进行，通过应用辅助设备、特殊技术和药物等，进一步提供更有效的呼吸循环支持，以恢复自主循环，或维持循环和呼吸功能。ACLS 是在基础生命支持基础上，对已自主循环恢复或未恢复的心搏骤停者，使用人工气道或机械通气，建立静脉液体通道并给予复苏药物的进一步支持治疗。可归纳为高级 A、B、C、D，即 A（airway）——人工气道；B（breathing）——机械通气；C（circulation）——建立液体通道，使用血管加压药物及抗心律失常药；D（differential diagnosis）——寻找心搏骤停原因。

一、人工气道与机械通气

CPR 过程中人工通气的目的是维持血液充分氧合和清除二氧化碳潴留。在 BLS 和 ACLS 阶段应给患者 100% 的吸氧浓度，使动脉血氧饱和度达最大化，以迅速纠正严重缺氧。氧合好转，可逐渐降低 FiO_2 至 40%～60%，并维持 $SaO_2 > 93\%$。心搏骤停最初数分钟内，心、脑供氧受到血流中断的影响最大，此时胸外按压较人工通气更重要，应尽可能避免因建立人工气道而影响胸外按压。熟练掌握面罩 - 球囊供氧和通气方法。CPR 中插入气管导管或喉罩气道的过程势必会影响胸外按压，因此急救人员应该权衡两者当时的重要性，可以在患者对 CPR、电除颤无反应，或自主循环恢复后建立人工气道。

1. 人工气道　人工气道应在心肺复苏中尽早建立，由于存在各种引起气道不畅的因素，如舌后坠、软腭部松弛致气道阻塞，除手法开放气道外，可使用口咽或鼻咽导气管、食管堵塞导管通气等方法。尽可能早地建立确切的人工气道，采取气管插管会给气道管理带来很大便利。更重要的是建立人工气道行机械通气后可不再因人工通气而中断连续胸外按压，但应注意人工气道管理的问题。

2. 机械通气　机械通气是目前临床上使用确切而有效的呼吸支持手段，其目的是纠正低氧血症，缓解组织缺氧；纠正呼吸性酸中毒；降低颅内压，改善脑循环；保障镇静剂使用安全，减少全身及心肌氧耗。但是，机械通气毕竟是一种非自然呼吸的方式，必然会影响正常的呼吸生理过程，随着复苏患者呼吸、循环状况的逐渐改善，机械通气的使用应根据患者的全身情况、血气分析，选择合适的通气模式，调整呼吸机参数，以达到最佳治疗效果，减少机械通气带来的气压损伤和感染等并发症。

二、复苏药物的应用

1. 给药途径选择

（1）静脉途径：急救人员应选择较大的外周静脉建立通道。一般药物经由外周静脉到达心脏需要 1～2 分钟的时间，药物静脉注射后再推注 20ml 液体，有助于药物进入中心循环。但建立外周静脉通道时尽可能不中断 CPR 操作。

（2）气管途径：如果静脉通道不能建立，复苏药物可经由气管内给予，用量是经静脉给药剂量的 2～2.5 倍。

（3）骨髓途径：由于骨髓腔有不会塌陷的血管丛，是另外一种可供选择的给药途径，其效果相当于中心静脉通道。如果无法建立静脉通道的话，可建立经骨髓腔给药通道。

2. 给药时机　复苏抢救程序是：在 1 次电击和 / 或 CPR 后，如 VF/VT 持续存在，推荐给予血管加压药物，但不能因给药而中断 CPR。应当在 CPR 过程中和检查心律后尽快给药，其流程为：CPR →检查心律→给药→电除颤。反复电除颤、CPR 和应用血管加压药后，如果 VF/VT 仍持续存在，可使用抗心律失常药物。

3. 复苏药物的选择

（1）血管加压药物：有证据表明应用血管加压药物有助于初始阶段自主循环恢复。①肾上腺素（epinephrine）：在复苏过程中的作用主要是激动 α 受体，α 肾上腺素能作用能提高复苏过程中心脏和脑的灌注压。推荐成人患者首选给予肾上腺素 1mg 静脉注射，每隔 3～5 分钟可重复使用。②血管升压素（vasopressin）：是非肾上腺素能外周血管收缩剂，能同时导致冠状动脉和肾动脉收缩，联合肾上腺素能提高自主循环恢复。推荐选用血管升压素（40IU/ 次）代替首次或第二次肾上腺素治疗，仅限使用 1 次。

（2）抗心律失常药：①已证明胺碘酮（300mg 或 5mg/kg）能够提高入院存活率，提高 VF/VT 者电除颤的成功率。推荐对 CPR、电除颤和肾上腺素无反应的 VF/VT 患者，首选胺碘酮，初始剂量为 300mg，静脉注射，无效可再加用 150mg。②利多卡因作为无胺碘酮时的替代药物。初始剂量为 1～1.5mg/kg 静脉推注。如 VF/VT 持续，可给予额外剂量 0.5～0.75mg/kg，每隔 5～10 分钟静脉推注 1 次，最大剂量为 3mg/kg。③镁剂（magnesium）能有效中止尖端扭转型室性心动过速。1～2g 硫酸镁溶于 10ml 5% 葡萄糖中,缓慢静脉注射,而后可用 1～2g 硫酸镁溶于 50～100ml 5% 葡萄糖中,缓慢静脉滴注。

(3)阿托品:阿托品应用对心室静止或 PEA 有益,但由于迷走神经张力过高可导致和 / 或加剧心室静止,故不常规推荐阿托品用于心室静止或 PEA。

(4)碳酸氢钠:只在特定情况下考虑应用,如心搏骤停前存在代谢性酸中毒、高钾血症或三环类抗抑郁药过量,初始剂量为 1mmol/kg,应尽可能在血气分析监测的指导下应用。

三、复苏后综合治疗

心肺复苏成功、自主循环恢复后的 24 小时内患者病死率很高,但进行系统的复苏后治疗不仅可减少因复苏后循环不稳定引起的早期死亡,还可减少因多脏器功能障碍和缺血缺氧所致脑损伤引起的晚期死亡,改善生存者的生存质量。心肺复苏后的治疗主要是维持呼吸和循环功能的稳定,防治多脏器功能不全和缺血缺氧性脑病。

1. 呼吸管理 对于自主呼吸完全恢复者,给予充足雾化促进痰液排出很重要;对于自主呼吸尚未恢复,通换气功能障碍,不足以维持 SpO_2 达到 95% 以上、$PaCO_2$ 在 35～40mmHg、$PaCO_2$ 在 40～45mmHg 的患者,需要在给予小潮气量、低平台压机械通气的同时,给予充足的呼吸机湿化、雾化、化痰以减少痰痂的形成亦非常重要。

2. 维持血流动力学稳定 脑损伤程度和血流动力学稳定性是影响心肺复苏后存活的两个决定因素。自主循环恢复后,常规给予患者适当补液。但若患者是因急性左心衰竭而出现心搏骤停者,应根据监测直接动脉压和 CVP 决定是否给予患者补液。为保证各脏器灌注,须维持收缩压不低于 90mmHg,平均动脉压不低于 65mmHg。对于因急性心肌梗死或重症心肌炎所致的心搏骤停,需尽快从病因上进行治疗。

3. 维持酸碱平衡 需要注意的是,心肺复苏过程中患者多因缺氧而出现乳酸堆积,代谢性酸中毒使血管张力下降,故当动脉血气分析显示 HCO_3^- < 18mmol/L 时,给予碳酸氢钠治疗,碳酸氢钠注射液量(ml)=[HCO_3^- 正常值(mmol/L)−HCO_3^- 测得值(mmol/L)]× 体重(kg)× 0.4 × 20/12,HCO_3^- 的正常值为 24mmol/L,通常实际补给量为计算值的一半。

4. 脑复苏 脑组织代谢率高,缺氧 5 分钟即可造成不可逆性影响。循环恢复后又可因缺氧再灌注损伤出现不同程度的脑细胞变性坏死,故脑复苏后为防止脑水肿和颅内压升高,可常规给予脱水降颅内压治疗,常用药物为甘露醇。但是需要注意的是,使用甘露醇治疗的同时必须保证脑组织灌注。如果同时存在血容量不足,临床上可给予输注白蛋白或血浆提高胶体渗透压,对脑水肿亦可起到辅助治疗的效果。《2019 美国心脏协会心肺复苏及心血管急救指南更新》建议对复苏后患者实施目标温度管理,目标温度选定在 32～36℃,并至少维持 24 小时。低温治疗后积极预防昏迷患者发热是合理的,但是不建议对入院前恢复自主循环的患者常规给予快速注射低温注射液。

第六章
麻 醉 技 术

重点：麻醉前准备事项和麻醉前用药；麻醉选择原则。
难点：全身麻醉的并发症及处理。

麻醉（anesthesia）一词来源于希腊文，其原意是感觉丧失，即指应用药物或其他方法使患者整体或局部暂时失去感觉，从而消除手术时的疼痛。

麻醉学是临床医学的一个重要学科，现代麻醉学的理论和技术是随着基础医学、临床医学和医学生物工程等现代科学技术综合发展而形成的，它主要包括临床麻醉、重症治疗、急救复苏和疼痛治疗四个部分，其中临床麻醉是现代麻醉学的主要部分。在围手术期，麻醉医师使用各种监测技术最为频繁，尤其是对呼吸、循环及中枢神经系统功能的监测；对呼吸道的控制和呼吸管理最为熟悉，包括呼吸模式的观察、人工呼吸、机械通气等；术中经常进行大量和/或快速输液、输血，使用多种血管活性药物及其他强效、速效药物。

一、麻醉前准备和麻醉前用药

麻醉前评估是保障手术患者的围手术期安全，增强其对手术和麻醉的耐受力，避免或减少围手术期并发症的重要前提，麻醉医生应认真做好麻醉前评估和准备工作。

（一）麻醉前评估

麻醉药物和方法可能影响患者生理稳定性，手术创伤和出血使患者处于应激状态，外科疾病及合并的内科疾病可能会给手术麻醉带来诸多困难。为提高手术和麻醉安全性，术前应对患者全身状况和手术风险进行系统的评估，对可逆因素进行及时的纠正。

1. 病史采集　术前应充分了解患者的现病史、既往史、个人史、手术及麻醉史、治疗用药史、过敏史及家族史等，并进行全身各系统回顾，对可能增加麻醉风险的因素仔细询问，采取措施防止并发症。

2. 体格检查　术前体格检查应重点关注患者的生命体征、一般情况、气道、心肺功能、脊柱和神经系统等，并视患者的临床状况及手术类型进行系统查体。体格检查中，充分的气道评估是保证麻醉中气管插管和呼吸维持顺利的关键步骤。

3. 实验室检查　在实际临床工作中，多数诊疗常规建议对择期手术患者完成血尿常规、肝肾功能、凝血功能、感染指标、心电图及胸片等检查。对年龄较大，合并系统性疾病，实施复杂手术患者，应针对其具体情况，完善相关特殊检查。如冠心病患者可行超声心动图和冠状动脉评估等，慢性阻塞性肺疾病患者可行血气分析、肺功能等检查，以充分评估手术及麻醉风险，预防并发症。

4. 体格状态评估分级（ASA classification）　综合分析麻醉前访视所得信息，可对患者全身情况和麻醉耐受力作出较全面的评估。现临床较常用的评估方法之一为美国麻醉医师协会（American Society of Anesthesiology，ASA）颁布的患者全身健康状况分级（表 6-3）。一般认为，Ⅰ～Ⅱ级患者对麻醉和手术的耐受性良好，风险性较小；Ⅲ级患者的器官功能虽在代偿范围内，但对麻醉和手术的耐受能力减弱，风险性较大，如术前准备充分，尚能耐受麻醉；Ⅳ级患者因器官功能代偿不全，麻醉和手术的风险性很大，即使术前准备充分，围手术期的死亡率仍很高；Ⅴ级为濒死患者，麻醉和手术都异常危险，不宜行择期手术。

围手术期死亡率与 ASA 分级的关系密切（表 6-3）。对围手术期心搏骤停和 ASA 分级的分析表明，大多数围手术期心搏骤停病例发生在Ⅲ～Ⅳ级患者，其复苏后存活率为 48%；发生于Ⅰ～Ⅱ级者约占心搏骤停总数的 25%，复苏后存活率为 70%。说明病情越重，发生心搏骤停的可能性越大，死亡率也越高。

表 6-3　ASA 病情分级和围手术期死亡率

分级	标准	死亡率 /%
Ⅰ	体格健康，发育营养良好，各器官功能正常	0.06～0.08
Ⅱ	除外科疾病外，有轻度并存疾病，功能代偿健全	0.27～0.40
Ⅲ	并存疾病较严重，体力活动受限，但尚能应付日常活动	1.82～4.300
Ⅳ	并存疾病严重，丧失日常活动能力，经常面临生命威胁	7.80～23.00
Ⅴ	无论手术与否，生命难以维持 24 小时的濒死患者	9.40～50.70
Ⅵ	确诊为脑死亡，其器官拟用于器官移植手术	

急症病例在相应 ASA 分级后加注"急"或"E"，表示风险较择期手术增加。

5. 合并疾病的麻醉前评估　对于存在心血管系统、呼吸系统、消化系统、泌尿系统、神经系统或内分泌系统等合并症的患者，麻醉前应根据手术风险的大小进行充分评估，及时纠正可逆因素，使患者以最佳状态应对手术。

（二）麻醉前准备

1. 纠正或改善病理生理状态　营养不良可导致血浆白蛋白降低、贫血、血容量不足以及某些维生素缺乏，使患者耐受麻醉、手术创伤及失血的能力降低。因此，术前应改善营养不良状态，一般要求血红蛋白 >80g/L，血浆白蛋白 >30g/L，并纠正脱水、电解质紊乱和酸碱平衡失调。

手术患者常合并内科疾病，尤其是冠心病、糖尿病、高血压病等，麻醉医师应充分认识其病理生理改变，对其严重程度作出正确评价，必要时请内科专家协助诊治。

2. 心理方面的准备　手术是一种创伤性治疗方法，麻醉对患者来讲则更加陌生。因此，患者于术前难免紧张和焦虑，甚至有恐惧感。这种心理状态可致中枢神经和交感神经系统过度兴奋，并对整个围手术期产生影响。因此，在访视患者时，应以关心和鼓励的方法消除其思想顾虑和焦虑心情；耐心听取和解答患者提出的问题，以取得患者的理解、信任和合作。对于过度紧张而难以自控者，应配合药物治疗。有心理障碍者，应请心理学专家协助处理。

3. 胃肠道的准备　择期手术前应常规排空胃，以避免围手术期间发生胃内容物的反流误吸，及由此而导致的窒息和吸入性肺炎。一般认为，择期手术患者，无论选择何种麻醉方法,术前都应禁食 6~8 小时;禁止饮水 2 小时。急症患者也应充分考虑胃排空问题。饱胃而又需立即手术者,无论选择全麻,还是区域阻滞或椎管内麻醉,都有发生呕吐和误吸的危险。

4. 麻醉用品、设备及药品的准备 为了使麻醉和手术能安全顺利地进行,防止意外事件的发生,麻醉前必须对麻醉和监测设备、麻醉用品及药品进行准备和检查。无论实施何种麻醉,都必须准备麻醉机、急救设备和药品。麻醉期间除必须监测患者的生命体征,如血压、心电图和脉搏氧饱和度(SpO_2)外,还应根据病情和条件,选择适当的监测项目,如呼气末二氧化碳分压($P_{ET}CO_2$)、直接动脉血压、中心静脉压(CVP)和体温等。

在麻醉实施前,应再一次检查和核对已准备好的设备、用具和药品等;对患者的姓名、性别、科室及拟行手术等信息也要再一次核对。术中所用药品,必须经过核对后方可使用。

5. 知情同意 在手术前,应向患者和 / 或其家属说明将采取的麻醉方式,围手术期可能发生的各种意外情况及并发症,手术前后的注意事项等,并签署知情同意书。

(三)麻醉前用药

1. 目的 麻醉前用药的目的在于:①消除患者紧张、焦虑及恐惧的情绪;增强全身麻醉药的效果,减少全麻药的副作用;对不良刺激可产生遗忘作用。②提高患者的痛阈,缓解或解除原发疾病或麻醉前有创操作引起的疼痛。③消除因手术或麻醉引起的不良反射,特别是迷走神经反射,抑制交感神经兴奋以维持血流动力学的稳定。

2. 药物选择 麻醉前用药应根据麻醉方法和病情来选择用药的种类、用量、给药途径和时间。一般来说,全麻患者以镇静药为主,有剧痛者加用麻醉性镇痛药。腰麻患者以镇静药为主,硬膜外麻醉者可酌情给予镇痛药。冠心病及高血压患者的镇静药剂量可适当增加;而心脏瓣膜病、心功能差及病情严重者,镇静及镇痛药的剂量应酌减。

一般状况差、年老体弱者、恶病质及甲状腺功能减退者对催眠镇静药及镇痛药都较敏感,用药量应酌减或避免使用;而年轻体壮或甲状腺功能亢进(简称甲亢)患者,用药量应酌增。麻醉前用药一般在麻醉前 30~60 分钟肌内注射。精神紧张者,可于手术前晚口服镇静催眠药,以缓解患者的紧张情绪。常用麻醉前用药包括镇静药、催眠药、镇痛药、抗胆碱药等。

二、全身麻醉

麻醉药经呼吸道吸入,或静脉、肌内注射进入人体内,产生中枢神经系统的抑制,临床表现为神志消失、全身痛觉丧失、遗忘、反射抑制和一定程度的肌肉松弛,这种方法称为全身麻醉。麻醉药对中枢神经系统抑制的程度与血液内的药物浓度有关,并且可以调控。这种抑制是完全可逆的,当药物被代谢或从体内排出后,患者的神志和各种反射逐渐恢复。

(一)全身麻醉药

根据用药途径和作用机制,全身麻醉药可分为吸入麻醉药和静脉麻醉药。此外,肌松药和麻醉性镇痛药也是全麻术中不可或缺的药物。

1. 吸入麻醉药(inhalation anesthetics) 是指经呼吸道吸入进入人体内并产生全身麻醉作用的药物。可用于全身麻醉的诱导和维持。

常用吸入麻醉药如下。

(1)氧化亚氮(笑气,nitrous oxide,N_2O):为麻醉性能较弱的气体麻醉药,临床应用:常与其他全麻药复合应用于麻醉维持,常用吸入浓度为 50%~70%。吸入 50% N_2O 可用于牙科或产科镇痛。麻醉时必须维持吸入氧浓度(F_iO_2)高于 0.3,以免发生低氧血症。在麻醉恢复期有发生弥散性缺氧的可能，停止吸 N_2O 后应吸纯氧 5～10 分钟。N_2O 可使体内封闭腔（如中耳、肠腔等）内压升高，因此肠梗阻者不宜应用。

（2）七氟烷（七氟醚，sevoflurane）：麻醉性能较强。临床可用于麻醉诱导和维持。用面罩诱导时，呛咳和屏气的发生率很低。维持麻醉浓度为 1.5%～2.5% 时，循环稳定。麻醉后清醒迅速，清醒时间在成人平均为 10 分钟，小儿为 8.6 分钟。苏醒过程平稳，恶心和呕吐的发生率低。

（3）地氟烷（地氟醚，desflurane）：麻醉性能较弱。临床可用于麻醉维持。可单独使用或与 N_2O 合用维持麻醉，麻醉深度可控性强，肌松药用量减少。因对循环功能的影响较小，对心脏手术或心脏患者行非心脏手术的麻醉或可更为有利。因其诱导和苏醒迅速，也适用于门诊手术患者的麻醉，而且恶心和呕吐的发生率明显低于其他吸入麻醉药。但需要特殊的蒸发器，价格也较贵。

2. 静脉麻醉药（intravenous anesthetics）　经静脉注射进入体内，通过血液循环作用于中枢神经系统而产生全身麻醉作用的药物，称为静脉麻醉药。与吸入麻醉药相比，其优点为诱导快，对呼吸道无刺激，无环境污染，术后恶心呕吐发生率低。常用静脉麻醉药如下。

（1）氯胺酮（ketamine）：为苯环己哌啶的衍生物，易溶于水，水溶液 pH 为 3.5～5.5。主要选择性抑制大脑联络径路和丘脑 - 新皮质系统，兴奋边缘系统，而对脑干网状结构的影响较轻。镇痛作用显著；临床可用于全麻诱导，剂量为 1～2mg/kg 静脉注射。以 15～45μg/(kg·min)速度静脉输注可用于麻醉维持。主要副作用有：可引起一过性呼吸暂停，幻觉、噩梦及精神症状，使眼压和颅内压升高。

（2）依托咪酯（乙咪酯，etomidate）：为短效催眠药，无镇痛作用，作用方式与巴比妥类近似。起效快，静脉注射后约 30 秒患者意识即可消失，1 分钟时脑内浓度达峰值。临床主要用于全麻诱导，适用于年老体弱和危重患者的麻醉，一般剂量为 0.15～0.3mg/kg。副作用有：注射后常发生肌阵挛；对静脉有刺激性，引起注射部位局部疼痛；术后易发生恶心、呕吐；反复用药或持续静滴后可能抑制肾上腺皮质功能。

（3）丙泊酚（异丙酚，propofol）：具有镇静、催眠作用，有轻微镇痛作用。起效快，静脉注射 1～2mg/kg 后 30～40 秒患者即入睡，维持时间仅为 3～10 分钟，停药后苏醒快而完全。可降低脑血流量、颅内压和脑代谢率。丙泊酚对心血管系统有明显的抑制作用，主要表现为对心肌的直接抑制作用及血管舒张作用，结果导致明显的血压下降、心率减慢、外周阻力和心排血量降低。

临床应用：全麻静脉诱导，剂量为 1.0～2.5mg/kg。可静脉持续输注与其他全麻药复合应用于麻醉维持，用量为 6～10mg/(kg·h)，但个体差异较大。副作用为：对静脉有刺激作用，可导致注射部位局部疼痛；对呼吸有抑制作用，必要时应行人工辅助呼吸；麻醉后恶心、呕吐的发生率为 2%～5%。

（4）咪达唑仑（midazolam）：为苯二氮䓬类药物，具有短效麻醉镇静作用，随剂量增加，可产生抗焦虑、镇静、催眠、顺行性遗忘、抗惊厥和中枢性肌松弛等不同作用，无蓄积现象。临床应用：术前镇静，麻醉诱导和维持，亦可作为局麻辅助用药和 ICU 患者镇静用药。副作用为：注射后局部疼痛、血栓性静脉炎和顺行性遗忘。

（5）右旋美托咪定（dexmedetomidine）：为经胃肠外给药的选择性肾上腺素受体激动剂，可产生剂量依赖的镇静、抗焦虑和镇痛效应，联合使用时可减少阿片类药物的用量。临床应用：术中镇静，全麻辅助用药，机械通气患者镇静。副作用包括心动过缓、心脏传导抑制、低血压、恶心,以及过度镇静时可能导致气道梗阻。

3. 肌肉松弛药(muscle relaxants) 简称肌松药,能阻断神经-肌肉传导功能而使骨骼肌松弛。根据干扰方式的不同,可将肌松药分为两类:去极化肌松药和非去极化肌松药。

常用肌松药如下。

(1)琥珀胆碱(司可林,succinylcholine):为去极化肌松药,起效快,肌松作用完全且短暂。临床主要用于全麻时的气管插管,用量为 1~2mg/kg,由静脉快速注入。副作用为:有引起心动过缓及心律失常的可能;广泛骨骼肌去极化过程中,可引起血清钾升高;肌强直收缩时可引起眼压、颅内压及胃内压升高;术后肌痛。

(2)维库溴铵(万可罗宁,vecuronium):非去极化肌松药,肌松作用强,临床可用于全麻气管插管和术中维持肌肉松弛。静脉注射 0.07~0.15mg/kg,2~3 分钟后可以行气管插管。术中可间断静脉注射 0.02~0.03mg/kg,或以 1~2μg/(kg·min)的速度静脉输注,维持全麻期间的肌肉松弛。在严重肝肾功能障碍者,作用时效可延长,并可发生蓄积作用。

(3)罗库溴铵(rocuronium):非去极化肌松药,肌松作用较弱,是维库溴铵的 1/7;作用时间是维库溴铵的 2/3,属于中效肌松药。临床应用于全麻气管插管和术中维持肌肉松弛。静脉注射 0.6~1.2mg/kg,60~90 秒后可以行气管插管。术中可间断静脉注射 0.1~0.2mg/kg,或以 9~12μg/(kg·min)的速度静脉输注,维持全麻期间的肌肉松弛。

(4)顺阿曲库铵(cisatracurium):为非去极化肌松药。临床应用于全麻气管插管和术中维持肌肉松弛。静脉注射 0.15~0.2mg/kg,1.5~2 分钟后可以行气管插管。术中可间断静脉注射 0.02mg/kg,或以 1~2μg/(kg·min)的速度静脉输注,维持全麻期间的肌肉松弛。

应用肌松药的注意事项:①应建立人工气道(如气管插管或声门上通气装置),并施行辅助或控制呼吸。②肌松药无镇静、镇痛作用,不能单独应用,应与其他全麻药联合应用。③应用琥珀胆碱后可引起短暂的血钾升高,眼压和颅内压升高。因此,严重创伤、烧伤、截瘫、青光眼和颅内压升高者禁忌使用。④低体温可延长肌松药的作用时间;吸入麻醉药、某些抗生素(如链霉素、庆大霉素和多黏菌素)及硫酸镁等,可增强非去极化肌松药的作用。⑤合并神经肌肉接头疾病的患者,如重症肌无力患者,禁忌应用非去极化肌松药。⑥某些肌松药有组胺释放作用,有哮喘史及过敏体质者慎用。

4. 麻醉性镇痛药 作用机制及分型常用麻醉性镇痛药为阿片类药物(opioids),与体内阿片受体结合。阿片受体主要分布在脑内和脊髓内痛觉传导区以及与情绪行为相关区域,激动不同受体,产生不同效应。

常用的麻醉性镇痛药如下。

(1)吗啡(morphine):是从鸦片中提取出的阿片类药物。主要用于镇痛,如创伤或手术引起的剧痛、心绞痛等。由于吗啡具有良好的镇静和镇痛作用,常作为麻醉前用药和麻醉辅助药,并可与催眠药和肌松药配伍施行全身麻醉。

(2)哌替啶(pethidine):具有镇痛、安眠和解除平滑肌痉挛等作用。常作为麻醉前用药或急性疼痛治疗,与异丙嗪或氟哌利多合用可作为区域麻醉的辅助用药。2 岁以内小儿不宜使用此药。

(3)芬太尼(fentanyl):对中枢神经系统的作用与其他阿片类药物相似,镇痛作用为吗啡的 75~125 倍,持续 30 分钟,对呼吸有抑制作用。临床应用镇痛剂量或麻醉剂量都很少引起低血压。可作为术中/术后镇痛,区域麻醉的辅助用药,或用以缓解插管时的心血管反应,也常用于心血管手术的麻醉。

（4）瑞芬太尼（remifentanil）：为超短效镇痛药。可用于麻醉诱导和术中维持镇痛作用，抑制气管插管时的反应。因停止输注瑞芬太尼后，镇痛作用很快消失，应在停药前采取适当的镇痛措施，如给以小剂量芬太尼或硬膜外镇痛等。

（5）舒芬太尼（sufentanil）：是芬太尼的衍生物，镇痛作用为后者的 5～10 倍，持续时间约为后者的 2 倍。适用于心血管手术的麻醉，常用于术中和术后镇痛，区域麻醉期间的辅助用药，缓解气管插管时的心血管反应。

（二）全身麻醉的实施

1. 全身麻醉的诱导（induction of anesthesia）　是指患者接受全麻药后，由清醒状态到神志消失，并进入全麻状态后进行气管插管，这一阶段称为全麻诱导期。诱导前应准备好麻醉机、气管插管用具及吸引器等，开放静脉和胃肠减压管，测定血压和心率的基础值，并监测心电图和 SpO_2。全麻诱导方法如下。

（1）面罩吸入诱导法：将麻醉面罩扣于患者的口鼻部，开启麻醉药蒸发器使患者吸入麻醉药物，待患者意识消失并进入麻醉状态时，静脉注射肌松药后行气管插管。

（2）静脉诱导法：静脉诱导开始时，先以面罩吸入纯氧 2～3 分钟，增加氧储备并排出肺组织内的氮气。根据病情选择合适的静脉麻醉药及剂量，如丙泊酚、依托咪酯、咪达唑仑等，从静脉缓慢注入并严密观察患者的意识、循环和呼吸的变化。患者神志消失后再注入肌松药，待全身骨骼肌及下颌逐渐松弛，呼吸由浅到完全停止时，应用麻醉面罩进行人工呼吸，然后进行气管插管。插管成功后，立即与麻醉机相连接并行人工呼吸或机械通气。与吸入诱导法相比，静脉诱导较迅速，患者也较舒适，无环境污染；但麻醉深度的分期不明显，对循环的干扰较大。

2. 全身麻醉的维持

（1）吸入麻醉药维持：经呼吸道吸入一定浓度的吸入麻醉药以维持适当的麻醉深度。目前吸入的气体麻醉药为氧化亚氮，挥发性麻醉药为氟化类麻醉药，如异氟烷、七氟烷等。由于氧化亚氮的麻醉性能弱，高浓度吸入时有发生缺氧的危险，因而难以单独用于维持麻醉。挥发性麻醉药的麻醉性能强，高浓度吸入可使患者意识、痛觉消失，能单独用于麻醉维持；但镇痛和肌松作用并不满意，而且吸入浓度越高，对生理的影响越严重。因此，临床上常将 N_2O-O_2- 挥发性麻醉药合用来维持麻醉，必要时可加用镇痛和肌松药。

（2）静脉麻醉药维持：为全麻诱导后经静脉给药以维持适当麻醉深度的方法。静脉给药方法有单次、分次和连续输注法 3 种，应根据手术需要和不同药物的药理特点来选择给药方法。目前所用的静脉麻醉药中，除氯胺酮外，多数都属于催眠药，缺乏良好的镇痛作用。因此，使用全静脉麻醉过程中也需要按需给予镇痛和肌松药物。

（3）复合全身麻醉：复合全身麻醉是指 2 种或 2 种以上的全麻药或 / 和麻醉方法复合应用，彼此取长补短，以达到最佳临床麻醉效果。随着静脉和吸入全麻药品种的日益增多、麻醉技术的不断完善，应用单一麻醉药完成全麻手术的方法基本上不再应用，而复合麻醉越来越广泛地应用于临床。根据给药的途径不同，复合麻醉可大致分为全静脉麻醉，以及静脉与吸入麻醉药复合的静 - 吸复合麻醉。

3. 全身麻醉深度的判断　麻醉深度应根据复合应用的药物（包括各种全麻药、安定药、催眠药、肌松药及镇痛药等）对意识、感官、运动、神经反射及内环境稳定性的影响程度来综合判断。例如，有自主呼吸者，手术刺激时呼吸增强、加速为浅麻醉的表现。眼泪"汪汪"为浅麻醉的表现，而角膜干燥无光为麻醉过深的表现。循环的稳定性仍为判断麻醉深浅的重要标志，循环严重抑制多为麻醉过深，心率增快、血压升高则多为浅麻醉的表现。维持适当的麻醉深度是重要而复杂的，应密切观察患者，综合各项反应作出合理判断，并根据手术刺激的强弱及时调节麻醉深度，以适应手术麻醉的需要。

（三）呼吸道的管理

无论采用何种麻醉方法，气道管理都是麻醉管理中一项非常重要的内容。其目的在于保持患者的呼吸道通畅，维持 PaO_2 和 $PaCO_2$ 在安全范围内，防止误吸等原因引起的肺损伤，以保证患者的生命安全。

1. 保持气道的通畅 是气道管理的先决条件。根据患者的具体情况，可采取各种措施保障患者的气道通畅。舌后坠是全麻诱导、恢复期，或应用镇静药的非全麻患者发生呼吸道梗阻的最常见原因。将患者的头后仰或托起下颌多能缓解舌后坠引起的梗阻；必要时可置入口咽或鼻咽导气管，使后坠的舌根和咽部软组织撑起，从而解除梗阻。气道梗阻缓解后，可通过面罩提供适当的通气。对于全麻患者或面罩通气不足者，气管插管是最常用的人工气道管理技术；此外，喉罩和喉管等声门上通气设备也是建立人工气道的有效手段。

2. 气管插管术 气管插管术是麻醉医师必须熟练掌握的基本操作技能，也是临床麻醉的重要组成部分。其目的在于：①麻醉期间保持患者的呼吸道通畅，防止异物进入呼吸道，便于及时吸出气管内分泌物或血液；②进行有效的人工或机械通气，防止患者缺氧和 CO_2 蓄积；③便于吸入全身麻醉药的应用。

（1）经口腔明视插管：借助直接喉镜在直视下显露声门后，将导管经口腔插入气管内（图 6-48）。直接喉镜显露声门存在困难的患者还可采用可视喉镜、可视管芯或纤维支气管镜等设备辅助声门显露和气管插管。导管插入气管内的深度在成人为 4～5cm，导管尖端至中切牙的距离为 18～22cm。插管完成后，要确认导管已进入气管内且位置适当后再固定。确认方法：①压胸部时，导管口有气流呼出；②人工呼吸时，可见双侧胸廓对称起伏，并可听到双肺清晰的肺泡呼吸音；③如用透明导管时，管壁在吸气时清亮，呼气时可见明显的"白雾"样变化；④患者如有自主呼吸，导管接麻醉机后可见呼吸囊随呼吸而张缩；⑤如能监测呼气末二氧化碳分压（$P_{ET}CO_2$），规律的 CO_2 图形提示确认插管成功。

（2）经鼻腔插管：在某些特殊情况下（例如口腔内手术、患者的张口度很小等），需要将气管导管经鼻腔插入气管内（图 6-49）。插管可在明视下进行，也可在保留患者的自主呼吸的情况下盲探插入。

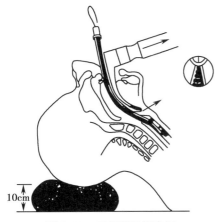

图 6-48 用喉镜显露声门

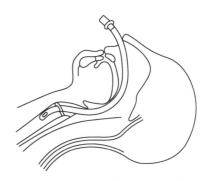

图 6-49 导管经鼻腔插入气管内

（3）气管插管的并发症：①气管插管时有引起牙齿损伤或脱落，口腔、咽喉部和鼻腔的黏膜损伤导致出血，颞下颌关节脱位的可能。②浅麻醉下行气管插管可引起剧烈呛咳、屏气、喉头及支气管痉挛，心率增快及血压剧烈波动可导致心肌缺血或脑血管意外。严重的迷走神经反射可导致心律失常、心动过缓，甚至心搏骤停。③管导管内径过小时，可使呼吸阻力增加；导管内径过大或质地过硬时，则容易损伤呼吸道膜，可形成慢性肉芽肿，严重者可引起急性喉头水肿；导管过软则容易变形，或因压迫、扭折而引起呼吸道梗阻。④导管插入过深可误入一侧主支气管内，引起通气不足、缺氧或术后肺不张。导管插入过浅时可因患者体位变动而意外脱出，导致严重事件发生。因此，插管后及改变体位时应仔细检查导管插入深度，并常规听诊两肺的呼吸音。

3. 喉罩（laryngeal mask airway）　是一种特殊的人工气道管理技术，喉罩前端的通气罩呈椭圆形，可包绕会厌和声门，在声门上形成一个密封的通气空间（图 6-50）。患者可通过喉罩自主呼吸，也可行控制通气。喉罩置入后，可借助听诊、气道阻力 >Pet CO_2 波形、放置胃管（双管喉罩）等方法来判断其位置是否正确。

（四）全身麻醉的并发症及其防治

1. 反流与误吸　全身麻醉时患者的意识丧失，吞咽及咳嗽反射减弱或消失，贲门松弛，胃内容物较多的患者容易发生胃食管反流。通常情况下反流和误吸最易发生在麻醉诱导时、气管插管前和麻醉苏醒期气管拔管后。常表现为恶心、呕吐，伴有唾液增多，频繁的吞咽动作、痉挛性呼吸等。

患者一旦出现呕吐，应迅速将头偏向一侧，并取头低脚高位，避免呕吐物进入呼吸道，同时用吸引器清除口鼻腔的反流物。必要时进行气管插管或支气管镜检查，清除气管内异物。

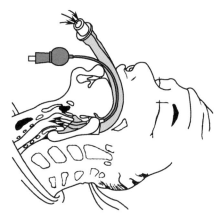

图 6-50　喉罩的正确位置

2. 呼吸道梗阻（airway obstruction）　以声门为界，呼吸道梗阻可分为上呼吸道梗阻和下呼吸道梗阻。

（1）上呼吸道梗阻常见原因为机械性梗阻，如舌后坠、口腔内分泌物或血液及异物阻塞、喉头水肿及喉痉挛等。不全梗阻表现为呼吸困难并有鼾声；完全梗阻者有鼻翼扇动和三凹征，虽有强烈的呼吸动作而无气体交换。舌后坠可采用托下颌或放置一个口咽 / 鼻咽导气管的方法解决梗阻。有咽喉部分泌物及异物者需及时清除。喉头水肿多发生于婴幼儿及气管插管困难者，也可因手术牵拉或刺激喉头引起。

轻者给予糖皮质激素可缓解，严重者应立即行气管插管或气管切开。上呼吸道梗阻的另一个常见原因是喉痉挛，多发生在浅麻醉下异物刺激喉头，行尿道、宫颈扩张，以及刺激肛门括约肌时。喉痉挛时，患者表现为吸气性呼吸困难，吸气时有喉鸣声，可因缺氧而发绀。轻度喉痉挛者经面罩加压给氧即可缓解，严重者可应用肌松药后行控制通气或经环甲膜穿刺置管行加压给氧，多数均可缓解。为预防喉痉挛的发生，应避免在浅麻醉时刺激喉头。

（2）下呼吸道梗阻常见原因包括支气管痉挛、气管导管扭折、导管斜面堵塞，以及分泌物、误吸物堵塞气管及支气管等。支气管痉挛多发生于有哮喘史或慢性阻塞性肺疾病的患者。这类患者支气管平滑肌张力较高，气道呈现高反应，一旦气管内导管进入气管，即可引起严重的气管和支气管痉挛，导致下呼吸道梗阻，气体难以进入肺脏。此时肺部听诊可闻及哮鸣音,甚至呼吸音消失。梗阻严重者会出现 CO_2 潴留、缺氧、心动过速和血压下降。因此,维持适当的麻醉深度和良好的氧合是缓解支气管痉挛的重要措施。氯胺酮和吸入麻醉药有扩张支气管的作用,是哮喘患者的首选药物。支气管痉挛发生时,可缓慢静脉注射氨茶碱 $250\sim500mg$、氢化可的松 $100mg$ 或吸入支气管扩张药物,并增加吸氧浓度,保证良好的氧合指数,防止缺氧。

3. 通气量不足(hypoventilation)　麻醉期间和全麻后都可能发生通气不足,主要表现为 CO_2 潴留,可伴有低氧血症。麻醉期间发生通气量不足,主要是由于麻醉药、麻醉镇痛药物和肌松药产生的中枢性和外周性呼吸抑制,同时辅助呼吸或控制呼吸的每分钟通气量不足所致,应增加潮气量或呼吸频率。全麻后的通气量不足主要是各种麻醉药物,尤其是麻醉性镇痛药和肌肉松弛药的残留作用,引起中枢性呼吸抑制和呼吸肌功能障碍的结果,应以辅助或控制呼吸直到呼吸功能完全恢复,必要时以拮抗药逆转。

4. 低氧血症(hypoxemia)　吸空气时,$SpO_2<90\%$,$PaO_2<60mmHg$,或吸纯氧时 $PaO_2<90mmHg$ 即可诊断为低氧血症。临床表现为呼吸急促、发绀、躁动不安、心动过速、心律失常及血压升高等。常见原因和处理原则为:①麻醉机的故障、氧气供应不足使吸入氧浓度过低,气管内导管插入一侧支气管或脱出气管外,以及呼吸道梗阻,均可引起低氧血症,应及时发现和纠正。②弥散性缺氧:可见于 N_2O 吸入麻醉。停止吸入 N_2O 后应继续吸氧至少 $5\sim10$ 分钟。③肺不张:可通过吸痰、增大通气量及肺复张等措施纠正。④误吸:轻者应用氧治疗有效,严重者应行机械通气治疗。⑤肺水肿:可发生于急性左心衰竭或肺毛细血管通透性增加。应增加吸入氧浓度,同时积极治疗原发病。

5. 低血压(hypotension)　麻醉期间收缩压下降幅度超过基础值的 30% 或绝对值低于 $80mmHg$ 者应及时处理。常见原因有:①麻醉过深可导致血压下降。②术中失血过多可引起低血容量性休克。③过敏反应、肾上腺皮质功能低下及复温时,均可引起血管张力降低而导致低血压。治疗包括补充血容量、恢复血管张力(应用血管收缩药)及病因治疗。④术中牵拉内脏时常可引起反射性血压下降,同时发生心动过缓。应及时解除刺激,必要时给予阿托品治疗。

6. 高血压(hypertension)　麻醉期间收缩压高于 $160mmHg$ 或升高幅度超过基础值的 30% 会增加失血量,增加心肌耗氧量,使心脑血管意外的危险性增加,应当及时处理。手术中出现高血压时,首先要祛除诱因,并保证合适的麻醉深度。对于顽固性高血压者,可适当给予降压药物以维持循环稳定。

心律失常麻醉深度不当、手术刺激过强、低血压、高血压、CO_2 潴留和低氧血症均可诱发心律失常。原有心功能不全,尤其是心律失常的患者,麻醉过程中更易出现心律失常。所以发生心律失常时,首先要寻找并祛除诱因,保证麻醉深度适宜,维持患者循环容量正常、血流动力学稳定及心肌供氧平衡。

三、局部麻醉

用局部麻醉药(简称局麻药)暂时阻断某些周围神经的冲动传导,使这些神经所支配的区域产生麻醉作用,称为局部麻醉(local anesthesia),简称局麻。广义的局麻包括椎管内麻醉。局麻是一种简便易行、安全有效、并发症较少的麻醉方法,并可保持患者意识清醒,适用于较表浅、局限的手术,但也可干扰重要器官的功能。因此,施行局麻时应熟悉局部解剖和局麻药的药理作用,掌握规范的操作技术。

（一）常用局麻药

1. 普鲁卡因（奴佛卡因，procaine，novocaine）　是一种弱效、短时效但较安全的常用局麻药。它的麻醉效能较弱，黏膜穿透力很差，故不用于表面麻醉和硬膜外阻滞。由于它毒性较小，适用于局部浸润麻醉。成人 1 次限量为 1g。

2. 丁卡因（邦妥卡因，tetracaine，pontocaine）　是一种强效、长时效的局麻药。此药的黏膜穿透力强，适用于表面麻醉、神经阻滞、腰麻及硬膜外阻滞。一般不用于局部浸润麻醉。成人 1 次限量表面麻醉 40mg、神经阻滞为 80mg。

3. 利多卡因（赛罗卡因，lidocaine，xylocaine）　是中等效能和时效的局麻药。它的组织弥散性能和黏膜穿透力都很好，可用于各种局麻方法，但使用的浓度不同。最适用于神经阻滞和硬膜外阻滞。成人 1 次限量表面麻醉为 100mg，局部浸润麻醉和神经阻滞为 400mg。但反复用药可产生快速耐药性。

4. 丁哌卡因（布比卡因，marcaine，bupivacaine）　是一种强效和长时效局麻药。常用于神经阻滞、腰麻及硬膜外阻滞，很少用于局部浸润麻醉。它与血浆蛋白结合率高，故透过胎盘的量少，较适用于分娩镇痛，常用浓度为 0.125%～0.25%。作用时间为 4～6 小时。成人 1 次限量为 150mg。

5. 罗哌卡因（ropivacaine）　是一新的酰胺类局麻药，其作用强度和药代动力学和丁哌卡因类似，但它的心脏毒性较低。硬膜外阻滞的选用浓度为 0.25%～0.75%，而高浓度 0.75%～1% 时，可较好地阻滞运动神经。其成人 1 次限量为 150mg。由于低浓度、小剂量时几乎只阻滞感觉神经；而且它的血浆蛋白结合率高，故尤其适用于硬膜外镇痛如术后镇痛和分娩镇痛。

（二）不良反应

1. 毒性反应　所有的局麻药，无论采用何种给药途径，一旦血药浓度超过一定阈值，就可能发生不良反应，主要累及中枢神经系统和心血管系统，严重者可危及患者生命安全。其严重程度和血药浓度直接相关。临床主要表现在对中枢神经系统和心血管系统的影响，且中枢神经系统对局麻药更为敏感。轻度毒性反应时，患者常出现眩晕、多语、嗜睡、寒战、惊恐不安和定向障碍等症状。此时如药物已停止吸收，症状可在短时间内自行消失；如果继续发展，则可意识丧失，并出现面肌和四肢的震颤。一旦发生抽搐或惊厥，可因呼吸困难、缺氧导致呼吸和循环衰竭。局麻药对心血管系统的作用主要是对心肌力、传导系统和周围血管平滑肌的抑制，阻滞交感或副交感神经传出纤维，降低心肌收缩力，心排血量减少，血压下降。高血药浓度时，周围血管广泛扩张、房室传导阻滞，心率缓慢，甚至心搏骤停。

预防和治疗：为了预防局麻药毒性反应的发生，可给予麻醉前用药如地西泮或巴比妥类药物；一次局麻用药量不应超过限量，根据具体情况和用药部位酌减剂量，药液内加入适量肾上腺素，注药前应回吸无血液，以及注意缓慢给药等。一旦发生毒性反应，应立即停止用药，吸入氧气。轻度毒性反应者可静脉注射地西泮 0.1mg/kg 或咪达唑仑 3～5mg，有预防和控制抽搐的作用。如出现抽搐或惊厥，常常静脉注射硫喷妥钠 1～2mg/kg。

对于惊厥反复发作者也可静脉注射琥珀胆碱 1～2mg/kg 后，行气管插管及人工呼吸。如出现低血压，可用麻黄碱或间羟胺等维持血压，心率缓慢则静脉注射阿托品。一旦呼吸心跳停止，应立即进行心肺复苏。

2. 过敏反应　临床上酯类局麻药过敏者较多，酰胺类极罕见，有时常易将局麻药毒性反应或添加的肾上腺素的不良反应误认为过敏反应。过敏反应是指使用很少量局麻药后，出现荨麻疹、咽喉水肿、支气管痉挛、低血压和血管神经性水肿，甚至危及患者生命。一旦发生过敏反应，首先停止用药；保持呼吸道通畅，吸氧，维持循环稳定，适量补充血容量，紧急时可适当选用血管加压药，同时应用糖皮质激素和抗组胺药。

（三）局麻方法

1. 表面麻醉 将穿透力强的局麻药施用于黏膜表面，使其透过黏膜而阻滞位于黏膜下的神经末梢，使黏膜产生麻醉现象，称表面麻醉。眼、鼻、咽喉、气管及尿道等处的浅表手术或内镜检查常用此法。

2. 局部浸润麻醉 将局麻药注射于手术区的组织内，阻滞神经末梢而达到麻醉作用，称局部浸润麻醉。常用药物为 0.5% 普鲁卡因或 0.25%～0.5% 利多卡因。局部浸润麻醉时应注意：①注入组织内的药液须有一定容积，在组织内形成张力，使药液与神经末梢广泛接触，以增强麻醉效果；②为避免用药量超过 1 次限量，应降低药液浓度；③每次注药前都要回抽，以免注入血管内；④实质脏器和脑组织等无痛觉，不用注药；⑤药液中含肾上腺素浓度（1:20 万）～（1:40 万）（即 2.5～5μg/ml），可减缓局麻药的吸收，延长作用时间。

3. 区域阻滞 在手术部位的四周和底部注射局麻药，阻滞通入手术区的神经纤维，称区域阻滞。适用于肿块切除术，如乳房良性肿瘤的切除术、头皮手术等。用药同局部浸润麻醉。

4. 神经阻滞 在神经干、丛、节的周围注射局麻药，阻滞其冲动传导，使所支配的区域产生麻醉作用，称神经阻滞。常用神经阻滞有肋间、眶下、坐骨和指/趾神经干阻滞，颈丛、臂丛的神经丛阻滞，以及诊疗用的星状神经节和腰交感神经节阻滞等。

四、椎管内麻醉

椎管内有两个可用于麻醉的腔隙，即蛛网膜下隙和硬脊膜外间隙。根据局麻药注入的腔隙不同，分为蛛网膜下隙阻滞（简称腰麻）、硬膜外间隙阻滞及腰 - 硬膜外间隙联合阻滞，统称椎管内麻醉。

（一）麻醉平面与阻滞作用

麻醉平面是指感觉神经被阻滞后，用针刺法测定皮肤痛觉消失的范围。参照体表解剖标志，不同部位的脊神经支配分别为：胸骨柄上缘为 T_2，两侧乳头连线为 T_4，剑突下为 T_6，季肋部肋缘为 T_8，平脐线为 T_{10}，耻骨联合上 2～3cm 为 T_{12}，大腿前面为 $L_{1~3}$，小腿前面和足背为 $L_{4~5}$，大腿和小腿后面以及肛门会阴区为 $S_{1~5}$。如痛觉消失范围上界平乳头连线，下界平脐线，则麻醉平面的体表解剖标志为 $T_{4~10}$。

（二）椎管内麻醉对生理的影响

1. 对呼吸的影响 取决于阻滞平面的高度，尤以运动神经被阻滞的范围更为重要。如胸脊神经被阻滞，肋间肌大部或全部麻痹，可使胸式呼吸减弱或消失，但只要膈神经（$C_{3~5}$）未被阻滞，仍能保持基本的肺通气量。如膈肌同时麻痹，腹式呼吸减弱或消失，则将导致通气不足甚至呼吸停止。采用高位硬膜外阻滞时，为防止对呼吸的严重不良影响，应降低局麻药浓度。

2. 对循环的影响 ①低血压：椎管内麻醉时，由于交感神经被阻滞，导致小动脉舒张，周围阻力降低，静脉扩张使静脉系统内血容量增加，回心血量减少，心排血量下降，从而导致低血压。其发生率和血压下降幅度与麻醉平面及患者全身情况密切相关。②心动过缓：由于交感神经被阻滞，迷走神经兴奋性增强，或者在高平面阻滞时，心脏加速神经（T_4 以上平面）也被阻滞，均可减慢心率。

3. 对其他系统的影响 椎管内麻醉下，迷走神经功能亢进，胃肠蠕动增加，容易诱发恶心、呕吐；对肝肾功能有一定影响；也可能引起尿潴留。

（三）蛛网膜下隙阻滞

局麻药注入蛛网膜下隙，阻断部分脊神经的传导功能而引起相应支配区域的麻醉作用称为蛛网膜下隙阻滞。

1. 适应证 适用于 2～3 小时以内的下腹部、盆腔、下肢和肛门会阴部手术，如阑尾切除、疝修补、半月板摘除、痔切除、肛瘘切除术等。

2. 禁忌证 ①中枢神经系统疾病，如脑脊膜炎、脊髓前角灰白质炎、颅内压增高等；②凝血功能障碍；③休克；④穿刺部位有皮肤感染；⑤脓毒症；⑥脊柱外伤或结核；⑦急性心力衰竭或冠心病发作。对老年人、心脏病、高血压等患者应严格控制用药量和麻醉平面。不能合作者，如小儿或精神病患者，一般不用。

（四）硬脊膜外隙阻滞

将局麻药注射到硬脊膜外间隙，阻滞部分脊神经的传导功能，使其所支配区域的感觉或 / 和运动功能消失的麻醉方法，称为硬脊膜外隙阻滞，又称硬膜外阻滞或硬膜外麻醉。有单次法和连续法两种，临床常用连续法。

最常用于横膈以下的各种腹部、腰部和下肢手术，且不受手术时间的限制。还用于颈部、上肢和胸壁手术，但麻醉操作和管理技术都较复杂，采用时要慎重。禁忌证与腰麻相似。凡有穿刺点皮肤感染、凝血功能障碍、休克、脊柱结核或严重畸形、中枢神经系统疾病等均为禁忌。对老年、妊娠、贫血、高血压、心脏病、低血容量等患者，应非常谨慎，减少用药剂量，加强监测管理。

五、麻醉期间和麻醉恢复期的监测和管理

（一）麻醉期间的监测和管理呼吸监测和管理

1. 呼吸监测和管理 麻醉期间最容易和最先受到影响的是呼吸功能。全身麻醉可引起不同程度的呼吸抑制；麻醉阻滞平面过高对呼吸肌力的影响也可引起严重的呼吸抑制；麻醉辅助用药、手术体位及并存的呼吸疾病等，都是麻醉期间影响呼吸功能的重要因素。麻醉期间必须持续监测 SpO_2，全麻控制呼吸的患者还应监测潮气量、呼吸频率、气道压以及 $P_{ET}CO_2$，必要时检查动脉血气分析，以保证患者的呼吸功能正常。

2. 循环监测和管理 麻醉期间应常规监测心率、血压和心电图，每隔 5～10 分钟测定和记录 1 次血压、心率、脉搏等参数，并记录手术重要步骤、出血量、输液量、输血量、尿量及用药等。

当发生循环功能障碍时，应对血容量、心脏代偿功能和外周血管的舒缩状态作出正确判断，并进行有针对性的处理。根据病情和手术要求及时调节麻醉深度，对于维持循环稳定是非常重要的，必要时可应用血管活性药物来支持循环功能。

3. 控制性降压 在某些情况下，为了降低血管张力、便于施行手术，减少手术野的渗血以方便手术操作、减少失血量，或控制血压过度升高、防止发生心血管并发症，麻醉期间需要利用药物和 / 或麻醉技术使动脉血压降低并控制在一定水平，称为控制性降压。一般认为，术前血压正常者，应控制收缩压不低于 80mmHg，或平均动脉压在 50～65mmHg 之间；或以降低基础血压的 30% 为标准，并根据手术野渗血等情况进行适当调节。

4. 体温的监测和管理 术中的体温监测通常采用鼻咽温，某些情况下（例如体外循环）还应监测中心体温（食管或直肠温度）。常用的术中保温措施包括温毯、暖风机和输液加温等。某些手术需要将体温降低到一定程度，以降低机体代谢，保持或延缓细胞活动。浅低温（32～35℃）适用于脑复苏患者及神经外科手术，可以延长阻断脑循环的时间、降低颅内压、减轻脑水肿。中低温（26～31℃）适用于短小的心脏手术，或大血管手术必须阻断动脉主干时以保护远心端的脏器功能。深低温（25℃以下）常与体外循环配合来进行复杂的心内手术。

5. 其他 麻醉期间还应密切观察患者的全身情况，非全麻患者应注意神志和表情的变化。此外，电解质、酸碱平衡、血糖、凝血功能的监测和维持正常也非常重要。

（二）麻醉恢复期的监测和管理

手术和麻醉虽然结束，但手术及麻醉对患者的生理影响并未完全消除。在此期间，患者的呼吸及循环功能仍然处于不稳定状态，各种保护性反射仍未完全恢复，其潜在的危险并不亚于麻醉诱导期。因此，应重视麻醉后恢复室的建立和管理。

1. 监测 在麻醉恢复期应常规监测心电图、血压、呼吸频率和 SpO_2，并每 5～15 分钟记录 1 次，直至患者完全恢复。手术较大者，不管是全麻还是区域麻醉，术后都应常规吸氧。全麻后的患者要注意其神志恢复的情况和速度，而椎管内麻醉患者应密切观察其阻滞部位感觉和运动的恢复情况。

2. 全麻后苏醒延迟的处理 常见原因为全麻药的残余作用，包括吸入及静脉全麻药，以及肌松药和麻醉性镇痛药等。可因麻醉过深引起，亦可因患者的病理生理改变而引起药物的代谢和排泄时间延长所致。无论是何种原因引起的麻醉后苏醒延迟，首先都应维持循环稳定、通气功能正常和充分供氧。对于术后长时间不苏醒者，应进一步检查其原因，并针对病因治疗。

3. 保持呼吸道通畅 麻醉恢复期非常容易发生呼吸道梗阻等严重呼吸意外事件，应密切观察。一旦发生呼吸事件，首先必须保证患者的呼吸道通畅并吸氧，必要时应托下颌、置入口/鼻咽导气管，面罩辅助通气或气管插管；同时还应密切监测患者的血压和心率。

4. 维持循环系统的稳定 在麻醉恢复期，常见血压波动、心律失常和心肌缺血等心血管事件，体位的变化对循环也有影响。一旦发生心血管事件，应积极寻找病因，及时处理。

5. 恶心、呕吐的防治 恶心、呕吐是麻醉恢复期的常见并发症，对于高危患者（女性、非吸烟者、既往术后恶心呕吐病史、晕动病病史和术后应用阿片类药物）应采取预防措施。对于已发生的恶心呕吐，应首先考虑和治疗可能的病因，包括疼痛、低血压、低氧血症、低血糖、上消化道出血、颅内压升高，咽喉部血液或分泌物刺激，以及腹部梗阻等。止吐药应早期应用，包括昂丹司琼、氟哌利多和地塞米松等。

第七章
防护与洗消

重点:战场污染的种类、洗消及隔离方法。

难点:化学毒剂染毒的种类、鉴别及注意事项。

一、生物战剂污染伤员洗消及隔离

1.进行病原体检验,及时明确诊断。发现烈性传染病要建立严格隔离、消毒制度。加强卫生整顿、免疫接种、药物预防等措施。做好医学观察和留验,防止传染病扩散。

2.伤后4小时内应用消毒液或洗消剂对伤员局部或全身进行洗消。

3.传染病员一般就地隔离治疗,不要后送。特殊情况下需要后送时,应当在严密防护条件下专人专车后送。

二、核沾染伤员洗消及隔离

1.核武器负伤人员要快抢、快救、快送。抢救人员要严格遵守沾染区防护规则,保证负伤人员和自身的安全。

2.抢救人员可采取穿戴个人防护器材、口服碘化钾等防护措施,伤后4小时内应用洗消剂,对伤员伤口、眼睛和体表裸露部位进行洗消。

三、化学毒剂染毒伤员洗消及隔离

1. 神经性毒剂 主要有沙林、塔崩、梭曼和维埃克斯。症状和体征主要为瞳孔针尖样缩小、视力模糊、胸闷、流涎、无力、肌颤、呼吸困难、惊厥、昏迷等。注意事项如下:①对人员使用防毒面具等制式或简易器材进行防护。根据上级命令给参战或进入染毒区的抢救人员提前服用神经性毒剂预防药,已中毒者禁用。②立即肌内注射神经性毒剂急救针1支,严重者可加注1支。无神经毒急救针时,可肌内注射阿托品3~5mg和氯解磷定600mg。无法注射时,亦可用阿托品3~5mg口腔滴入。③伤口染毒时,立即扎止血带,用洗消剂或清水充分洗消,防止毒剂扩散,然后包扎。肌内注射急救针后放开止血带。④皮肤染毒时,及时用粉剂消毒剂进行消毒;眼、鼻和口腔黏膜染毒时,用大量清水冲洗或漱口;被服、装具染毒时,用粉剂消毒剂消毒或用水洗净,或剪去装具的染毒部分。严重染毒时应当脱掉外衣。⑤误食染毒水或食物者应当尽早催吐、肌内注射神经毒急救针,吞服医用活性炭悬液和适量泻药。⑥对发绀、呼吸困难的负伤人员,应当清除口、鼻腔分泌物,保持呼吸道通畅。呼吸、心搏骤停时,应当做人工呼吸和胸外心脏按压。⑦负伤人员症状缓解后,应当尽快撤出染毒区,后送到早期治疗机构。

2. 糜烂性毒剂　皮肤糜烂性毒剂主要有芥子气、路易氏剂和二者的混合物。伤情特点为皮肤染毒产生红斑、水泡、溃烂、坏死，吸收到体内造成全身性中毒。注意事项如下：①眼和口鼻黏膜染有芥子气时，迅速用 2% 碳酸氢钠液或清水冲洗。皮肤染毒时，用粉剂皮肤消毒剂或 25% 氯胺酒精液消毒，然后用水洗净。无消毒液时用水及肥皂彻底清洗。经口中毒时，应当尽早催吐，迅速撤离染毒区。②皮肤染有路易氏剂时，用 5% 二巯丙醇软膏涂擦。眼染毒时将 3% 二巯丙醇眼膏涂于结膜囊内，轻揉半分钟后用清水冲洗。③服装染毒时，应当及时消毒或剪去染毒部位，最好更换掉染毒服装。

3. 全身中毒性毒剂　又称氰类毒剂，主要有氢氰酸和氯化氰，属暂时性致死性毒剂。致伤特点为中毒后很快出现呼吸困难、惊厥、昏迷。注意事项如下：①对进入染毒区的抢救人员提前服用抗氰预防药物。对中毒者及时戴防毒面具并立即肌内注射抗氰急救针 1 支。无此药时迅速将亚硝酸异戊酯安瓿 1～2 支捏破放入面具内，置鼻前吸入 30 秒。数分钟后症状仍未缓解应当再吸 1 支，必要时可连续吸 6～8 支，直至惊厥停止。②呼吸心搏停止时，行心肺复苏，为保证施救者安全，可只行胸外按压而不行人工呼吸。③待惊厥、呼吸困难等症状缓解后再后送。

4. 失能性毒剂　主要有毕兹，属缓效性非致死性毒剂。致伤特点为中毒后出现运动、感觉、精神障碍和功能改变症状。注意事项如下：①保护呼吸道，避免皮肤接触，尽快离开染毒区。②用清水或肥皂水洗净皮肤上烟尘，漱口、冲洗鼻咽部。③对怀疑中毒人员应当加强管理，及时后送。④炎热夏季应行物理降温，加强对负伤人员的管理，预防中暑。

5. 窒息性毒剂　主要有光气、双光气。致伤特点为中毒后发生肺水肿导致窒息缺氧。注意事项如下：①戴防毒面具，撤离染毒区。②保持呼吸道通畅，限制液体摄入量，尽量减少活动，降低氧耗量，保持安静、保暖。③如已出现呼吸困难，立即给予氧疗，开放气道，必要时机械辅助通气治疗。

第七篇 ▶

常 用 规 范

第一章
抗菌药物的合理使用

重点：合理使用抗菌药物的基本原则。
难点：抗菌药物的分类。

由细菌、真菌等各种微生物所导致的感染性疾病是临床常见病与多发病,长期以来严重威胁着全球的人类健康。随着抗菌药物在医疗、农业、养殖、畜牧等各个领域的广泛应用,微生物耐药已经成为全球公共健康领域的重大挑战,也是各国政府和社会广泛关注的世界性卫生问题。我国先后颁布实施《处方管理办法》《抗菌药物临床应用管理办法》《医疗机构药事管理规定》等规章制度;建立了"全国细菌耐药监测网"和"全国抗菌药物临床应用监测网";编写了《抗菌药物临床应用指导原则》《国家抗微生物治疗指南》等专业技术规范;并多部门联合印发实施了《遏制细菌耐药国家行动计划》等一系列有力有效措施,确保更加科学、规范地使用抗菌药物。抗菌药物的合理使用是指针对致病微生物选择合适的品种,恰当的剂量、给药途径、给药间隔、滴注时间,合适的疗程,来制定个体化的抗菌治疗方案,达到消灭病原菌及控制感染的目的。简单地说,合理使用抗菌药物即安全有效地使用抗生素,这是合理使用抗生素的基本原则。

一、合理使用抗菌药物的基本原则

（一）抗菌药物的应用指征

根据患者的症状、体征、实验室检查或影像学检查结果,诊断为细菌、真菌感染者方有指征应用抗菌药物;由结核分枝杆菌、非结核分枝杆菌、支原体、衣原体、螺旋体、立克次体及部分原虫等病原微生物所致的感染亦有指征应用抗菌药物。缺乏细菌及上述病原微生物感染的临床或实验室证据,诊断不能成立者,以及病毒感染者,均无应用抗菌药物指征。

（二）抗菌药物品种的选用原则

抗菌药物品种的选用原则,应根据病原菌种类及病原菌对抗菌药物敏感性,即病原菌药物敏感试验（以下简称"药敏试验"）的结果而定。因此有条件的医疗机构,对临床诊断为病原菌感染的患者应在开始抗菌治疗前,及时留取相应合格标本（尤其血液等无菌部位标本）送病原学检测,以尽早明确病原菌和药敏结果,并据此调整抗菌药物治疗方案。

（三）抗菌药物的经验治疗

对于临床诊断为病原菌感染的患者,在未获知病原菌培养及药敏结果前,或无法获取培养标本时,可根据患者的感染部位、基础疾病、发病情况、发病场所、既往抗菌药物用药史及其治疗反应等推测可能的病原体,并结合当地细菌耐药性监测数据,先给予抗菌药物经验治疗。待获知病原学检测及药敏结果后,结合先前的治疗反应调整用药方案;对培养结果阴性的患者,应根据经验治疗的效果和患者情况采取进一步诊疗措施。

（四）按照药物的抗菌作用及其体内过程特点选择用药

各种抗菌药物的药效学和人体药动学特点不同，因此各有不同的临床适应证。临床医师选择抗菌药物应遵循以下原则：①抗菌谱覆盖已知或可能的病原菌。②药物在感染部位能达到有效浓度。中枢神经系统、骨骼和前列腺等部位存在生理屏障，治疗以上部位感染应选择穿透性好的药物。③注意药物适用的人群（尤其儿童、孕妇、哺乳期妇女和老年人）和药物相互作用，尽可能减少不良反应。④综合卫生经济学、给药方便性等多种因素，宜选择性价比优的药物。具体可参见本章各类抗菌药物适应证和注意事项，正确选用抗菌药物。

（五）综合患者病情、病原菌种类及抗菌药物特点制订抗菌治疗方案

根据病原菌、感染部位、感染严重程度，患者的生理、病理情况，抗菌药物药效学和药动学证据制订个体化抗菌治疗方案，包括抗菌药物的选用品种、给药途径、给药次数、疗程及联合用药等。在制订治疗方案时应遵循下列原则。

1. 品种选择 根据病原菌种类及药敏试验结果尽可能选择针对性强、窄谱、安全、价格适当的抗菌药物。进行经验治疗者可根据可能的病原菌及当地耐药状况选用抗菌药物。

2. 给药途径 对于轻、中度感染应尽量给予口服药物治疗，选取口服吸收良好的抗菌药物品种，不必采用静脉或肌内注射给药。仅在下列情况下可先予以注射给药：①不能口服或不能耐受口服给药的患者（如吞咽困难者）；②患者存在明显可能影响口服药物吸收的情况（如呕吐、严重腹泻、胃肠道病变或肠道吸收功能障碍等）；③所选药物有合适抗菌谱，但无口服剂型；④需在感染组织或体液中迅速达到高药物浓度以达杀菌作用者（如感染性心内膜炎、化脓性脑膜炎等）；⑤感染严重、病情进展迅速，需给予紧急治疗的情况（如血流感染、重症肺炎患者等）。其中肌内注射给药时剂量受限、吸收影响因素多，因此只适用于不能口服给药的轻、中度感染者，不宜用于重症感染者。接受注射用药的感染患者经初始注射治疗病情好转并能口服时，应及早转为口服给药。

皮肤黏膜局部应用抗菌药物很少被吸收，在感染部位不能达到有效浓度，反而易引起过敏反应或导致细菌耐药，因此全身性感染或脏器感染应避免局部应用抗菌药物。抗菌药物的局部应用严格限于：①全身给药后在感染部位难以达到有效治疗浓度时加用局部给药作为辅助治疗（如中枢神经系统感染可同时鞘内给药，包裹性厚壁脓肿脓腔内注入抗菌药物等）；②眼部、耳部、口腔、阴道等黏膜表面的局限性感染。局部用药途径包括雾化吸入、滴鼻、滴眼、球结膜下注射、玻璃体内注射、鞘内注射和皮肤黏膜应用等。宜采用主要供局部使用、刺激性小、不易吸收、不易导致耐药性和过敏反应的抗菌药物，尽量避免将供全身应用的品种作局部用药。其中青霉素类、头孢菌素类等较易产生过敏反应的药物不可局部应用。氨基糖苷类等耳毒性药不可局部滴耳。

3. 给药次数 药动学和药效学相结合的研究表明，抗菌药物根据杀菌模式可分为时间依赖性和浓度依赖性。为保证药物在体内能发挥最大药效，杀灭感染灶病原菌，应根据药动学和药效学相结合的原则给药。青霉素类、头孢菌素类和其他 β- 内酰胺类，以及红霉素、克林霉素等时间依赖性抗菌药，应 1 天多次给药（β- 内酰胺类抗菌药物中的头孢曲松、厄他培南因半衰期长，后者尚有抗菌药物后效应，可 1 天给药 1 次）。氟喹诺酮类和氨基糖苷类等浓度依赖性抗菌药可 1 天给药 1 次（重症感染者除外）。

4. 疗程 抗菌药物的疗程因感染部位、病灶范围、病原体、患者个体等不同而异，一般宜用至体温正常、症状消退后 72～96 小时，有局部病灶者需用药至感染灶控制或完全消散。但感染性心内膜炎、化脓性脑膜炎、伤寒、布氏菌病、骨髓炎，B 组链球菌咽炎和扁桃体炎，

以及侵袭性深部真菌病、结核病等感染需较长的疗程方能彻底治愈，以避免或减少复发。

5. 抗菌药物的联合应用指征　应用单一药物可有效治疗的感染不需联合其他抗菌药。仅在下列情况时有指征联合用药：①病原菌尚未查明的严重感染，包括免疫缺陷者的严重感染。②单一抗菌药物不能控制的严重感染，需氧菌和厌氧菌混合感染，以及多重耐药菌或泛耐药菌感染。③需长疗程治疗，但病原菌易对某些抗菌药物产生耐药性的感染，如某些侵袭性真菌病；或病原菌含有不同生长特点的菌群，需要应用不同抗菌机制的药物联合使用，如结核和非结核分枝杆菌。④通过联合用药适当减少毒性较大的抗菌药物剂量。但须有临床资料证明其同样有效。如两性霉素 B 与氟胞嘧啶联合治疗隐球菌脑膜炎时，前者的剂量可适当减少，以减少其毒性反应。

联合用药时宜选用具有协同或相加作用的药物联合，如青霉素类、头孢菌素类等 β- 内酰胺类与氨基糖苷类联合。联合用药通常采用 2 种药物联合，3 种及 3 种以上药物联合仅适用于个别情况，如结核病的治疗。此外必须注意，联合用药后药物不良反应亦可能增多。

二、抗菌药物的分类

临床应用的抗菌药物种类繁多，按照其化学结构可以分为以下几类：

（一）青霉素类

青霉素类药物属于繁殖期杀菌剂，其结构中有 β- 内酰胺环，是 β- 内酰胺类抗生素。通过与细菌细胞壁的青霉素结合蛋白（PBPs）结合，抑制细胞壁的合成，导致其失去渗透屏障，发挥杀菌作用。青霉素类药物属于时间依赖性且半衰期较短的抗菌药物，半衰期为 30～60 分钟，可广泛分布于体内各组织和体液，主要通过肾脏排泄（60%～75%），也有少量通过胆汁排泄，推荐用法为 4～6 小时给药 1 次，从而获得理想的抗菌疗效。其毒性较低，主要不良反应为过敏反应，轻者可出现皮疹、皮肤瘙痒等不适，重者可出现过敏性休克危及生命，使用前必须做青霉素皮试。

1. 抗菌谱　临床上应用的青霉素类药物可分为：①主要作用于革兰氏阳性菌的窄谱青霉素类，如天然青霉素 G、普鲁卡因青霉素（仅肌内注射）、苄星青霉素（长效制剂）、青霉素 V（耐酸，口服制剂）；②耐青霉素酶窄谱青霉素类，如苯唑西林、氯唑西林、氟氯西林等；③广谱青霉素类，包括对部分革兰氏阴性肠杆菌（包括大肠埃希菌、沙门菌属、流感嗜血杆菌）有抗菌活性的氨苄西林、阿莫西林等；对多数革兰氏阴性杆菌（包括铜绿假单胞菌）具抗菌活性的哌拉西林、阿洛西林、美洛西林等。

2. 适应证

（1）青霉素 G：适用于 A 组溶血性链球菌、肺炎链球菌等革兰氏阳性球菌所致的感染，包括血流感染、脑膜炎、肺炎、咽炎、扁桃体炎、中耳炎、猩红热、丹毒等，也可用于治疗甲型溶血性链球菌和肠球菌心内膜炎，以及破伤风、气性坏疽、炭疽、白喉、流行性脑脊髓膜炎、李斯特菌病、鼠咬热、梅毒、淋病、雅司病、回归热、钩端螺旋体病、樊尚咽峡炎、放线菌病等。青霉素尚可用于风湿性心脏病或先天性心脏病患者进行某些操作或手术时，预防心内膜炎发生。

（2）耐青霉素酶窄谱青霉素类：抗菌谱与青霉素 G 相仿，但抗菌作用差，对青霉素酶稳定。主要适用于产青霉素酶的甲氧西林敏感葡萄球菌感染，如血流感染、心内膜炎、肺炎、脑膜炎、骨髓炎，以及皮肤和软组织感染等。

（3）广谱青霉素类：抗菌谱较青霉素 G 为广，对革兰氏阳性球菌作用与青霉素 G 相仿，对部分革兰氏阴性杆菌亦具抗菌活性。主要适用于敏感细菌(肠杆菌、铜绿假单胞菌)所致的呼吸道感染、尿路感染、胆道感染、脑膜炎、血流感染、心内膜炎,以及皮肤和软组织感染等。氨苄西林为肠球菌、李斯特菌感染的首选用药。

3. 注意事项

(1)对青霉素 G 或青霉素类抗菌药物过敏者禁用本品。

(2)无论采用何种给药途径,用青霉素类抗菌药物前必须详细询问患者有无青霉素类过敏史、其他药物过敏史及过敏性疾病史,并须先做青霉素皮肤试验。

(3)青霉素钾盐不可快速静脉注射。青霉素可安全地应用于孕妇,少量本品可经乳汁排出,哺乳期妇女应用青霉素时应停止哺乳。

(4)老年人肾功能呈轻度减退,本品主要经肾脏排出,故治疗老年患者感染时宜适当减量应用。

(二)头孢菌素类

头孢菌素类药物是由顶头孢菌培养液中分离的头孢菌素 C 作为原料,经改造其侧链而得到的一系列半合成抗生素。亦属于繁殖期杀菌剂,抗菌机制同青霉素类,通过抑制细菌细胞壁的合成而达到杀菌目的。根据其发明年代的先后、抗菌谱、抗菌活性、对 β- 内酰胺酶的稳定性和对肾脏毒性的不同,分为五代。本类药物均属于时间依赖性,基本无或仅有较短的抗生素后效应(post-antibiotic effect, PAE)。因此,除了头孢曲松半衰期较长,为 8 小时,可以 1 天 1 次给药外,其余药物半衰期约为 1 小时,一般需 1 天多次给药。尤其对一些多重耐药(multi drug resistant, MDR)或广泛耐药(extensively drug resistant, XDR)的细菌,如铜绿假单胞菌,血药浓度宜高于该类细菌最低抑菌浓度(MIC)的 4~5 倍,建议在用药安全性的前提下提高单次给药剂量或通过延长静滴时间,才能获得理想的抗菌疗效。各种头孢菌素类药物均主要通过肾脏排泄。本类药物不良反应轻而少见,以过敏反应和胃肠道反应最为常见。其与青霉素类存在一定的交叉过敏,因此对有青霉素类、其他 β- 内酰胺类过敏史的患者,应谨慎使用。

1. 抗菌谱

(1)临床应用的第一代头孢菌素主要作用于需氧革兰氏阳性球菌,仅对少数革兰氏阴性杆菌有一定抗菌活性。常用的注射剂有头孢唑林、头孢拉定等;口服制剂有头孢拉定、头孢氨苄和头孢羟氨苄等。

(2)第二代头孢菌素对革兰氏阳性球菌的活性与第一代相仿或略差,对部分革兰氏阴性杆菌亦具有抗菌活性,抗菌谱较第一代有所扩大,对奈瑟菌、部分吲哚阳性变形杆菌、部分枸橼酸杆菌、部分肠杆菌均有抗菌作用。注射剂有头孢呋辛、头孢替安等;口服制剂有头孢克洛、头孢呋辛酯和头孢丙烯等。

(3)第三代头孢菌素对肠杆菌科细菌等革兰氏阴性杆菌具有强大抗菌作用。头孢他啶和头孢哌酮除肠杆菌科细菌外,对铜绿假单胞菌亦具较强抗菌活性。注射品种有头孢噻肟、头孢曲松、头孢他啶、头孢哌酮等;口服制剂有头孢克肟和头孢泊肟酯等。

(4)第四代头孢菌素常用者为头孢吡肟,对肠杆菌科细菌作用与第三代头孢菌素大致相仿,其中对阴沟肠杆菌、产气肠杆菌、柠檬酸菌属等部分菌株作用优于第三代头孢菌素,对铜绿假单胞菌的作用与头孢他啶相仿,对金黄色葡萄球菌等革兰氏阳性球菌的作用较第三代头孢菌素略强。

(5)第五代头孢菌素如头孢洛林和头孢吡普,除对部分革兰氏阴性杆菌具有良好抗菌作用外，对多重耐药革兰氏阳性菌，如耐甲氧西林金黄色葡萄球菌（MRSA）、耐甲氧西林凝固酶阴性葡萄球（MRCNS）、耐青霉素肺炎链球菌（PRSP）亦具有较强抗菌活性。

2. 适应证

（1）第一、二代头孢菌素：主要适用于甲氧西林敏感葡萄球菌、乙型溶血性链球菌和肺炎链球菌等革兰氏阳性菌所致的上、下呼吸道感染，尿路感染，血流感染，心内膜炎，骨、关节感染，以及皮肤和软组织感染等；亦可用于流感嗜血杆菌、奇异变形杆菌、大肠埃希菌敏感株所致的尿路感染等。用于腹腔感染和盆腔感染时需与抗厌氧菌药合用。头孢唑林、头孢呋辛常作为外科围手术期预防用药。

（2）第三代头孢菌素：主要适用于敏感肠杆菌科细菌等革兰氏阴性杆菌所致严重感染，如下呼吸道感染、血流感染、腹腔感染、肾盂肾炎和复杂性尿路感染、盆腔炎性疾病、骨关节感染、复杂性皮肤及软组织感染、中枢神经系统感染等。治疗腹腔、盆腔感染时需与抗厌氧菌药（如甲硝唑）合用。头孢噻肟、头孢曲松尚可用于 A 组溶血性链球菌、甲型溶血性链球菌、肺炎链球菌、甲氧西林敏感葡萄球菌所致的各种感染。头孢他啶、头孢哌酮尚可用于铜绿假单胞菌所致的各种感染。

（3）第四代头孢菌素：临床适应证与第三代头孢菌素相似，可用于对第三代头孢菌素耐药的产气肠杆菌、阴沟肠杆菌、沙雷菌属等细菌所致感染，亦可用于中性粒细胞缺乏伴发热患者的经验治疗。

3. 注意事项　禁用于对任何一种头孢菌素类抗菌药物有过敏史及有青霉素过敏性休克史的患者。有青霉素类、其他 β- 内酰胺类及其他药物过敏史的患者，有明确应用指征时应谨慎使用本类药物。在用药过程中一旦发生过敏反应，须立即停药。如发生过敏性休克，须立即就地抢救并予以肾上腺素、地塞米松等治疗。本类药物多数主要经肾脏排泄，中度以上肾功能不全患者应根据肾功能适当调整剂量。中度以上肝功能减退时，头孢哌酮、头孢曲松可能需要调整剂量。氨基糖苷类和第一代头孢菌素注射剂合用可能加重前者的肾毒性，应注意监测肾功能。头孢哌酮可导致低凝血酶原血症或出血，合用维生素 K 可预防出血；本药亦可引起双硫仑样反应，用药期间及治疗结束后 72 小时内应戒酒或避免摄入含酒精饮料。最后，值得注意的是所有头孢菌素类对 MRSA、肠球菌属抗菌作用差，故不宜用于上述病原菌所致的感染。

（三）头霉素类

头霉素类是由头霉素 C 结构改造而成的一类广谱抗生素，在化学结构上与头孢菌素的主要区别在于其母核结构中 C_7 有一个甲氧基，使其对部分超光谱 β- 内酰胺酶的稳定性比头孢菌素类强。临床使用的主要品种包括头孢西丁、头孢美唑、头孢米诺。本类药物均属于时间依赖性药物，给药后广泛分布于各种组织，血浆半衰期在 1～2.5 小时，大多以原形通过肾脏排泄，通常需要间隔 6～8 小时使用。最常见的不良反应为血栓性静脉炎，肌肉疼痛、硬结，偶见皮疹等过敏反应、高血压等。头霉素类对大多数超广谱 β- 内酰胺酶（ESBLs）稳定，但其治疗产 ESBLs 的细菌所致感染的疗效未经证实。

1. 抗菌谱及适应证　头霉素类的抗菌作用对需氧菌的抗菌谱与第二代头孢菌素相似，但对脆弱拟杆菌等厌氧菌抗菌作用较强。其中三代头霉素头孢米诺可作用于细菌的肽聚糖，抑制脂蛋白同肽聚糖结合，使细菌细胞壁形成球状突起，而脂蛋白结构为革兰氏阴性菌所特有；此外其对革兰氏阴性菌产生的广谱酶和超广谱 β- 内酰胺酶均较稳定。因此，其比头孢曲松、头孢哌酮抗菌作用强。本类药物临床适用于大肠埃希菌、克雷伯菌属、流感嗜血杆菌等革兰氏阴性菌和拟杆菌属等厌氧菌所致的泌尿系统、呼吸系统、盆腔、腹腔等复杂感染,也可用于胃肠道手术、经阴道子宫切除、经腹腔子宫切除或剖宫产等手术前的预防用药。

2. 注意事项　禁用于对头霉素类及头孢菌素类抗菌药物有过敏史者。有青霉素类等其他 β- 内酰胺类药物过敏史患者确有应用指征时,必须充分权衡利弊后在严密观察下慎用。如以往曾发生青霉素休克的患者,则不宜再选用本品。有胃肠道疾病病史的患者,特别是结肠炎患者应慎用本品。不推荐头孢西丁用于 <3 月龄的婴儿。使用头孢美唑、头孢米诺期间,应避免饮酒以免发生双硫仑样反应。

（四）β- 内酰胺类 /β- 内酰胺酶抑制剂

细菌对 β- 内酰胺类抗菌药物耐药最重要的机制是产生各种 β- 内酰胺酶,而 β- 内酰胺酶抑制剂可以抑制 β- 内酰胺酶,与 β- 内酰胺类组成的复合制剂可以恢复对产 β- 内酰胺酶细菌的抗菌活性。本类药物属于时间依赖性抗菌药物,抗生素后效应（PAE）无或很短,除舒巴坦具有抗菌活性外,反映 β- 内酰胺类合剂临床疗效的 PK/PD 指数主要参考 β- 内酰胺类药物。目前临床应用的 β- 内酰胺酶抑制剂有克拉维酸、舒巴坦、他唑巴坦 3 种。β- 内酰胺类合剂的主要品种有阿莫西林 / 克拉维酸、氨苄西林 / 舒巴坦、头孢哌酮 / 舒巴坦、替卡西林 / 克拉维酸和哌拉西林 / 他唑巴坦。本类药物的血浆半衰期、组织分布等药动学特点与 β- 内酰胺类基本吻合。主要的不良反应为皮疹、皮肤瘙痒等过敏反应,严重者出现过敏性休克。头孢哌酮 / 舒巴坦偶见维生素 K 缺乏和出血倾向,必要时应补充维生素 K,并监测凝血酶原时间。

1. 抗菌谱及适应证　本类药物的抗菌作用主要取决于其中 β- 内酰胺类药物的抗菌谱和抗菌活性,除舒巴坦对不动杆菌属具有抗菌活性外,其他酶抑制剂仅具有微弱的抗菌作用。阿莫西林 / 克拉维酸、氨苄西林 / 舒巴坦对甲氧西林敏感葡萄球菌、粪肠球菌、流感嗜血杆菌、卡他莫拉菌、淋病奈瑟菌、脑膜炎奈瑟菌,大肠埃希菌、沙门菌属等肠杆菌科细菌,以及脆弱拟杆菌、梭杆菌属等厌氧菌具良好抗菌作用。头孢哌酮 / 舒巴坦、替卡西林 / 克拉维酸和哌拉西林 / 他唑巴坦对甲氧西林敏感葡萄球菌、流感嗜血杆菌,大肠埃希菌、克雷伯菌属、肠杆菌属等肠杆菌科细菌,铜绿假单胞菌,以及拟杆菌属等厌氧菌具有良好抗菌活性。氨苄西林 / 舒巴坦、头孢哌酮 / 舒巴坦对不动杆菌属具有抗菌活性。头孢哌酮 / 舒巴坦、替卡西林 / 克拉维酸对嗜麦芽窄食单胞菌亦具抗菌活性。临床适用于产 β- 内酰胺酶并对本类药物敏感细菌所致的感染,也可作为基础联合其他抗菌药物,用于多重耐药的革兰氏阴性菌所致的严重感染,如含舒巴坦的 β- 内酰胺类合剂联合碳青霉烯类、替加环素等可用于 MDR/XDR 不动杆菌属引起的严重感染;头孢哌酮 / 舒巴坦或哌拉西林 / 他唑巴坦联合氨基糖苷类、碳青霉烯类等用于 MDR/XDR 铜绿假单胞菌所致的严重感染。

2. 注意事项　应用阿莫西林 / 克拉维酸、氨苄西林 / 舒巴坦、替卡西林 / 克拉维酸和哌拉西林 / 他唑巴坦前必须详细询问药物过敏史并进行青霉素皮肤试验,对青霉素类药物过敏者或青霉素皮试阳性患者禁用。对以上复合制剂中任一成分过敏者亦禁用该复合制剂。有头孢菌素类或舒巴坦过敏史者禁用头孢哌酮 / 舒巴坦。有青霉素类过敏史的患者确有应用头孢哌酮 / 舒巴坦的指征时,必须在严密观察下慎用,但有青霉素过敏性休克史的患者,不可选用头孢哌酮 / 舒巴坦。应用本类药物时如发生过敏反应,须立即停药;一旦发生过敏性休克,应就地抢救,并给予吸氧及注射肾上腺素、地塞米松等抗休克治疗。中度以上肾功能不全患者使用本类药物时应根据肾功能减退程度调整剂量。

（五）碳青霉烯类

碳青霉烯类属于非典型 β- 内酰胺类抗生素,结构与青霉素类的青霉环相似,通过抑制细胞壁黏肽合成酶，即青霉素结合蛋白（PBPs），阻碍细胞壁黏肽合成导致其结构不完整，胞浆渗透压改变、菌体发生膨胀，最终导致细胞溶解而杀灭细菌。本类药物属于时间依赖性抗菌药物，基本无或仅有较短的抗生素后效应。除了厄他培南半衰期较长（4.3～4.6 小时），可每天 1 次给药外，其他药物半衰期均约为 1 小时，需每天 2～4 次给药。因其为水溶性药物，体内分布良好，如痰液、肺组织、胆汁、腹腔等，且均能不同程度穿透脑脊液；血浆蛋白结合率大多较低，主要通过肾脏排泄。亚胺培南具有一定肾毒性；在剂量过大、滴速过快时可引起中枢毒性反应，以老年人、肾功能不全者、癫痫病史者更易发生，可表现为肌肉震颤、抖动，甚至癫痫发作。

1. 抗菌谱及适应证　本类药物分为具有抗非发酵菌和不具有抗非发酵菌两组，前者包括亚胺培南 / 西司他丁（西司他丁具有抑制亚胺培南在肾内被水解的作用）、美罗培南、帕尼培南 / 倍他米隆（倍他米隆具有减少帕尼培南在肾内蓄积中毒的作用）、比阿培南和多利培南，对各种革兰氏阳性球菌、革兰氏阴性杆菌（包括铜绿假单胞菌、不动杆菌属）和多数厌氧菌具强大抗菌活性，对多数 β- 内酰胺酶高度稳定，但对 MRSA 和嗜麦芽窄食单胞菌等抗菌作用差；后者为厄他培南，对铜绿假单胞菌、不动杆菌属等非发酵菌抗菌作用差。适用于：①多重耐药但对本类药物敏感的需氧革兰氏阴性杆菌所致严重感染，包括肺炎克雷伯菌、大肠埃希菌、阴沟肠杆菌、柠檬酸菌属、黏质沙雷菌等肠杆菌科细菌，以及铜绿假单胞菌、不动杆菌属等细菌所致血流感染，下呼吸道感染，肾盂肾炎和复杂性尿路感染，腹腔感染和盆腔感染等；用于铜绿假单胞菌所致感染时，需注意在疗程中某些菌株可出现耐药。厄他培南尚被批准用于社区获得性肺炎的治疗。②脆弱拟杆菌等厌氧菌与需氧菌混合感染的重症患者。③病原菌尚未查明的免疫缺陷患者中重症感染的经验治疗。④美罗培南、帕尼培南 / 倍他米隆则除上述适应证外，尚可用于年龄在 3 月龄以上的细菌性脑膜炎患者。

2. 注意事项　禁用于对本类药物及其配伍成分过敏的患者。本类药物不宜用于治疗轻症感染，更不可作为预防用药。本类药物所致的严重中枢神经系统反应多发生在原本患有癫痫等中枢神经系统疾病患者及肾功能减退患者未减量用药者，因此对上述基础疾病患者应慎用本类药物。中枢神经系统感染患者不宜应用亚胺培南 / 西司他丁，有指征可应用美罗培南或帕尼培南 / 倍他米隆时，仍需严密观察抽搐等严重不良反应。肾功能不全者及老年患者应用本类药物时应根据肾功能减退程度减量用药。碳青霉烯类抗菌药物与丙戊酸或双丙戊酸联合应用，可能导致后两者血药浓度低于治疗浓度，增加癫痫发作风险，因此不推荐本品与丙戊酸或双丙戊酸联合应用。

（六）氨基糖苷类

氨基糖苷类属于静止期杀菌性抗生素，是由氨基糖与氨基环醇通过氧桥连接而成的苷类抗生素。其主要通过作用于细菌体内核糖体，抑制细菌蛋白质的合成，并破坏细菌细胞膜的完整性。本类药物为浓度依赖性杀菌剂，对革兰氏阴性菌的抗生素后效应较长。建议每天 1 次，给药剂量为庆大霉素和妥布霉素 5.1mg/kg、阿米卡星 15mg/kg、奈替米星 4～6mg/kg 和异帕米星 8mg/kg（严重者 15mg/kg）。肾功能正常者血浆消除半衰期为 2～3 小时，血清白蛋白结合率大多低于 10%，大多数组织中的浓度低于血药浓度，脑脊液浓度不到血药浓度 1%。该类药物约 90% 以原形经肾小球滤过排出，多次给药后可在肾皮质、内耳内外淋巴液中积蓄，肾皮质内药物浓度可高达血药浓度的 10～50 倍。因此，其最主要的毒性作用为对肾脏、听力、前庭器官的损害，以及神经肌肉阻滞作用。

1. 抗菌谱及适应证　临床常用的氨基糖苷类抗菌药物主要有：①对肠杆菌科和葡萄球

菌属细菌有良好抗菌作用，但对铜绿假单胞菌无作用者，如链霉素、卡那霉素等。其中链霉素对葡萄球菌等革兰氏阳性球菌作用差，但对结核分枝杆菌有强大作用。②对肠杆菌科细菌和铜绿假单胞菌等革兰氏阴性杆菌具强大抗菌活性，对葡萄球菌属亦有良好作用者，如庆大霉素、妥布霉素、奈替米星、阿米卡星、异帕米星、小诺米星、依替米星。③抗菌谱与卡那霉素相似，由于毒性较大，现仅供口服或局部应用者，有新霉素与巴龙霉素。值得注意的是，所有氨基糖苷类药物对肺炎链球菌、A 组溶血性链球菌的抗菌作用均差。适用于：中重度肠杆菌等革兰氏阴性杆菌、铜绿假单胞菌感染，常需与具有抗铜绿假单胞菌作用的 β- 内酰胺类或其他抗菌药物联合应用。对于严重葡萄球菌属、肠球菌属或鲍曼不动杆菌感染者该类药物为联合用药之一（非首选）。链霉素或庆大霉素亦可用于土拉菌病、鼠疫及布鲁菌病，后者的治疗需与其他抗菌药物联合应用。此外，链霉素、阿米卡星和卡那霉素可用于结核病联合疗法。口服新霉素可用于结肠手术前准备，或局部用药。巴龙霉素可用于肠道隐孢子虫病。大观霉素仅适用于单纯性淋病。

2. 注意事项　对氨基糖苷类过敏的患者禁用。氨基糖苷类的任何品种均具肾毒性、耳毒性（耳蜗、前庭）和神经肌肉阻滞作用，因此用药期间应监测肾功能（尿常规、血尿素氮、血肌酐），严密观察患者听力及前庭功能，注意观察神经肌肉阻滞症状。一旦出现上述不良反应先兆时，须及时停药。需注意局部用药时亦有可能发生上述不良反应。氨基糖苷类抗菌药物对社区获得性上、下呼吸道感染的主要病原菌肺炎链球菌、A 组溶血性链球菌抗菌作用差，又有明显的耳、肾毒性，因此对门（急）诊中常见的上、下呼吸道细菌性感染不宜选用本类药物治疗。由于其耳、肾毒性反应，本类药物也不宜用于单纯性上、下尿路感染初发病例的治疗。肾功能减退患者应用本类药物时，需根据其肾功能减退程度减量给药，并应进行血药浓度监测，调整给药方案，实现个体化给药。新生儿应尽量避免使用本类药物，确有应用指征时，应进行血药浓度监测，根据监测结果调整给药方案。婴幼儿、老年患者应慎用该类药物，如确有应用指征，有条件亦应进行血药浓度监测。妊娠期患者应避免使用。哺乳期患者应避免使用或用药期间停止哺乳。本类药物不宜与其他肾毒性药物、耳毒性药物、神经肌肉阻滞剂或强利尿剂同用。与注射用第一代头孢菌素类合用时可能增加肾毒性。因可能引起黄斑坏死，亦不可用于眼内或结膜下给药。一般不建议单一或长期用药。

（七）四环素类及甘氨酰环素类

四环素类是一类较早应用于临床的常用抗生素，具有共同的基本母核（氢化并四苯），仅取代基有所不同。主要通过与核糖体 30S 亚单位 A 位上特异性结合，阻止氨酰 tRNA 与核糖体结合，从而抑制肽链延长和蛋白合成。替加环素为首个甘氨酰环素类抗菌药物，由于其化学结构和作用机制均与四环素类抗生素相似，也被认为属于四环素类。该类药物属于时间依赖性抗菌药物，各个品种生物利用度差别大，多西环素和米诺环素生物利用度几乎达到 100%，而四环素碱仅为 30%～40%。药物均能较好分布到大多数组织和体液中，如肺、胆汁、前列腺及女性生殖器官，除米诺环素外，大部分品种（如四环素、多西环素、替加环素）均不易透过血脑屏障进入脑脊液。除替加环素主要通过肝脏葡萄糖苷酸化代谢，药物半衰期可长达 40 小时外，四环素类主要通过肾小球滤过由尿液排泄，只有少部分药物在肝脏代谢灭活。该类药物主要是胃肠道反应，因其可储存在肝、脾、骨、牙齿中，大剂量给药可发生肝毒性，学龄前儿童用药可致牙齿黄染，亦可抑制胎儿、幼儿骨骼生长发育。

1. 抗菌谱　临床常用四环素类包括四环素、金霉素、土霉素，以及半合成四环素类多西环素、美他环素和米诺环素。四环素类具广谱抗菌活性，对葡萄球菌属、链球菌属、肠杆菌科(大肠埃希菌、克雷伯菌属)、不动杆菌属、嗜麦芽窄食单胞菌等具有抗菌活性,且对布鲁菌属具有良好抗菌活性。替加环素对葡萄球菌属(甲氧西林敏感及耐药株)、糖肽类中介金黄色葡萄球菌、粪肠球菌、屎肠球菌和链球菌属具高度抗菌活性。棒状杆菌、乳酸杆菌、明串珠菌属、单核细胞增生李斯特菌等其他革兰氏阳性菌也对替加环素敏感。对大肠埃希菌、肺炎克雷伯菌等肠杆菌科细菌具有良好的抗菌作用,对鲍曼不动杆菌、嗜麦芽窄食单胞菌体外具抗菌活性,但铜绿假单胞菌和变形杆菌属对其耐药。对碳青霉烯类耐药肠杆菌科细菌和不动杆菌具有良好抗菌活性。对于拟杆菌属、产气荚膜梭菌以及微小消化链球菌等厌氧菌有较好作用。对支原体属、快速生长分枝杆菌亦具良好抗菌活性。

2. 适应证　四环素类适用于立克次体病、支原体感染、衣原体属感染、回归热螺旋体所致的回归热、布鲁菌病(需与氨基糖苷类联合应用)、霍乱、土拉热弗朗西斯菌所致的兔热病、鼠疫耶尔森菌所致的鼠疫,作为首选或可选药物。四环素类亦可用于对青霉素类抗菌药物过敏患者的破伤风、气性坏疽、雅司病、梅毒、淋病和钩端螺旋体病的治疗。也可用于炎症反应显著的痤疮治疗。近年来,鲍曼不动杆菌对各类抗菌药的耐药性高,治疗困难,米诺环素可作为治疗多重耐药鲍曼不动杆菌感染的联合用药之一。

替加环素适用于由敏感菌所致的各类感染,包括:①肠杆菌科细菌、粪肠球菌(仅限于万古霉素敏感菌株)、金黄色葡萄球菌(包括 MRSA)、咽峡炎链球菌族、拟杆菌属、产气荚膜梭菌和微小消化链球菌等所致复杂性腹腔感染;②大肠埃希菌、粪肠球菌(仅限于万古霉素敏感菌株)、金黄色葡萄球菌(包括 MRSA)、B 组链球菌、咽峡炎链球菌族、A 组溶血性链球菌以及脆弱拟杆菌所致复杂性皮肤和软组织感染;③青霉素敏感肺炎链球菌(包括合并菌血症者)、流感嗜血杆菌(β- 内酰胺酶阴性株)以及嗜肺军团菌所致社区获得性肺炎。

3. 注意事项　禁用于对四环素类过敏的患者。牙齿发育期(胚胎期至 8 岁)使用四环素类可产生牙齿着色及牙釉质发育不良,故妊娠期和 8 岁以下患者不可使用该类药物。哺乳期患者应避免应用或用药期间暂停哺乳。四环素类可加重氮质血症,已有肾功能损害者应避免应用四环素,但多西环素及米诺环素仍可谨慎应用。四环素类可致肝损害,肝病患者不宜应用,确有指征使用者减少剂量。

替加环素能轻度降低地高辛的血药浓度,可能使华法林血药浓度增高,导致口服避孕药作用降低。对于轻至中度肝功能损害患者无须调整剂量,重度肝功能损害患者慎用替加环素,必须使用时首剂剂量不变,维持剂量减半,并密切监测肝功能。使用替加环素后怀疑引发胰腺炎者应停药。妊娠期患者避免应用。18 岁以下患者不推荐使用本品。对替加环素过敏者禁用,对四环素类药物过敏者慎用。

(八) 氯霉素类

氯霉素类是由委内瑞拉链霉菌中分离提取的广谱抗菌药物,临床常用药物包括氯霉素、甲砜霉素。氯霉素主要通过与 70S 核糖体的 50S 亚单位 A 位特异性结合,干扰氨酰 tRNA 与核糖体结合,从而阻止肽链延长,抑制蛋白质合成,此过程为可逆性。近年来由于常见病原菌对氯霉素的耐药性增加及其骨髓抑制等严重不良反应,氯霉素在国内外的应用普遍减少。但氯霉素口服吸收迅速且完全,脂溶性强,渗透性高,具有良好组织、体液穿透性,易透过血脑、血眼屏障,并对伤寒沙门菌、立克次体等细胞内病原菌有效,仍有一定临床应用指征。本类药物对造血系统影响较大,以氯霉素最突出;其次用于早产儿和新生儿时会发生灰婴综合征。

1. 抗菌谱及适应证　氯霉素具广谱抗微生物作用,临床主要适用于:①氯霉素可用于氨苄西林耐药流感嗜血杆菌、脑膜炎奈瑟菌及肺炎链球菌所致的脑膜炎，与青霉素合用可用于需氧菌与厌氧菌混合感染引起的耳源性脑脓肿；②成人伤寒沙门菌感染的治疗以氟喹诺酮类为首选，氯霉素仍可用于敏感伤寒沙门菌所致伤寒的治疗；③氯霉素对脆弱拟杆菌具较强抗菌活性，可与其他抗菌药物联合用于需氧菌与厌氧菌所致的腹腔和盆腔感染；④氯霉素对立克次体病、衣原体感染的疗效与四环素相仿。

2. 注意事项　对氯霉素有过敏史的患者禁用本药。用药期间定期监测周围血象，如外周血细胞显著降低，应及时停药，并作相应处理。避免长疗程用药。肝功能减退、妊娠期者，以及早产儿、新生儿避免应用本药。哺乳期患者避免应用本药或用药期间暂停哺乳。婴幼儿患者必须应用本药时需进行血药浓度监测。禁止与其他骨髓抑制药物合用。

（九）大环内酯类

大环内酯类是一类分子结构中具有 12～16 元内酯环的抗菌药物，主要通过阻断核糖体 50S 亚基中肽酰转移酶的活性，抑制细菌蛋白质的合成发挥抗菌作用。大环内酯类有红霉素、麦迪霉素、醋酸麦迪霉素、螺旋霉素、乙酰螺旋霉素、交沙霉素、柱晶白霉素等沿用大环内酯类，以及阿奇霉素、克拉霉素、罗红霉素等新大环内酯类。该类药物对革兰氏阳性菌、厌氧菌、支原体及衣原体等具抗菌活性。阿奇霉素、克拉霉素、罗红霉素等对流感嗜血杆菌、肺炎支原体或肺炎衣原体等的抗微生物活性增强、口服生物利用度提高、给药剂量减小、不良反应亦较少、临床适应证有所扩大。主要的不良反应为消化系统反应，偶见肝功异常、药疹、耳鸣、听力障碍、过敏反应。哮喘患者用药后可出现喘息加重，呼吸困难。注射给药可引起局部刺激，不宜用于肌内注射。

1. 抗菌谱及适应证　大环内酯类抗菌谱较窄，第一代大环内酯类以红霉素为代表，因其抗菌谱窄、不良反应多和易耐药等问题，临床应用受到限制。作为青霉素过敏患者的替代药物，用于以下感染：① A 组溶血性链球菌、肺炎链球菌敏感株所致的咽炎，扁桃体炎，鼻窦炎，中耳炎，以及轻、中度肺炎；②敏感溶血性链球菌引起的猩红热及蜂窝织炎；③白喉及白喉带菌者；④气性坏疽；⑤梅毒、李斯特菌病；⑥心脏病及风湿热患者预防细菌性心内膜炎和风湿热。此外，对嗜肺军团菌、空肠弯曲菌、衣原体属、支原体属等所致的呼吸道及泌尿生殖系统感染。亦可用于某些革兰氏阴性菌，如脑膜炎球菌、淋球菌、流感杆菌、百日咳杆菌、布鲁菌属感染。第二代半合成的大环内酯类主要包括罗红霉素、阿奇霉素、克拉霉素等，因其具有较好的抗生素后效应，现已广泛用于呼吸道感染。其抗菌谱与红霉素相仿，对于需氧革兰氏阳性球菌具有更强的抗菌后效应，增强了对流感嗜血杆菌、黏膜炎莫拉菌等革兰氏阴性菌引起的社区获得性肺炎的作用，其中以阿奇霉素为最强，其次为克拉霉素。与其他抗菌药物联合用于分枝杆菌复合群感染的治疗及预防。克拉霉素与其他药物联合，可用于治疗幽门螺杆菌感染。

2. 注意事项　禁用于对红霉素及其他大环内酯类过敏的患者。红霉素及克拉霉素禁止与特非那定合用，以免引起心脏不良反应。肝功能损害患者如有指征应用时，需适当减量并定期复查肝功能。肝病患者和妊娠期患者不宜应用红霉素酯化物。妊娠期患者有明确指征用克拉霉素时，应充分权衡利弊，决定是否采用。哺乳期患者用药期间应暂停哺乳。注射用乳糖酸红霉素使用时必须首先以注射用水完全溶解，加入生理盐水或 5% 葡萄糖溶液中，药物浓度不宜超过 0.1%～0.5%，缓慢静脉滴注。

（十）林可酰胺类

林可酰胺类是一种由链霉菌产生的具有强效、窄谱的抗菌药物，临床常用包括林可霉素及克林霉素。主要通过作用于细菌核糖体 50S 亚基，阻止肽链延长，从而抑制细菌蛋白质合成，一般系抑菌剂。克林霉素的体外抗菌活性优于林可霉素，临床使用克林霉素明显多于林可霉素。该类药物对革兰氏阳性菌及厌氧菌具良好抗菌活性，目前肺炎链球菌等细菌对其耐药性高。本类药物属于时间依赖性，基本无或仅有较短的抗生素后效应。其半衰期较短，一般需 1 天多次给药，吸收后可广泛而迅速地分布于各体液和组织中，主要通过肝脏代谢，也可经肾、胆道和肠道排泄。本品主要不良反应为以腹痛、腹泻及假膜性肠炎为主要表现的胃肠道反应，偶见神经肌肉阻滞。

1. 抗菌谱及适应证　林可酰胺类对敏感厌氧菌和需氧革兰氏阳性菌（肺炎链球菌、A 组溶血性链球菌及金黄色葡萄球菌等）具有较好的抗菌作用。对肠球菌、脑膜炎双球菌、淋病奈瑟球菌和流感嗜血杆菌等革兰氏阴性菌，以及真菌无活性。临床适用于下列感染：①下呼吸道感染，包括肺炎、脓胸及肺脓肿；②皮肤及软组织感染；③妇产科感染，如子宫内膜炎、非淋球菌性卵巢 - 输卵管脓肿、盆腔炎、阴道侧切术后感染；④腹腔感染如腹膜炎、腹腔脓肿，妇产科及腹腔感染需同时与抗需氧革兰氏阴性菌药物联合应用；⑤静脉制剂可用于上述感染中的较重症患者，也可用于血流感染及骨髓炎。

2. 注意事项　禁用于对林可霉素或克林霉素过敏患者。使用本类药物时，应注意抗生素相关腹泻和假膜性肠炎的发生，如有可疑应及时停药。本类药物有神经肌肉阻滞作用，应避免与其他神经肌肉阻滞剂合用。前列腺增生老年男性患者使用剂量较大时，偶可出现尿潴留。不推荐用于新生儿。妊娠期患者确有指征时慎用。哺乳期患者用药期间应暂停哺乳。肝功能损害患者尽量避免使用该类药物，确有应用指征时宜减量应用。肾功能损害患者，林可霉素须减量；严重肾功能损害时，克林霉素也须调整剂量。静脉制剂应缓慢滴注，不可静脉推注。

（十一）糖肽类及其他抗 MRSA 药物

糖肽类是由链霉菌或放线菌所产生，在结构上共具高度修饰的七肽骨架，通过作用于细菌胞壁黏肽合成中的 D- 丙氨酰 -D- 丙氨酸形成复合物，抑制细胞壁的合成，其作用部位与 β- 内酰胺类不同，不与青霉素类竞争结合部位。目前临床主要应用的品种有万古霉素、去甲万古霉素和替考拉宁。去甲万古霉素、替考拉宁的化学结构、作用机制及抗菌谱与万古霉素相仿。本类药物为时间依赖性杀菌剂。目前国内肠球菌属对万古霉素等糖肽类的耐药率 <5%，尚无对万古霉素耐药葡萄球菌的报道。其他抗 MRSA 药物还有利奈唑胺和达托霉素。利奈唑胺是一种人工合成的噁唑烷酮类抗生素，为细菌蛋白质合成抑制剂，主要通过作用于细菌核糖体 50S 亚基，抑制 mRNA 与核糖体连接，阻止 70S 起始复合物的形成，从而抑制了细菌蛋白质的合成。对糖肽类抗生素高度耐药的耐甲氧西林金黄色葡萄球菌（MRSA）和耐甲氧西林表皮葡萄球菌（MRSE）及肠球菌感染，目前可选用利奈唑胺。达托霉素为环脂肽类抗菌药物，通过与细菌细胞膜结合引起细胞膜电位的快速去极化，最终导致细菌细胞死亡。

1. 抗菌谱及适应证　所有的糖肽类抗菌药物对革兰氏阳性菌有活性，包括甲氧西林耐药葡萄球菌属、杰氏棒状杆菌、肠球菌属、李斯特菌属、链球菌属、梭状芽孢杆菌等。适用于：①耐药革兰氏阳性菌所致的严重感染，包括 MRSA 或 MRCNS、氨苄西林耐药肠球菌属及青霉素耐药肺炎链球菌所致的感染；也可用于对青霉素类过敏患者的严重革兰氏阳性菌感染。替考拉宁不用于中枢神经系统感染。②粒细胞缺乏症并高度怀疑革兰氏阳性菌感染的患者。③万古霉素尚可用于脑膜炎败血黄杆菌感染治疗。④口服万古霉素或去甲万古霉素，可用于重症或经甲硝唑治疗无效的艰难梭菌肠炎患者。⑤万古霉素或去甲万古霉素通常不用于手术前预防用药。但在 MRSA 感染发生率高的医疗单位及/或一旦发生感染后果严重的情况，如某些脑部手术、心脏手术、全关节置换术，也有主张（去甲）万古霉素单剂预防用药。

利奈唑胺对甲氧西林耐药葡萄球菌属、肠球菌属等多重耐药革兰氏阳性菌均有较好的抗菌活性。临床应用主要包括：万古霉素耐药屎肠球菌引起的感染，包括并发的菌血症；由 MRSA 或青霉素不敏感的肺炎链球菌引起的医院获得性肺炎；由 MRSA、A 组溶血性链球菌或 B 组链球菌所致的皮肤及软组织感染，包括未并发骨髓炎的糖尿病足感染；由青霉素不敏感的肺炎链球菌所致社区获得性肺炎，包括伴发的菌血症。达托霉素对葡萄球菌属（包括耐甲氧西林菌株），肠球菌属（包括万古霉素耐药菌株），链球菌属（包括青霉素敏感和耐药肺炎链球菌、A 组溶血性链球菌、B 组链球菌和甲型溶血性链球菌），杰氏棒状杆菌，艰难梭菌和痤疮丙酸杆菌等革兰氏阳性菌具有良好抗菌活性。对革兰氏阴性菌无抗菌活性。临床主要适用于复杂性皮肤及软组织感染和由金黄色葡萄球菌（包括甲氧西林敏感和甲氧西林耐药）导致的感染性心内膜炎的菌血症者。

2. 注意事项 禁用于对糖肽类过敏的患者。不宜用于：①外科手术前常规预防用药；中心或周围静脉导管留置术的预防用药；持续腹膜透析或血液透析的预防用药；低体重新生儿感染的预防。② MRSA 带菌状态的清除和肠道清洁。③粒细胞缺乏伴发热患者的经验治疗。④单次血培养凝固酶阴性葡萄球菌生长而不能排除污染可能者。⑤治疗假膜性肠炎的首选药物。⑥局部冲洗。本类药物具一定肾、耳毒性，用药期间应定期复查尿常规与肾功能，监测血药浓度，注意听力改变，必要时监测听力。有用药指征的肾功能不全者、老年人、新生儿、早产儿，以及原有肾、耳疾病患者应根据肾功能减退程度调整剂量，同时监测血药浓度，疗程一般不超过 14 天。妊娠期患者应避免应用糖肽类，确有指征应用时，需进行血药浓度监测，据以调整给药方案。哺乳期患者用药期间应暂停哺乳。应避免将本类药物与各种肾毒性、耳毒性药物合用。与麻醉药合用时，可能引起血压下降。必须合用时，两药应分瓶滴注，并减缓滴注速度，注意观察血压。

利奈唑胺有引起血压升高的潜在作用，应用于以下患者时应监测血压：①高血压未控制、嗜铬细胞瘤、甲状腺功能亢进；②使用直接或间接拟交感神经药物（如伪麻黄碱），升压药物（如肾上腺素、去甲肾上腺素），多巴胺类药物（如多巴胺、多巴酚丁胺），以及苯丙醇胺、右美沙芬、抗抑郁药等。禁用于对利奈唑胺及噁唑烷酮类药物过敏者。妊娠期患者应用利奈唑胺前应充分权衡利弊后决定是否用药。由于利奈唑胺具有单胺氧化酶抑制剂作用，使用期间应避免食用含有大量酪氨酸的腌渍、泡制、烟熏、发酵食品。利奈唑胺与 5-羟色胺类药物有潜在相互作用，用于类癌综合征患者，或使用 5-羟色胺再摄取抑制剂、三环类抗抑郁药、5-羟色胺受体拮抗剂（阿米替林）、哌替啶、丁螺环酮的患者，应密切观察 5-羟色胺综合征的体征和/或症状。本品可抑制人体线粒体蛋白质的合成，导致骨髓、视神经、脑、肾的功能在应用较长疗程期间可能会减退。应用本品应每周进行血小板和全血细胞计数的检查，尤其用药超过 2 周，用药前已有骨髓抑制，或合并应用能导致骨髓抑制的其他药物者。疗程中应警惕视觉症状的出现，必要时监测视觉功能。应用利奈唑胺可能导致乳酸性酸中毒。应用本品的疗程不宜超过 28 天，疗程超过 28 天者发生周围神经和视神经病变及其他不良反应的可能性增加。口服利奈唑胺混悬剂含有苯丙氨酸，苯丙酮尿症患者应注意。疗程中有发生惊厥的报道，多数患者有癫痫发作病史或有癫痫发作的危险因素。

达托霉素在有明确指征时可用于妊娠期患者，哺乳期患者应用本品应暂停哺乳。18 岁以下儿童应用本品的安全性尚未建立。禁用于对达托霉素过敏者。对于接受达托霉素治疗的患者，应对其肌肉痛或肌无力等进行监测，并在疗程中监测肌酸激酶（CK）水平。接受达托霉素治疗的患者，应考虑暂停使用 HMG-CoA 还原酶抑制剂等可能导致横纹肌溶解的药物。本品可能导致嗜酸粒细胞肺炎。本品可被肺泡表面活性物质灭活，故不用于治疗肺炎。

（十二）喹诺酮类

喹诺酮类是由人工合成的含 4- 喹诺酮基本结构的抗菌药物。本类药物作用机制为抑制细菌 DNA 螺旋酶而起快速杀菌作用，属于浓度依赖性抗菌药。喹诺酮类药物分为四代，目前临床应用较多的为第三代，此类药物在 6 位上加上一个氟（F）后，增加了脂溶性，增强了对组织的穿透力，大大增加了抗菌谱和杀菌效果，通称为氟喹诺酮类，有诺氟沙星、氧氟沙星、环丙沙星、左氧氟沙星、莫西沙星等。其中左氧氟沙星和莫西沙星对肺炎链球菌、A组溶血性链球菌等革兰氏阳性球菌，以及衣原体属、支原体属、军团菌等细胞内病原或厌氧菌的作用强。常见的不良反应为胃肠道反应、中枢神经系统反应，主要表现为恶心、食欲减退、失眠、头晕、头痛，常停药后可缓解。

1. 抗菌谱及适应证　氟喹诺酮类对革兰氏阴性杆菌中肺炎克雷伯菌、肠杆菌属、变形杆菌属等肠杆菌科细菌均具有良好抗菌活性。喹诺酮类对不动杆菌属、铜绿假单胞菌和嗜麦芽窄食单胞菌等亦有良好的抗菌活性，其中环丙沙星对铜绿假单胞菌抗菌活性最强，左氧氟沙星与环丙沙星相仿；莫西沙星对嗜麦芽窄食单胞菌抗菌活性则强于前二者。临床适应于：①泌尿生殖系统感染：本类药物可用于肠杆菌科细菌和铜绿假单胞菌等所致的尿路感染，细菌性前列腺炎，非淋菌性尿道炎、宫颈炎。诺氟沙星限用于单纯性下尿路感染或肠道感染。但应注意，目前国内尿路感染的主要病原菌大肠埃希菌中，耐药株已达半数以上，应尽量参考药敏试验结果选用。本类药物已不再推荐用于淋球菌感染。②呼吸道感染：环丙沙星、左氧氟沙星等主要适用于肺炎克雷伯菌、肠杆菌属、假单胞菌属等革兰氏阴性杆菌所致的下呼吸道感染。左氧氟沙星、莫西沙星等可用于肺炎链球菌和 A 组溶血性链球菌所致的急性咽炎、扁桃体炎、中耳炎和鼻窦炎等，以及肺炎链球菌、支原体、衣原体等所致的社区获得性肺炎，此外亦可用于敏感革兰氏阴性杆菌所致的下呼吸道感染。③在伤寒沙门菌感染的成人患者中，本类药物可作为首选。也可用于志贺菌属、非伤寒沙门菌属、副溶血弧菌等所致的成人肠道感染。④腹腔、胆道感染及盆腔感染：需与甲硝唑等抗厌氧菌药物合用。莫西沙星可单药治疗轻症复杂性腹腔感染。⑤亦可用于甲氧西林敏感葡萄球菌属感染。但 MRSA 对本类药物耐药率高。部分品种可与其他药物联合应用，作为治疗耐药结核分枝杆菌和其他分枝杆菌感染的二线用药。

2. 注意事项　对喹诺酮类药物过敏的患者禁用。18 岁以下未成年患者避免使用本类药物。因制酸剂，以及含钙、铝、镁等金属离子的药物可减少本类药物的吸收，应避免同用。依诺沙星、培氟沙星等与咖啡因、丙磺舒、茶碱类、华法林和环孢素同用可减少后数种药物的清除，使其血药浓度升高。妊娠期及哺乳期患者避免应用本类药物。本类药物偶可引起抽搐、癫痫、意识改变、视力损害等严重中枢神经系统不良反应，在肾功能减退或有中枢神经系统基础疾病的患者中易发生，因此本类药物不宜用于有癫痫或其他中枢神经系统基础疾病的患者。肾功能减退患者应用本类药物时，须根据肾功能减退程度减量用药，以防发生由于药物在体内蓄积而引起的抽搐等中枢神经系统严重不良反应。亦可能引起皮肤光敏反应、关节病变、肌腱炎、肌腱断裂（包括各种给药途径，有的病例可发生在停药后）等，并偶可引起心电图 QT 间期延长等。加替沙星可引起血糖波动，用药期间应注意密切观察。应严格限制本类药物作为外科围手术期预防用药。

（十三）磺胺类

磺胺类为人工合成的叶酸合成抑制剂，通过其与对氨基苯甲酸（PABA）的结构相似，可与 PABA 竞争二氢叶酸合成酶，因而阻止了细菌二氢叶酸的合成，抑制了细菌的生长繁殖。根据药代动力学特点和临床用途，本类药物可分为：①口服易吸收可全身应用者，如磺胺甲噁唑、磺胺嘧啶、磺胺多辛、复方磺胺甲噁唑（磺胺甲噁唑与甲氧苄啶，SMZ/TMP）、复方磺胺嘧啶（磺胺嘧啶与甲氧苄啶，SD/TMP）等；②口服不易吸收者，如柳氮磺吡啶（SASP）；③局部应用者，如磺胺嘧啶银、醋酸磺胺米隆、磺胺醋酰钠等。常见的不良反应包括过敏反应、溶血性贫血、肝损害、血尿及其他。

1. 抗菌谱及适应证 本类药物属广谱抗菌药，对革兰氏阳性菌和革兰氏阴性菌均具抗菌作用，但目前细菌对该类药物的耐药现象普遍存在。磺胺类药体外对下列病原微生物亦具活性：星形诺卡菌、恶性疟原虫和鼠弓形虫。临床上适用于：①全身应用的磺胺类药：本类药物适用于大肠埃希菌等敏感肠杆菌科细菌引起的急性单纯性尿路感染，敏感大肠埃希菌、克雷伯菌属等肠杆菌科细菌引起的反复发作性复杂性尿路感染，敏感伤寒和其他沙门菌属感染，肺孢菌肺炎的治疗与预防，小肠结肠炎耶尔森菌、嗜麦芽窄食单胞菌、部分耐甲氧西林金黄色葡萄球菌感染，以及星形奴卡菌病等。磺胺多辛与乙胺嘧啶等抗疟药联合可用于氯喹耐药虫株所致疟疾的治疗和预防。磺胺类药不宜用于 A 组溶血性链球菌所致扁桃体炎或咽炎，以及立克次体病、支原体感染的治疗。②局部应用磺胺类药：磺胺嘧啶银主要用于预防或治疗Ⅱ、Ⅲ度烧伤继发创面细菌感染，如肠杆菌科细菌、铜绿假单胞菌、金黄色葡萄球菌、肠球菌属等引起的创面感染。醋酸磺胺米隆适用于烧伤或大面积创伤后的铜绿假单胞菌感染。磺胺醋酰钠则用于治疗结膜炎、沙眼等。柳氮磺吡啶口服不易吸收，主要用于治疗溃疡性结肠炎。

2. 注意事项 禁用于对任何一种磺胺类药物过敏，以及对呋塞米、砜类（如氨苯砜、醋氨苯砜等）、噻嗪类利尿药、磺酰脲类、碳酸酐酶抑制剂过敏的患者。本类药物引起的过敏反应多见，可表现为光敏反应、药物热、血清病样反应等，偶可表现为严重的渗出性多形红斑、中毒性表皮坏死松解型药疹等。因此过敏体质及对其他药物有过敏史的患者应尽量避免使用本类药物。亦可致粒细胞减少、血小板减少及再生障碍性贫血，用药期间应定期检查周围血象变化。红细胞中缺乏葡萄糖-6-磷酸脱氢酶患者易发生溶血性贫血及血红蛋白尿，在新生儿和儿童中较成人多见。可致肝脏损害，引起黄疸、肝功能减退；严重者可发生肝坏死，用药期间需定期监测肝功能。肝病患者应避免使用本类药物。本类药物可致肾损害，用药期间应监测肾功能。肾功能减退、失水、休克及老年患者应用本类药物易加重或出现肾损害，应避免使用。本类药物可引起胆红素脑病，因此禁用于 2 月龄以内的婴儿。妊娠期、哺乳期患者应避免用本类药物。用药期间应多饮水，维持充分尿量，以防结晶尿的发生，必要时可服用碱化尿液的药物。

（十四）硝基咪唑类

硝基咪唑类是一类具有硝基咪唑环结构的药物，其作为药物前体，在细胞内被激活后有效。其抗菌作用机制是，细菌的细胞胞浆中的硝基还原酶使被动扩散而进入的药物获得较低的氧化还原电位，硝基被还原成经胺衍生物后再与 DNA 作用，引起细菌 DNA 螺旋链损伤、断裂、解旋，进而导致细菌死亡。临床应用主要包括甲硝唑、替硝唑和奥硝唑等。

1. 抗菌谱及适应证 硝基咪唑类对拟杆菌属、普雷沃菌属、梭菌属等厌氧菌均具高度抗菌活性，对滴虫、阿米巴和蓝氏贾第鞭毛虫等原虫亦具良好活性。临床适用于：①各种厌氧菌的感染,包括腹腔感染、盆腔感染、肺脓肿、脑脓肿等,治疗混合感染时,通常需与抗需氧菌抗菌药物联合应用。②口服可用于艰难梭菌所致的假膜性肠炎,幽门螺杆菌所致的胃窦炎,牙周感染及加德纳菌阴道炎等。但应注意幽门螺杆菌对甲硝唑耐药率上升趋势和地区差异。③可用于肠道及肠外阿米巴病,阴道滴虫病,贾第虫病,结肠小袋纤毛虫等寄生虫病的治疗。与其他抗菌药物联合,可用于某些盆腔、肠道及腹腔等手术的预防用药。

2. 注意事项 禁用于对硝基咪唑类药物过敏的患者。妊娠早期(3个月内)患者应避免应用。哺乳期患者用药期间应停止哺乳。本类药物可能引起粒细胞减少及周围神经炎等,神经系统基础疾病及血液病患者慎用。用药期间禁止饮酒及含酒精饮料,以免产生双硫仑样反应。肝功能减退可使本类药物在肝脏代谢减慢而导致药物在体内蓄积,因此肝病患者应减量应用。

(十五)抗分枝杆菌药

本类药物主要包括异烟肼、利福平、利福喷丁、乙胺丁醇、吡嗪酰胺、对氨基水杨酸,以及固定剂量复合片。

1. 异烟肼

(1)抗菌谱及适应证:对各型结核分枝杆菌都有高度选择性抗菌作用,是目前抗结核病药物中具有最强杀菌作用的合成抗菌药物,对其他细菌无作用。临床适用于:①结核病的治疗:异烟肼是治疗结核病的一线药物,适用于各种类型结核病,但必须与其他抗结核病药联合应用;②结核病的预防:本药既可单用,也可与其他抗结核病药联合使用;③非结核分枝杆菌病的治疗:异烟肼对部分非结核分枝杆菌病有一定的治疗效果,但需联合用药。

(2)注意事项:本药禁用于对异烟肼过敏、肝功能不正常、精神病和癫痫患者。周围神经病变或严重肾功能损害者应慎用。本药与丙硫异烟胺、吡嗪酰胺、利福平等其他抗结核病药物合用时,可增加本药的肝毒性,用药期间应密切观察有无肝炎的前驱症状,并定期监测肝功能,避免饮用含酒精饮料。本药可引起周围神经炎,服药期间患者出现轻度手脚发麻、头晕者可服用维生素 B_1 或 B_6,严重者应立即停药。妊娠期患者确有应用指征时,必须充分权衡利弊后决定是否采用。哺乳期患者用药期间应停止哺乳。

2. 利福平

(1)抗菌谱及适应证:利福平对结核分枝杆菌、麻风分枝杆菌和其他部分非结核分枝杆菌均具抗菌作用。临床适用于各种类型结核病、麻风和非结核分枝杆菌感染的治疗,但单独用药可迅速产生耐药性,必须与其他抗结核病药联合应用。

(2)注意事项:对本药或利福霉素类过敏的患者禁用。用药期间应定期检查周围血象及肝功能。肝病患者、有黄疸史者和酒精中毒者慎用。服药期间不宜饮酒。本药对动物有致畸作用,妊娠期患者确有应用指征时应充分权衡利弊后决定是否采用,妊娠早期患者应避免使用。哺乳期患者用药期间应停止哺乳。5岁以下儿童应用资料尚不充分。患者服药期间大、小便,唾液,痰,泪液等可呈红色。

3. 利福喷丁

(1)抗菌谱及适应证:抗菌谱与利福平相同,在抗结核联合治疗方案中主要作间歇给药治疗用,应与其他抗结核药联合应用。亦可用于非结核性分枝杆菌感染的治疗,与其他抗麻风药联用于麻风治疗可能有效。成人每次 0.6g(体重 <50kg 者应酌减),空腹(餐前1小时)服用,1周服药 1~2 次。不良反应比利福平轻微,少数病例可出现白细胞、血小板减少,丙氨酸转氨酶升高,皮疹、头昏、失眠等。胃肠道反应较少。

（2）注意事项：对该品或利福霉素类抗菌药过敏者禁用。黄疸患者及孕妇禁用，肝功能异常、白细胞显著减少者须在严密观察下使用或忌用。

4. 乙胺丁醇

（1）抗菌谱及适应证：本药与其他抗结核病药联合治疗结核分枝杆菌所致的各型肺结核和肺外结核，亦可用于非结核分枝杆菌病的治疗。球后视神经炎为本药的主要不良反应，尤其在疗程长、每天剂量超过 15mg/kg 的患者中发生率较高。

（2）注意事项：对本药过敏的患者禁用。用药前和用药期间应每天检查视野、视力、红绿鉴别力等，一旦出现视力障碍或下降，应立即停药。用药期间应定期监测血清尿酸，痛风患者慎用。妊娠期患者确有应用指征时应充分权衡利弊后决定是否采用。哺乳期患者用药期间应停止哺乳。13 岁以下儿童应用资料尚不充分。

5. 吡嗪酰胺

（1）抗菌谱及适应证：吡嗪酰胺仅对结核分枝杆菌有效，对其他分枝杆菌及其他微生物无效。对异烟肼耐药菌株仍有抗菌作用。与其他抗结核病药联合用于各种类型的肺结核和肺外结核。本药通常在强化期应用（一般为 2 个月），是短程化疗的联合用药之一。

（2）注意事项：对本药过敏、严重肝脏损害或急性痛风的患者禁用。肝功能减退患者不宜应用，原有肝脏病、显著营养不良或痛风的患者慎用。妊娠期患者确有应用指征时应充分权衡利弊后决定是否采用。哺乳期患者用药期间应停止哺乳。本药可引起光敏反应或日光性皮炎，服药期间应避免日光暴晒。一旦发生光敏反应，应立即停药。糖尿病患者服用本药后血糖较难控制，应注意监测血糖，及时调整降糖药用量。

6. 对氨基水杨酸

（1）抗菌谱及适应证：对氨基水杨酸仅对分枝杆菌有效，须与其他抗结核病药联合应用。本药为二线抗结核病药物，静脉滴注可用于治疗结核性脑膜炎或急性播散性结核病。

（2）注意事项：禁用于对本药过敏、严重肾病或正在咯血的患者。消化性溃疡，肝、肾功能不全者慎用。大剂量使用本药（12g）静脉滴注 2～4 小时可能引发血栓性静脉炎，应予注意。本药静脉滴注液必须新鲜配制，静脉滴注时应避光，以防减效。用药期间应定期作肝、肾功能测定，出现肝功能损害或黄疸者，应立即停药并进行保肝治疗。本药大剂量应用可能抑制肝脏凝血酶原的生成，可给予维生素 K 预防出血。本药可引起结晶尿、蛋白尿、管型尿及血尿等，碱化尿液可减少对肾脏的刺激和毒性反应。妊娠期患者确有应用指征时应充分权衡利弊后决定是否采用。哺乳期患者用药期间应停止哺乳。

（十六）抗真菌药

随着广谱抗菌药物、糖皮质激素和免疫抑制剂等的广泛应用，人类免疫缺陷病毒感染人数的逐年增多，以及器官移植术、化疗和各种介入性治疗等因素，使以白念珠菌为主的正常寄居于人体黏膜表面的条件致病性真菌过量繁殖，侵入人体深部组织而引起内脏感染性疾病，导致侵袭性真菌感染发病率逐年增高，抗真菌药的临床地位日益突出。目前应用于临床的抗真菌药物，就其作用机制分类，大致可以分为 3 种：①作用于真菌细胞膜中麦角固醇合成的抗真菌药物，包括两性霉素 B（AmB）和两性霉素 B 脂质体（L-AmB）等多烯类，酮康唑等咪唑类，以及特比萘芬等烯丙胺类。②作用于真菌细胞壁合成的抗真菌药物，如卡泊芬净等棘白菌素类。③作用于核酸合成的抗真菌药物，如 5- 氟胞嘧啶。

1. 两性霉素 B 及其含脂制剂

两性霉素 B 为多烯类抗真菌药，通过与敏感真菌细胞膜上的麦角固醇相结合，引起细胞膜的通透性改变，导致细胞内重要物质渗漏，而使真菌细胞死亡。两性霉素 B 现有品种为两性霉素 B 去氧胆酸盐的 3 种含脂制剂：两性霉素 B 脂质复合体、两性霉素 B 胆固醇复合体和两性霉素 B 脂质体。两性霉素 B 含脂制剂可使与输注相关的不良反应和肾毒性明显减少，在肝、脾、肺等组织中浓度增加，肾组织浓度降低。临床适用于下列真菌所致侵袭性真菌感染的治疗：隐球菌病、芽生菌病、播散性念珠菌病、球孢子菌病、组织胞浆菌病，由毛霉属、根霉属、犁头霉属、内孢霉属和蛙粪霉属等所致的毛霉病，由申克孢子丝菌引起的孢子丝菌病，曲霉所致的曲霉病、暗色真菌病等。本药尚可作为美洲利什曼原虫病的替代治疗药物。两性霉素 B 含脂制剂适用于肾功能不全的侵袭性曲霉病患者，以及不能耐受有效剂量两性霉素 B 去氧胆酸盐或两性霉素 B 去氧胆酸盐治疗无效的侵袭性真菌病患者。

本类药物的注意事项如下：对本类药物过敏的患者禁用。两性霉素 B 毒性大，不良反应多见，但本药有时是某些致命性侵袭性真菌病唯一疗效比较肯定的治疗药物，因此必须从其拯救生命的效益和可能发生的不良反应两方面权衡考虑是否选用本药。两性霉素 B 所致肾功能损害常见，少数患者可发生肝毒性、低钾血症、血液系统毒性，因此用药期间应定期测定肾功能、肝功能、血电解质、周围血象、心电图等，以尽早发现异常，及时处理。应避免联合应用其他肾毒性药物，出现肾功能损害时，根据其损害程度减量给药或暂停用药。原有严重肝病者不宜选用本类药物。原有肾功能减退，两性霉素 B 治疗过程中出现严重肾功能损害或其他不良反应，不能耐受两性霉素 B（去氧胆酸盐）治疗者，可考虑选用两性霉素 B 含脂制剂。本类药物需避光缓慢静脉滴注，常规制剂每次静脉滴注时间为 4～6 小时或更长；含脂制剂通常为 2～4 小时。给药前可给予解热镇痛药或抗组胺药，或小剂量地塞米松静脉推注，以减少发热、寒战、头痛等全身反应。如果治疗中断 7 天以上，需重新自小剂量（0.25mg/kg）开始用药，逐渐递增剂量。妊娠期患者确有应用指征时方可使用。哺乳期患者用药期间应停止哺乳。

2. 氟胞嘧啶类　氟胞嘧啶在真菌细胞内代谢为氟尿嘧啶，替代尿嘧啶进入真菌的 RNA，从而抑制 DNA 和 RNA 的合成，导致真菌死亡。对新型隐球菌、念珠菌属具有良好抗菌作用，但非白念珠菌对该药的敏感性较白念珠菌差。临床适用于敏感新型隐球菌、念珠菌属所致严重感染的治疗。本药单独应用时易引起真菌耐药，通常与两性霉素 B 联合应用。

本类药物的注意事项如下：禁用于严重肾功能不全及对本药过敏的患者。下列情况应慎用本药：骨髓抑制、血液系统疾病或同时接受骨髓抑制药物，有肝、肾功能损害。老年及肾功能减退患者应根据肾功能减退程度调整剂量，并尽可能进行血药浓度监测。用药期间应定期检查周围血象、尿常规，以及肝、肾功能。定期进行血液透析和腹膜透析的患者，每次透析后应补给 1 次剂量。妊娠期患者如确有应用指征，仔细权衡利弊后决定是否应用。哺乳期患者用药期间应停止哺乳。不推荐儿童应用本药。

3. 唑类　唑类包括咪唑类和三唑类，具有广谱抗真菌作用。咪唑类药物常用者有酮康唑、咪康唑、克霉唑等，主要为局部用药。三唑类中已上市品种有氟康唑、伊曲康唑、伏立康唑和泊沙康唑，主要用于治疗侵袭性真菌病。

氟康唑：用于①念珠菌病（克柔念珠菌除外）感染，如口咽部和食管的感染；播散性念珠菌病，包括血流感染、腹膜炎、肺炎、尿路感染等；念珠菌外阴阴道炎；尚可用于骨髓移植受者接受细胞毒类药物或放射治疗时，预防念珠菌感染的发生。②新型隐球菌病，以及隐球菌脑膜炎经两性霉素 B 联合氟胞嘧啶初治后的维持治疗用药。③球孢子菌病。④作为芽生菌病的可选用药。

酮康唑：用于念珠菌病、芽生菌病、球孢子菌病、组织胞浆菌病、暗色真菌病和副球孢子菌病。本药难以通过血脑屏障，故不用于上述真菌感染累及中枢神经系统者。由于本药的肝毒性,近年临床应用日趋减少,以皮肤局部应用为主。

伊曲康唑:①静脉注射液适用于中性粒细胞缺乏怀疑真菌感染患者的经验治疗,还适用于治疗肺部及肺外芽生菌病,组织胞浆菌病,以及不能耐受两性霉素 B 或两性霉素 B 治疗无效的曲霉病。②胶囊剂适用于皮肤真菌所致的足趾或 / 和手指甲癣。因胶囊剂口服吸收差,现较少用于侵袭性真菌病的治疗。③口服制剂可与本品注射剂序贯使用,用于中性粒细胞缺乏怀疑真菌感染患者的经验治疗,也可用于口咽部和食管念珠菌病的治疗。伊曲康唑注射及口服后,尿液和脑脊液中均无原形药,故不宜用于尿路感染和中枢神经系统感染的治疗。

伏立康唑:用于侵袭性曲霉病;非粒细胞缺乏患者念珠菌血症;念珠菌属所致播散性皮肤感染,以及腹部、肾脏、膀胱壁及伤口感染;食管念珠菌病;不能耐受其他药物或经其他药物治疗无效的赛多孢菌属和镰孢霉属所致的严重感染。

泊沙康唑:用于 13 岁及以上严重免疫功能缺陷患者(如造血干细胞移植受者发生移植物抗宿主反应,或血液系统恶性肿瘤化疗后长期中性粒细胞缺乏者),预防侵袭性曲霉病和念珠菌病;口咽部念珠菌病的治疗,包括伊曲康唑或氟康唑治疗无效者。此外,本品在体外对毛霉属、根霉属等接合菌具有良好抗菌活性。

本类药物的注意事项如下:禁用于对本类药物及其赋形剂过敏的患者。禁止与西沙必利、阿司咪唑、特非那定和三唑仑合用,因可导致严重心律失常。本类药物有肝毒性,以酮康唑较为多见,表现为一过性转氨酶升高,偶可出现严重肝毒性,包括肝衰竭和死亡。因此在治疗过程中应严密观察临床征象及监测肝功能,一旦出现临床症状或肝功能持续异常,须立即停止治疗。肝病患者有明确应用指征时,应权衡利弊后决定是否用药。伊曲康唑不可用于充血性心力衰竭以及有充血性心力衰竭病史的患者。伊曲康唑和伏立康唑注射剂中的赋形剂主要经肾排泄,因此两者注射剂分别不宜用于肌酐清除率 <30ml/min(伊曲康唑)和 <50ml/min(伏立康唑)的患者。氟康唑、酮康唑和伊曲康唑,妊娠期患者确有应用指征时,应充分权衡利弊后决定是否应用;应避免应用伏立康唑,但在确有应用指征且患者受益大于可能的风险时可在严密观察下慎用。酮康唑不宜用于 2 岁以下儿童;氟康唑不推荐用于 6 龄月以下婴儿;伊曲康唑不推荐用于儿童;伏立康唑不推荐用于 2 岁以下儿童。儿童确有应用指征时,须充分权衡利弊后决定是否应用。伏立康唑通过细胞色素 P_{450} 同工酶代谢,与华法林、环孢素 A、他克莫司、苯妥英钠、奥美拉唑、非核苷类逆转录酶抑制剂、苯二氮䓬类、他汀类、二氢吡啶钙通道阻滞剂、磺酰脲类口服降糖药、长春碱等药物存在相互作用。泊沙康唑禁止与麦角生物碱类药物(麦角胺、双氢麦角胺)合用;泊沙康唑可通过抑制 CYP3A4 干扰其他药物代谢,禁止与 CYP3A4 底物,特非那定、阿司咪唑、西沙必利、卤泛群或奎尼丁合用,因其可增加上述药物的血浓度,导致 QT 间期延长,但尖端扭转性室性心动过速极少见;泊沙康唑应避免与西咪替丁、利福布汀、苯妥英钠合用,除非利大于弊。泊沙康唑与环孢霉素、他克莫司及咪达唑仑合用时,后者需减量使用,并监测血药浓度。

4. 棘白菌素类 棘白菌素类抗真菌药物能抑制许多丝状真菌和念珠菌细胞壁成分 β-(1,3)-D- 葡聚糖的合成,使真菌细胞溶解。该类药物对烟曲霉、黄曲霉、土曲霉和黑曲霉具良好抗菌活性,对白念珠菌等大多数念珠菌属具高度抗真菌活性,但对近平滑念珠菌作用相对较弱。新型隐球菌对本品天然耐药。目前国内已上市的棘白菌素类抗真菌药有卡泊芬净和米卡芬净。

卡泊芬净:用于①念珠菌血流感染,以及念珠菌引起的腹腔脓肿、腹膜炎和胸腔感染。②食管念珠菌病。③难治性或不能耐受其他抗真菌药治疗(如两性霉素 B 去氧胆酸盐、两性霉素 B 含脂制剂和 / 或伊曲康唑）的侵袭性曲霉病。④中性粒细胞缺乏伴发热，经广谱抗菌药治疗无效疑为真菌感染患者的经验治疗。

米卡芬净：用于成人和 4 个月及以上儿童下述感染的治疗与预防：①念珠菌属血流感染、急性播散性念珠菌病，以及念珠菌引起的腹膜炎和腹腔脓肿。②食管念珠菌病。③造血干细胞移植受者移植前预防念珠菌病。④侵袭性曲霉病（临床资料有限）。

禁用于对本类药物过敏的患者。妊娠期患者确有应用指征时，应充分权衡利弊后决定是否应用。哺乳期患者用药期间应停止哺乳。卡泊芬净可导致血清转氨酶升高，不宜与环孢素合用，除非利大于弊。卡泊芬净不推荐用于 18 岁以下患者。应用米卡芬净可能发生血管内溶血和血红蛋白尿，此时应充分权衡利弊决定是否继续用药。

5. 其他　特比萘芬属于烯丙胺类抗真菌药，抑制真菌细胞麦角固醇合成过程中的鲨烯环氧化酶，并使鲨烯在细胞中蓄积而起杀菌作用。本品具有广谱抗真菌作用，对皮肤真菌有杀菌作用，对白念珠菌则起抑菌作用。适用于皮肤癣菌所致的手指及足趾甲癣。禁用于对本药及其赋形剂过敏的患者。本药有肝毒性，在治疗过程中应定期检查肝功能，如出现异常应及时停药。肝硬化或活动性肝病的患者不宜应用本药。肾功能受损（肌酐清除率低于 50ml/min 或血肌酐超过 300μmol/L）的患者剂量应减半。妊娠期患者确有应用指征时，应在充分权衡利弊后慎用。不推荐儿童使用本药。

灰黄霉素能抑制真菌有丝分裂，使有丝分裂的纺锤结构断裂，终止中期细胞分裂。适用于治疗皮肤癣菌引起的各种浅部真菌病，包括头癣和手足癣等，目前仍为治疗头癣首选药物。本品禁用于卟啉病、肝功能衰竭及对本品过敏者。灰黄霉素在动物实验中有致癌、致畸作用。本品偶可致肝毒性，有肝病或肝功能损害者需权衡利弊后决定是否用药。本品可诱发卟啉病、红斑狼疮。红斑狼疮患者如有指征应用该药时必须权衡利弊后决定。男性患者在治疗期间及治疗结束后至少 6 个月应采取避孕措施。妊娠期患者禁用。育龄期女性患者服药期间采取避孕措施，并持续至治疗结束后 1 个月。疗程中需定期监测肝功能、周围血象、尿常规及肾功能。2 岁以下儿童缺乏应用本品的资料。

制霉菌素亦为多烯类抗真菌药，具有广谱抗真菌作用，体外抗菌活性与两性霉素 B 相仿。本品口服后胃肠道不吸收。适用于治疗皮肤黏膜念珠菌病，口服该药可治疗肠道或食管念珠菌病；局部用药治疗口腔念珠菌病、阴道念珠菌病和皮肤念珠菌病。对本品过敏的患者禁用。孕妇及哺乳期妇女慎用。

以下是不同手术术前预防性抗菌药物选择。具体见表 7-1。

表 7-1　不同手术术前预防性抗菌药物选择

手术名称	切口类别	可能污染菌	抗菌药物选择
脑外科手术（清洁，无植入物）	I	金黄色葡萄球菌 凝固酶阴性葡萄球菌	第一、二代头孢菌素，MRSA 感染高发医疗机构的高危患者可用（去甲）万古霉素
脑外科手术（经鼻窦、鼻腔、口咽部手术）	II	金黄色葡萄球菌 链球菌属 口咽部厌氧菌（如消化链球菌）	第一、二代头孢菌素 ±* 甲硝唑，或克林霉素 + 庆大霉素
脑脊液分流术	I	金黄色葡萄球菌 凝固酶阴性葡萄球菌	第一、二代头孢菌素，MRSA 感染高发医疗机构的高危患者可用（去甲）万古霉素

续表

手术名称	切口类别	可能污染菌	抗菌药物选择
脊髓手术	I	金黄色葡萄球菌 凝固酶阴性葡萄球菌	第一、二代头孢菌素
眼科手术（如白内障、青光眼手术，或角膜移植、泪囊手术、眼穿通伤）	I、II	金黄色葡萄球菌 凝固酶阴性葡萄球菌	局部应用妥布霉素或左氧氟沙星等
头颈部手术（恶性肿瘤，不经口咽部黏膜）	I	金黄色葡萄球菌 凝固酶阴性葡萄球菌	第一、二代头孢菌素
头颈部手术（恶性肿瘤，经口咽部黏膜）	II	金黄色葡萄球菌 链球菌属 口咽部厌氧菌（如消化链球菌）	第一、二代头孢菌素 ±* 甲硝唑，或克林霉素 + 庆大霉素
颌面外科（下颌骨折切开复位或内固定，面部整形术有移植物手术，正颌手术）	I	金黄色葡萄球菌 凝固酶阴性葡萄球菌	第一、二代头孢菌素
耳鼻喉科（复杂性鼻中隔鼻成形术，包括移植）	II	金黄色葡萄球菌 凝固酶阴性葡萄球菌	第一、二代头孢菌素
乳腺手术（乳腺癌、乳房成形术，有植入物如乳房重建术）	I	金黄色葡萄球菌 凝固酶阴性葡萄球菌 链球菌属	第一、二代头孢菌素
胸外科手术（食管、肺）	II	金黄色葡萄球菌 凝固酶阴性葡萄球菌 肺炎链球菌 革兰氏阴性杆菌	第一、二代头孢菌素
心血管手术（腹主动脉重建、下肢手术切口涉及腹股沟、任何血管手术植入人工假体或异物，心脏手术、安装永久性心脏起搏器）	I	金黄色葡萄球菌 凝固酶阴性葡萄球菌	第一、二代头孢菌素，MRSA感染高发医疗机构的高危患者可用（去甲）万古霉素
肝、胆系统及胰腺手术	II、III	革兰氏阴性杆菌 厌氧菌（如脆弱拟杆菌）	第一、二代头孢菌素或头孢曲松 ±* 甲硝唑，或头霉素类
胃、十二指肠、小肠手术	II、III	革兰氏阴性杆菌 链球菌属 口咽部厌氧菌（如消化链球菌）	第一、二代头孢菌素，或头霉素类
结肠、直肠、阑尾手术	II、III	革兰氏阴性杆菌 厌氧菌（如脆弱拟杆菌）	第一、二代头孢菌素 ±* 甲硝唑，或头霉素类，或头孢曲松 ±* 甲硝唑
经直肠前列腺活检	II	革兰氏阴性杆菌	氟喹诺酮类
泌尿外科手术（进入泌尿道或经阴道的手术，如经尿道膀胱肿瘤或前列腺切除术、异体植入及取出、切开造口、支架的植入及取出，以及经皮肾镜手术）	II	革兰氏阴性杆菌	第一、二代头孢菌素，或氟喹诺酮类

续表

手术名称	切口类别	可能污染菌	抗菌药物选择
泌尿外科手术（涉及肠道的手术）	Ⅱ	革兰氏阴性杆菌 厌氧菌	第一、二代头孢菌素，或氨基糖苷类＋甲硝唑
有假体植入的泌尿系统手术	Ⅱ	葡萄球菌属 革兰氏阴性杆菌	第一、二代头孢菌素＋氨基糖苷类，或万古霉素
经阴道或经腹腔子宫切除术	Ⅱ	革兰氏阴性杆菌 肠球菌属 B 组链球菌 厌氧菌	第一、二代头孢菌素（经阴道手术加用甲硝唑），或头霉素类
腹腔镜子宫肌瘤剔除术（使用举宫器）	Ⅱ	革兰氏阴性杆菌 肠球菌属 B 组链球菌 厌氧菌	第一、二代头孢菌素 ±* 甲硝唑，或头霉素类
羊膜早破或剖宫产术	Ⅱ	革兰氏阴性杆菌 肠球菌属 B 组链球菌 厌氧菌	第一、二代头孢菌素 ±* 甲硝唑
人工流产、刮宫术、引产术	Ⅱ	革兰氏阴性杆菌 肠球菌属 链球菌 厌氧菌（如脆弱拟杆菌）	第一、二代头孢菌素 ±* 甲硝唑，或多西环素
会阴撕裂修补术	Ⅱ、Ⅲ	Ⅱ、Ⅲ革兰氏阴性杆菌 肠球菌属 链球菌属 厌氧菌（如脆弱拟杆菌）	第一、二代头孢菌素 ±* 甲硝唑
皮瓣转移术（游离或带蒂）或植皮术	Ⅱ	金黄色葡萄球菌 凝固酶阴性葡萄球菌 链球菌属 革兰氏阴性菌	第一、二代头孢菌素
关节置换成形术、截骨、骨内固定术、腔隙植骨术、脊柱术（不论是否应用植入物或内固定物）	Ⅰ	金黄色葡萄球菌 凝固酶阴性葡萄球菌 链球菌属	第一、二代头孢菌素，MRSA感染高发医疗机构的高危患者可用（去甲）万古霉素
外固定架植入术	Ⅱ	金黄色葡萄球菌 凝固酶阴性葡萄球菌 链球菌属	第一、二代头孢菌素
截肢术	Ⅰ、Ⅱ	金黄色葡萄球菌 凝固酶阴性葡萄球菌 链球菌属 革兰氏阴性菌 厌氧菌	第一、二代头孢菌素 ±* 甲硝唑
开放骨折内固定术	Ⅱ	金黄色葡萄球菌 凝固酶阴性葡萄球菌链球菌属 革兰氏阴性菌 厌氧菌	第一、二代头孢菌素 ±* 甲硝唑

*"±"是指两种及两种以上药物可联合应用，或可不联合应用。

第二章
输 血 规 范

重点：成分输血的优点；合理输血的原则；输血不良反应。

难点：常用血液成分及适应证；输血的基本程序。

血液由不同血细胞和血浆组成。将供者血液的不同成分应用科学方法分开，依据患者病情的实际需要，分别输入有关血液成分，称为成分输血。成分输血的比例是衡量一个国家或地区医疗技术水平高低的重要标志之一。目前，国际上输成分血的比例已经达到90%以上，输全血不到10%，发达国家比例已经超过95%。我国的成分输血技术开展较晚，发展相对滞后。但在大城市成分输血比例已达到发达国家水平，其中绝大部分成分血来源于全血采集之后的再次人工分离，其质量低于使用专门设备采集的成分血。

一、成分输血的优点

1. 疗效好　患者需要什么成分，就补充什么，特别是将血液成分提纯，浓缩而得到高效价的制品。

2. 副作用小　相较于血液成分复杂、有多种抗原系统、血浆中含各种特异抗体等特点，输入成分血更少出现各种不良反应。

3. 合理使用　将全血分离制成不同的血细胞（红细胞、白细胞、血小板）及血浆蛋白成分（白蛋白、免疫球蛋白、凝血因子等），供不同的目的应用。

4. 经济　既可节省宝贵的血液，又可减少经济负担。

5. 便于保存和运输。

二、常用血液成分及适应证

临床常用的血液成分包括：红细胞、白细胞、血小板、血浆及血浆蛋白成分，其详细分类及特性包括以下内容。

（一）红细胞

红细胞依制备方法不同，主要分为浓缩红细胞（CRC）、去白细胞的红细胞（LPRC）、洗涤红细胞（WRC）、冰冻红细胞（FTRC），主要作用是增强携氧能力。

1. 浓缩红细胞（CRBC）　每个单位含 200ml 全血中全部的红细胞，总量为 110～120ml，血细胞比容为 70%～80%，含血浆 30ml 及抗凝剂 8～10ml，运氧能力和体内存活率等同一袋全血。规格为 110～120ml/ 袋。4℃±2℃，ACD（枸橼酸 - 枸橼酸钠 - 葡萄糖）保存液保存 21 天，CPD（枸橼酸 - 枸橼酸钠 - 磷酸二氢钠 - 葡萄糖）保存液保存 28 天，CPD-A（枸橼酸 - 枸橼酸钠 - 磷酸二氢钠 - 葡萄糖 - 腺嘌呤）保存液保存 35 天。适应证为各种急性失血，慢性贫血及心功能不全者输血。

2. 去白细胞的红细胞（LPRBC）　根据制备方法分为三种：①过滤法：白细胞去除率 96.3%～99.6%，红细胞回收率 >90%；②手工洗涤法：白细胞去除率（79±1.2）%，红细胞回收率 >（74±3.3）%；③机器洗涤法：白细胞去除率 >93%，红细胞回收率 >87%。保存温度为 4℃±2℃，24 小时内输注（同 CRBC）。适应证：①多次输血后产生白细胞抗体，引起发热等输血不良反应者；②预期需要长期或反复输血者。

3. 洗涤红细胞（WRBC）　由 200ml 或 400ml 全血经离心去除血浆和白细胞，用无菌生理盐水洗涤 3～4 次，最后加 150ml 生理盐水悬浮。其白细胞去除率 >80%，血浆去除率 >90%，红细胞回收率 >70%。适应证为对血浆蛋白有过敏反应者，自身免疫性溶血性贫血者，阵发性睡眠性血红蛋白尿症者，高钾血症者及肝肾功能障碍需要输血者。

4. 冰冻红细胞（FRBC）　去除血浆的红细胞加甘油保护剂，在 −80℃或更低温可保存 3 年，或更长时间，解冻后洗涤去甘油，加入 100ml 无菌生理盐水或红细胞添加剂或原血浆制成。其白细胞去除率 >98%；血浆去除率 >99%；红细胞回收 >80%；残余甘油量 <1%。洗除了枸橼酸盐或磷酸盐、K^+、NH_4^+ 等。规格为 200ml/袋，解冻后在 4℃±2℃保存，24 小时内输注。适应证：①同 WRBC；②稀有血型者，新生儿溶血病换血，自身输血。

（二）白细胞

单采浓缩白细胞悬液（GRANs）用细胞分离机单采技术由单个供血者循环血液中采集。每袋内含粒细胞≥$1×10^{10}$。保存温度为 22℃±2℃，24 小时内输注。由于输注后并发症多，临床极少应用。

（三）血小板

血小板分为手工分离浓缩血小板（PC-1）和机器单采浓缩血小板（PC-2），前者可自由控制，且容易达到所规定的治疗剂量，产品中红细胞和白细胞污染量低，可减少或延迟同种免疫反应，同时可最大限度地减少肝炎等疾病的传播。血小板制剂主要用于再生障碍性贫血和各种血小板低下的患者，以及大量输库存血或体外循环手术后血小板锐减的患者。成人输注 1 治疗量机采血小板可使血小板数量增加（20～30）$×10^9$/L。

1. 手工分离浓缩血小板（PC-1）　由 200ml 或 400ml 全血制备，血小板含量分别为≥$2.0×10^{10}$/袋、≥$4.0×10^{10}$/袋，规格分别为 20～25ml/袋、40～50ml/袋，保存温度为（22±2）℃（轻振荡条件），保存期为 24 小时（普通袋）或 5 天（专用袋制备）。适应证：①血小板减少所致的出血；②血小板功能障碍所致的出血。

2. 机器单采浓缩血小板（PC-2）　用细胞分离机单采技术，从单个供血者循环液中采集，每袋内含血小板≥$2.5×10^{11}$，红细胞含量 <0.41ml。规格：150～250ml/袋（同 PC-1），ABO 血型相同。适应证同 PC-1。

（四）血浆成分

血浆成分主要有新鲜冰冻血浆（FFP）、普通冰冻血浆（FP）和冷沉淀（Cryo）。

1. 新鲜冰冻血浆（FFP）　含有全部凝血因子。血浆蛋白为 6～8g；纤维蛋白原 0.2%～0.4%；其他凝血因子 0.7～1.0U/ml。自采血后 6～8 小时内（ACD 抗凝剂：6 小时内；CPD 抗凝剂：8 小时内）速冻成块。规格为 200ml、100ml、50ml、25ml，−20℃以下可保存 1 年（三联）。适用证：①补充凝血因子，如大面积创伤、烧伤、手术等急性失血者；②血友病，以及 FⅧ和 FⅤ缺乏出血者。

2. 普通冰冻血浆（FP）　FFP 保存 1 年以上，5 年以内即为普通冰冻血浆，主要区别是

FP 中Ⅷ因子（FⅧ）、V 因子（FV）及部分纤维蛋白原的含量较 FFP 低，其他全部凝血因子和各种血浆蛋白成分含量则与 FFP 相同。规格为 200ml、100ml、50ml、25ml，−20℃以下可保存 4 年。适应证：补充凝血因子，如大面积创伤、烧伤、手术等急性失血者。

3. 冷沉淀（cryo） 1U 冷沉淀由 200ml 新鲜冰冻血浆在 4℃融化时不融合的沉淀物制成。冷沉淀含有Ⅷ因子 80～120U，纤维蛋白原约 250mg，血浆 20ml。规格为 20ml，−20℃以下可保存 1 年。适应证：①血友病 A，血管性血友病（vWD）；②先天性或获得性纤维蛋白原缺乏症。

（五）血浆蛋白成分

血浆蛋白成分主要包括白蛋白制剂、免疫球蛋白及浓缩凝血因子。

1. 白蛋白制剂（albumin preparation） 有 5%、20% 和 25% 三种浓度。常用者为 20% 的浓缩白蛋白液，可在室温下保存，体积小，便于携带与运输。当稀释成 5% 溶液应用时不但能提高血浆蛋白水平，且可用来补充血容量，效果与血浆相当；如直接应用，尚有脱水作用，适用于营养不良性水肿，以及肝硬化或其他原因所致的低蛋白血症。

2. 免疫球蛋白（immunoglobulin） 包括正常人免疫球蛋白（肌内注射用）、静脉注射免疫球蛋白和针对各种疾病的免疫球蛋白（抗乙肝、抗破伤风及抗牛痘等）。适应证：①肌内注射免疫球蛋白多用于预防病毒性肝炎等传染病；②静脉注射丙种球蛋白用于低球蛋白血症引起的重症感染。

3. 浓缩凝血因子（blood coagulation factor） 包括抗血友病因子（AHF），凝血酶原复合物（X 因子复合物），浓缩Ⅷ、Ⅺ因子及ⅩⅢ因子复合物，抗凝血酶Ⅲ（anti-thrombin Ⅲ，AT-Ⅲ）和纤维蛋白原制剂等。适应证为血友病及各种凝血因子缺乏症，其中ⅩⅢ因子复合物有利于促进伤口愈合。

三、合理输血的原则

（一）高效

1. 严格掌握输血适应证 不该输的不要输。减少不必要的血液检测，避免使用易导致出血的药物。

2. 减少失血 减少手术中不必要的出血是减少异体输血的关键措施。

3. 自身输血 最能减少输血并发症且无传染疾病的危险。

4. 血液保护药物的应用 包括：①术前使用红细胞生成素或维生素 K；②预防性的应用抗纤溶药，如 6- 氨基己酸、抑肽酶；③应用重组因子激活物Ⅶ对大型手术的困难止血具有显著疗效。

（二）安全

不同血液成分携带病毒的概率也不同，以白细胞最大，血浆次之，红细胞最小，做好输血前检查，严格按照要求制备血制品。

（三）有效保存

血液在保存过程中会丢失一些不稳定的成分，包括：血小板、粒细胞、不稳定凝血因子。应严格按照要求保存。

（四）保护血液资源

我国人口众多，临床用血量大，目前临床血液资源主要来源于个人无偿献血，普遍存在血液资源不足的情况，因此临床中应当严格掌握输血指征，切实保护好血液资源。

四、输血的基本程序

1. 临床输血前的评估　首先评估患者是否存在失血、贫血,是否有凝血功能障碍,患者目前的生命体征、组织供氧情况,根据这些内容评估患者是否需要输血以及需要输入哪种血制品。

2. 用血征询　尊重患者的知情同意权,向患者本人或亲属告知输血的原因、必要性、风险,以及输血的内容、作用。还要充分考虑少数民族的宗教信仰与民族习惯。

3. 输血申请　填写输血申请单,按照输血性质可以将输血分为常规输血、急诊输血和特殊输血。其中急诊输血按照紧急程度又分为:①异常紧急,用于患者病情非常危急或者发生重大灾难时的急救,需要在10～15分钟内发出第一个单位血液;②非常紧急,用于患者有生命危险的紧急状况,一般需要在1个小时内发出血液;③紧急,用于突发的状况输血,一般在3小时内发出血液。

4. 患者的识别与标本采集　床旁患者身份确认是防止输血错误的重要、首要方法,如果患者意识清醒,则应当在床旁亲自询问患者的姓名、年龄等确认身份信息的问题。若患者清楚自己血型,则应当记录并参考。如果患者意识不清,则应当在患者床旁询问其家属或其他陪同人来了解以上信息。采血时应当在床边再次核对患者相关信息,并将患者信息与采血试管对应,粘贴标签。由医务人员或专人将采集到的血液送至输血科再次核对。

5. 血型鉴定、抗体筛选和交叉配血试验　输血前需要对患者进行血液ABO、Rh血型鉴定和交叉配血试验,作血型鉴定和抗体筛选的标本采集时间应<72小时。输血后时间超过24小时如果需要再次作血型鉴定和抗体筛选,应当重新采集血液标本。

6. 血液的领取　只有在需要立即输血的情况下才向血库领血,领血时需要携带领血单,应当保证在室温条件下从领血到输血结束的时间不超过4小时(有贮血冰箱的手术室除外)。发放的血液应当再次与输血患者进行信息核对,并视检血液的基本情况,视检内容包括血液是否出现浑浊、溶血、污染、血凝块,血袋是否损坏或者出现渗漏。

7. 血液的输注过程　输血应当使用带滤网的专用输血管道,可以通过周围或者中心静脉输注。输血管道应当至少12小时更换1次,以防止血液中细菌生长。同时医嘱中应当标注输血速度,病历中记录输血情况、是否出现输血反应。

五、输血不良反应

确保安全输血,是输血过程中最重要的部分,因此在整个输血过程中都应当监测患者生命体征,以便尽早发现可能出现的输血反应。严重不良输血反应多发生在输血开始后的15分钟内,因此应当在这段时间内严密监测患者,特别是意识丧失患者的生命体征。开始输血前应当向患者以及家属告知输血过程中可能出现的不良反应,征得患者以及家属的理解与允许,输血过程中监测患者的一般表现,有无皮疹、皮肤瘙痒、发热、寒战、体温、呼吸、脉搏、心率,有无尿量减少等,准确在病历中记录输血过程。当考虑出现输血反应时应当立即停止输血,给予更换输液管道,应用生理盐水维持静脉通路,准备抢救用药,向上级医生汇报,严密记录患者生命体征、一般表现以及抢救用药,保存输血管道与血袋,以便将来分析原因。

第三章
急救车物品配置规范

重点: 急救车的管理。
难点: 急救车内物品配置。

由于急症发作突然,病情危重,如不及时采取正确而有效的抢救措施,就会失去抢救时机,而急救车的准备是赢得抢救时机的前提。在临床工作中,各护理单元均备有急救车,不仅有效节省了急救药品、物品的取用时间,为危重患者抢救提供时间上的保障,也为医护人员安全用药提供了方便。

急救车的管理应采用固定专人负责,设计并使用"急救车内药品、物品一览表",实行急救药品、物品日交接及周核对制度,规范急救药品、物品存放及使用原则等对急救车进行管理,可有效节省医护人员核对时间,提高工作效率;同时,规范后的急救车管理,可明显缩短盲取急救药的时间,为急症患者的抢救赢得宝贵时机,从而提高抢救成功率。

一、急救车内物品配置

(一)器械物品

爱尔碘 2 瓶、棉签、砂轮、胶布、止血带、弯盘、输液器 2 个、注射器(5ml、10ml 各 2 个)、留置针 2 个、密闭接头 2 个、贴膜 2 个、血压计、听诊器、充电手电筒、手套 4 副、叩诊锤、口咽导管(80#、90#、100#)、舌钳、开口器、压舌板、麻醉咽喉镜一套、备用电池 2 节、气管插管(3 号、4 号、5 号、6 号、7 号、7.5 号)、插管导丝、气管插管固定器、止血钳、纱布 5、棉球 2、石蜡油、简易人工呼吸器、麻醉面罩(3#、4#、5#)、头带、氧气连接管、吸氧管 2 个、吸痰管(12#、14# 各 2 根)、插线板。

(二)抢救药品

盐酸肾上腺素、重酒石酸去甲肾上腺素、盐酸异丙肾上腺素、盐酸胺碘酮、盐酸利多卡因、去乙酰毛花苷、盐酸多巴胺、重酒石酸间羟胺、硫酸镁、尼可刹米、氨茶碱、硫酸阿托品、盐酸消旋山莨菪碱、氢化可的松、地塞米松、呋塞米、氨甲苯酸、硫酸沙丁胺醇气雾剂(专科抢救用药)、0.9% 氯化钠 100ml、5% 碳酸氢钠 250ml。

二、注意事项

1. 根据各科室不同病种的收治情况,适当增加专科常用抢救药品及物品。

2. 急救车应指定专人管理,明确责任,对急救车内药品和物品进行日常检查、申领和补充,并做好记录及签名。

3. 每次使用后应立即按要求进行清洁、消毒、整理、补充。

4. 非抢救状态下不得使用或外借急救车内物品、药品和器械。

第四章
急救箱备存规范

重点：急救箱管理规范。
难点：急救箱内物品配置。

在院前急救中，急救箱是医护人员必须携带的物品之一，急救箱内存放有种类繁多的急救用物，如各类急救药物、各种型号的注射器、一次性物品、检查类物品、包扎类物品等，其中急救药物种类最多，包括针剂、口服药、注射用液体等，而急救箱容量有限，药物常叠放于急救药品盒内，导致抢救患者时查找急救药物费力，花费时间长，耽误抢救时间，易引起不必要的纠纷，且不便于清理检查。因此，需要通过对急救药品的规范化管理，使得急救箱内药品存放合理，易检易查；并且确保急救药品在有效期内使用，杜绝用药过程中的差错事故发生；保证急救工作的有效性、高效性及快速性。

一、急救箱管理规范

1. 同一医疗单位内所有急救箱内药品种类数量以及放置位置都是统一的，保证急救人员对急救箱内药品配备情况做到心中有数。

2. 急救箱应专人管理，对急救箱内药品和物品进行日常检查、申领和补充，并做好记录及签名。

3. 制定"院前急救物品、药品一览表"，并贴在急救箱盖板上。规范各类物品及药品摆放位置。

4. 每次使用后应立即按要求进行清洁、消毒、整理、补充。

5. 非抢救状态下不得使用或外借急救箱内物品、药品、器械。

二、急救箱内物品配置

1. **器械物品**　麻醉喉镜 1 套、气管插管（7 号、7.5 号）、气管插管导丝、固定器、呼吸球囊、麻醉面罩、口咽导气管、吸氧管、注射器（用于吸痰）、吸痰管（12#、14# 各 2 根）、留置针 1 套、输液器、爱尔碘、棉签、止血带、5ml 空针 2 个、砂轮、胶布、止血带、手套 2 副。

2. **急救药品**　0.9% 氯化钠 100ml、盐酸肾上腺素、阿托品。